KB046747

한 권으로 내 몸 곳곳을 이해하는

# 인체해부도감

한 권으로 내 몸 곳곳을 이해하는

# 인체해부도감


미즈시마 아키히코 지음

아루가 세이지
이토 요스케 감수

장은정 옮김


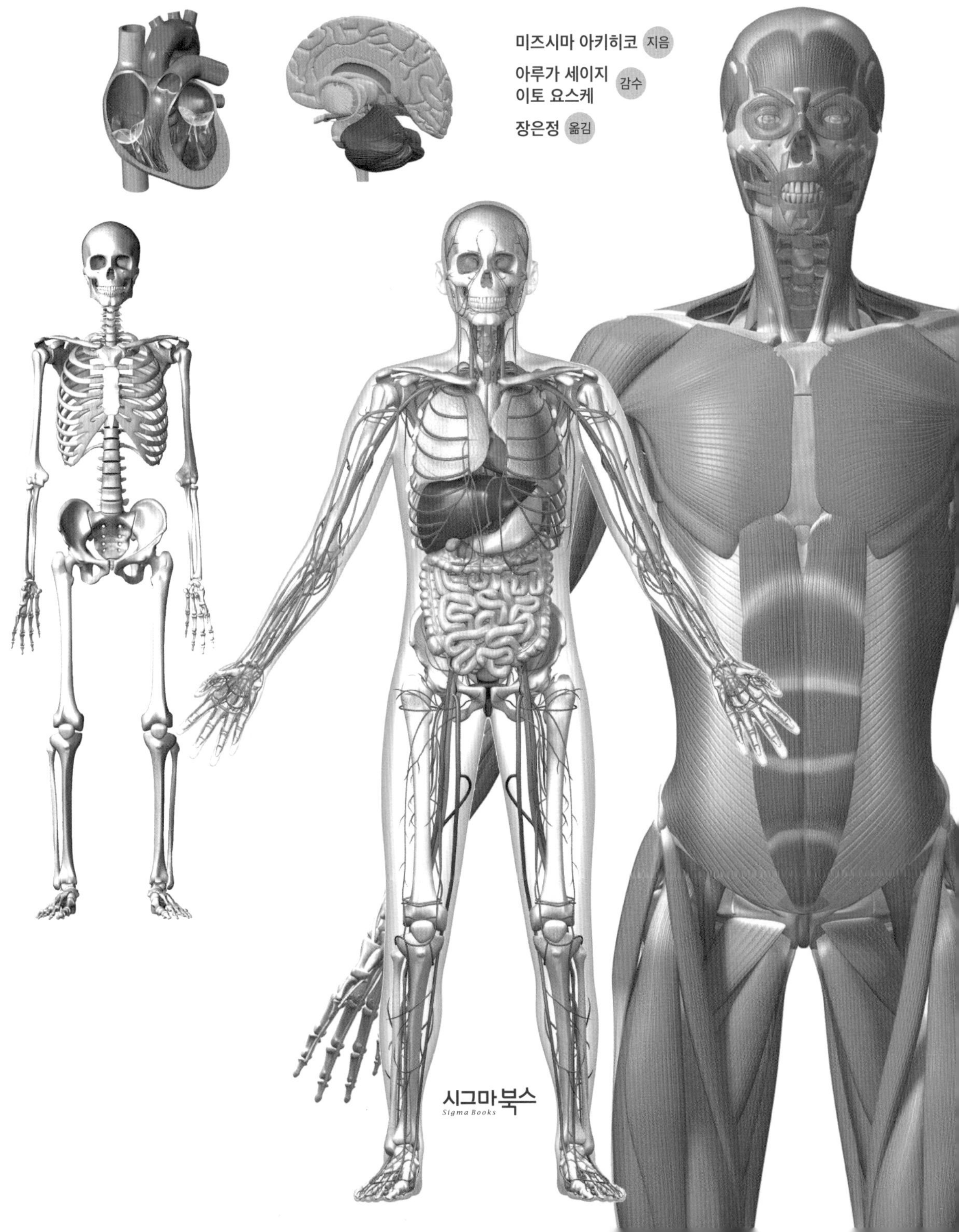


시그마북스
Sigma Books

**한 권으로 내 몸 곳곳을 이해하는 인체 해부 도감**

**발행일** 2022년 9월 20일 초판 1쇄 발행
**지은이** 미즈시마 아키히코
**감수자** 아루가 세이지, 이토 요스케
**옮긴이** 장은정
**발행인** 강학경
**발행처** 시그마북스
**마케팅** 정제용
**에디터** 최연정, 최윤정
**디자인** 우주연, 김문배, 강경희

**등록번호** 제10-965호
**주소** 서울특별시 영등포구 양평로 22길 21 선유도코오롱디지털타워 A402호
**전자우편** sigmabooks@spress.co.kr
**홈페이지** http://www.sigmabooks.co.kr
**전화** (02) 2062-5288~9
**팩시밀리** (02) 323-4197
**ISBN** 979-11-6862-068-1 (03510)

**スタッフ**
カバー・本文デザイン 野村幸布
イラスト 青木宣人
CG 制作 3D 人体動画制作センター・佐藤眞一
執筆協力 石森康子
編 集 石田昭二

KANZENBAN JINTAI NO ZEN KAIBO ZUKAN

## · 들어가며 ·

나는 현재 후쿠오카현 기타규슈시의 '학교법인국제학원(규슈의료스포츠전문학교·규슈 CTB 전문학교)'에서 후진 양성에 힘쓰고 있다. 유도정복사, 침구사, 운동선수 트레이너, 정체 테라피스트, 물리치료사, 이·미용사 등을 양성하는 학교다.

현재 일본은 평균 수명이 남녀 모두 과거 최고 수준을 넘어 '인생 100세 시대'를 행복하게 사는 것, 그리고 그것을 위해 무엇이 필요한가를 생각하는 시대가 되었다. 더 이상 '오래 사는 것'이 인생의 목표가 아니라 긴 노후를 즐겁고 풍요롭게 보내기 위해 언제까지라도 일할 수 있는 건강한 몸을 유지하는 것이 사람들의 바람이자 목표가 되었다.

그래서 의료에서도 예방의학의 중요성에 대한 인식이 높아지면서 병에 걸리기 전 단계에서 대처해 병을 막는 것, 즉 동양의학에서 말하는 '미병'과 '양생'의 개념이 주목을 받고 있다. 중국 경전에 "명의는 아직 병이 오기 전에 치료하고, 보통 의사는 걸릴 것 같은 병을 치료하고, 수준 낮은 의사는 이미 걸린 병을 치료한다"라는 말이 있다. '미병(아직 병이 아닌 것)'을 치료하는 의사야말로 진정 훌륭한 의사라는 뜻이다.

나는 이전부터 0세부터 100세까지 모든 분들의 건강을 지원하는 트레이너를 양성해 사회에 공헌하고자 '0~100프로젝트'를 기획해 추진하고 있다. 아이들에게는 운동을 통해 스포츠맨십 정신을 이해시키고 고령화 사회에 중요한 견인차 역할을 하는 것이 이 프로젝트의 큰 목적이다.

본 학교에서는 일본 경제의 아버지라 할 수 있는 시부사와 에이이치의 사혼상재(士魂商才)를 교육이념으로 삼아 풍부한 기지와 전문적인 의료인으로서의 기술, 여기에 인덕과 애정을 가지고 사람들의 건강에 기여할 수 있는 인재를 육성하는 것을 사명으로 하고 있다.

모든 의료의 기본인 해부생리학은 병리학이나 약리학을 비롯해 다양한 의료인이 갖춰야 할 기본적인 지식이다. 의료인뿐 아니라 일반 독자분들에게도 우리 몸의 기본구조와 기능하는 원리를 배우는 것이 자기 자신의 몸을 알고 병의 예방하며 건강을 유지하는 데 도움이 되리라고 생각해 이 책을 출판하게 되었다. 이 책이 조금이나마 여러분의 지식과 탐구심에 일조하며 건강유지에 도움을 줄 수 있다면 행복하겠다.

학교법인국제학원 이사장, 미즈시마 아키히코

## · 차례 ·

## 제 3 장 운동기관I_골격

## 제 4 장 운동기관II_근육

## 제 5 장 순환기·림프 계통



## 제 6 장 소화기·호흡기

## 제 7 장 비뇨기·생식기

## 제 8 장 감각기

# 01

# 해부학 총론

# 인체의 구분과 명칭

의학 영역에서 인체를 표현할 때는 똑바로 선 상태에서 손바닥을 앞으로 향하게 하고 손가락을 편 자세가 해부학적 정자세의 기본이다. 그밖에 관찰 대상을 눕게 해 얼굴을 위로 향하게 한 체위를 '바로 누운 자세(앙와위)', 아래로 향하게 한 체위를 '엎드려 누운 자세(복와위)'라고 한다.

## ■ 해부학적 정자세

- 허리를 펴고 똑바로 선다
- 팔과 손은 몸의 좌우에 똑바로 떨어뜨린다
- 다리는 무릎을 펴고 좌우 발끝은 앞을 향하게 한다
- 얼굴은 똑바로 앞을 향하게 한다
- 손바닥을 앞으로 향하게 한다

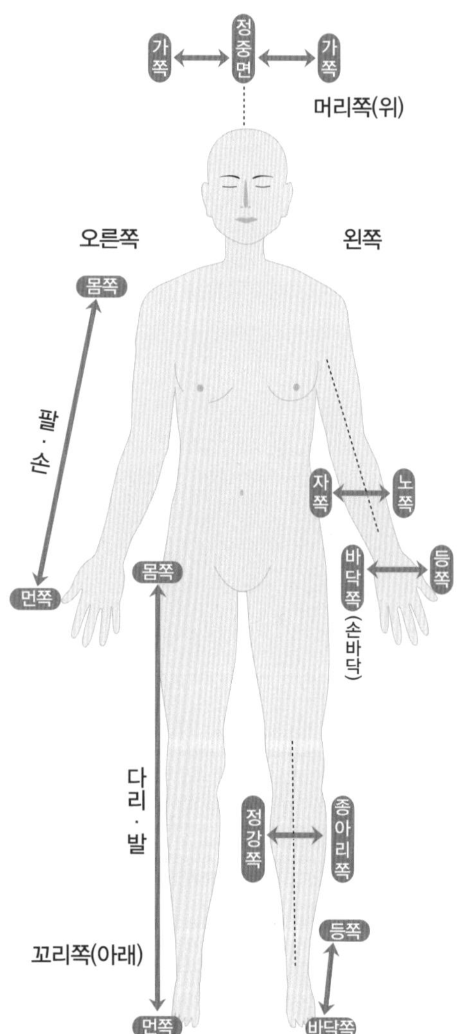
가쪽
정중면
가쪽
머리쪽(위)
오른쪽
왼쪽
몸쪽
팔·손
먼쪽
자쪽
노쪽
바닥쪽(손바닥)
등쪽
몸쪽
다리·발
정강쪽
종아리쪽
등쪽
꼬리쪽(아래)
먼쪽
바닥쪽

### ● 위치를 나타내는 용어

- **위아래** 머리가 있는 쪽이 위, 발이 있는 쪽이 아래이다. 위를 머리쪽, 아래를 꼬리쪽이라고도 한다
- **왼쪽과 오른쪽** 관찰되는 사람 입장에서 왼쪽과 오른쪽이다. 의사와 환자가 마주 보고 있을 때는 의사가 본 오른쪽은 환자의 좌반신을 가리킨다.
- **앞뒤** 얼굴이 향한 쪽을 앞, 등이 향한 쪽을 뒤, 앞을 배쪽, 뒤를 등쪽이라고도 한다.
- **안쪽과 가쪽** 몸의 정중면에 가까운 쪽을 안쪽, 먼쪽을 가쪽이라고 한다.
- **몸쪽과 먼쪽** 팔다리에서는 몸통에 가까이 있는 쪽이 몸쪽, 멀리 있는 쪽이 먼쪽이다. 혈관에서는 심장에 가까우면 몸쪽, 소화관에서는 시작 부위에 가까운 쪽이 몸쪽, 말초신경은 뇌에 가까운 쪽을 몸쪽이라고 한다.
- **자쪽과 노쪽** 해부학적 정자세에서 자뼈가 안쪽, 노뼈가 가쪽에 온다. 자뼈쪽을 자쪽, 노뼈쪽을 노쪽이라고 한다.
- **정강쪽과 종아리쪽** 해부학적 정자세에서 정강뼈쪽이 안쪽, 종아리뼈쪽이 가쪽에 온다. 정강뼈쪽을 정강쪽, 종아리뼈쪽을 종아리쪽이라고 한다
- **바닥쪽과 등쪽** 손바닥쪽을 바닥쪽, 손등쪽을 등쪽이라고 한다.
- **바닥쪽과 등쪽** 발바닥쪽을 바닥쪽, 발등쪽을 등쪽이라고 한다.

## ◆ 방향을 나타내는 용어

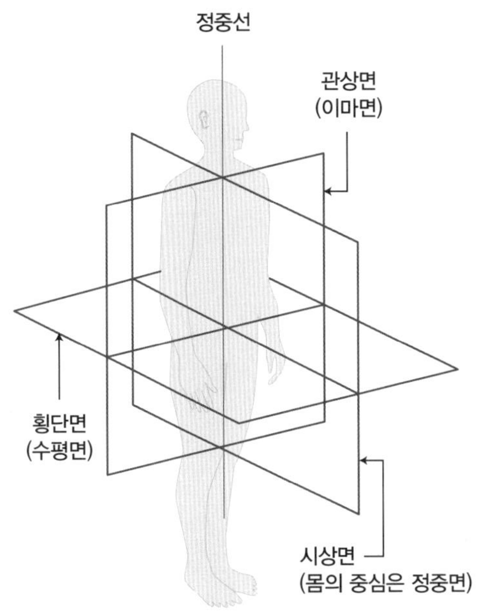
정중선
관상면
(이마면)
횡단면
(수평면)
시상면
(몸의 중심은 정중면)

좌우축에 수직인 면으로, 좌우대칭으로 자른 면과 이에 평행한 면을 시상면, 앞뒤축에 수직인 면을 관상면 또는 이마면, 위아래축에 수직인 면을 횡단면 또는 수평면이라고 한다.

시상면은 시상봉합, 관상면은 관상봉합에 따른 면이라는 의미가 있다. 또 그중에서 몸의 중심선을 정중선이라고 한다.

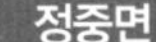

정중면

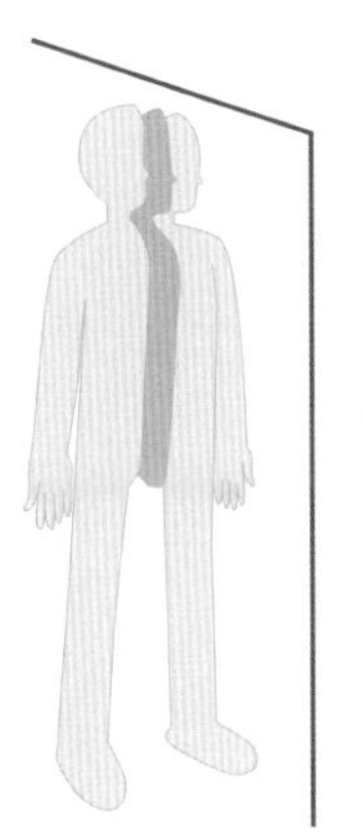

몸의 중심을 지나 좌우로 나누는 앞뒤의 면

시상면

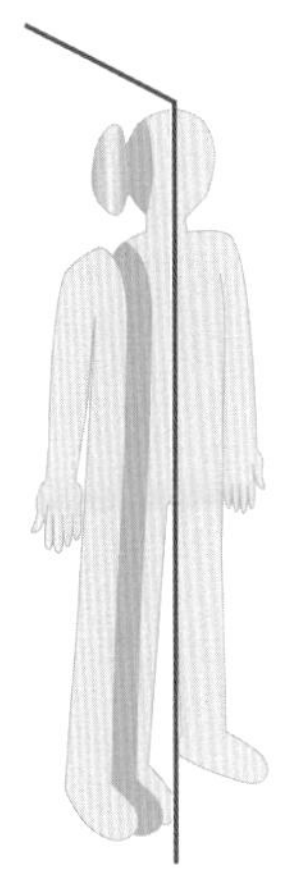

정중면에 평행인 면

관상면

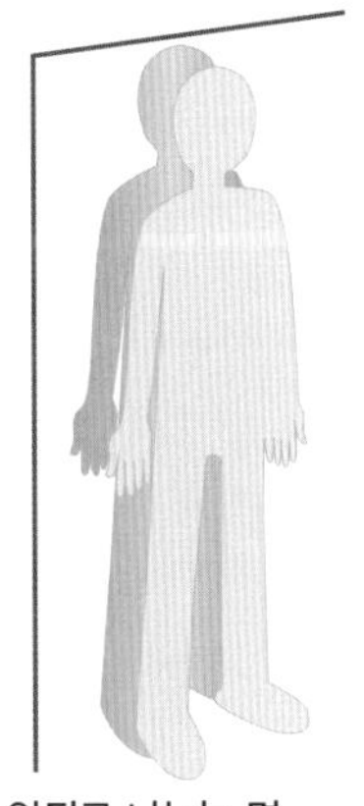

앞뒤로 나누는 면

횡단면

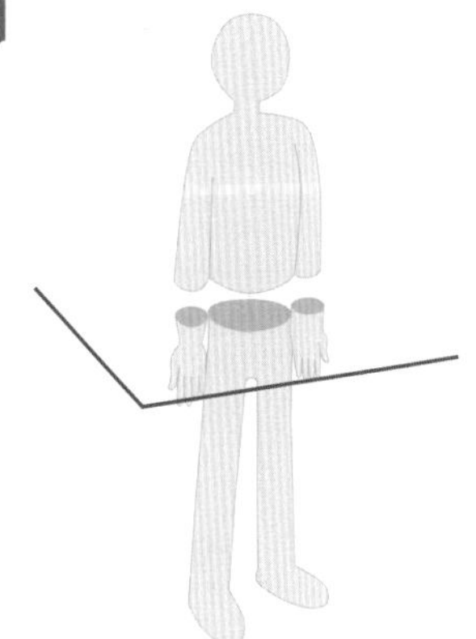

지면에 평행인 면

## ■ 몸의 각 부위 명칭

| | |
|---|---|
| **❶ 머리 부분** | 내부에 뇌가 자리하는 머리뼈 부분, 외부에는 눈·코·입·귀 등 얼굴로 구성되어 있다. |
| **❷ 목 부분** | 머리와 몸통을 연결하는 부위이다. |
| **❸ 몸통** | 팔다리를 제외한 목에서부터 아랫부분으로, 가슴·등·배·골반으로 이루어져 있다. |
| **❹ 가슴 부분** | 목과 배 사이로 척추보다 앞쪽 부분으로, 앞가슴·옆가슴·겨드랑·유방이 있다. |
| **❺ 배 부분** | 몸통의 가슴 부분 아래쪽으로, 샅굴 부위에서 고간 근처를 하복부라고 한다. |
| **❻ 등 부분** | 목부분 아래쪽부터 몸통의 잘록한 부위 부근까지다. |
| **❼ 허리 부분** | 허리뼈 주위의 등부분이다. |
| **❽ 상지** | 어깨부터 손까지의 부분이다. 위팔·아래팔·손으로 구성되어 있다. |
| **❾ 하지** | 고관절·무릎관절·발관절까지와 발가락 부분이다. |

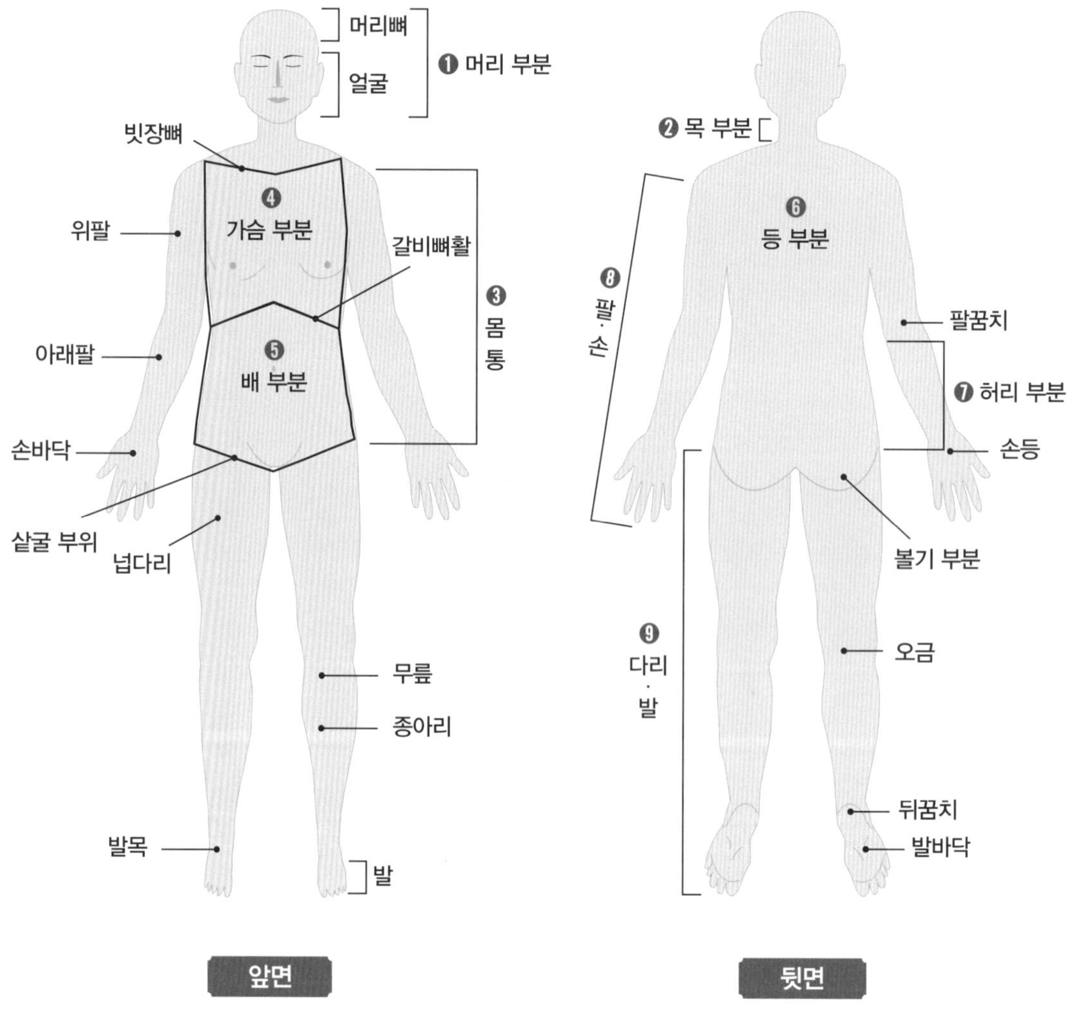

머리뼈
얼굴
❶ 머리 부분
빗장뼈
위팔
❹ 가슴 부분
갈비뼈활
❸ 몸통
아래팔
❺ 배 부분
손바닥
샅굴 부위
넙다리
무릎
종아리
발목
발
앞면
❷ 목 부분
❻ 등 부분
❽ 팔·손
팔꿈치
❼ 허리 부분
손등
볼기 부분
❾ 다리·발
오금
뒤꿈치
발바닥
뒷면

## ■ 배·골반 부위의 체표 구분

배와 골반 부위를 설명할 때 임상 현장에서 쓰는 구분법이다.

**4구분법**

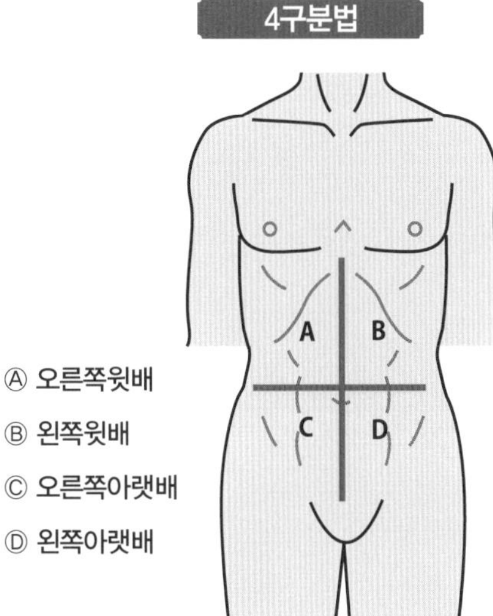
A
B
C
D

Ⓐ 오른쪽윗배
Ⓑ 왼쪽윗배
Ⓒ 오른쪽아랫배
Ⓓ 왼쪽아랫배

**9구분법**

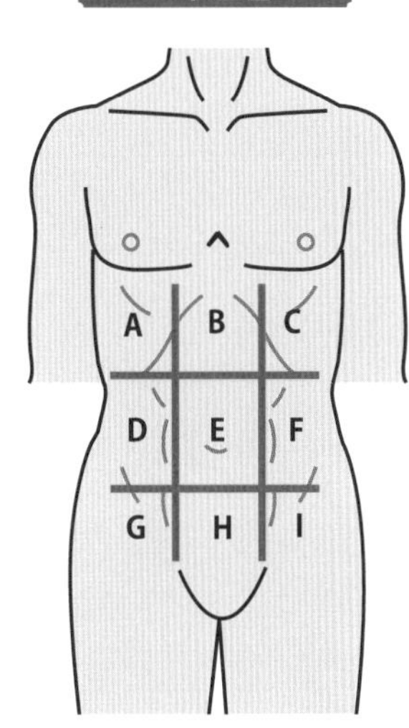
A
B
C
D
E
F
G
H
I

Ⓐ 오른갈비밑 부위
Ⓑ 명치 부위
Ⓒ 왼갈비밑 부위
Ⓓ 오른옆구리 부위
Ⓔ 배꼽 부위
Ⓕ 왼옆구리 부위
Ⓖ 오른샅굴 부위
Ⓗ 두덩 부위
Ⓘ 왼샅굴 부위

## ■ 누운 체위

**바로 누운 자세**

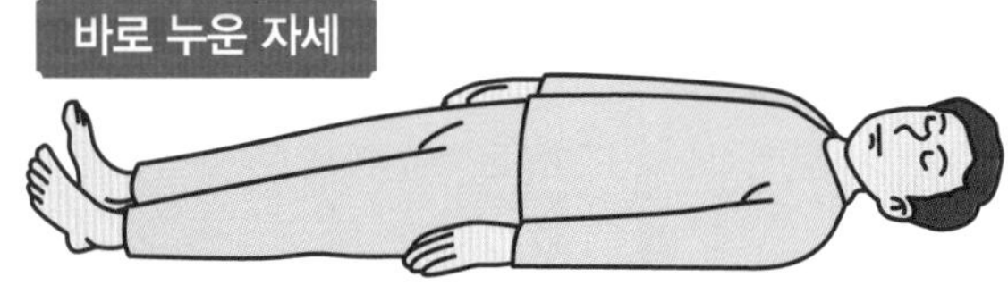

등을 땅에 붙이고 누운 자세(앙와위)

**엎드려 누운 자세**

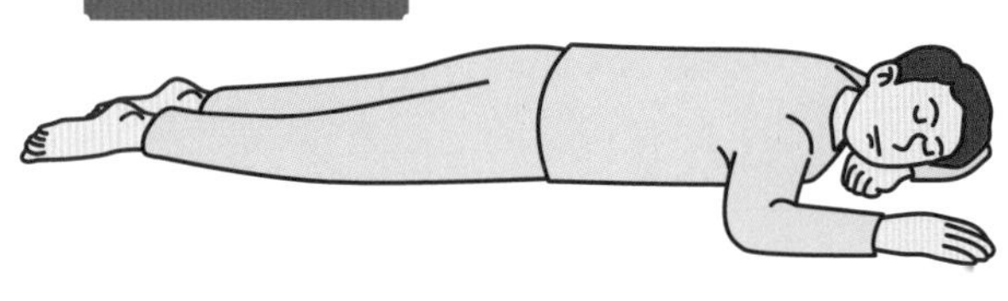

얼굴을 아래 또는 옆으로 향하고 엎드려 누운 자세(복와위)

**옆으로 누운 자세**

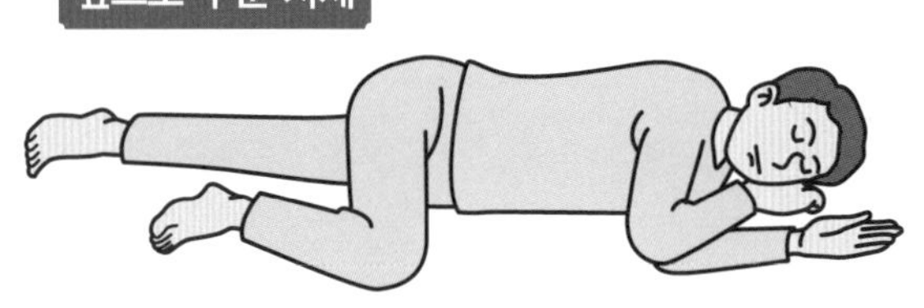

옆을 향한 자세다. 오른쪽을 밑으로 한 자세를 우측와위, 왼쪽을 밑으로 한 자세를 좌측와위라고 한다.

# 인체의 형성

살아 숨 쉬는 모든 생명체는 원자라는 아주 작은 입자로 구성되어 있다. 원자에는 산소 원자, 탄소 원자 등 여러 가지 종류가 있는데, 생물은 대부분 산소, 탄소, 수소, 질소로 이루어져 있으며, 사람 또한 이 4가지 원소가 몸의 약 98%를 차지하고 있다. 원자가 모여 분자가 되고, 이것이 단백질과 당, 지질 등과 결합해 세포와 세포 내의 세포소기관을 형성한다. 생물을 구성하고 있는 세포는 독립된 생명 활동을 영위하는 최소 단위다.

사람의 몸에는 대략 37조 개, 약 270여 종의 세포가 있는데, 다양한 형태와 기능을 가진 세포로 분화가 이루어진다. 그렇게 분화된 세포들이 모여 조직을 구성하고, 다시 복잡한 기능을 가진 여러 기관과 장기를 만든다. 그리고 몇 가지 기관이 연계되어 공통적인 일을 하는 기관계를 형성해 하나의 개체(인체)가 된다.

## ■ 우리 몸의 형태적 구성 구분인 계층성

사람의 몸은 '개체·기관계통·기관·조직·세포·세포소기관·생체분자·분자·원자'라는 계층 구조를 띠고 있다. 이것을 우리 몸의 '형태적 구성 구분'이라고 하는데, 하나의 수정란에서 탄생한 생명은 하나의 세포가 역할을 마치면 새로 생겨난 세포로 교체하는 '대사'를 반복하면서 몸을 유지한다.

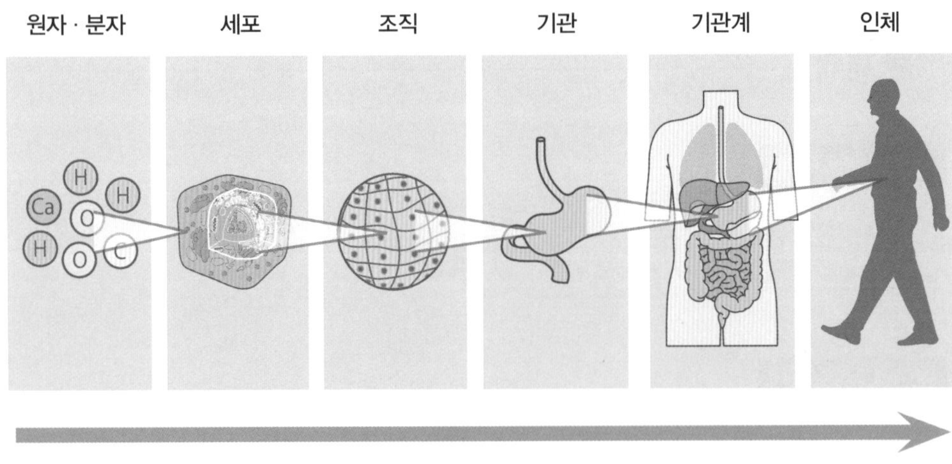
원자 · 분자
세포
조직
기관
기관계
인체
H
Ca
O
H
H
O
C

◎ 뇌의 계층성

뇌의 활동 기본 단위는 신경세포다. 신경세포는 세포 내 분자에 의해 조절된다. 1천억 개 이상이라고 알려진 신경세포는 다시 거대한 네트워크(신경회로)를 만드는데, 그 회로를 매개로 뇌영역에서 정보처리가 이루어져 우리가 일상적으로 움직일 수 있는 것이다.

## ◆ 사람 체중의 약 60%가 수분

성인 남성의 경우 체중의 약 60%, 신생아는 체중의 80%를 체액이라 불리는 수분이 차지하고 있다. 체액은 크게 나눴을 때 약 3분의 2는 '세포 내 액', 나머지 3분의 1은 혈액과 조직액 등 '세포 외 액' 형태로 존재한다. 세포 외 액은 다시 관 내 액과 관 외 액으로 분류된다. 관 내 액은 관 속을 흐르는 액체로 혈관을 흐르는 혈장, 림프관을 흐르는 림프액, 뇌 속을 흐르는 뇌척수액 등이 있다. 관 외 액은 세포 밖에 위치하며 관 속을 지나지 않는 체액을 말한다. 조직액(사이질액·조직간액)이라고도 한다.

인체와 수분(성인 남성 기준)

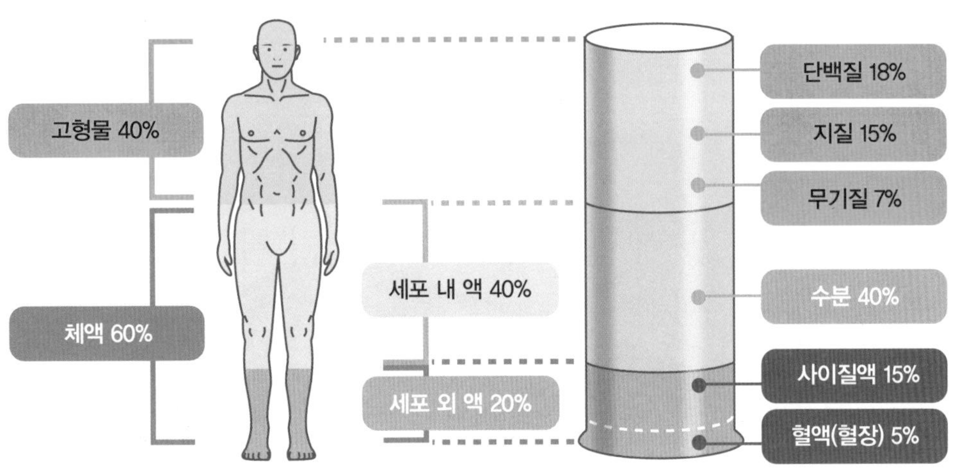
고형물 40%
체액 60%
세포 내 액 40%
세포 외 액 20%
단백질 18%
지질 15%
무기질 7%
수분 40%
사이질액 15%
혈액(혈장) 5%

### ● 체액의 역할

- 산소와 영양분을 몸속으로 운반하고 노폐물을 체외로 배출한다.
- 피부의 혈액순환을 돕고 땀을 배출해 체온을 일정하게 유지한다.
- 신진대사가 원활하게 이루어지도록 일정한 환경을 유지한다.

#### ◎ 탈수증상

탈수증상은 소실되는 수분의 비율에 따라 다르게 나타난다. 전체의 2% 정도가 소실되면 목마름을 자각한다. 더 소실되어 5%에 이르면 피로감·두통·메스꺼움과 체온의 상승 등 탈수증상이 나타난다. 수분이 20% 이상 소실되면 소변이 완전히 끊기고 사망에 이를 수 있다.

# 세포의 구조와 기능

우리 몸은 약 37조 개나 되는 세포가 모여 형성된 다세포 생물이다. 그 세포는 원형질이라 불리는 반유동성 콜로이드 용액으로 구성되어 있으며 핵과 골지장치, 미토콘드리아 등 다양한 형태와 기능을 가진 세포소기관이 존재하고, 그것이 각각 주어진 역할을 하면서 생명을 유지하고 있다. 세포를 영어로 cell이라고 하며, 사람 세포의 평균 크기는 지름 20μm(마이크로미터) 정도, 0.02mm 정도라고 한다. 세포의 종류와 모양, 크기는 제각각이며 수명도 하루 만에 교체되는 것부터 몇 개월, 몇 년 주기로 교체되는 것, 또 심장과 뇌신경과 같이 생애 세포 분열을 하지 않는 것까지 다양하다.

**세포의 구조**

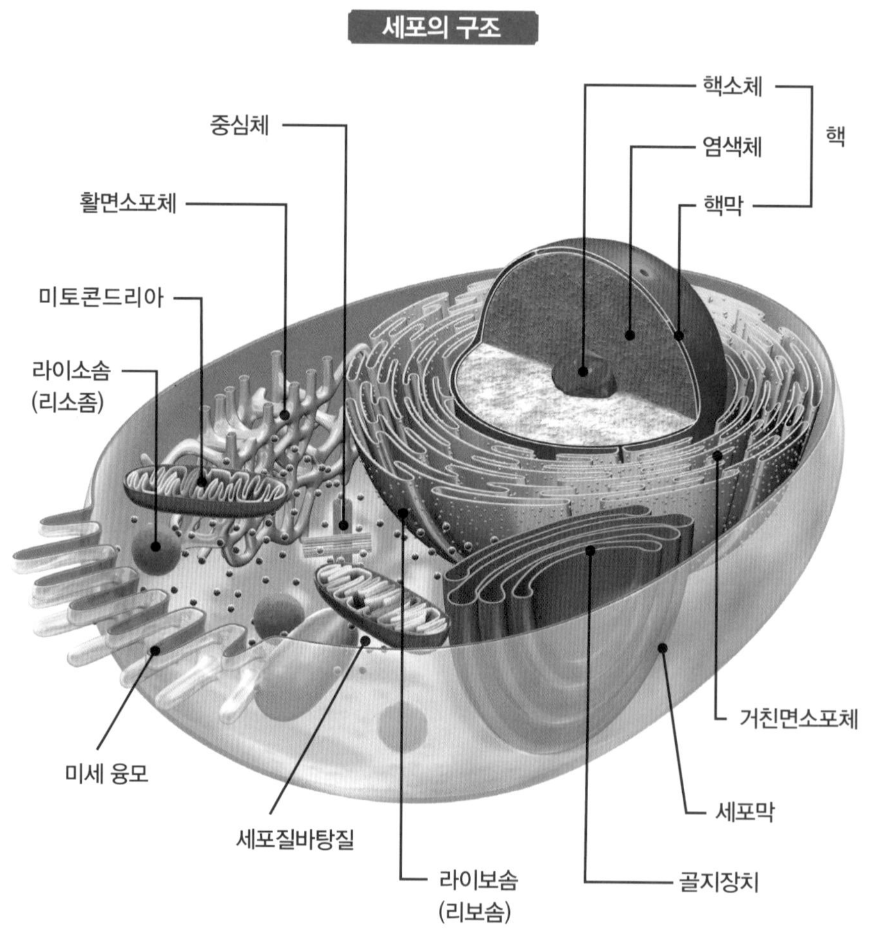

핵소체
염색체
핵막
핵
중심체
활면소포체
미토콘드리아
라이소솜
(리소좀)
거친면소포체
미세 융모
세포막
세포질바탕질
라이보솜
(리보솜)
골지장치


**◎ 우리 몸의 주요 세포**

- 혈구(적혈구·백혈구·혈소판)
- 상피세포
- 근육세포
- 신경세포
- 샘세포

## ■ 세포의 구조와 기능

하나의 세포는 핵과 세포질, 그리고 이들을 둘러싼 세포막으로 구성되어 있다. 세포는 약 250~300종류라고 알려져 있으며 기본적으로 세포 하나에 한 개의 핵이 있다.

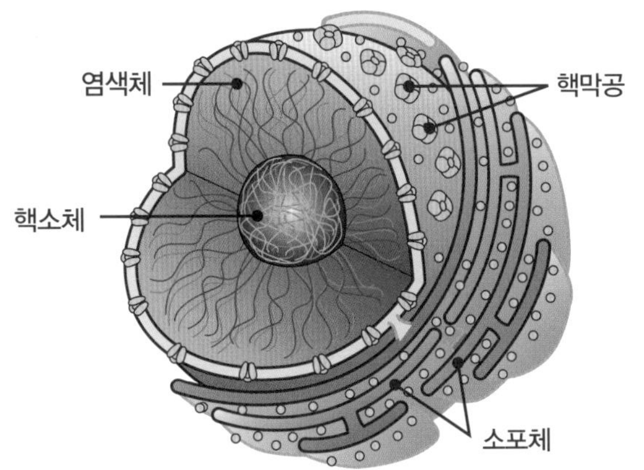
염색체
핵막공
핵소체
소포체

### ◆ 핵

이중층 구조인 핵막에 의해 핵은 세포질과 분리되어 있다. 핵막에는 핵막공이라는 다수의 구멍이 뚫려있어 이곳을 통해 핵과 세포질 사이에서 물질의 교환이 이루어진다.

핵 속에는 유전 정보인 DNA(데옥시리보핵산)와 단백질이 연결된 크로마틴(분열기에는 염색체가 된다)과 리보솜의 단백질 합성을 일으키는 rRNA(라이보솜 RNA)가 존재하는 핵소체가 있다.

### ◆ 핵소체

진핵 생명의 세포핵 속에 존재하는 막을 가지지 않은 구조체다. 단백질 합성의 장이 되는 rRNA의 전사(23쪽 참조)와 리보솜의 구축이 이루어지는 장소다.

### ◆ 세포질

핵 이외의 부분을 세포질이라고 하며, 고유의 기능을 가진 다양한 세포소기관과 세포 부피의 약 70%를 차지하는 세포질바탕질이라 불리는 반투명 액체로 나뉜다.

#### ● 세포질바탕질

세포질에서 세포소기관을 제외한 부분으로 단백질, 아미노산, 글루코스 등이 포함된다. 세포 내 각 물질의 이동, 세포소기관의 배치, 세포 간에 전달되는 신호의 세포 내 전달의 장이다.

#### ● 세포막

세포 전체를 둘러싼 두께 약 10nm(나노미터, 10억 분의 1미터)의 아주 얇은 막이다. 보통 이중층으로 된 단백질이나 당지질 등이 얽힌 지질이중층을 형성한다. 이 막은 산소와 이산화탄소는 통과하지만 수용성 물질은 통과하기 어렵기에, 이것으로 세포 내 환경을 일정하게 유지하여 특정 물질의 진입을 저지하는 작용을 한다.

## ◆ 소포체

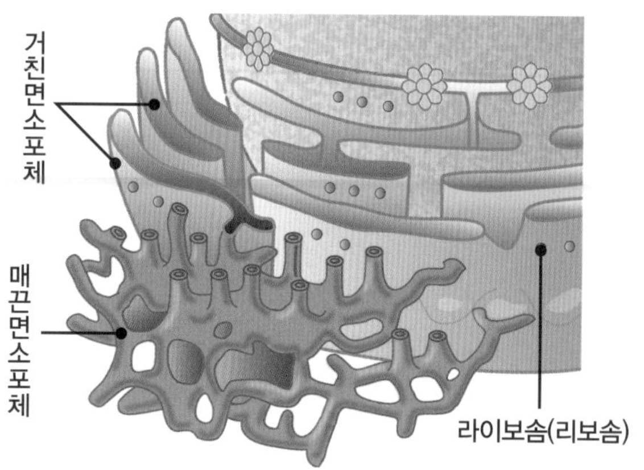
거친면소포체
매끈면소포체
라이보솜(리보솜)

세포질에 많이 보이는 편평한 주머니 모양의 소기관이다. 소포체에는 표면에 라이보솜이라는 단백질의 과립이 붙은 거친면소포체와 표면이 매끄러운 매끈면소포체의 두 종류가 있으며, 거친면소포체에서는 단백질의 합성, 매끈면소포체에서는 각종 세포 내 대사, 특히 스테로이드 합성, 지질, 당 등의 대사에 관여하고 있다.

## ◆ 라이보솜

mRNA(메신저 RNA)의 유전 정보를 읽어내어 단백질로 변환하는 '번역'이 이루어지는 장(23쪽 센트럴 도그마 참조)이다.

## ◆ 골지장치(골지체)

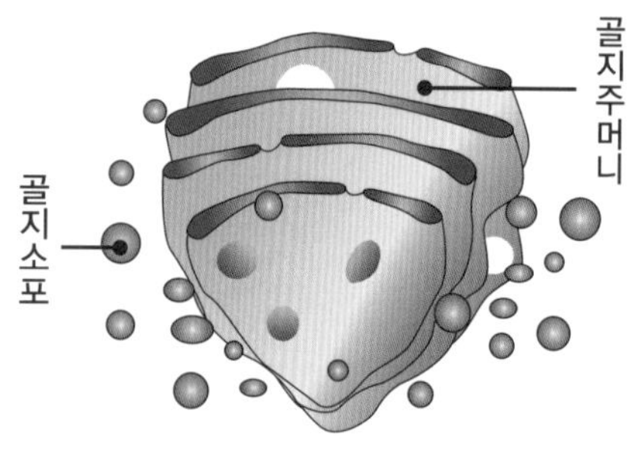
골지주머니
골지소포

편평한 주머니가 몇 장에서 수십 장 겹쳐져 그 주위에 거친면소포체에서 합성되고, 골지소포에 의해 보내져 온 단백질 성분을 농축하여 과립 모양으로 해서 세포질로 내보낸다.

## ◆ 중심체

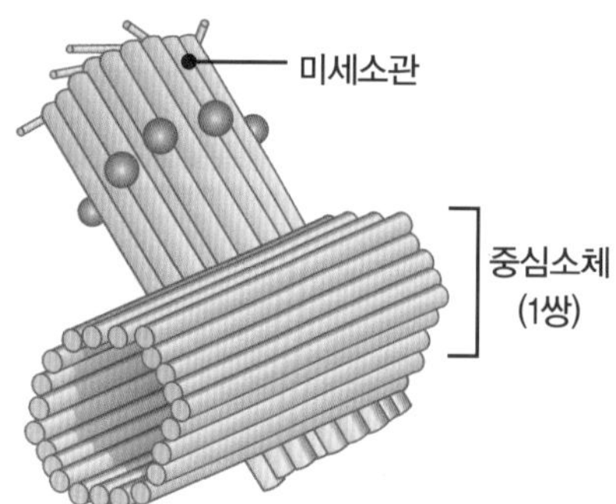
미세소관
중심소체
(1쌍)

세포 분열기에 방추체를 형성하고 세포의 형상을 정돈한다. 이제까지는 분자 수준의 연구가 거의 이루어지지 않았으나 최근 세포 중심에서 중요한 역할을 하고 있다고 시사되고 있다. 미세소관이 모인 중심소체가 2개 포개어져 중심체를 구성하고 있다.

### ◆ 라이소솜

두께 약 6~8nm인 막에 둘러싸인 수μm(마이크로미터)의 작은 주머니다. 용해 소체라고도 불린다. 가수분해 효소를 가지고 있어 세포 내에서 불필요해진 물질을 분해·처리한다.

### ◆ 미토콘드리아

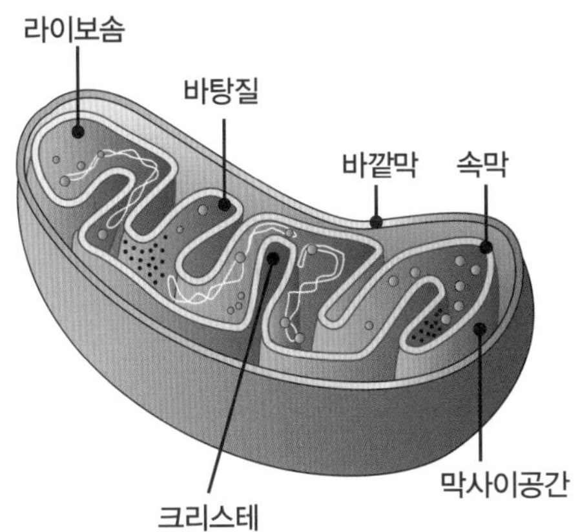
라이보솜
바탕질
바깥막
속막
막사이공간
크리스테

당과 산소로부터 세포의 활동에 필요한 에너지인 ATP(아데노신 3인산)을 생산한다. 그 주위는 2층의 막으로 덮여있는데 속막으로 둘러싸인 안쪽을 바탕질, 속막과 바깥막 사이를 막사이공간이라고 한다. 미토콘드리아 속막의 접혀있는 구조인 바탕질은 미토콘드리아 속막의 특징적인 주름 구조를 형성하며 표면적을 넓혀 호기호흡을 돕는다. 미토콘드리아는 각 세포 안에 각각 1개부터 수천 개 존재하며, 세포 안의 대량의 에너지를 쓰는 근세포와 간세포 등에 특히 많이 들어있다. 또 세포의 핵 이외에 존재하는 유일한 DNA(미토콘드리아 DNA)를 가지고 있다.

## ■ 단백질 합성의 센트럴 도그마란?

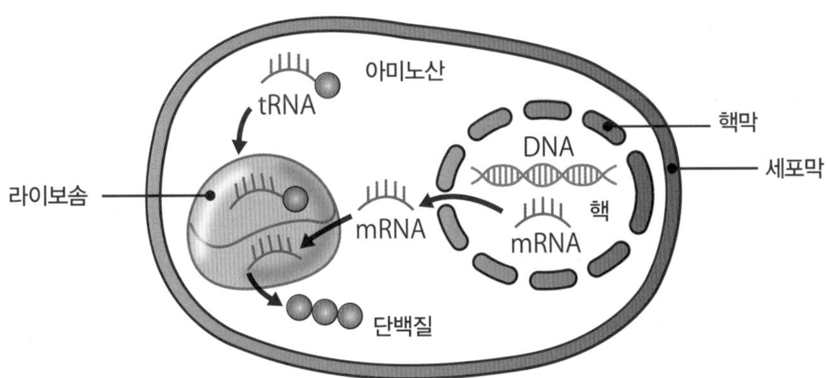
아미노산
tRNA
핵막
DNA
세포막
라이보솜
mRNA
핵
mRNA
단백질

생물의 유전 정보를 기록하는 DNA는 생명 활동의 유지에 꼭 필요한 단백질을 합성하기 위한 '단백질의 설계도'라고도 불린다. 단백질의 합성은 먼저 mRNA(메신저 RNA)가 핵 속에서 DNA의 유전자 정보를 베끼는 것으로 시작한다(전사). 정보를 복사한 mRNA는 핵에서 나와 단백질 합성 공장인 라이보솜으로 이동한다. 이곳에서 tRNA(트랜스퍼 RNA)가 mRNA가 가진 정보대로 아미노산을 나열해 단백질을 만든다(번역). 이 'DNA → 전사 → RNA → 번역 → 단백질'이라는 유전 정보의 전달 흐름을 '센트럴 도그마'라고 한다. 이 개념은 세균에서 사람에 이르기까지 모든 생물에 공통된 기본 원리로 여겨지고 있다.

# 유전자의 구조와 기능

염색체에 나열되는 DNA는 한 사람 한 사람의 다른 유전 정보를 가진 생명의 설계도다. DNA는 Deoxyribonucleic acid의 약어로 '데옥시리보스라는 당을 함유한 산성을 가리키는 물질'이라는 의미에서 데옥시리보핵산이라고 부른다. 4개의 뉴클레오티드가 사슬 형태로 연결된 끈 모양을 하고 있다. 하나의 세포에 있는 DNA는 길이가 2m나 된다고 한다. 스스로 끊임없이 복제하면서 23쌍 46개의 염색체를 타고 유전 정보를 전달한다.

## ■ DNA의 기본 구조

**DNA의 이중 나선 구조**

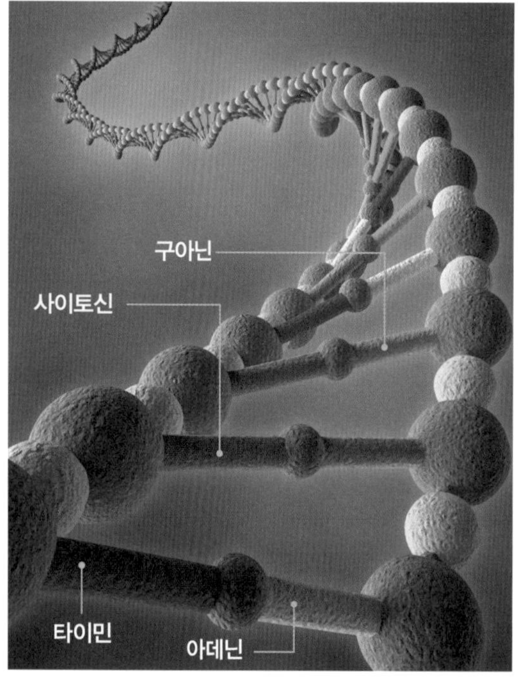
구아닌
사이토신
타이민
아데닌

세포 안의 핵에는 사람의 외견과 뇌의 작용, 수명 등에 영향을 주는 유전자가 들어있어서, 다양한 유전 정보를 부모로부터 자식에게로 전달한다.

이 유전자의 본체가 되는 물질이 DNA다. DNA는 아데닌(A), 구아닌(G), 사이토신(C), 타이민(T) 등 4 종류의 염기로 구성되어 있으며 그것의 배열과 조합(염기 서열)에 의해 하나하나가 각각 다른 유전 정보를 가지고 있다.

한 생물의 모든 유전 정보가 들어있는 완전한 DNA 염기서열을 게놈(genome)이라고 한다. 게놈이란 유전자인 gene과 염색체인 chromosome을 합성한 말이다. 사람의 게놈을 '인간게놈'이라고 하는데, 2003년까지 해석된 인간게놈의 DNA 염기서열은 약 30억 쌍이나 된다.

게놈 가운데 단백질의 설계도가 되는 부분이 유전자다. 유전자의 정보는 염기서열에 의해 결정되며 몸속에서는 그 정보에 따라 뼈와 근육, 내장 등을 구성하는 세포를 만드는 다른 종류의 단백질이 만들어진다.

인간게놈에는 약 2만 개의 유전자가 들어있는데, 이것은 DNA 전체의 2%에 불과해 아직 수수께끼에 싸여있다.

**DNA를 구성하는 염기의 종류**

| 명칭 | 화학식 |
|---|---|
| 아데닌(A) | $C_5H_5N_5$ |
| 구아닌(G) | $C_5H_5N_5O$ |
| 사이토신(C) | $C_4H_5N_3O$ |
| 타이민(T) | $C_5H_6N_2O_2$ |

## ■ 염색체의 구조

염색체는 '유전 정보의 발현과 전달을 담당하는 생체 물질'로 염기성 색소(헤마톡실린 등)로 염색되어 있어 이러한 이름이 붙여졌다. 이 염색체는 DNA가 히스톤이라 불리는 단백질을 휘감아 실 모양으로 접혀 분열기 이외에는 핵 속에서 실 모양의 크로마틴 상태로 존재한다.

이는 DNA가 히스톤을 휘감은 뉴클레오솜이 모여 여러 개의 구슬 모양으로 연결된 '크로마틴(염색질)'이 접힌 것이다(응축). 세포 분열기가 되면 크로마틴은 다시 응축되어 봉 형태의 염색체가 된다. 봉 형태가 된 염색체의 길이는 다양한데, 동종의 생물은 그 두께가 모든 염색체에서 일정하게 유지된다.

염색체의 구조

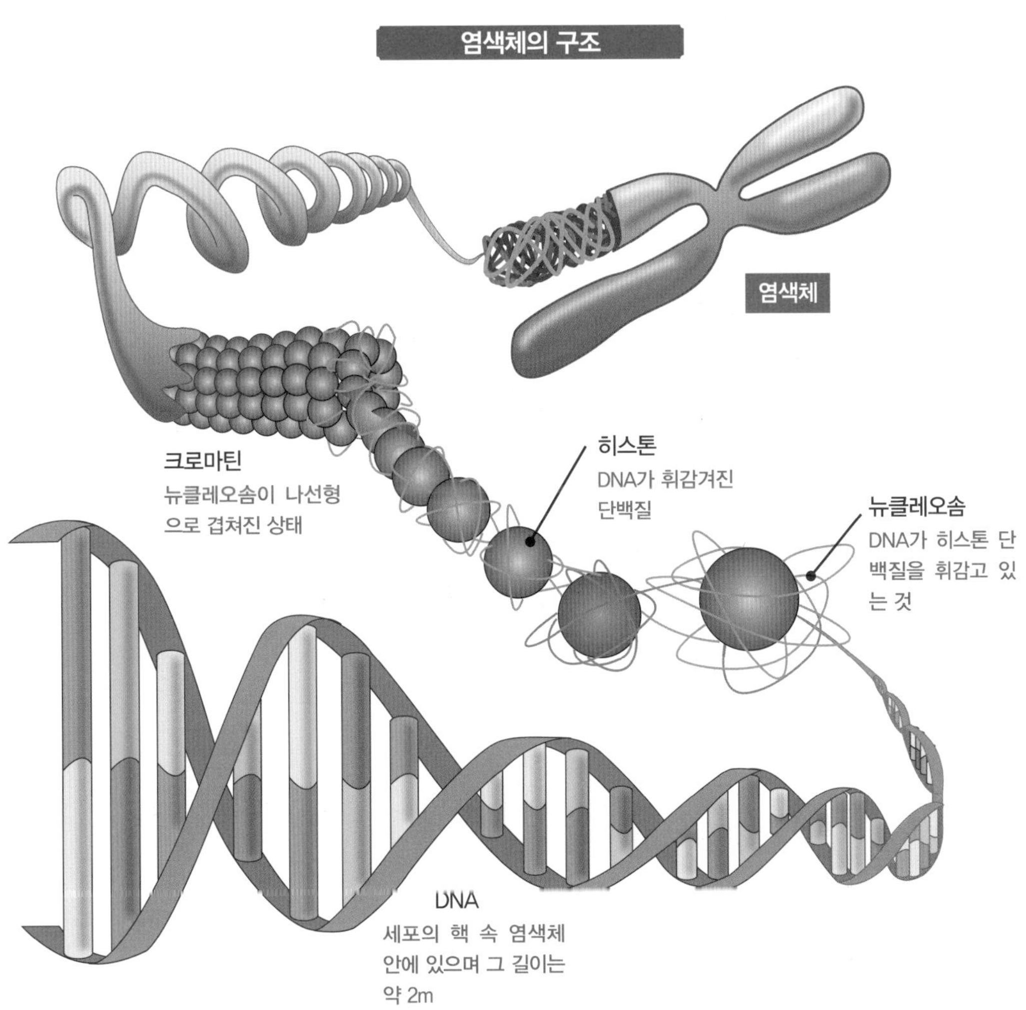
염색체
크로마틴
뉴클레오솜이 나선형으로 겹쳐진 상태
히스톤
DNA가 휘감겨진 단백질
뉴클레오솜
DNA가 히스톤 단백질을 휘감고 있는 것
DNA
세포의 핵 속 염색체 안에 있으며 그 길이는 약 2m

## ◆ 이중 나선 구조

DNA는 인산·당·염기가 결합한 폴리뉴클레오티드의 사슬 2개가 평행한 이중 나선 구조를 형성하고 있다. 안쪽 염기는 아데닌(A)과 타이민(T), 구아닌(G)과 사이토신(C)이 산소 결합으로 염기쌍을 형성해 상보적 관계를 이루고 있다.

DNA는 이중 구조에 의해 분열했을 때 한쪽을 보존용으로, 다른 쪽을 복제하기 위한 전사용으로 쓰기에 유전 정보를 정확하게 보존할 수 있다.

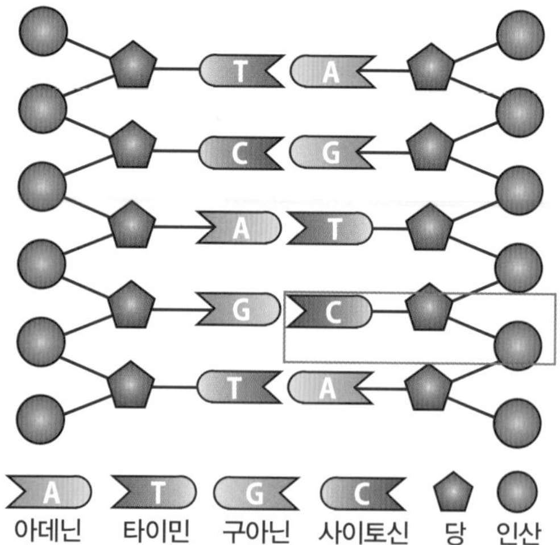
T
A
C
G
A
T
G
C
T
A
A
아데닌
T
타이민
G
구아닌
C
사이토신
당
인산

## ■ 남녀의 성을 결정하는 염색체

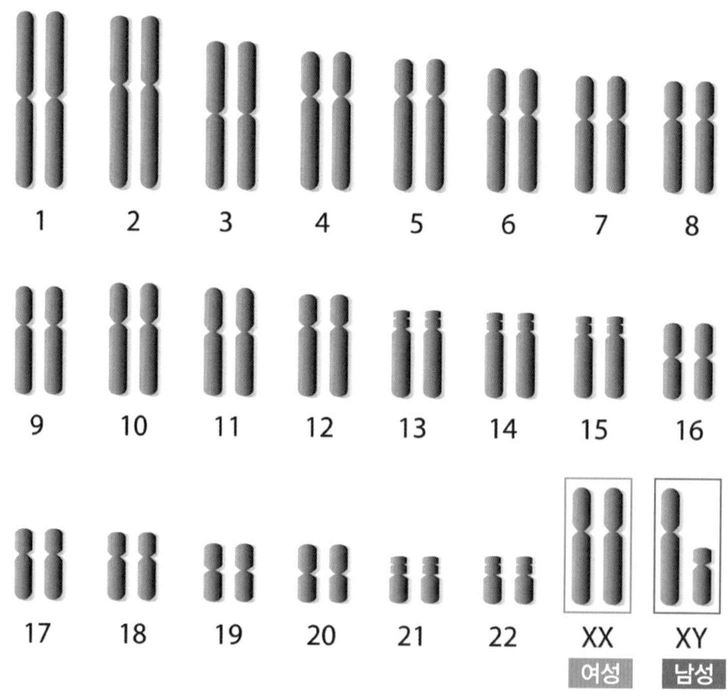
1
2
3
4
5
6
7
8
9
10
11
12
13
14
15
16
17
18
19
20
21
22
XX
여성
XY
남성

사람의 염색체는 46개로 두 개씩 쌍을 이루고 있다. 그중 44개(22쌍)는 남녀 모두 같은 상염색체이며, 나머지 2개(1쌍)가 개체의 성별을 결정하는 성염색체다. 성염색체에는 X염색체와 Y염색체가 있는데, 여성은 2개의 X염색체의 조합으로 'XX', 남성은 X염색체와 Y염색체를 하나씩 가진 'XY'로 구성되어 있다. 즉 남녀 성별은 이 염색체의 조합에 따라 결정된다.

# 세포 분열의 원리 I

우리 몸속에서는 매일 많은 세포가 죽고 새로운 세포가 생겨난다. 하나의 세포가 분열해서 2개 이상의 새로운 세포가 만들어지는데, 이를 세포 분열이라고 한다. 사람은 매일 세포 분열을 거듭하면서 성장하고 생명을 유지한다.

사람의 경우 세포 분열의 기본은 분열할 때 염색체가 나타나는 유사분열로, 이것은 분열 전과 완전히 같은 세포를 만드는 체세포 분열과 염색체의 수가 절반이 되는 방식으로 분열하는 감수 분열로 나뉜다.

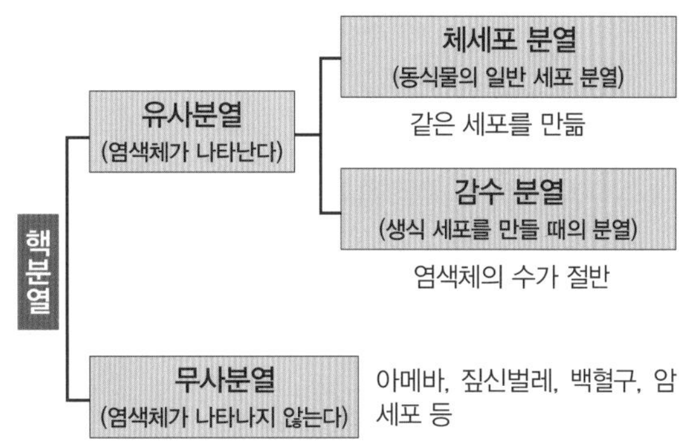
핵분열
유사분열
(염색체가 나타난다)
체세포 분열
(동식물의 일반 세포 분열)
같은 세포를 만듦
감수 분열
(생식 세포를 만들 때의 분열)
염색체의 수가 절반
무사분열
(염색체가 나타나지 않는다)
아메바, 짚신벌레, 백혈구, 암세포 등

## ■ 진핵생물과 체세포 분열

**현미경으로 관찰한 체세포 분열**

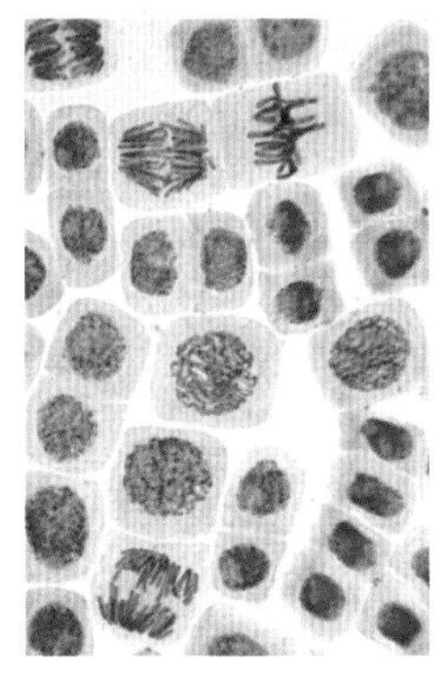

자손을 남기기 위한 세포를 생식 세포, 그 외의 모든 것을 체세포라고 한다. 보통 진핵 세포에서는 세포 분열에 앞서 세포의 구성 성분이 배가되고, 준비가 되면 먼저 핵분열이 일어나고 이어서 세포질 분열이 진행된다.

개체를 형성하기 위한 체세포 분열에서는 하나의 모세포에서 모세포와 동일한 염색체를 가진 2개의 딸세포가 만들어진다. 분열에서 다음 분열까지를 '세포 주기'라고 하는데, 1분열에 걸리는 시간을 '세대 시간'이라고 한다. 세포는 성장과 분열의 세포 주기를 반복하면서 증식한다.

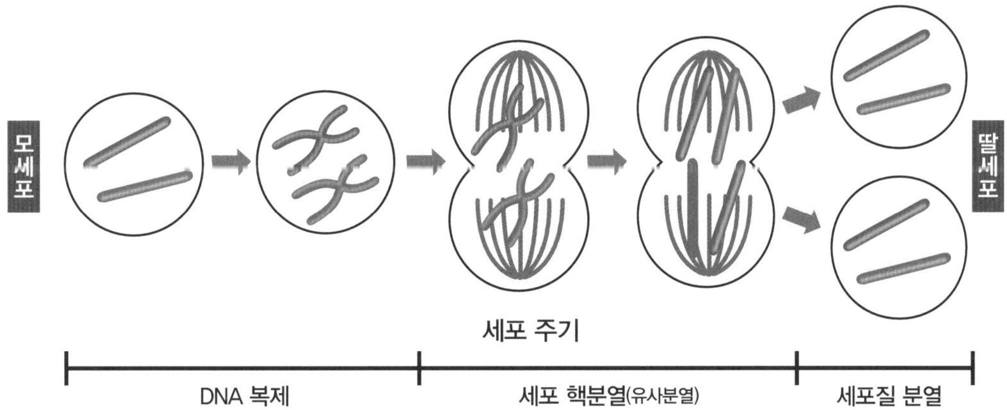
모세포
딸세포
세포 주기
DNA 복제
세포 핵분열(유사분열)
세포질 분열

## ■ 세포 주기와 과정

하나의 세포가 세포 분열에 의해 2개의 새로운 세포를 만들어내기까지의 주기를 세포 주기라고 한다. 세포 주기는 세포 분열이 이루어지는 분열기(M기)와 분열을 위한 준비기간인 간기를 반복하고 있다.

### ◆ 간기

간기는 크게 ① G1기(DNA 합성 준비기), ② S기(DNA 합성기), ③ G2기(분열 준비기)로 나뉜다.

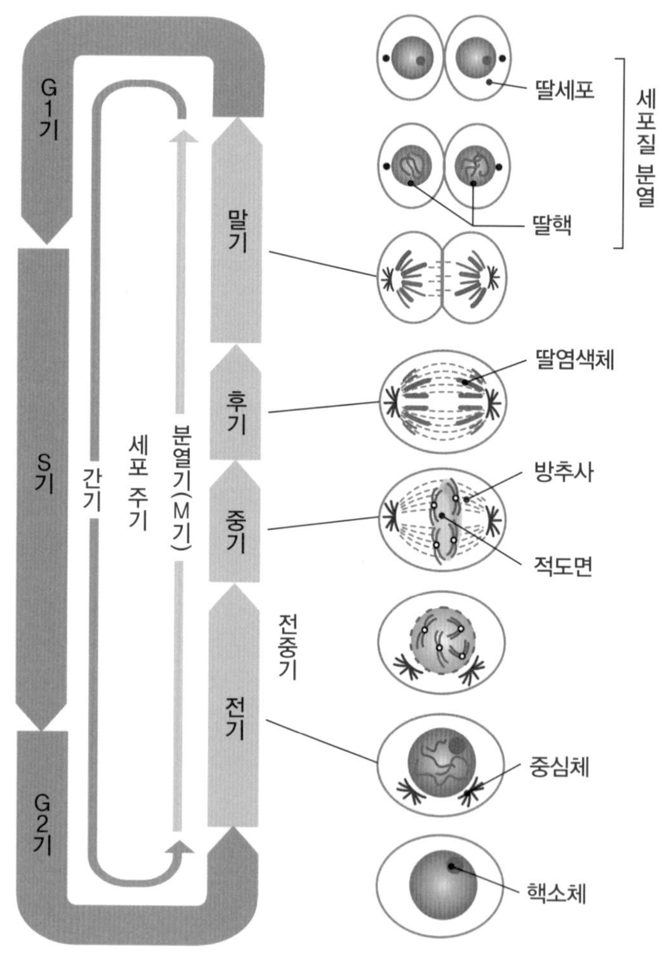
G1기
S기
G2기
간기
세포 주기
분열기(M기)
말기
후기
중기
전기
전중기
딸세포
딸핵
세포질 분열
딸염색체
방추사
적도면
중심체
핵소체

- **G1기** DNA의 합성에 필요한 효소가 만들어진다. 세포소기관이 활성화해 에너지가 왕성하게 소비되기에 세포 내 대사가 활발해진다.
- **S기** DNA의 합성·복제가 이루어져 세포 속 DNA는 2배가 된다.
- **G2기** 세포 분열에 필요한 단백질이 미세소관(속이 빈 원통형)에서 만들어져 부피가 2배 커진다.

## ◆ 분열기(M기)

분열기는 ①전기, ②중기, ③후기, ④말기로 구분된다.

### ● 전기

핵 속에서 실과 같이 보이던 크로마틴(염색질)이 두터워지는 '염색체 응축'이 일어나 염색체 형태를 이룬다. 핵소체가 소실되고 미세소관과 다양한 단백질로 구성된 방추체(사)가 형성되기 시작한다. 이어서 핵막이 분산되고 방추체에서 분열된 중심체가 세포의 양극으로 이동해 그곳에서 뻗어 나온 실 모양의 가느다란 미세소관이 염색체에 붙는다.

### ● 중기

염색체가 중앙으로 이동해 방추체의 적도면에 정렬된다. 이때 염색체는 동일한 DNA를 가진 2개의 자매 염색체(염색분체)가 세로로 2개씩 붙은 형태인데, 각각의 자매 염색체는 S기 동안에 복사된 같은 유전 정보를 가지고 있다.

### ● 후기

두 가닥의 자매 염색체가 분리되어 각각 독립된 딸염색체가 된다. 분리된 딸염색체는 23개씩 나뉘어 중심체에서 뻗어 나온 미세소관에 잡아당겨지듯 양극으로 이동한다.

### ● 말기

2쌍의 딸염색체가 양극에 모이면 미세소관이 소실되고 염색체의 모양이 무너져 가느다란 실뭉치가 된다. 그리고 각각의 주위에 새로운 핵막이 형성되어 핵소체와 골지장치의 재형성이 일어난다. 이렇게 2개의 핵이 완성되고 핵분열이 완료된다.

## ◆세포질 분열

핵분열의 말기가 되면 동시에 세포질 분열이 일어난다. 세포가 적도에서 수축해 잘록해져 2개로 분열한다. 이처럼 체세포 분열은 같은 염색체를 가진 핵이 2개의 세포를 만든다.

#### ◎ 진핵생물과 원핵생물

진핵생물은 동물, 식물, 균류, 원생생물 등 신체를 구성하는 세포 안에 세포핵이라는 세포소기관을 가진 모든 생물의 총칭이다. 또 세균, 남조류 등 세포 안에 DNA를 가지고 있는 핵이 없는 생물은 원핵생물이라고 한다.

# 세포 분열의 원리 II

## ■ 감수분열

정소나 난소 등 생식 세포에서 일어나는 세포 분열을 감수분열이라고 한다. 이것은 정자나 난자가 형성되는 과정에서 보이기에 '성숙 분열'이라고도 부른다. 감수분열은 분열에 앞서 2개씩 세트로 이루어진 상동염색체의 DNA가 복사되기 전까지는, 체세포 분열과 동일하다. 그 후 제1분열(이형 분열)과 제2분열(동형 분열)을 거치면서 2회의 핵분열이 일어나 염색체가 반감하기에 23개의 염색체를 가진 세포가 4개 생긴다.

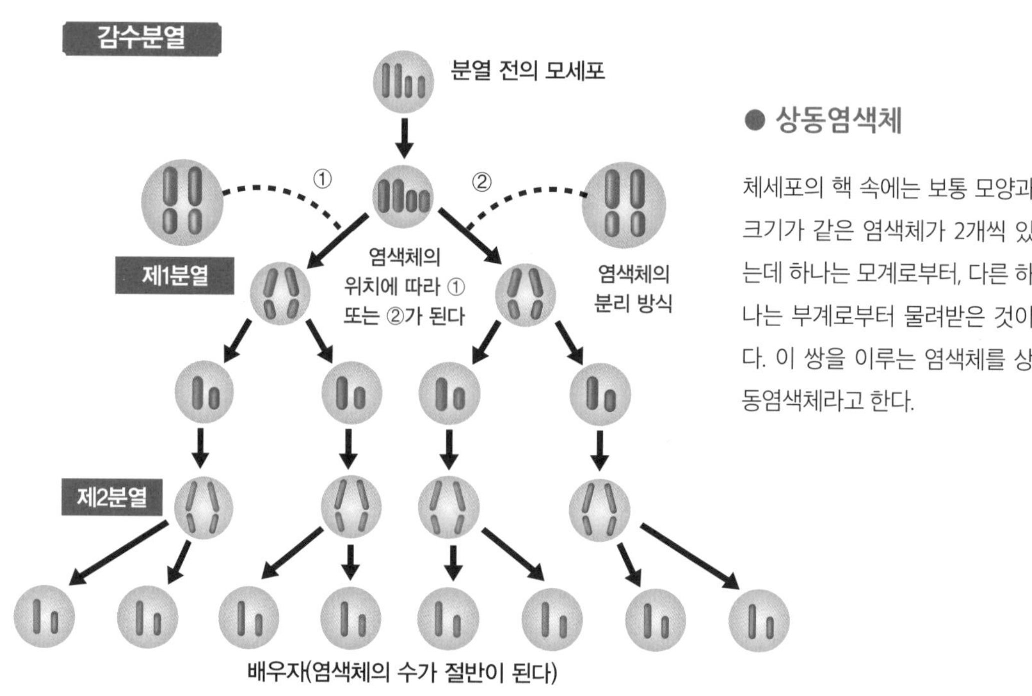
감수분열
분열 전의 모세포
①
②
제1분열
염색체의
위치에 따라 ①
또는 ②가 된다
염색체의
분리 방식
제2분열
배우자(염색체의 수가 절반이 된다)

### ● 상동염색체

체세포의 핵 속에는 보통 모양과 크기가 같은 염색체가 2개씩 있는데 하나는 모계로부터, 다른 하나는 부계로부터 물려받은 것이다. 이 쌍을 이루는 염색체를 상동염색체라고 한다.

### ◆ 제1분열

첫 번째 분열 전에 상동염색체는 서로 붙어 4개의 염색체로 구성된 '2가염색체'를 형성한 후 염색체의 '갈아타기'가 일어난다. '교차'라고도 불리는 이 갈아타기는, 상동염색체가 같은 개소에서 절단되어 복구를 위해 맞붙임으로써 DNA의 배열이 모세포와는 다른 형태가 된다. 이러한 일부 서열을 바꾸는 '재조합' 과정에 의해 유전자의 조합이 다양해지고, 같은 부모에게서 태어난 형제자매라도 각각 그 모습과 성격이 다른 유전적 다양성을 만들어내고 있다.

### ◆ 제2분열

두 번째 분열이 일어나면 46개의 염색체를 가진 2개의 세포는 23종류의 염색체를 하나씩 가지는 4개의 세포로 나뉜다. 보통 절반의 염색체를 가지는 세포는 수정 시 2개의 세포가 결합해 23쌍 46개의 염색체를 가지는 세포가 된다. 이렇게 아이는 부모로부터 절반씩 유전 정보를 받게 된다.

# 세포 분열과 텔로미어

사람은 세포 분열을 반복하면서 성장하고 몸을 유지시켜 나간다. 그러나 몇 번이나 분열을 되풀이하는 동안 나이가 듦에 따라 분열하지 못하는 세포가 생긴다. 1960년에 캘리포니아 대학 해부학 교수인 레너드 헤이플릭Leonard Hayflick이 정상인의 세포를 배양하면 50~60번밖에 세포 분열을 할 수 없음을 발견했다. 이것을 '헤이플릭 한계'라고 한다. 이 헤이플릭 한계의 열쇠를 쥐고 있는 것이 TTAGGG라는 염기서열을 가진 구조인데, 이를 텔로미어라고 한다.

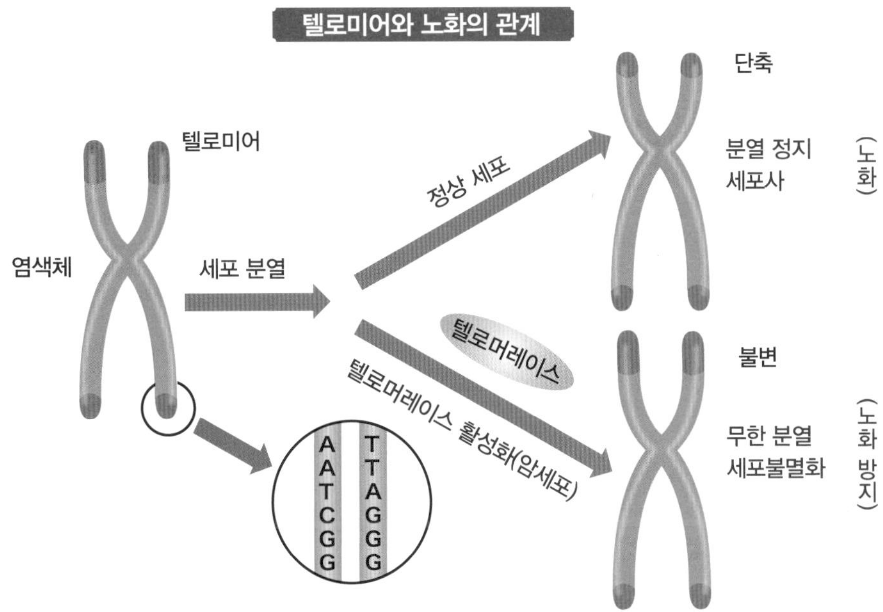
텔로미어와 노화의 관계
텔로미어
염색체
세포 분열
정상 세포
단축
분열 정지
세포사
(노화)
텔로머레이스
텔로머레이스 활성화(암세포)
불변
무한 분열
세포불멸화
(노화 방지)
A A T C G G
T T A G G G

## ◆ 생명의 회수권 텔로미어

염색체 안 DNA 말단 구조에는 텔로미어라 불리는 부분이 있다. 그 부분이 복사로 손상되는 것을 막고, 안정성을 유지한다고 알려져 있다. 그러나 텔로미어는 DNA가 복사할 때마다 짧아져서 어느 길이보다 짧아지면 더 이상 복사할 수 없다. 이렇게 수명을 다한 세포는 프로그램대로 아폽토시스(세포사)를 맞이한다.

세포에는 분열할 수 있는 횟수에 한도가 있는데, 사람의 경우 50회라고 알려져 있다. 즉 텔로미어는 세포 분열의 횟수를 계산하는 카운터 역할을 하고 있어서, 일정 횟수를 넘으면 증식을 멈추게 된다. 이를 '세포 노화'라고 하며, 세포가 암화하는 것을 방지해주는 방어반응이라고도 알려져 있다. 텔로미어가 '생명의 회수권'에 비유되는 것도 이 때문이다.

## ◆ 텔로머레이스

난소나 정소 등 생식 세포는 분열을 되풀이해도 텔로미어가 짧아지지 않는다고 알려져 있다. 그래서 부모의 연령에 관계없이 사람의 수명은 일정 길이를 유지한다. 이것은 '텔로머레이스'라는 효소 때문인데, 텔로미어의 수명을 연장해 노화를 막는 물질로서 다양한 연구가 이루어지고 있다. 텔로머레이스는 암세포에서 활성화되는데, 이 때문에 암세포는 분열을 무제한 거듭하는 비정상적인 증식을 이어간다.

# 조직의 구조와 기능 I

우리 몸을 형성하는 세포에는 이름이 붙은 것만도 200종 이상이 있으며, 그 모양도 작용도 제각각이다. 같은 구조를 가지고 비슷한 작용을 하는 세포의 모음을 조직이라고 하는데 상피조직, 근조직, 결합조직(지지조직), 신경조직이라는 4종류의 조직으로 나뉜다. 여기에 혈액과 림프 등 '액상 조직'을 추가하기도 한다.

## ■ 상피조직

상피조직은 몸의 표면과 장기 안팎의 표면을 덮고 있는 상피세포로 구성된 조직이다. 세포끼리 밀착되어 평면상으로 퍼지는 유형, 그리고 뭉치는 유형이 있다. 구성하는 상피세포에 따라 배열과 역할이 다르며, 체표면의 보호 외에 영양분의 흡수와 소화액 등의 분비, 감각 작용 등을 맡고 있다. 이 상피의 아래쪽에는 얇은 판 모양의 구조물인 바닥막이 있다.

### ◆ 샘

상피가 특수화하여 분비 기능을 가지게 된 상피조직을 샘이라고 한다. 샘은 분비관을 가진 침샘, 눈물샘, 땀샘 등 외분비샘과, 목밑샘이나 하수체와 같이 분비관 없이 혈액 속으로 분비되는 내분비샘으로 나뉜다.

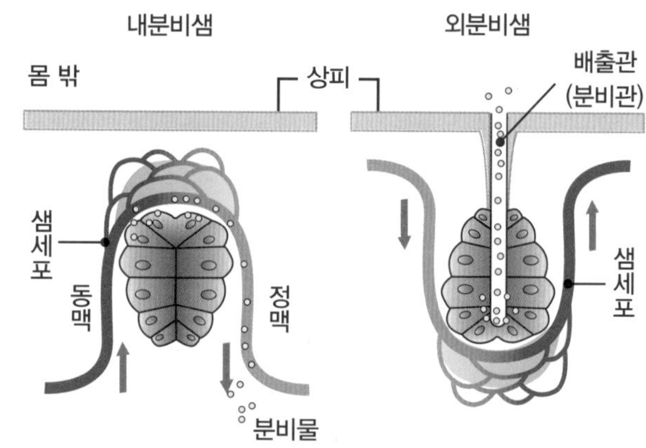
내분비샘
외분비샘
몸 밖
상피
배출관
(분비관)
샘세포
동맥
정맥
분비물
샘세포

### ◆ 분류의 기본

상피조직은 그 형태와 기능에 따라 다양하게 분류된다. 보통 각 특징을 조합해 '단층(형태) 편평(세포의 모양) 상피=납작한 세포가 한 층으로 배열된 상피', '중층(형태) 원주(세포의 모양) 상피=둥근 세포가 여러 층 겹쳐진 상피' 등으로 표현한다.

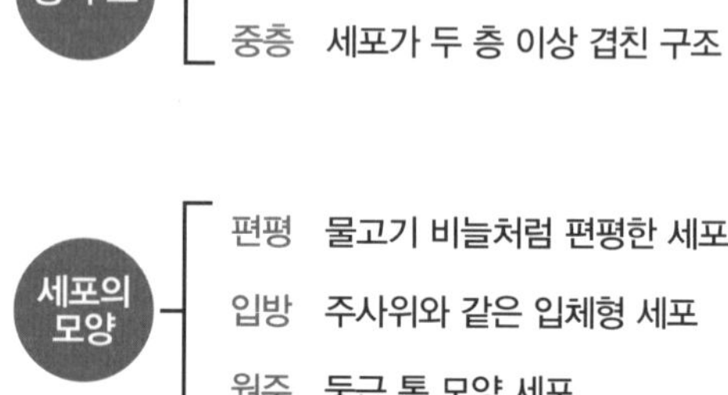
층 구조
단층 세포가 한 층
중층 세포가 두 층 이상 겹친 구조
세포의 모양
편평 물고기 비늘처럼 편평한 세포
입방 주사위와 같은 입체형 세포
원주 둥근 통 모양 세포

### ◆ 형태에 따른 분류와 주요 기관

단층편평상피

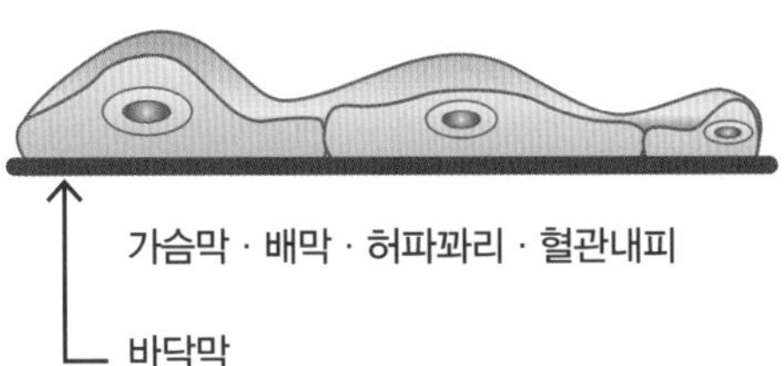
가슴막 · 배막 · 허파꽈리 · 혈관내피
바닥막

다열(섬모)상피

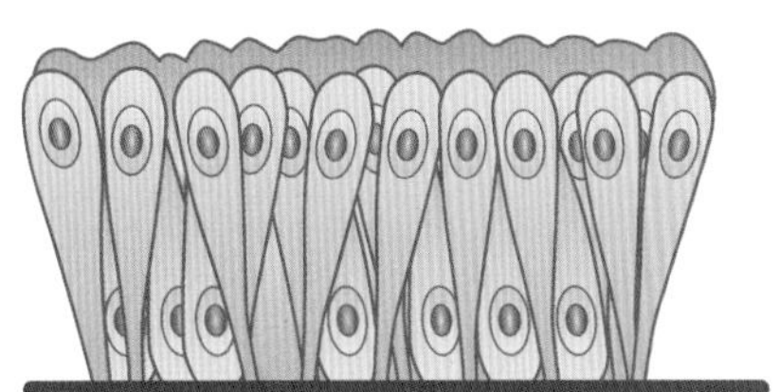

비강 · 인두 · 기관지

단층입방상피

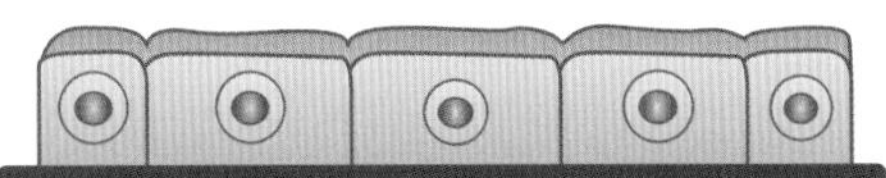

목밑샘의 소포상피 · 세뇨관

중층편평상피

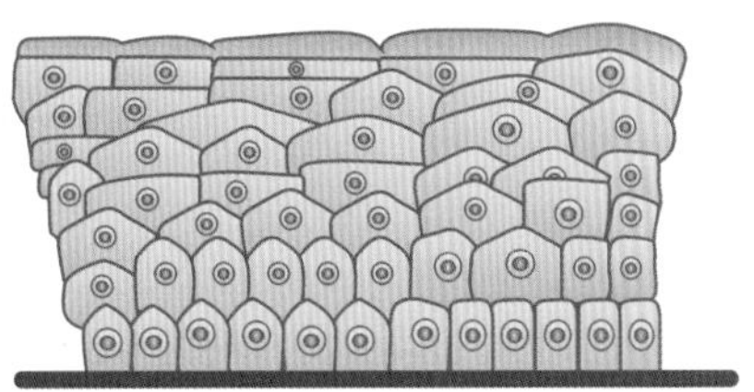

표피(피부) · 구강 · 식도 · 항문

단층원주상피

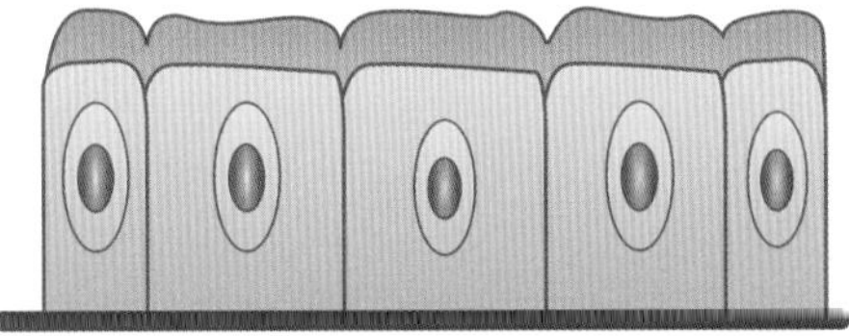

위 · 작은창자 · 큰창자(소화기계)

이행상피

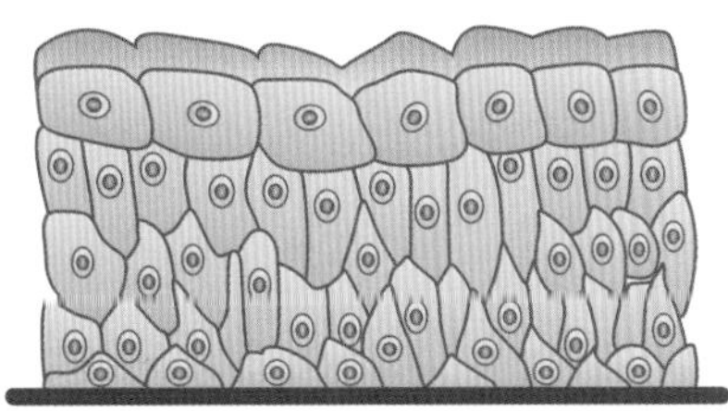

콩팥잔 · 콩팥깔때기 · 요관 · 방광(요로)

## ■ 근조직

근조직은 그 이름대로 수축하는 근세포로 구성되어 있다. 근세포는 단백질로 이루어진 지름이 약 1mm 정도 되는 근원섬유를 가지고 있는데, 그것이 신축해 수축할 수 있다는 것이 특징이다. 일정한 방향으로 배열함으로써 힘을 낼 수 있게 되어있다. 가늘고 긴 방추형을 띠고 있어서 '근섬유'라고도 부른다.

### ◆ 분류

근조직의 분류는 세포 안에 가로무늬가 보이는 것을 가로무늬근, 보이지 않는 것을 민무늬근이라고 하며, 자신의 의지로 수축을 일으키는 것을 맘대로근, 의식적으로 움직일 수 없는 것을 제대로근이라고 한다. 또 근육이 존재하는 장소에 따라 골격근·심근·내장근으로 분류한다.

| 근육의 분류 | 가로무늬근 | 골격근(양 끝이 뼈에 붙어있다) | 맘대로근 |
|---|---|---|---|
| | | 심근(심장벽을 이룬다) | 제대로근 |
| | 민무늬근 | 내장근(내장벽을 이룬다) | |

### ◆ 근육이 존재하는 장소에 따른 분류

**골격근** 【가로무늬근】

골격을 따라 분포하며 몸을 지탱해 주는 근육이다. 대부분 맘대로근이며, 양 끝이 골격과 이어져 있어서 이러한 이름이 붙었다. 모두 가로무늬근이며 보통 근육이라고 불리는 것이 이 골격근이다.

**심근** 【가로무늬근】

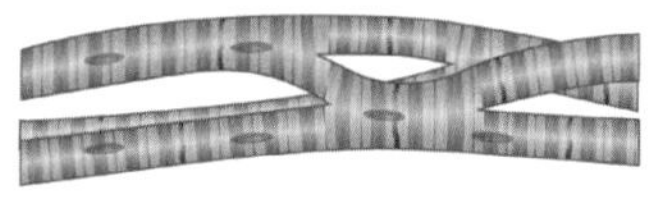

심장벽을 이루고 있는 근육으로 가로무늬근으로 골격근과 비슷한 점이 많다. 하지만 단핵, 미토콘드리아가 많은 점이 다르다.

**내장근** 【민무늬근】

소화기, 비뇨기, 생식기, 혈관 등을 이루는 근육으로 가로무늬근과 달리 근절(sarcomere)이 없으며, 자율신경의 지배를 받는 제대로근이다.

◎ 근력의 쇠퇴가 가져오는 증상

근육감소증(sarcopenia)은 나이가 증가함에 따라 골격근이 위축되고, 근력이 저하되어 신체 기능이 떨어지는 증상이다. 마찬가지로 몸의 기능 이외에 사회성의 저하 등의 요소도 포함하는 노쇠(frailty), 운동기관 자체의 질환에 따른 운동 기능 저하 증후군(Locomotive Syndrome) 등이 있는데, 모두 증상이 진행되면 거동하지 못하는 상태가 되어 건강수명을 단축하기에 주의가 필요하다.

# 조직의 구조와 기능 II

## ■ 결합조직

결합조직은 조직과 기관 속, 또는 그 주변에서 몸을 지탱하고 모양을 유지하고, 틈새를 메우는 등의 역할을 하는 조직이다. 그 작용 때문에 지지조직이라고도 부른다. 결합조직은 세포뿐 아니라 세포가 생성하는 물질(세포간물질)과 함께 구성되어 있다는 점이 특징이다. 세포 바탕질의 대부분은 섬유아세포로 만들어지며, 세포 주변에 축적된 이들 물질의 덩이를 세포바깥바탕질(세포외기질)이라 부른다.

### ◆ 결합조직의 구성 요소

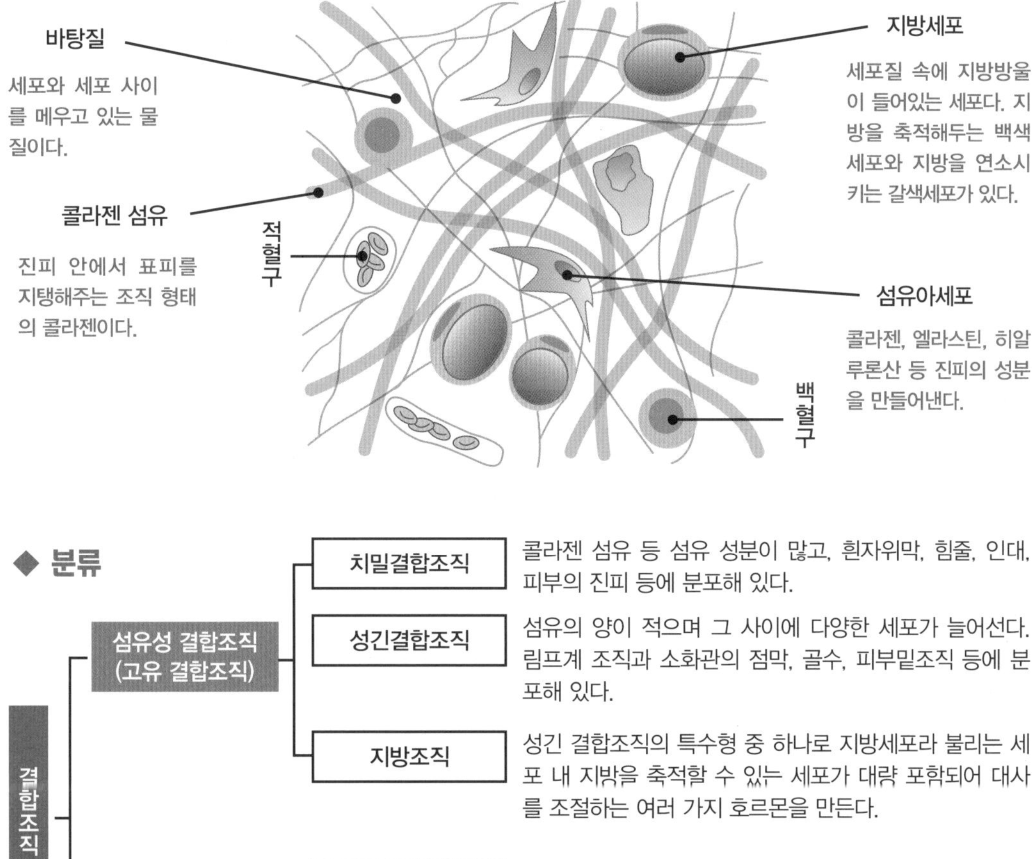
바탕질
세포와 세포 사이를 메우고 있는 물질이다.
콜라젠 섬유
진피 안에서 표피를 지탱해주는 조직 형태의 콜라젠이다.
적혈구
지방세포
세포질 속에 지방방울이 들어있는 세포다. 지방을 축적해두는 백색세포와 지방을 연소시키는 갈색세포가 있다.
섬유아세포
콜라젠, 엘라스틴, 히알루론산 등 진피의 성분을 만들어낸다.
백혈구

### ◆ 분류

| 결합조직 | | | |
|---|---|---|---|
| 결합조직 | 섬유성 결합조직(고유 결합조직) | 치밀결합조직 | 콜라젠 섬유 등 섬유 성분이 많고, 흰자위막, 힘줄, 인대, 피부의 진피 등에 분포해 있다. |
| | | 성긴결합조직 | 섬유의 양이 적으며 그 사이에 다양한 세포가 늘어선다. 림프계 조직과 소화관의 점막, 골수, 피부밑조직 등에 분포해 있다. |
| | | 지방조직 | 성긴 결합조직의 특수형 중 하나로 지방세포라 불리는 세포 내 지방을 축적할 수 있는 세포가 대량 포함되어 대사를 조절하는 여러 가지 호르몬을 만든다. |
| | 특수 결합조직 | 뼈조직 | 뼈를 구성한다. 인산칼슘 등을 함유한 단단한 굳뼈와 내부에 점재하는 뼈세포로 구성되어 있다. |
| | | 연골조직 | 바탕질과 그것을 만드는 연골 세포로 구성되어 있으며 연골을 형성한다. |
| | | 혈액 | 적혈구, 백혈구, 혈소판과 혈장이라는 액체 부분으로 이루어져 있다. |

## ■ 신경조직

신경조직은 몸 외부와 내부에서 일어난 자극을 뇌로 전달하고, 뇌로부터 받은 지령을 적절한 부위로 전달해 활동을 조정하는 조직이다. 자극을 전달하는 뉴런(신경세포)과 그것을 돕는 글리아세포(신경 아교 세포)로 구성되어 있다. 신경이란 몸의 여기저기에 그물눈처럼 둘러쳐져 있는 네트워크로 크게 뇌와 척수로 구성된 중추신경계와, 뇌와 척수 이외에 온몸에 분포해 있는 말초신경계로 나뉜다.

또 신경세포는 심근과 마찬가지로 발생·성장의 초기에 증식한 뒤 생애에 분열하지 않는 세포라고 알려져 있는데, 최근 해마 등 일부 신경세포에서 새로운 신경세포가 만들어진다고 밝혀졌다.

**중추 · 말초신경(신경세포)**

**말초신경계**

중추신경과 온몸을 이어주며 정보를 전달한다.

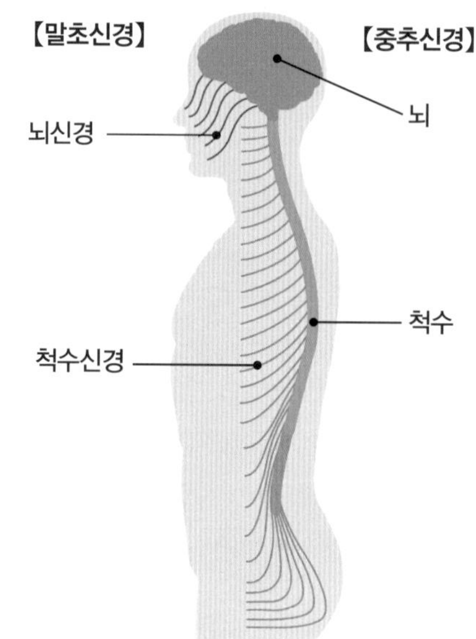
【말초신경】
【중추신경】
뇌신경
뇌
척수
척수신경

**중추신경계**

뇌와 척수로 이루어져 있으며, 온몸에 있는 말초신경에서 전달된 정보를 판단해 지령을 내린다.

### ◆ 신경망을 구성하는 신경계

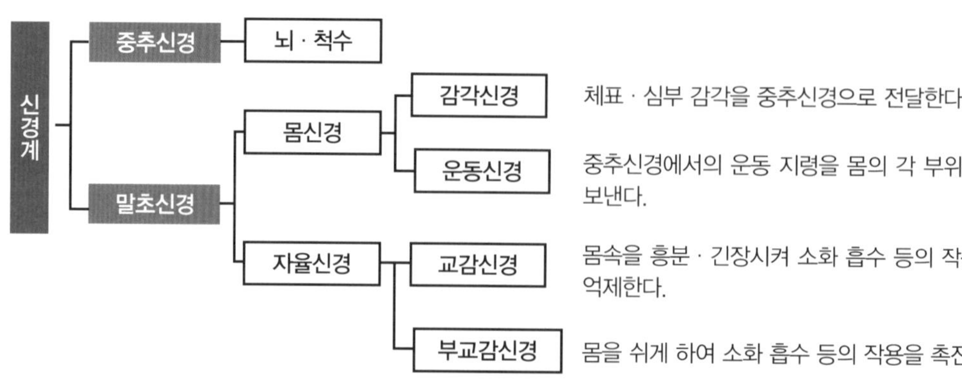
신경계
중추신경
뇌 · 척수
말초신경
몸신경
감각신경
운동신경
자율신경
교감신경
부교감신경
체표 · 심부 감각을 중추신경으로 전달한다.
중추신경에서의 운동 지령을 몸의 각 부위로 보낸다.
몸속을 흥분 · 긴장시켜 소화 흡수 등의 작용을 억제한다.
몸을 쉬게 하여 소화 흡수 등의 작용을 촉진한다.

02

# 뇌와 신경

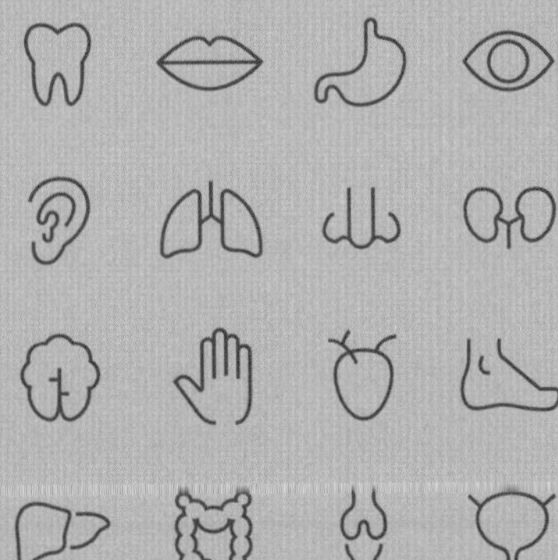

# 신경계의 구조와 네트워크

사람의 모든 기능을 조절하는 것이 신경 네트워크다. 이 네트워크는 뇌와 척수로 구성된 중추신경과 온몸에 분포해 있는 말초신경으로 나눌 수 있다. 중추신경은 온몸에서 들어오는 정보를 집약·분석해 운동과 내장기능을 조절하기 위한 신호를 말초신경으로 보낸다.

**온몸의 신경 네트워크**

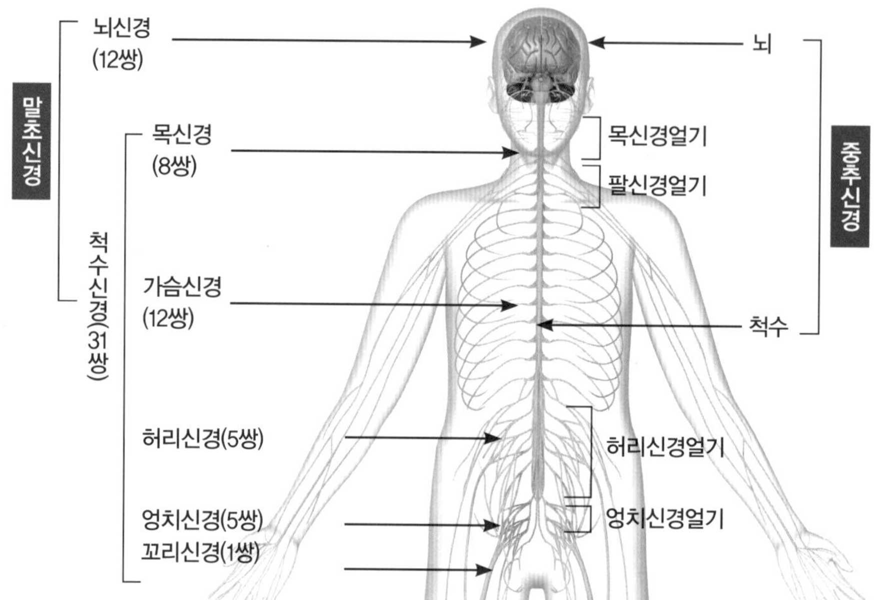

뇌신경
(12쌍)
말초신경
목신경
(8쌍)
척수신경(31쌍)
가슴신경
(12쌍)
허리신경(5쌍)
엉치신경(5쌍)
꼬리신경(1쌍)
뇌
목신경얼기
팔신경얼기
중추신경
척수
허리신경얼기
엉치신경얼기


## ● 말초신경

신경계 가운데 중추신경계 이외의 것을 말한다. 기능적으로는 크게 몸의 지각 운동을 억제하는 몸신경계와 내장 혈관 등 자동제어에 관련된 자율신경계로 나눌 수 있다. 자율신경계는 교감신경과 부교감신경으로 구성된다. 또 말초신경은 중추신경의 어디와 이어져 있는가에 따라 구분되는데, 뇌와 이어진 것을 뇌신경, 척수와 이어진 것을 척수신경이라고 한다. 척수신경은 다시 목신경, 가슴신경, 허리신경, 엉치신경, 꼬리신경으로 나뉜다. 엉치신경은 신경섬유가지가 갈라졌다가 만났다가 하면서 얼기를 형성해 말초에 분포하고 있다. 말초신경 중 중추신경계로 자극을 전달하는 신경섬유를 들신경섬유라고 한다.

## ● 신경얼기

말초신경 뿌리 부분이나 말단부로, 다수의 신경세포가 갈라져 그물 형태를 이루고 있는 부분이다.

## ● 중추신경

대뇌, 뇌줄기(중뇌·다리뇌·숨뇌), 소뇌로 구성된 뇌와 척수로 이루어져 있다. 신경계의 중심이 되는 부분으로 몸의 각 부위로 정보를 전달하는 신경섬유를 날신경섬유라고 한다.

## ■ 신경조직을 구성하는 뉴런과 글리아세포

신경조직은 몸 밖과 몸 안에서 생긴 자극을 뇌로 전달해 뇌로부터의 지령을 적절한 부위로 전달해 활동을 조정하는 조직이다. 자극을 전달하는 뉴런(신경세포)과 그것을 지원하는 글리아세포(신경아교세포)로 구성되어 있다.

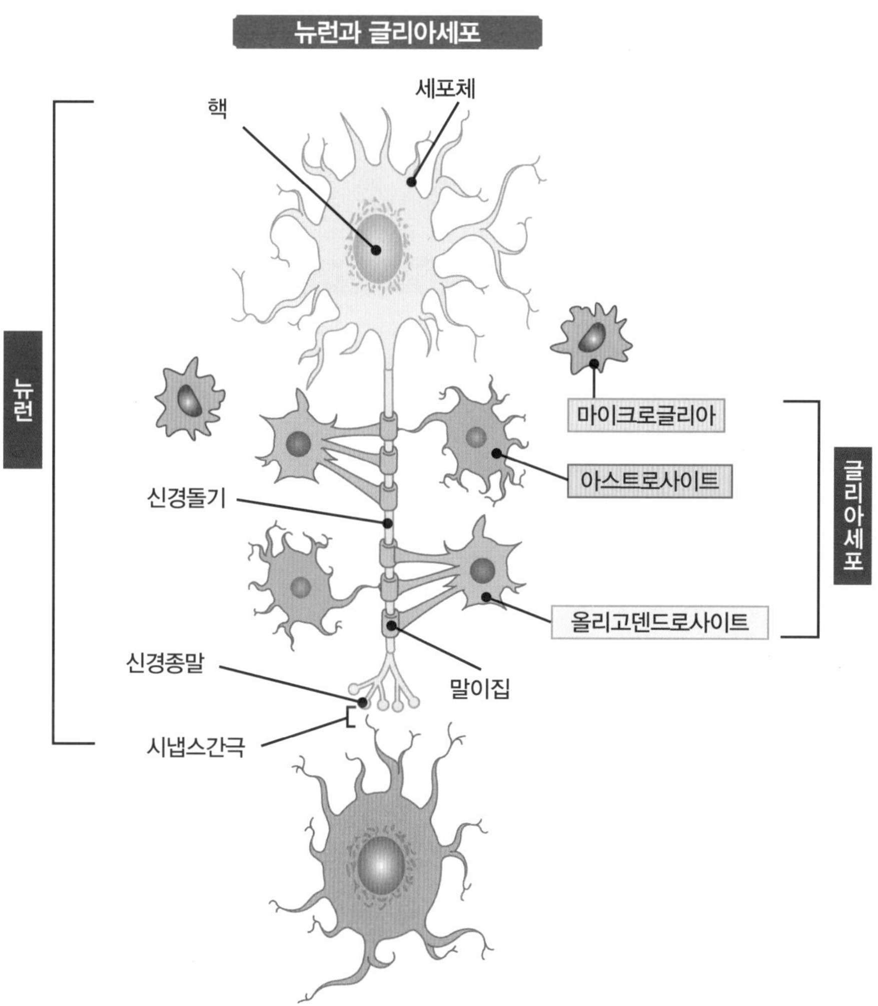
뉴런과 글리아세포
핵
세포체
뉴런
신경돌기
신경종말
시냅스간극
말이집
마이크로글리아
아스트로사이트
올리고덴드로사이트
글리아세포

### ◆ 글리아세포

글리아세포는 신경조직 이외의 신경계를 구성하는 성분의 총칭이다. 신경세포와는 달리 정보를 전달하는 작용이 없다. 그러나 글리아세포가 없으면 뇌가 정상적으로 작동하지 못하기에 최근에는 정보처리에 관여한다고 여겨진다. 마이크로글리아(미세아교세포), 아스트로사이트(별아교세포), 올리고덴드로사이트(희소돌기아교세포), 뇌실막세포, 신경집세포(말이집) 등으로 구성되어 있으며 소형에 돌기가 짧은 것이 특징이다.

## ■ 뉴런의 구조와 기능

### ◆ 정보는 전기신호로 신경돌기에서 신경종말로

사람의 신체를 구성하는 세포 중 정보처리에 특화된 것이 뉴런이라 불리는 신경세포다. 이것은 몸 안팎의 정보를 전기신호로 변환해 전달한다. 신경세포는 핵과 세포질로 구성된 세포체(핵 주변부)와 그곳에서 뻗는 가지돌기, 그리고 전도로인 신경돌기와 출력부인 시냅스로 구성되어 있다. 시냅스 전후 세포의 세포막에는 시냅스간극이라는 얼마 안 되는 공간이 있다. 신경돌기에는 1m를 넘는 것도 있으며 연결하면 그 길이가 약 100만km에 달한다고 알려져 있다.

**신경세포의 구조**

**가지돌기**

나무의 가지처럼 여러 갈래로 갈라진 짧은 돌기로, 다른 신경세포로부터 전기신호를 받는 '수신장치'다.

**말이집**

신경돌기에서 신경세포가 밀집되어 뇌 속에서 전기신호가 섞이지 않도록 절연체로 덮인 부분이다. 신경돌기가 드러나 있는 부분을 랑비에결절이라고 한다.

**신경종말**

신경돌기의 말단 부분이 주머니 모양으로 부풀어 있는 부분이다. 다른 신경세포와 기관에 자극을 전달하기 위한 시냅스를 형성하는 한쪽 부분이다.

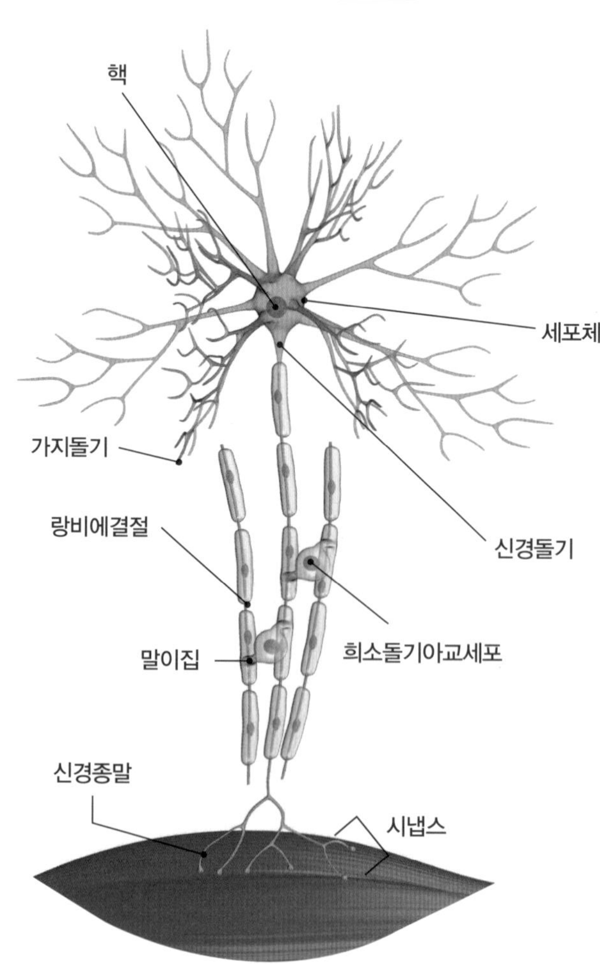
핵
세포체
가지돌기
랑비에결절
신경돌기
희소돌기아교세포
말이집
신경종말
시냅스

**신경돌기**

길게 뻗어있으며 정보를 다른 신경세포로 보내는 '출력장치' 역할을 한다.

**시냅스**

신경 정보를 출력하는 쪽과 입력받는 쪽 사이에 발달한, 정보 전달을 위한 접촉 구조이다.

## ■ 전기신호를 보내는 시냅스

신경세포에서 가까운 신경세포로 전기신호가 전달되는 곳에는 시냅스가 형성된다. 뇌에는 수천 수백억 개에 달하는 신경세포가 있는데, 각각이 약 1억 개의 시냅스를 가지고 있다고 알려져 있다. 시냅스와 정보를 전달하는 신경세포 사이에는 수만 분의 1mm 정도의 틈새(시냅스간극)가 있다. 전기신호가 들어오면 시냅스의 시냅스소포에서 신경전달물질이 시냅스간극으로 분비되어 다음, 신경세포의 세포막에 있는 수용체와 결합해 전기신호가 발생하고, 초속 60~120m의 속도로 정보를 전달한다. 이와 같은 시냅스간극의 정보 전달을 시냅스 전달이라고 한다.

### ● 신경전달물질의 전도

시냅스소포(저장) ➡ 시냅스간극으로 방출 ➡
시냅스이후막의 수용체와 결합 ➡ 신호전달

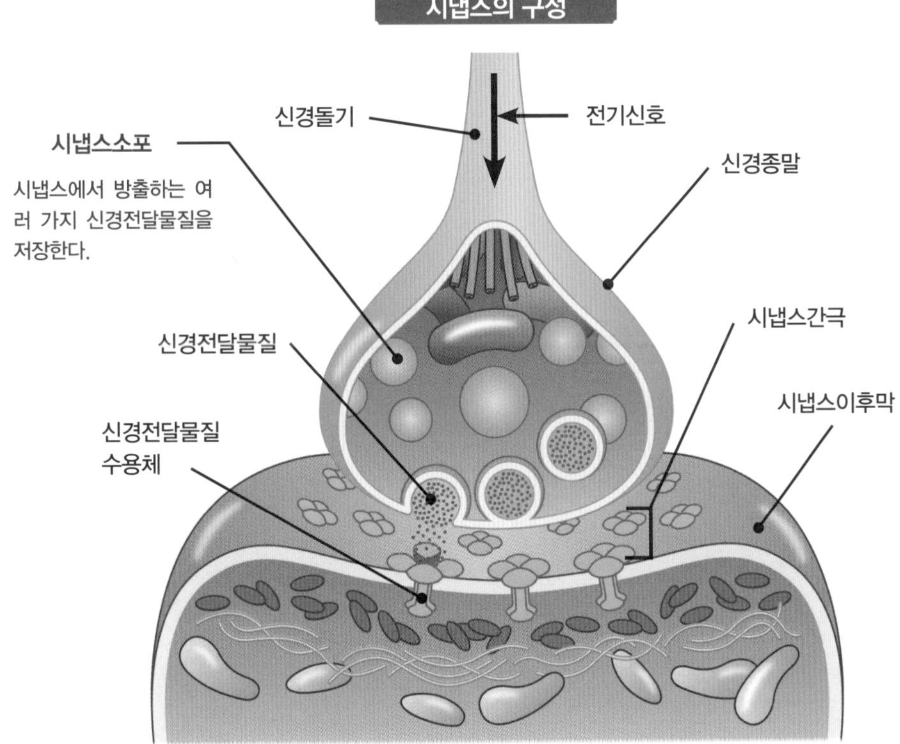
시냅스의 구성
신경돌기
전기신호
시냅스소포
시냅스에서 방출하는 여러 가지 신경전달물질을 저장한다.
신경종말
시냅스간극
신경전달물질
시냅스이후막
신경전달물질 수용체

> **◎ 시냅스에서 나오는 신경전달물질**
>
> 도파민과 노르아드레날린, 세로토닌, 글루타민산, 엔도르핀 등 수십 종류

# 뇌신경의 구조와 기능

## ■ 뇌를 드나드는 12쌍의 말초신경

뇌신경이란 뇌에서 직접 나와 여러 부위로 뻗어나가는 말초신경을 말한다. 연수를 통해 전두엽을 드나드는 신경으로 좌우 12쌍이 있다. 감각기에서 감지한 정보는 많은 뇌줄기로 이어지는 뇌신경을 거쳐 뇌로 전달되고, 또 뇌신경을 지나 감각기와 골격근 등에 분포해 지령이 내려진다.

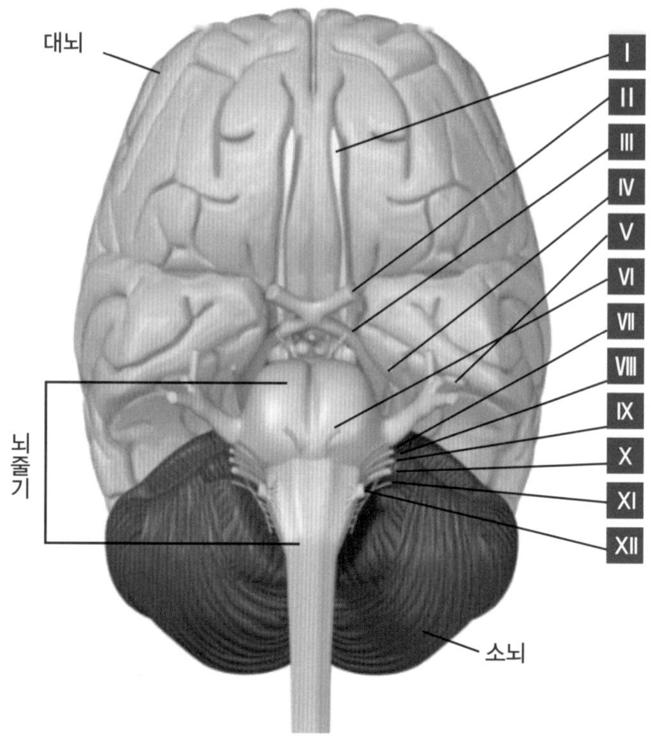

대뇌
뇌줄기
소뇌
I
II
III
IV
V
VI
VII
VIII
IX
X
XI
XII


### ◆ 12쌍의 뇌신경과 주요 기능

12쌍의 뇌신경은 각각 고유명사 외에 I~XII까지 머리 쪽에 붙은 로마숫자로 나타내기도 한다.

| 번호 | 명칭 · 분류 | 기능 | 번호 | 명칭 · 분류 | 기능 |
|---|---|---|---|---|---|
| I | 후각신경(지각신경) | 후각 | VII | 얼굴신경(운동신경 · 지각신경 · 부교감신경) | 표정근 운동, 혀의 미각, 눈물 · 침의 분비 |
| II | 시각신경(지각신경) | 시각 | VIII | 속귀신경(지각신경) | 청각 · 평형감각 |
| III | 눈돌림신경(운동신경 · 부교감신경) | 안구운동 | IX | 혀인두신경(운동신경 · 지각신경 · 부교감신경) | 혀의 지각 · 미각 · 침 분비 |
| IV | 도드래신경(운동신경) | 안구운동(위빗근) | X | 미주신경(운동신경 · 지각신경 · 부교감신경) | 머리 · 목 · 가슴 · 배(골반은 제외)의 내장의 지각 · 운동 · 분비 |
| V | 삼차신경(운동신경 · 지각신경) | (얼굴 · 코 · 눈 · 이의 지각, 씹기운동) | XI | 더부신경(부신경) | 목빗근 · 등세모근의 운동 |
| VI | 갓돌림신경(운동신경) | 안구운동(가쪽곧은근) | XII | 혀밑신경(운동신경) | 혀근육의 운동 |

# 척수신경의 구조와 기능

## ■ 척수신경의 구조

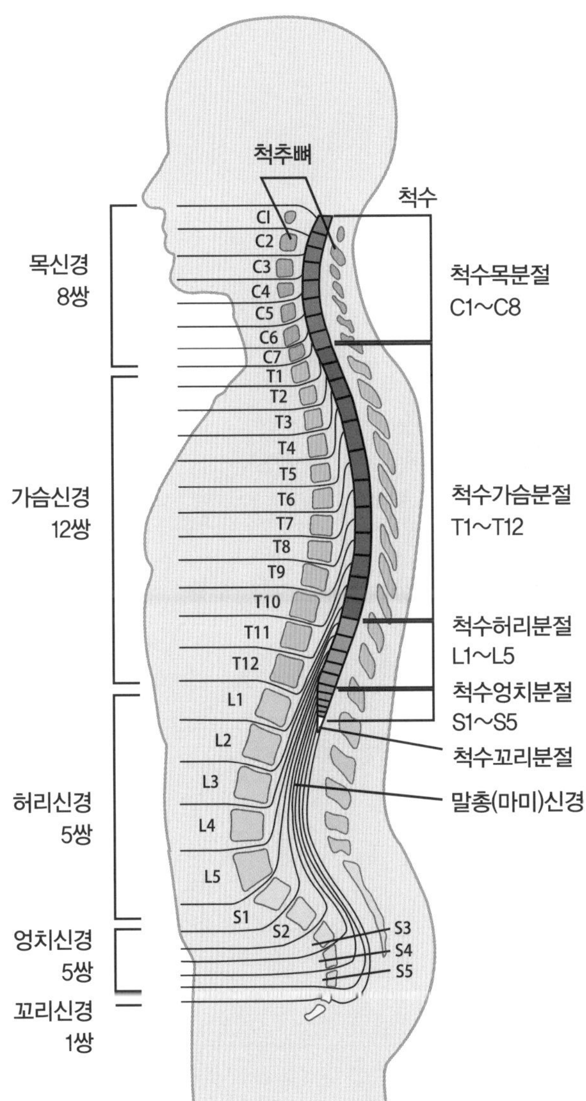
척수신경과 척수분절
척추뼈
척수
목신경
8쌍
가슴신경
12쌍
허리신경
5쌍
엉치신경
5쌍
꼬리신경
1쌍
C1
C2
C3
C4
C5
C6
C7
T1
T2
T3
T4
T5
T6
T7
T8
T9
T10
T11
T12
L1
L2
L3
L4
L5
S1
S2
S3
S4
S5
척수목분절
C1~C8
척수가슴분절
T1~T12
척수허리분절
L1~L5
척수엉치분절
S1~S5
척수꼬리분절
말총(마미)신경

척수신경이란 말초신경 중에서 척수에서 갈라져 나온 신경이다. 뇌신경은 미주신경을 제외하고는 머리와 목 부위에만 분포하기에 팔다리·몸통을 지배하는 신경은 거의 다 척수신경이다. 척수 앞쪽에서 나오는 것을 앞뿌리, 뒤쪽에서 나오는 것을 뒤뿌리라고 하는데, 척수에서 좌우 대칭으로 나온 앞뿌리와 뒤뿌리는 척추뼈와 척추뼈 사이에 생기는 척추뼈 구멍을 통해 척주관을 나와 합류해 한 쌍의 척수신경을 이룬다.

척수신경은 5종류 31개의 척수분절로 나뉜다. 위에서부터 살펴보면 목분절(8개), 가슴분절(12개), 허리분절(5개), 엉치분절(5개), 꼬리분절(1개) 이다.

목분절이나 허리분절에서 엉치분절에 걸쳐서는 팔다리와 이어지는 부위이기에 더 많은 신경세포가 모여 척수의 두께가 굵어지는데, 이를 각각 목팽대, 허리팽대라고 부른다. 팔다리와 관련된 복잡한 정보처리를 하고 있다.

척수에서는 주위를 둘러싼 척추뼈와 척추뼈 사이에서 이 31개의 척수신경이 각각의 신경뿌리가 되어 나가서, 목뼈 사이에서 나오는 신경을 목신경, 등뼈 사이에서 나오는 것은 가슴신경이라 부르며 구별된다.

척추는 목뼈(7개), 등뼈(12개), 허리뼈(5개), 엉치뼈(5개), 꼬리뼈(3~6개)로 이루어져 있다. 그 안의 척수는 뇌에서 1~2번 허리뼈 높이까지 뻗어 있고, 그보다 아래쪽은 신경섬유 다발을 이루고 있는데 이를 말총(마미)신경이라 부른다.

## ■ 척수의 구조

척수는 연수에서 허리뼈까지 아래로 길게 뻗어있는 기관으로 직경 1~1.5cm 정도의 가늘고 긴 원기둥 형태다. 그 길이는 40~50cm에 이르며, 1번 허리뼈와 2번 허리뼈 사이에서 척수원뿔이라 불리는 팽대부가 끝난다. 뇌와 마찬가지로 백색질과 회색질로 구성된 척수는 상당히 부드럽고 상처가 나기 쉽기에 그 바깥쪽은 글리아세포로 구성되는 백색질(속질)로 되어 있다. 그뿐만 아니라 그 주변은 뇌와 마찬가지로 경질막, 거미막, 연질막으로 이루어진 3층의 뇌척수막으로 덮여있고, 거미막 안쪽에 있는 뇌척수액이 외부 충격으로부터 지켜준다.

중앙에는 넷째뇌실에서 이어진 수액이 지나는 중심관이 있고, 그 주변을 신경세포의 모음인 회색질이 H형으로 둘러싸고 있다. 회색질의 H형 가운데 앞쪽의 돌출 부분을 앞뿔이라고 하며 운동신경뿌리(앞뿌리)가 나오고, 뒤쪽의 돌출 부분 뒤뿔에서는 감각신경뿌리(뒤뿌리)가 나온다.

**척수 구조**

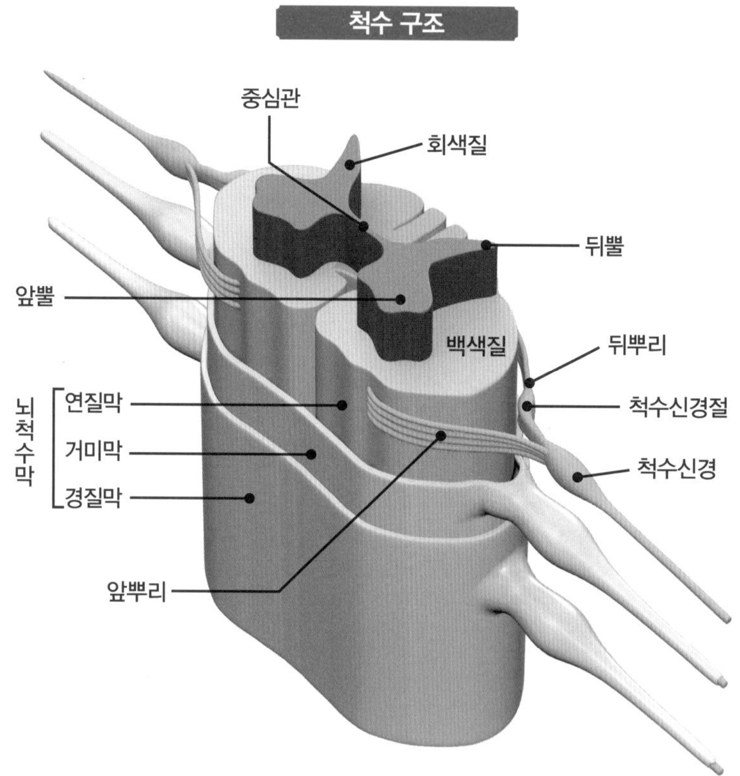
중심관
회색질
뒤뿔
앞뿔
백색질
뒤뿌리
뇌척수막
연질막
거미막
경질막
척수신경절
척수신경
앞뿌리

### ◆ 척수는 뇌와 온몸을 잇는 네트워크

뇌에서 말초로 향하는 운동신경뿌리는 뇌와 척수에서 받은 정보를 근육으로 전달해 운동을 시키고, 말초에서 뇌로 향하는 감각신경뿌리는 우리 몸의 각 부분에서의 감각 정보를 뇌로 전달한다. 이처럼 척수는 운동계(복부), 감각계(등중심쪽), 자율신경계의 전도로이며, 뇌와 온몸을 잇는 네트워크의 중심적인 역할을 수행하고 있다. 중추신경인 척수는 다른 말초신경과 달리 상처가 나도 수복·재생되지 못한다. 그래서 만일 척수의 일부가 손상되면 손상 부위에서 아래쪽은 뇌로부터 지령을 받아들이지 못해 운동 기능을 상실하고, 동시에 감각 정보를 뇌로 보내지도 못해 감각지각기능도 잃게 된다.

## ◆ 더마톰dermatome

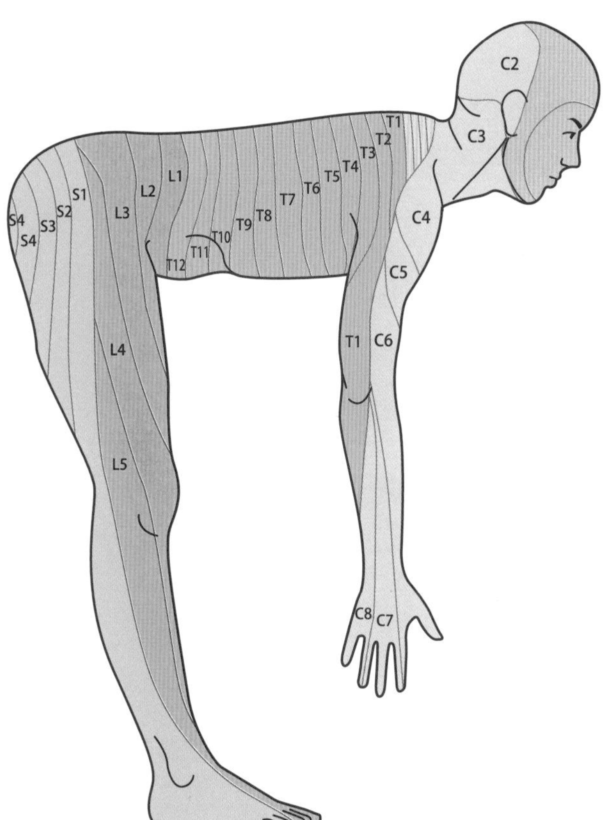
C2
C3
T1
T2
T3
T4
T5
T6
T7
T8
T9
T10
T11
T12
L1
L2
L3
L4
L5
S1
S2
S3
S4
C4
C5
C6
C7
C8

31쌍의 척수신경이 지배하는 특정 피부감각 영역을 도식화한 것이 더마톰(피부분절지각대)이다. 어느 부위에 장애를 생겼는지 예측할 수 있다.

### ● 척수 손상에 따른 운동장애

- 척수목분절 수준의 손상
  : 사지·몸통의 근육이 마비되는 사지마비
- 척수가슴·허리분절 수준의 손상
  : 일부 몸통과 하지 근육이 마비되는 양마비
- 완전마비
  : 손상된 척수보다 아래의 운동 기능, 감각 기능이 소실되어 항문 주위 감각도 소실된다.
- 불완전마비
  : 운동 기능과 감각저하는 있지만 항문 주위에는 감각이 있다

## ◆ 척수반사

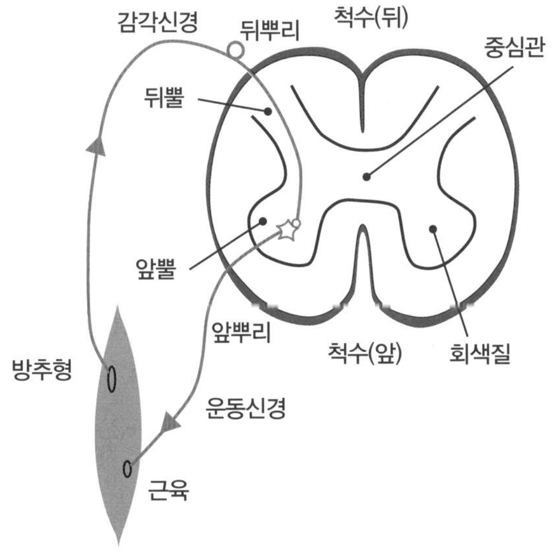
감각신경
뒤뿌리
척수(뒤)
중심관
뒤뿔
앞뿔
앞뿌리
척수(앞)
회색질
방추형
운동신경
근육

발에 무언가가 채거나 뜨거운 것을 만졌을 때 등 순간적으로 하는 운동을 척수반사라고 한다. 이것은 갑작스러운 위험에서 몸을 지키기 위해 정보가 뇌로 보내지기 전에 척수가 뇌 대신 중추로서 작용해 위험을 회피하기 위한 것이다. 뇌를 매개로 하는 반사에 비해 단순하고 원시적인 것이 많은 게 특징이다.

● 감각기(근육) ➡ 뒤뿌리(감각신경) ➡ 척수 ➡ 앞뿌리(운동신경) ➡운동기(근육)

## ■ 척수신경의 신경얼기

말초신경의 뿌리 부분과 말단부에는 다수의 신경세포 가지가 갈라져 나와 그물 형태를 이루고 있는 부분이 있다. 이를 신경얼기라고 한다. 척수신경에는 주로 목 부위를 지배하는 목신경얼기, 팔을 지배하는 팔신경얼기, 하복부와 다리를 지배하는 허리신경얼기, 골반·둔부·성기·넙다리·장딴지·발로 이어지는 엉치신경얼기가 있다.

복신경얼기

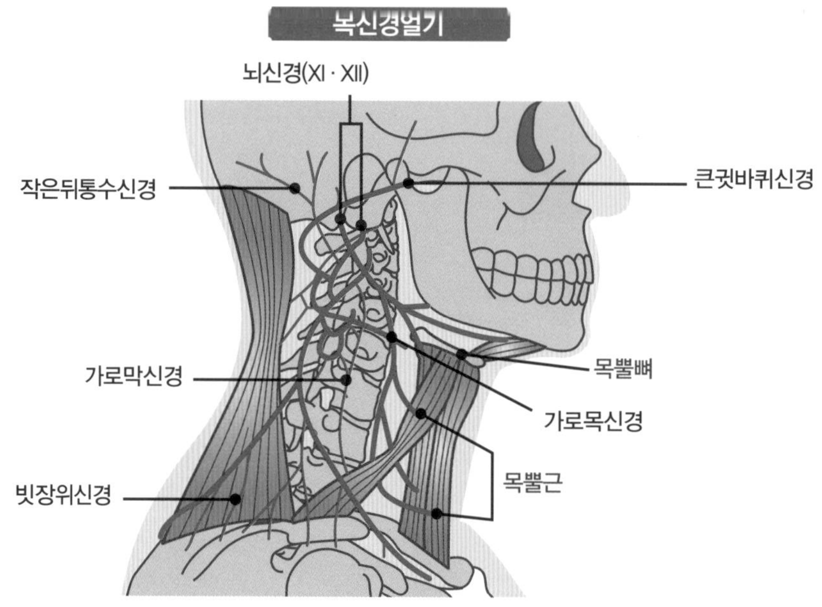
뇌신경(XI · XII)
작은뒤통수신경
큰귓바퀴신경
가로막신경
목뿔뼈
가로목신경
목뿔근
빗장위신경

C1~C4의 앞가지, C5의 앞가지 일부로 구성되었으며, 머리·목·팔에서 머리·얼굴·목으로 이어지는 신경얼기다.

팔신경얼기

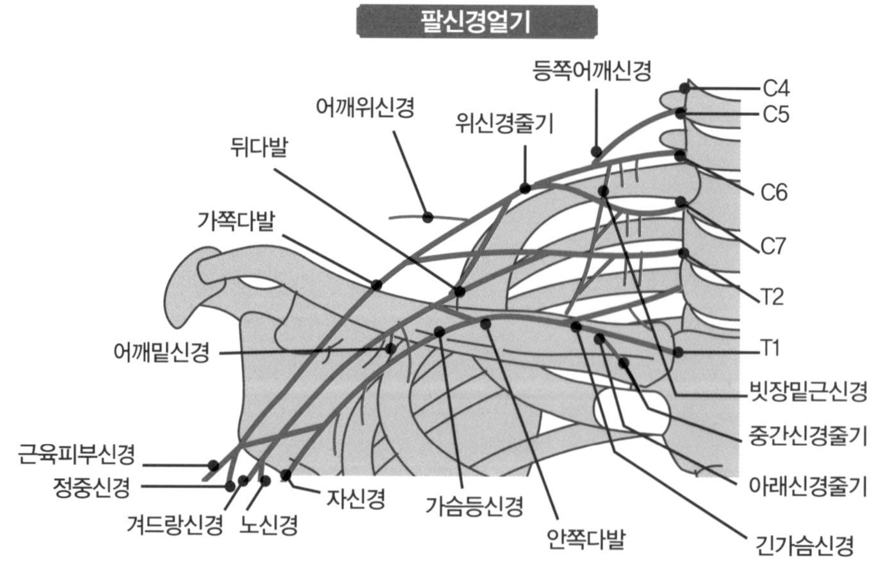
등쪽어깨신경
C4
C5
어깨위신경
위신경줄기
뒤다발
C6
가쪽다발
C7
T2
어깨밑신경
T1
빗장밑근신경
중간신경줄기
근육피부신경
아래신경줄기
정중신경
자신경
가슴등신경
겨드랑신경
노신경
안쪽다발
긴가슴신경

C5~C8과 T1의 앞가지로 구성된 신경얼기로 목신경얼기와 연결되어 있기에 합해서 목팔신경얼기라고 부르기도 한다.

## 허리신경얼기

12번가슴신경의 앞가지
T12
엉덩아랫배신경
L1
L2
엉덩샅굴신경
L3
가쪽넙다리피부신경
L4
음부넙다리신경
L5
넙다리신경
폐쇄신경
허리엉치신경줄기
허리신경얼기
엉치신경얼기

T12와 L1~L4의 앞가지로 구성된 신경얼기로, 가지는 피부가지와 근육가지로 나뉜다. 피부가지는 바깥생식기관, 샅굴 부위, 넙다리 앞면에 분포되어 있고 근육가지는 배근육, 넙다리 안쪽면과 앞면을 지배한다.

## 엉치신경얼기

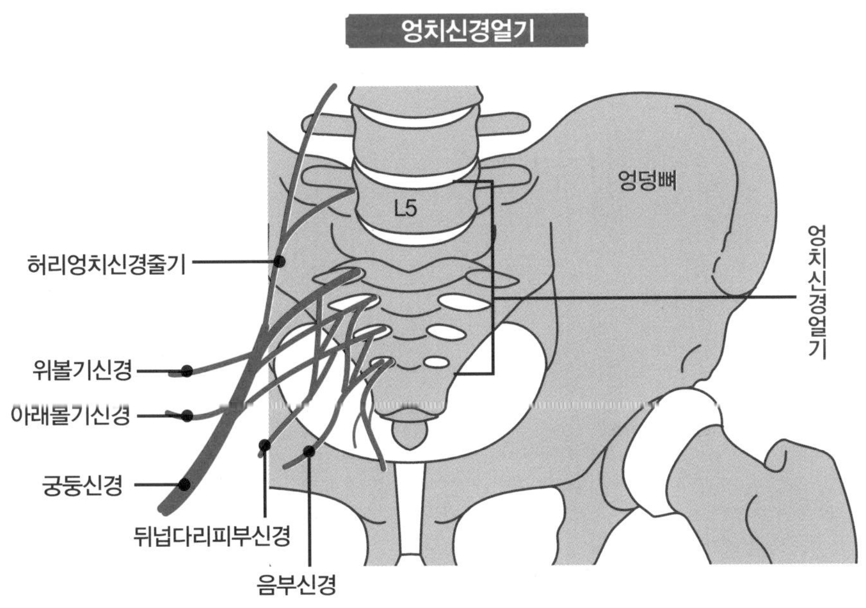
L5
엉덩뼈
허리엉치신경줄기
엉치신경얼기
위볼기신경
아래볼기신경
궁둥신경
뒤넙다리피부신경
음부신경

L4~L5와 S1~S5의 앞가지로 구성되어 있다. 허리신경과 연결되어 있기에 합해서 허리엉치신경얼기라고 부른다.

## 팔 신경

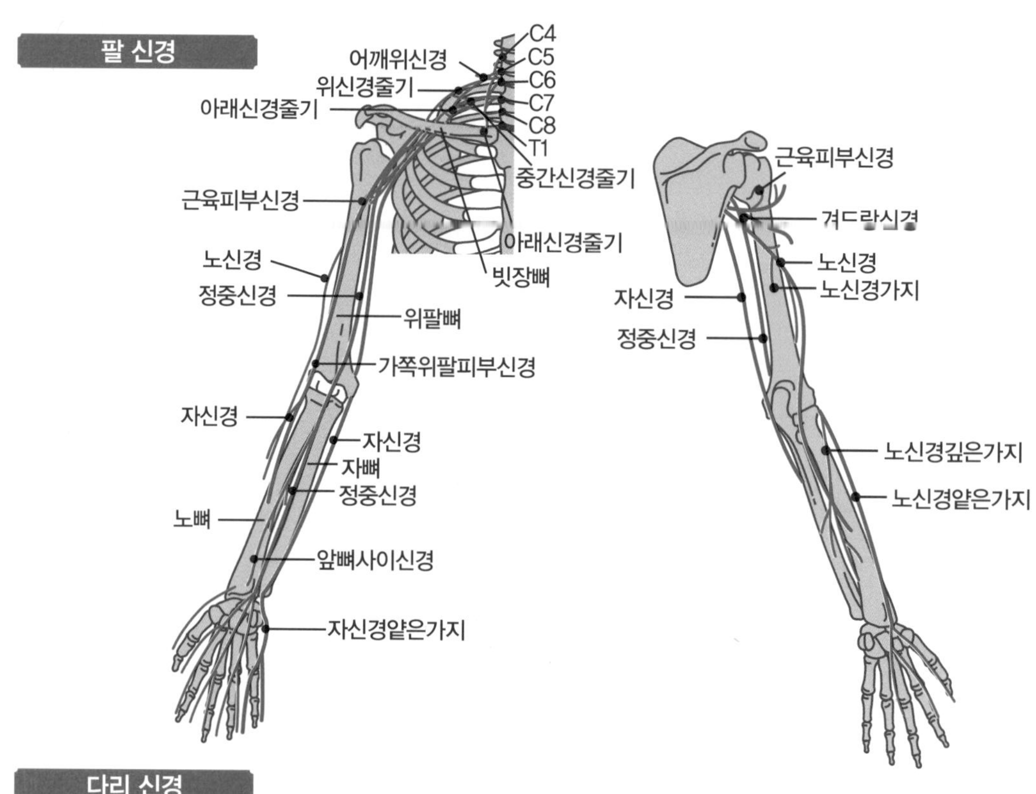
C4
C5
C6
C7
C8
T1
어깨위신경
위신경줄기
아래신경줄기
중간신경줄기
아래신경줄기
빗장뼈
근육피부신경
노신경
정중신경
위팔뼈
가쪽위팔피부신경
자신경
자신경
자뼈
정중신경
노뼈
앞뼈사이신경
자신경얕은가지
근육피부신경
겨드랑신경
노신경
노신경가지
자신경
정중신경
노신경깊은가지
노신경얕은가지

## 다리 신경

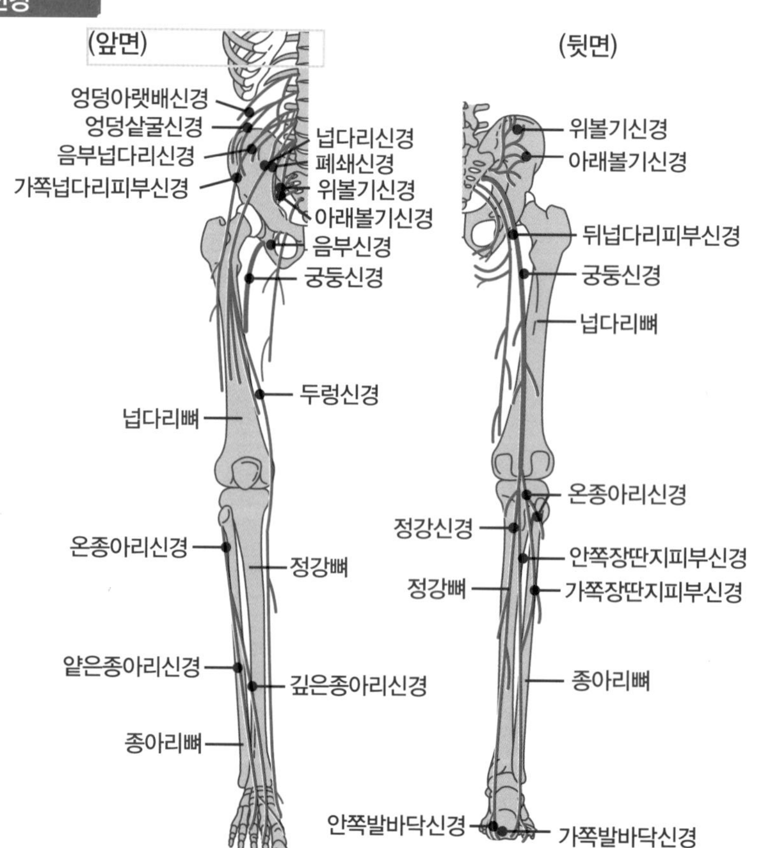
(앞면)
엉덩아랫배신경
엉덩샅굴신경
음부넙다리신경
가쪽넙다리피부신경
넙다리신경
폐쇄신경
위볼기신경
아래볼기신경
음부신경
궁둥신경
두렁신경
넙다리뼈
온종아리신경
정강뼈
얕은종아리신경
깊은종아리신경
종아리뼈
(뒷면)
위볼기신경
아래볼기신경
뒤넙다리피부신경
궁둥신경
넙다리뼈
온종아리신경
정강신경
안쪽장딴지피부신경
정강뼈
가쪽장딴지피부신경
종아리뼈
안쪽발바닥신경
가쪽발바닥신경

# 운동신경과 감각신경의 흐름

온몸에 둘러쳐져 있는 신경은 뉴런으로 이어져 신경계라 불리는 신경망을 형성하고 있다. 이 신경망에 의해 뇌는 세포와 조직의 기능을 통제하고 몸을 조절하는 것이 가능해진다.

신경망은 뇌신경과 척수신경으로 이루어진 중추신경계와 몸신경(감각신경·운동신경)·자율신경으로 이루어진 말초신경계로 구성되어 있다. 몸이 느낀 감각 정보는 척수신경의 뒤뿌리를 통해 감각신경에 의해 중추로 전달되고, 중추에서 내린 지령은 척수신경의 앞뿌리를 지나 운동신경에 의해 말초의 기관으로 전달된다.

## ■ 감각신경의 전도로

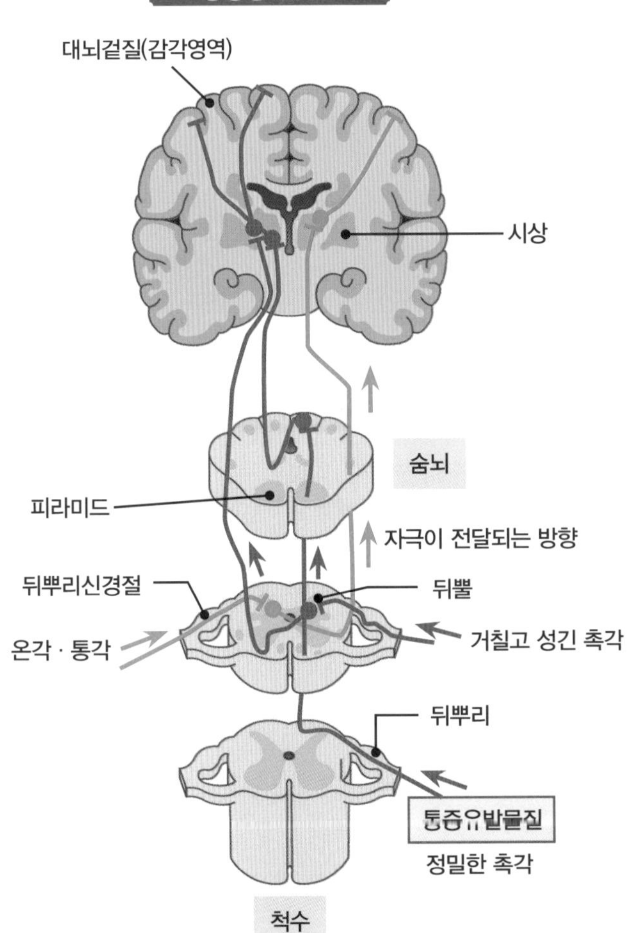
상행성 전도로
대뇌겉질(감각영역)
시상
숨뇌
피라미드
자극이 전달되는 방향
뒤뿌리신경절
뒤뿔
온각 · 통각
거칠고 성긴 촉각
뒤뿌리
통증유발물질
정밀한 촉각
척수

감각신경은 몸의 안팎에서 들어오는 정보를 중추로 전달하는 신경으로, 피부와 시각, 청각, 촉각, 미각 등 감각기로부터 발생한 자극(몸감각)을 중추로 전달하기에 지각신경이라고도 부른다. 뇌신경과 척수신경으로서 몸의 중심에 있는 중추에 향하기에 들신경이라고도 한다.

감각을 전달하는 정보의 통로를 신경전도로라고 하는데, 여러 감각수용기에서 뇌로 향하는 상행성 경로를 상행성 전도로라고 한다. 이 신경세포는 두극 신경세포(신경돌기가 2개)이거나 거짓 홑극 신경세포다.

이 통로는 전달하는 감각 정보에 따라 척수시상로·척수숨뇌로·척수소뇌로 등 경로가 나누어져 각각 다른 경로를 통해 가는데, 대부분이 시상을 거쳐 대뇌겉질의 몸감각영역으로 간다.

## ■ 운동신경의 전도로

운동신경은 몸 근육의 움직임에 관계된 지령을 전달하는 신경이다. 감각신경에 의해 모인 정보는 대뇌겉질에 있는 운동영역에서 각각 분석·판단되어 운동을 관장하는 소뇌·뇌줄기를 거쳐 척수로 보내지고, 그곳에서 말단의 각 부위로 의식적인 운동을 일으키는 데 필요한 지령을 전달한다. 이를 하행성 전도로라고 한다.

운동신경이 척수를 지날 때는 회색질의 앞뿔에서 앞뿌리가 되어 나간다. 중추에서 말단으로 향하는 신경이기에 날신경이라고도 부른다. 이 척수까지의 회로를 피라미드로라고 부른다. 대부분 신경섬유가 숨뇌 아래에서 교차되기에 우뇌에서 내린 지령은 좌반신으로, 좌뇌에서 내린 지령은 우반신을 조절하게 된다. 운동신경은 청년기까지는 신경돌기의 성장에 따라 말이집이 형성되는 '신경돌기 성숙'에 의해 두터워져 정보의 전달속도도 빨라지는데, 나이가 듦에 따라 가늘어지고 반응도 둔해진다.

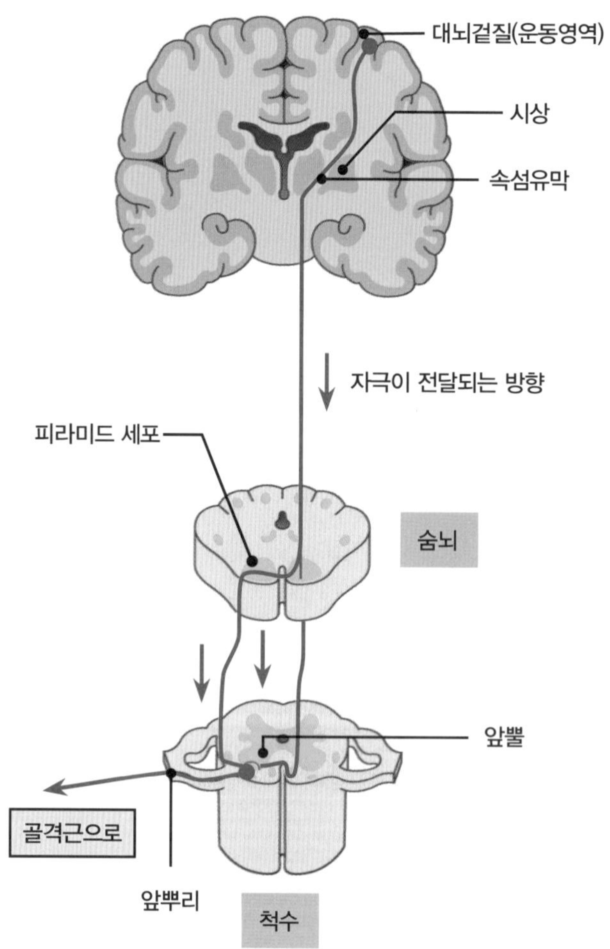
하행성 전도로
대뇌겉질(운동영역)
시상
속섬유막
자극이 전달되는 방향
피라미드 세포
숨뇌
앞뿔
골격근으로
앞뿌리
척수

## ◆ 펜필드 뇌지도

사람 몸의 여러 부위의 기능이 대뇌의 어디에 반응하고 있는지를 나타낸 뇌지도다. 이 지도에서 알 수 있는 것은, 몸에서 그다지 움직임 없는 몸통과 엉덩이에 대응하는 뇌의 영역이 좁고, 손이나 입 등 복잡하게 움직이는 부분은 넓다는 것이다. 즉 두 영역은 몸의 부위와 밀접한 관계에 있으며 뇌는 부분별로 작용이 정해져 있다.

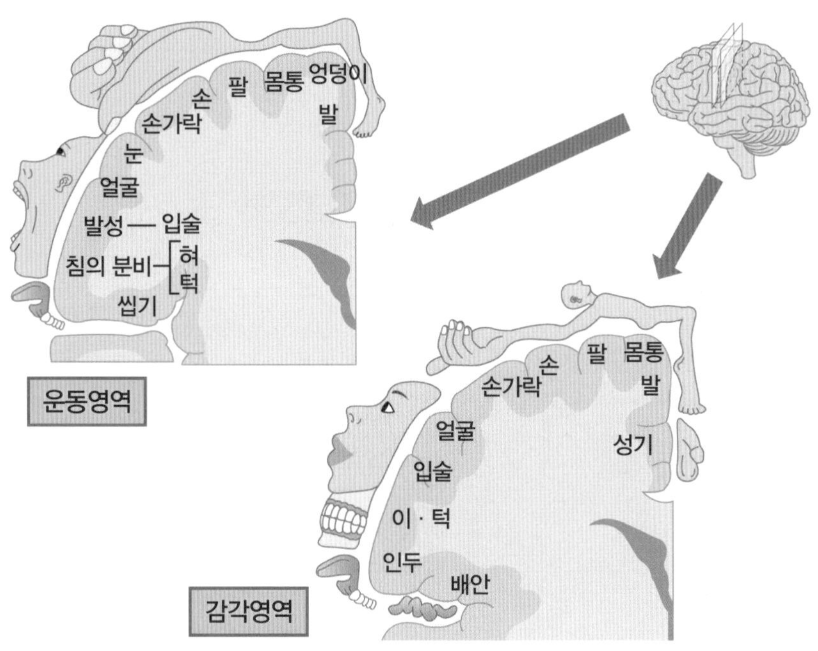
손
팔
몸통
엉덩이
발
손가락
눈
얼굴
발성
입술
침의 분비
혀
턱
씹기
운동영역
손
팔
몸통
손가락
발
얼굴
성기
입술
이 · 턱
인두
배안
감각영역

## ◆ 벨-마장디의 법칙

척수의 뒤뿌리는 들신경뿌리(감각신경)로, 앞뿌리는 날신경뿌리(운동신경)로 이루어져 있다는 법칙이다.

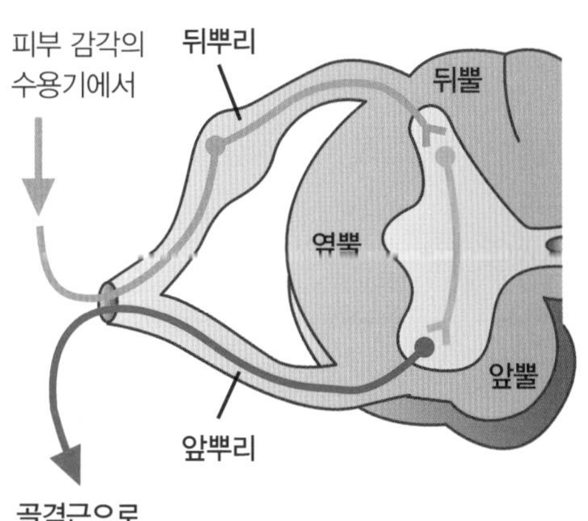
피부 감각의 수용기에서
뒤뿌리
뒤뿔
옆뿔
앞뿔
앞뿌리
골격근으로

### ● 앞뿔

대뇌에서 보낸 지령을 전달하는 신경은 앞뿔에서 뉴런을 갈아타 앞뿌리로 나간다.

### ● 뒤뿔

말초에서 중추신경으로 정보를 전달하는 신경은 뒤뿌리로 들어와 뒤뿔에서 뉴런을 갈아탄다.

# 자율신경의 구조와 작용

자율신경은 뇌신경과 척수신경 속에 포함되며, 여러 가지 장기와 기관의 작용을 자동적으로 조절하는 신경이다. 의지와 관계없이 작용하는 제대로근으로 호흡과 맥박, 혈압, 체온, 발한, 배설 등을 제어하고, 우리가 자는 동안에도 끊임없이 작용해 호메오스타시스(항상성)의 유지에 기여한다.

자율신경에는 교감신경과 부교감신경이 있다. 2개의 신경은 상반되는 작용(길항작용)을 한다. 대부분의 장기와 기관에는 양쪽 신경이 분포하고 있는데 낮에는 교감신경이, 밤에는 부교감신경이 활성화되는 등 필요에 맞게 어느 한쪽의 작용이 강해져 장기와 기관의 기능을 조절한다.

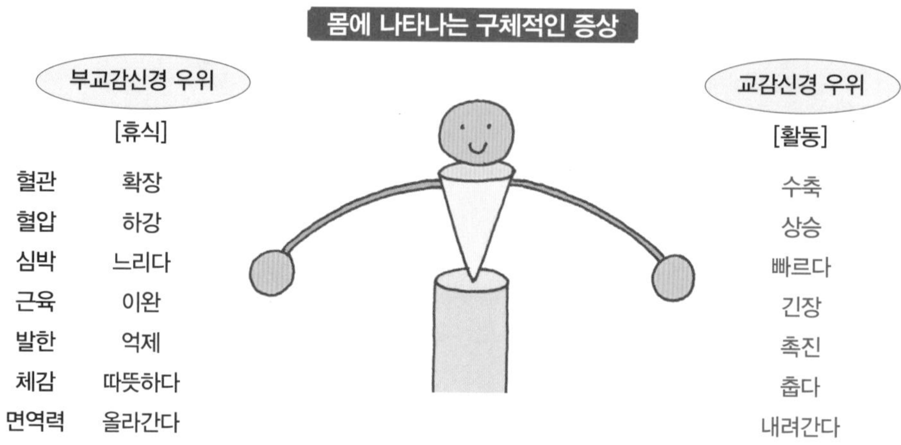
몸에 나타나는 구체적인 증상
부교감신경 우위
[휴식]
혈관 확장
혈압 하강
심박 느리다
근육 이완
발한 억제
체감 따뜻하다
면역력 올라간다
교감신경 우위
[활동]
수축
상승
빠르다
긴장
촉진
춥다
내려간다

## ■ 교감신경의 작용

교감신경은 몸을 활발하게 움직일 때나 격렬한 감정에 휩싸였을 때 활발하게 작용하고(우세해진다), 흥분의 자극을 온몸의 다양한 기관으로 전달하는 신경이다. 혈관을 수축시켜 혈압을 높이고, 동공의 확대, 심장혈관계의 촉진, 물질대사의 항진 등을 일으키는데, 소화기계와 비뇨기계의 작용은 억제한다. 운동이나 흥분 중에는 심박수와 혈압이 올라가고 땀을 흘리게 되는데 이것은 모두 교감신경의 작용에 따른 것이다.

교감신경의 작용이 활발해지면 교감신경과 부신속질로부터 신경전달물질과 부신속질호르몬으로서 아드레날린과 노르아드레날린이 방출되고, 이것이 알파 수용체나 베타 수용체에 작용함으로써 심박수와 혈압, 발한 등의 변화가 나타나게 된다.

교감신경은 가슴척수와 허리척수의 양쪽에서 나오는데 척주관을 나오면 숨뇌에서 나오는 신경과 갈라져 척주의 양쪽을 세로로 달리는 교감신경줄기로 들어간다. 교감신경의 신경섬유는 대부분은 이곳에서 신경세포를 갈아타 제어할 장기와 기관으로 향하는데, 일부는 그 끝의 배안의 신경마디에서 갈아타 목적지로 향한다.

## ■ 자율신경이 온몸에 일으키는 작용

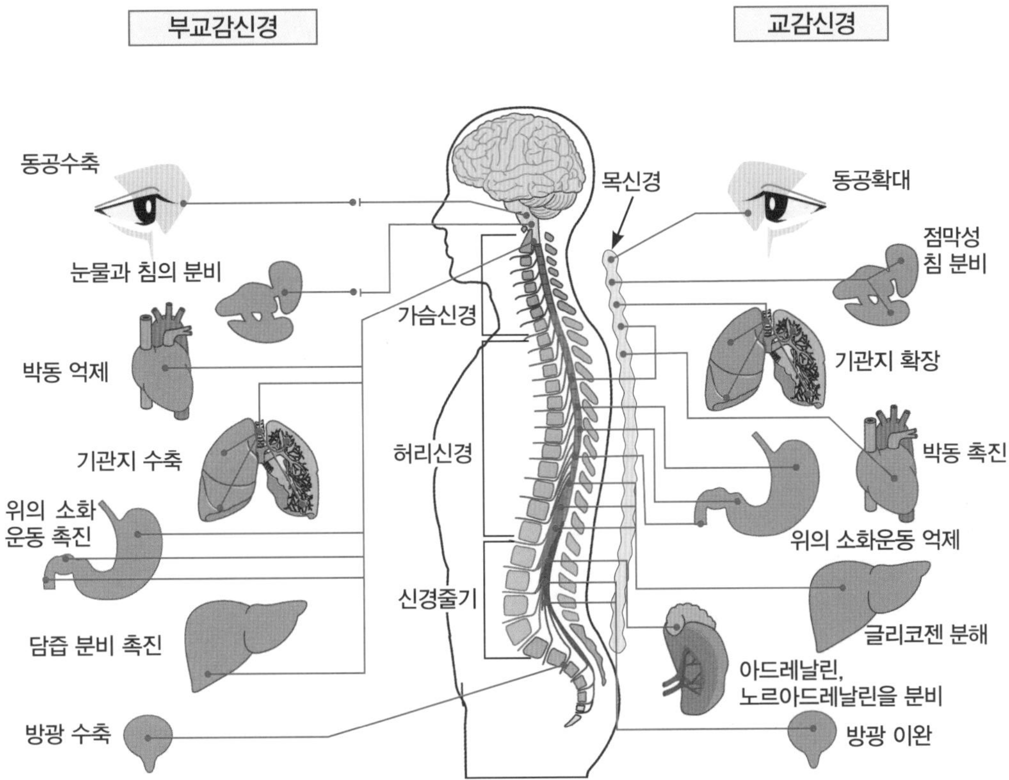
부교감신경
교감신경
동공수축
목신경
동공확대
점막성
침 분비
눈물과 침의 분비
가슴신경
박동 억제
기관지 확장
기관지 수축
허리신경
박동 촉진
위의 소화
운동 촉진
위의 소화운동 억제
신경줄기
담즙 분비 촉진
글리코젠 분해
아드레날린,
노르아드레날린을 분비
방광 수축
방광 이완

## ■ 부교감신경의 작용

부교감신경은 교감신경과는 반대로 긴장을 풀어주고 몸을 쉬게 하기 위한 신경이다. 부교감신경이 우세해지면 호흡과 심박은 느려지고 혈압도 떨어진다. 정신면에서도 안정되며 휴식과 수면에 적합한 상태가 된다.

활동적인 교감신경이 '낮의 신경'으로 불리는 반면 부교감신경은 '밤의 신경'이라고 불린다. 부교감신경은 아세틸콜린이라는 신경전달물질에 의해 자극을 받는다. 아세틸콜린이 작용하는 수용체를 '콜린작동성 수용체(무스카린 수용체와 니코틴 수용체)'라고 한다.

부교감신경은 교감신경과 짝을 이루어 하나의 장기를 지배하는 경우가 많은데(이중지배), 뇌신경에서는 눈돌림신경, 얼굴신경, 혀인두신경, 미주신경이 엉치신경에서는 둘째·넷째 엉치신경으로 이루어지는 골반내장신경에 한한다. 머리 부위부터 배의 내장까지를 뇌신경이, 그 밑의 생식기와 항문을 골반내장신경이 담당하여 우리 몸의 항상성을 유지해준다. 부교감신경은 신경줄기가 없으며, 신경마디가 머리 부분을 제외하고 대부분 장기 가까이 또는 장기 안에 있다는 것이 특징이다.

# 뇌의 구조와 기능

뇌는 몸의 각 기관에서 보내 온 정보를 처리하고 전달해 생명을 유지하고 언어, 사고, 기억, 운동 등 인간의 모든 기능을 관장하는 사령탑과 같은 존재다. 이러한 뇌의 작용을 일으키는 것은 전기신호를 발신해 정보를 주고받는 뉴런이라는 신경세포다. 그 수는 뇌 전체로 볼 때 수백억 개 이상에 이른다고 알려져 있다. 뇌가 소비하는 에너지도 많은데, 온몸에서 소비하는 에너지의 약 20%를 차지하고 있다.

## ■ 뇌 전체의 구조

뇌는 크게 대뇌, 소뇌, 뇌줄기(사이뇌는 넓은 의미에서 뇌줄기에 포함된다)로 구성되어 있다.

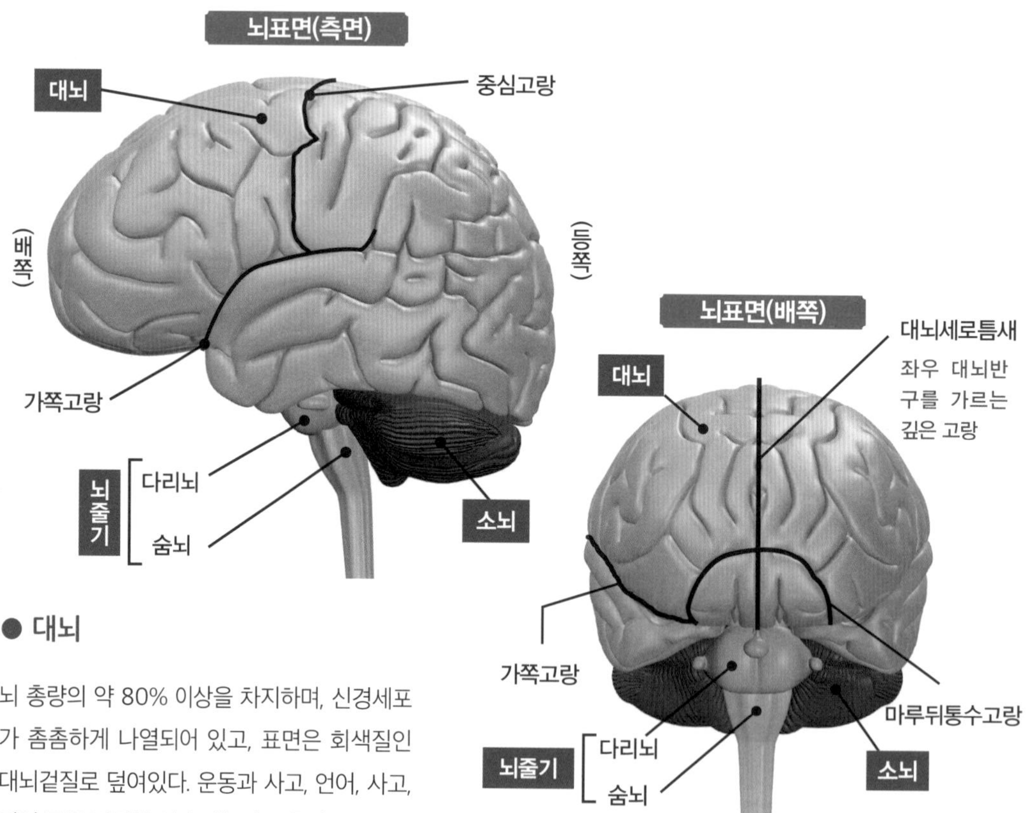

뇌표면(측면)
대뇌
중심고랑
(배쪽)
(등쪽)
가쪽고랑
뇌줄기
다리뇌
숨뇌
소뇌
뇌표면(배쪽)
대뇌세로틈새
좌우 대뇌반구를 가르는 깊은 고랑
대뇌
가쪽고랑
마루뒤통수고랑
뇌줄기
다리뇌
숨뇌
소뇌


### ● 대뇌

뇌 총량의 약 80% 이상을 차지하며, 신경세포가 촘촘하게 나열되어 있고, 표면은 회색질인 대뇌겉질로 덮여있다. 운동과 사고, 언어, 사고, 기억 등을 비롯한 인간 지능의 중추다.

### ● 소뇌

대뇌와 마찬가지로 회색질(신경세포)과 백색질(신경섬유)로 이루어져 있다. 무게는 성인이 120~140g으로 뇌 전체의 10% 정도를 차지한다. 몸의 운동 기능과 뇌줄기 등 뇌의 다른 부분을 조절한다.

## ■ 뇌의 중심부에 있는 뇌줄기

뇌줄기는 숨뇌와 다리뇌, 중간뇌, 사이뇌로 이루어져 있다. 맨 아래쪽의 숨뇌는 척수로 이어지는데 대뇌와 척수를 이어 뇌로부터 전달된 정보를 몸의 각 기관으로 보내준다. 호흡과 심박, 체온조절 등 생명 유지에 꼭 필요한 역할을 담당하는 중추다. 사이뇌는 시상과 시상하부로 구성되어 있다.

### ◆ 뇌를 지키는 뇌척수막

척수와 함께 중추신경계를 이루는 뇌는 단단한 뼈로 이루어진 머리뼈와 세 겹으로 된 뇌척수막의 보호를 받는다. 머리뼈안이라는 빈굴에 들어있는 중추신경계 기관으로, 무게는 성인 체중의 약 2%에 해당하는 1,200~1,500g 정도다. 또 신경세포의 집합체인 뇌는 조직의 약 85%가 수분이라고 알려져 있는데, 두부 상태처럼 부드럽고 섬세하다.

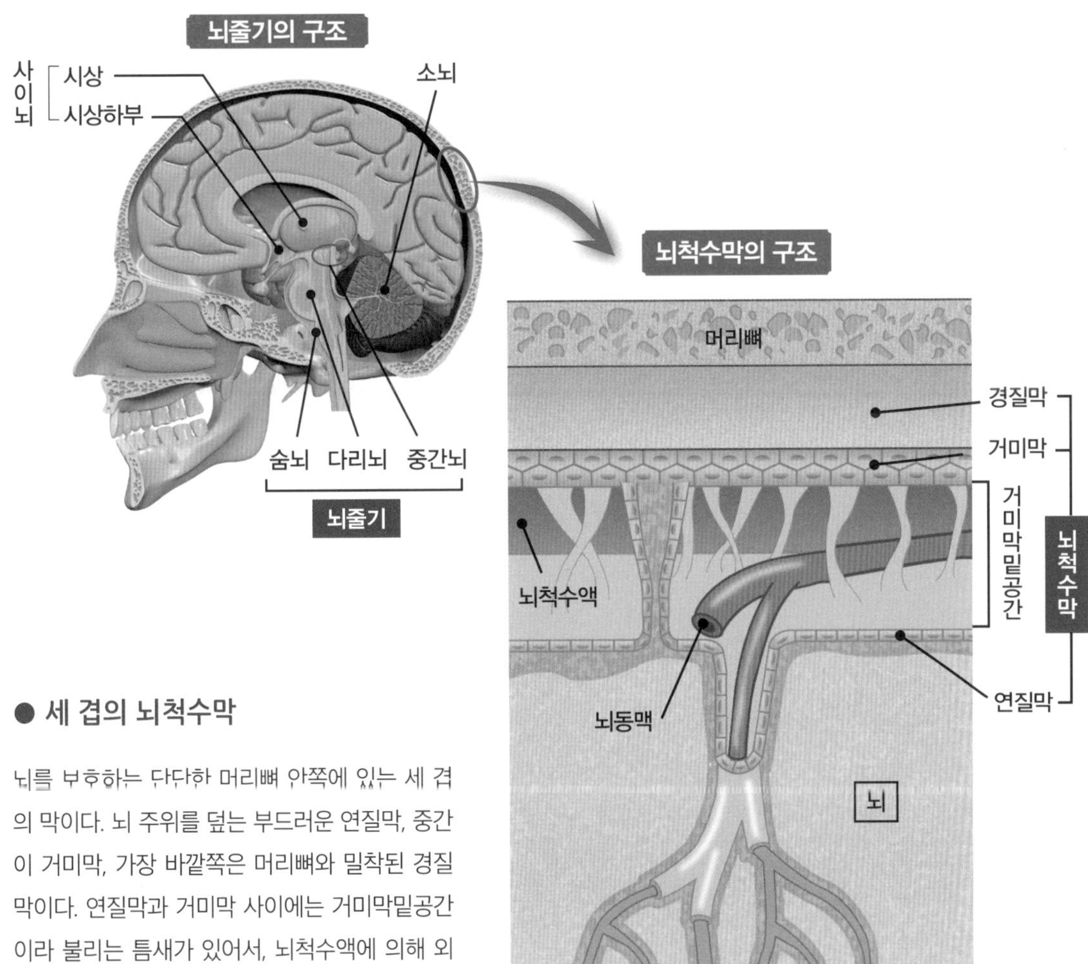
뇌줄기의 구조
사이뇌
시상
시상하부
소뇌
숨뇌
다리뇌
중간뇌
뇌줄기
뇌척수막의 구조
머리뼈
경질막
거미막
거미막밑공간
뇌척수막
뇌척수액
뇌동맥
연질막
뇌

#### ● 세 겹의 뇌척수막

뇌를 보호하는 단단한 머리뼈 안쪽에 있는 세 겹의 막이다. 뇌 주위를 덮는 부드러운 연질막, 중간이 거미막, 가장 바깥쪽은 머리뼈와 밀착된 경질막이다. 연질막과 거미막 사이에는 거미막밑공간이라 불리는 틈새가 있어서, 뇌척수액에 의해 외부로부터의 충격을 흡수한다.

# 대뇌의 구조와 기능

뇌의 대부분을 차지하는 대뇌는 대뇌겉질(회색질)과 대뇌속질(백색질)로 나뉘는데, 사람은 대뇌겉질이 크게 발달했다는 특징이 있다. 중심부인 옛·원시겉질에는 둘레계통과 바닥핵이 존재한다.

## ■ 대뇌의 구조

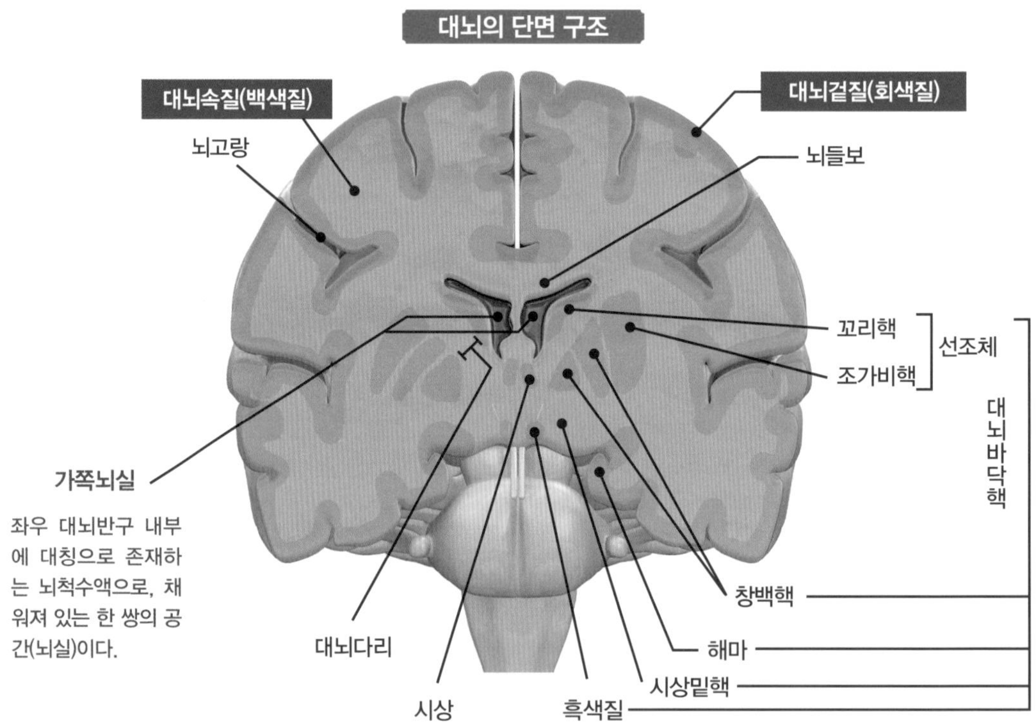

대뇌의 단면 구조
대뇌속질(백색질)
대뇌겉질(회색질)
뇌고랑
뇌들보
꼬리핵
조가비핵
선조체
대뇌바닥핵
가쪽뇌실
좌우 대뇌반구 내부에 대칭으로 존재하는 뇌척수액으로, 채워져 있는 한 쌍의 공간(뇌실)이다.
대뇌다리
창백핵
해마
시상밑핵
시상
흑색질


### ◆ 대뇌겉질(회색질)

중추신경계 조직 중에서 뉴런(신경세포)의 세포체가 모여 있는 영역을 말한다. 회색질은 백색질보다 색이 짙은 회색이 많아 보여서 그렇게 불린다. 색에 차이가 나는 것은 백색질에 유수신경세포를 포함하는 말이집이 대량으로 존재하고 있기 때문이다.

### ◆ 대뇌속질(백색질)

대뇌 안쪽을 차지하는 색이 옅은 영역이다. 백색질과 중심부에 위치한 회색질의 바닥핵으로 구성되어 있다. 신경섬유가 많이 모여 있는 백색질이 대부분을 차지하기에 단순히 백색질이라고도 부른다.

## ■ 좌우 대뇌반구로 나뉘어 있는 대뇌

대뇌는 중앙을 앞뒤로 주행하는 깊은 고랑 대뇌세로틈새에 의해 우대뇌반구(우뇌)와 좌대뇌반구(좌뇌)로 나뉜다. 형태는 같지만 우뇌와 좌뇌는 각각 다른 작용을 한다. 그러나 좌우 따로따로 작용하는 것은 아니다. 중앙의 신경섬유 다발 뇌들보로 이어져 있어 정보교환을 하며 공동 작업을 한다. 또 우뇌와 좌뇌는 뇌에서 온몸으로 달리는 신경이 척수에서 반전하는 교차지배에 의해 우뇌는 좌반신에, 좌뇌는 우반신에 연결되어 있다.

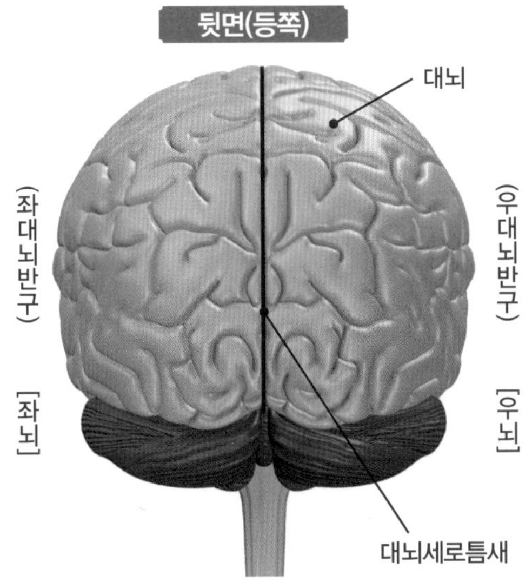
뒷면(등쪽)
대뇌
(좌대뇌반구)
[좌뇌]
(우대뇌반구)
[우뇌]
대뇌세로틈새

### ◆ 우뇌와 좌뇌의 특징

**우뇌** 그림을 그리고, 악기를 연주하고, 공간 속에서의 위치 관계를 파악하는 등 모든 일을 직감적으로 이해하고 창조적인 발상과 방향·공간을 의식하는 기능을 관장한다.

**좌뇌** 말하고 듣고 읽는 언어능력, 시간 개념, 계산 등 언어를 사용해 모든 일을 이론적으로 생각하는 기능을 관장한다.

● 다만 근래의 연구에서 우뇌와 좌뇌의 역할은 그 차이를 단순하게 구분할 수 없다고 보고 있어, 앞으로 연구가 더 기대되는 분야다.

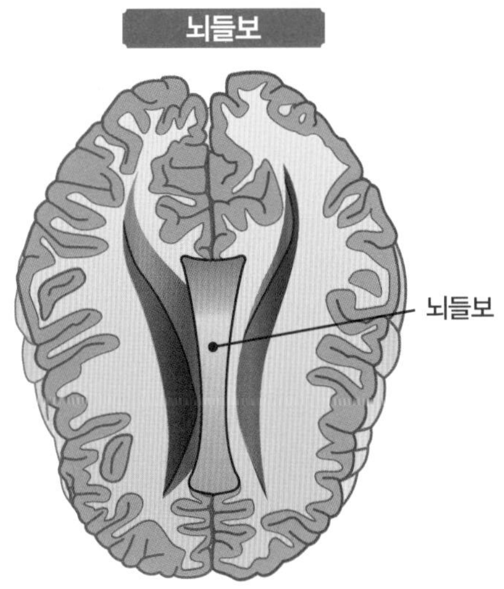
뇌들보
뇌들보

### ◆ 뇌들보

좌우 대뇌반구를 연결하는 맞교차섬유의 굵은 다발이다. 대뇌의 정중앙 심부, 즉 대뇌세로틈새의 바닥, 가쪽뇌실의 등쪽 벽에 위치하며 좌우 대뇌겉질 사이에서 정보를 주고받는 경로 역할을 한다. 뇌들보를 자르면 우뇌와 좌뇌 사이에 있는 신경섬유의 연락이 끊어져 뇌기능의 균형이 깨진다.

● 맞교차섬유 : 좌우 대뇌반구의 동일한 겉질 사이를 잇는 신경섬유군

# 대뇌겉질의 기능별 영역 지도

## ■ 대뇌의 뇌고랑과 주요 4개의 엽

대뇌의 표면을 덮는 두께 수밀리미터의 대뇌겉질에는 뇌고랑이라는 홈이 불규칙적으로 파여 있어 뇌이랑(뇌고랑을 사이에 두고 솟아오른 부분)과 함께 이른바 뇌주름을 형성하고 있다. 이 주름 덕에 표면적을 넓혀 많은 세포를 머무르게 할 수 있다. 특히 중심고랑과 가쪽고랑(실비우스 고랑)처럼 누구에게나 공통적으로 보이는 일부 큰 뇌고랑은 뇌의 해부학적 구분의 척도가 되고 있다.

또 대뇌는 뇌고랑에 의해 이마엽, 마루엽, 관자엽, 뒤통수엽, 4개의 뇌엽으로 구분된다(섬엽, 둘레엽을 포함해 6개의 엽). 대뇌세로틈새가 가르는 좌우 2개의 반구는 중심고랑에 의해 이마엽과 마루엽이 나뉘고, 후방에 있는 마루뒤통수고랑으로 마루엽과 뒤통수엽이, 가쪽고랑으로 이마엽과 관자엽이 나누어진다.

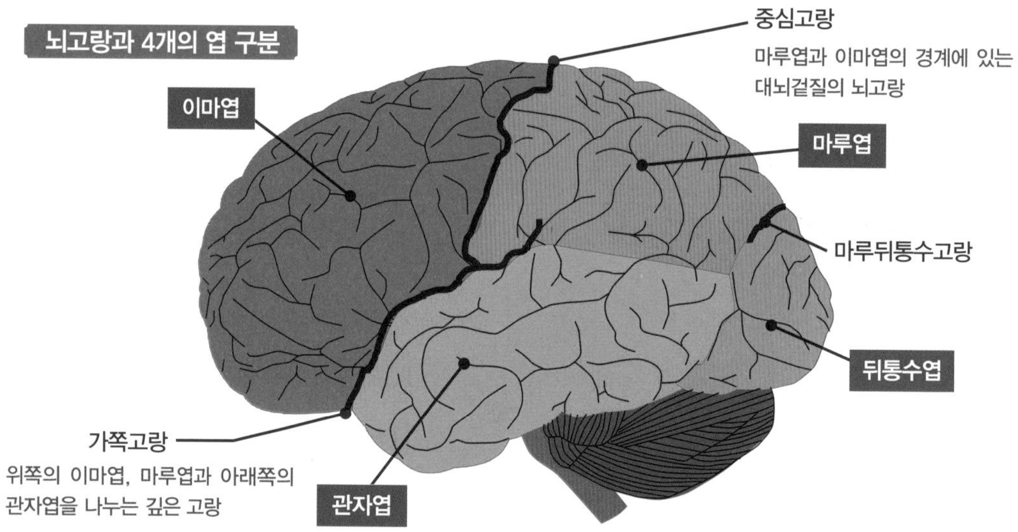
뇌고랑과 4개의 엽 구분
중심고랑
마루엽과 이마엽의 경계에 있는 대뇌겉질의 뇌고랑
이마엽
마루엽
마루뒤통수고랑
뒤통수엽
가쪽고랑
위쪽의 이마엽, 마루엽과 아래쪽의 관자엽을 나누는 깊은 고랑
관자엽

### ◆ 이마엽

대뇌겉질의 약 30%를 차지하는 이마연합영역(이마엽 앞영역) 외에 운동과 관련된 일차운동영역과 운동앞영역이 있다. 발어에 관련된 브로카영역(운동성 언어중추) 등이 있으며, 주로 사고와 의사결정과 같은 창조적이고 고차원적인 정신활동을 일으킨다. 그밖에 온몸의 운동과 발어도 관장한다.

### ◆ 마루엽

이마연합영역과 몸감각영역이 있으며 통증과 온도, 압력 등 몸감각의 감지와 공간에 대한 인지를 관장한다.

### ◆ 관자엽

관자연합영역과 청각영역, 베르니케영역이 존재하며 기억과 언어, 청각에 관여한다.

### ◆ 뒤통수엽

일차시각영역과 시각연합영역이 있으며 시각과 색채 관련 정보를 처리한다.

4개의 엽에서는 각각 특정 기능을 수행토록 되어 있다. 그 각 부분을 '영역'이라 부르고, 이들이 몸의 각 부위에서 보낸 정보를 처리하여 정보에 대한 지령을 보낸다.

**뇌의 기능별 영역 지도(좌반구)**

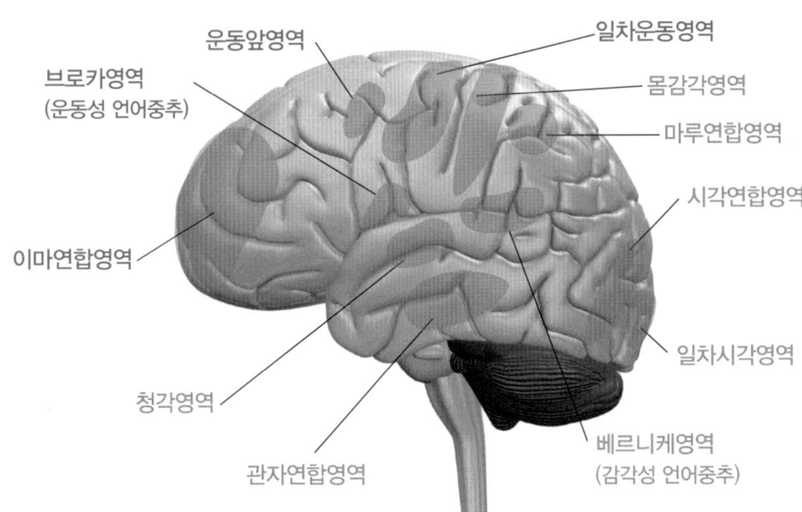
운동앞영역
일차운동영역
브로카영역
(운동성 언어중추)
몸감각영역
마루연합영역
시각연합영역
이마연합영역
일차시각영역
청각영역
베르니케영역
(감각성 언어중추)
관자연합영역

### ● 이마연합영역

대뇌겉질의 가장 앞쪽에 위치하며 사고와 창조성을 담당하는 뇌의 최고 중추다. 행동계획을 세워 실행하고 행동의 제어와 고차적 정동(희로애락)에 기반한 의사결정 등 여러 가지 기능과 관계가 있다.

### ● 일차운동영역

맘대로운동의 계획과 실행을 담당한다.

### ● 브로카영역

운동성 언어중추로 언어처리 및 언어를 발생하는 역할을 담당한다.

### ● 운동앞영역

일차운동영역을 제외한 운동영역이다. 뇌줄기와 척수에 직접 투사해 운동의 실행에 관여한다.

### ● 마루연합영역

마루엽에서 몸감각영역의 후방에서 뒤통수엽까지의 부분이다. 주로 공간적 위치의 인식(어디에, 어디로)과 청각을 담당한다.

### ● 몸감각영역

감각기에서 보내 온 촉각, 온도감각, 통각 등 피부감각과, 근육과 힘줄, 관절 등에 나타나는 심부 감각과 관련된 정보를 처리한다.

### ● 관자연합영역

청각인지와 시각인지를 통합하고 형태시각과 함께 기억에 관여한다.

### ● 청각영역

소리 정보의 처리를 담당한다. 소리의 높낮이에 따라 반응하는 부위가 다르다.

### ● 베르니케영역

감각성 언어중추로, 타인의 언어를 이해할 수 있게 한다. 이곳이 손상되면 말을 들어도 이해하지 못한다.

### ● 일차시각영역

망막에서 시각정보를 받아 인식한다.

### ● 시각연합영역

시각정보를 종합적으로 조절한다.

# 둘레계통의 구조와 기능

둘레계통은 대뇌새겉질 안쪽에 있는 옛·원시겉질에 속한다. 뇌줄기에서 대뇌로 이어지는 부분에 위치하며 좌우 대뇌반구를 연결하는 뇌들보를 둘러싸고 있는 부위의 총칭이다. 동물로서의 본능적 행동과 정동, 기억에 관여한다. 원시겉질 아래쪽에는 후각을 관장하는 후각뇌라는 작은 부위가 있다.

## ■ 둘레계통의 구조

띠이랑, 해마곁이랑, 갈고리이랑, 치아이랑, 편도체, 뇌활, 유두체, 기댐핵 등 다양한 기관으로 구성되어 있다. 넓은 의미에서 후각뇌의 대부분도 둘레계통이라고 부른다. 그중에서도 특히 중요한 역할을 담당하는 것이 기억에 관여하는 해마와 정동에 관여하는 편도체다. 또한 둘레계통에는 명확한 정의가 정립되지 않아, 분류에 따라 그 구성 요소가 각기 다르다.

## ■ 둘레계통의 기능

식욕과 성욕, 수면욕 등 본능적인 행동을 비롯해 쾌·불쾌, 희로애락, 공포와 불안, 의욕 따위의 정동과 그것에 따라 생기는 반응과 행동에 관여한다. 그밖에 기억과 내분비계·자율신경계에도 영향을 준다고 알려져 있다.

**둘레계통의 구조(좌측면)**

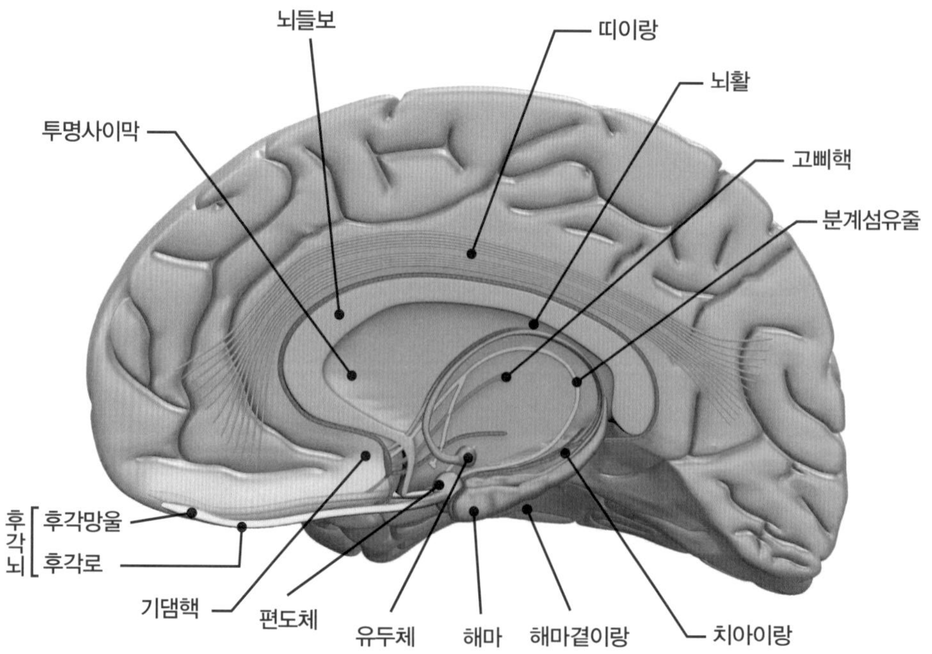

뇌들보
띠이랑
뇌활
투명사이막
고삐핵
분계섬유줄
후각뇌
후각망울
후각로
기댐핵
편도체
유두체
해마
해마곁이랑
치아이랑

## ■ 둘레계통의 주요 부위

### ● 띠이랑

뇌들보의 가장자리를 앞뒤로 주행하는 뇌이랑 부분으로 정동영역, 인지영역, 중간인지영역, 기억영역 등으로 영역이 구분되어 있다. 각각 다른 기능을 가진 둘레계통 각 부위를 연결하는 역할을 하며 감정의 형성과 처리, 학습, 기억에 관여한다. 호흡의 조절과 감정에 의한 기억에도 관여한다고 알려져 있다.

### ● 뇌활

뇌들보 아래에 위치하며 해마체에서 나와 유두체에 이르는 활모양의 신경섬유다. 공간 학습과 공간 기억에 관여한다고 알려져 있다.

### ● 유두체

시상하부에서 돌출된 좌우 한 쌍의 융기로 기억의 형성에 중요한 역할을 담당한다. 해마, 시상하부, 중간뇌에서 입력을 받아 시상, 중간뇌로 출력한다. 둘레계통의 중심적인 회로로 알려진 파페즈회로에서는 뇌활과 시상앞핵을 잇는다.

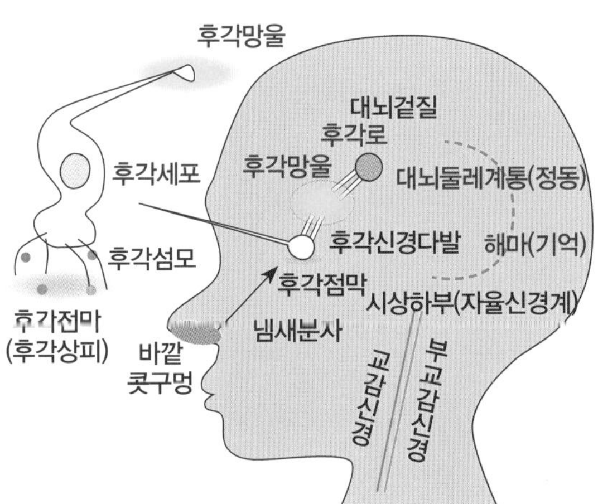

후각망울
대뇌겉질
후각로
후각세포
후각망울
대뇌둘레계통(정동)
후각신경다발
해마(기억)
후각섬모
후각점막
시상하부(자율신경계)
후각전마
(후각상피)
냄새분사
바깥
콧구멍
교감신경
부교감신경


### ● 기댐핵

띠이랑 앞부분에 있으며 이마연합영역과 연락하여 보상, 쾌감, 기벽, 공포 등에 관여하는 신경세포의 모음이다. 행복 물질로 알려진 도파민의 작용으로 쾌감을 느끼는 중추이며, 이것을 억제하는 가바(GABA)의 생산을 담당한다.

### ● 갈고리이랑

해마곁이랑 앞단의 후방에 있는 휘어진 갈고리 모양의 부위로, 후각에 관계된 영역이다.

### ● 해마곁이랑

해마의 주위에 있는 회색질 영역으로 대뇌겉질과 해마를 이어주며 시각, 청각, 미각 등의 정보는 이곳을 통해 해마로 흐른다. 기억의 부호화 및 검색에 중요한 역할을 하며, 풍경의 인식에도 관여한다고 알려져 있다.

## ■ 후각뇌란

후각과 관계된 뇌 말단부로, 이마엽 아랫면에 있으며 후각망울과 후각로로 이루어져 있다. 양서류나 파충류는 이 부위가 발달해 있지만, 사람은 작게 퇴화되었다.

냄새는 코안 상부에 있는 후각상피라 불리는 점막에서 감지되어 후각상피에 있는 후각세포가 전기신호를 발생시킨다. 이것이 머리뼈바닥을 관통해 후각망울로 들어가고, 그곳에서 후각로를 통해 대뇌둘레계통인 해마·편도체로 전달된다.

오감 중에서 유일하게 후각만이 감정과 본능에 관계된 대뇌둘레계통으로 직접 전달된다. 냄새로 기억을 불러일으킬 수 있다고 하는 것도 바로 이 때문이다.

# 해마와 편도체의 구조와 기능

해마와 편도체는 대뇌 둘레계통 중에서 중요하면서도 특이한 구조를 이루고 있다. 기억을 관장하는 해마와 정동을 관장하고 기억에도 관여하는 편도체의 기능과 작용은 "인간을 인간답게 한다"고 할 수 있기에, 중추신경 중에서도 활발히 연구되는 뇌영역이다.

## ■ 해마의 구조

해마는 해마체라 불리는 대뇌 둘레계통을 구성하는 부위 중 일부로 관자엽에 면해 있다. 해마체는 바나나처럼 길쭉하며 해마의 입구에 위치한 치아이랑을 비롯해 해마이행부, 속후각겉질 등으로 이루어져 있다. 편의상 해마라고 부르는 경우가 많다.

해마와 편도체(좌측면도)

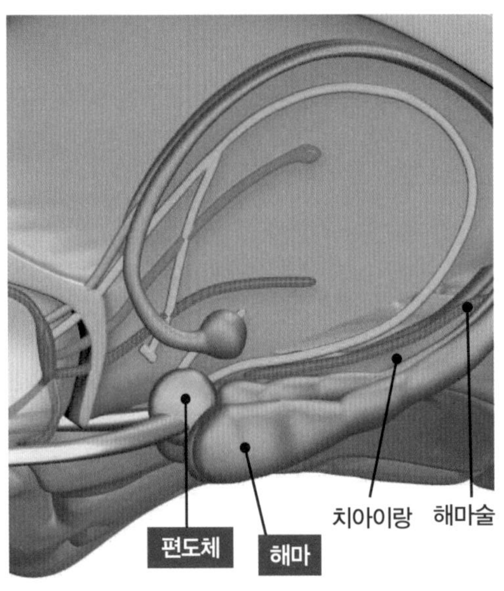
치아이랑
해마술
편도체
해마

해마체(단면도)

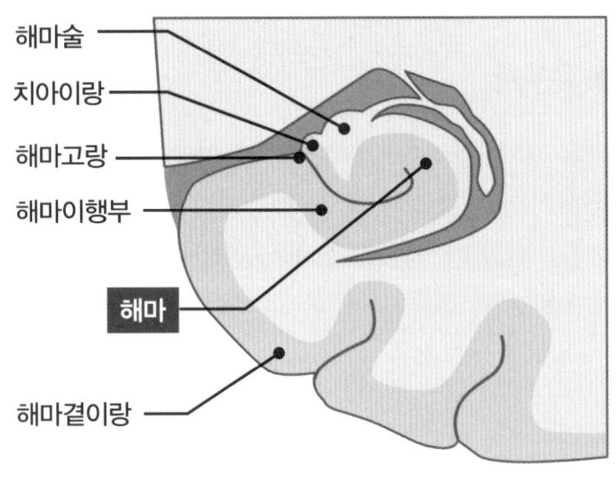
해마술
치아이랑
해마고랑
해마이행부
해마
해마곁이랑

● 해마라는 이름은 ① 형상이 해마와 닮아서 지어졌다는 설과, ② 신화에 등장하는 바다의 신 포세이돈이 타는 해마의 꼬리 모양이 닮았다 하여 그리스어로 말(Hippo)과 바다괴물(Kampus)을 뜻하는 합성어 히포캠퍼스(Hippocampus)라고 이름지어졌다는 설이 있다. 히포캠퍼스는 그 후 해마 속 학명에 쓰이게 되었다.

## ■ 해마의 기능

해마는 단기기억에서 장기기억으로 정보를 이어주는 중기기억을 담당하는 기관이다. 일상적으로 일어나는 일과 학습을 통해 외운 것은 일단 해마에 정리·저장 되었다가 대뇌겉질로 보내진다. 해마가 정상적으로 작동하지 못하면 새로운 것을 외우지 못하게 되기에 '기억의 사령탑'이라고도 불린다. 스트레스나 산소부족에 취약하며 예민해서 잘 손상되는 성질이 있다. 치매에 대한 최초 병변 부위라고도 알려져 있다.

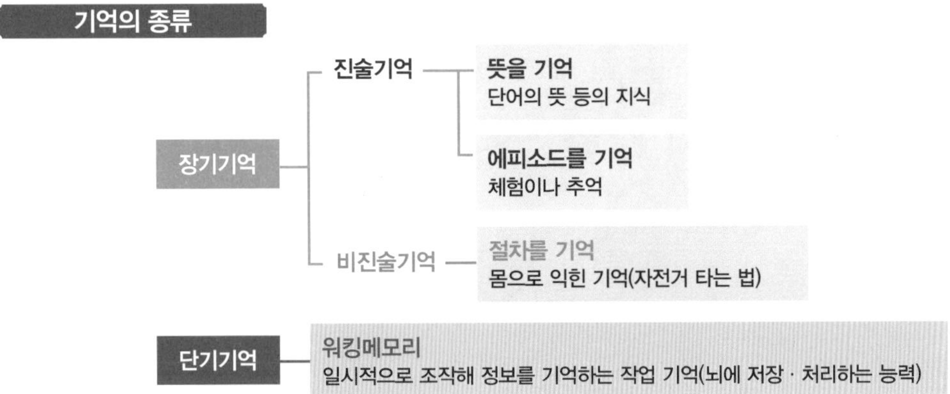
기억의 종류
장기기억
진술기억
뜻을 기억
단어의 뜻 등의 지식
에피소드를 기억
체험이나 추억
비진술기억
절차를 기억
몸으로 익힌 기억(자전거 타는 법)
단기기억
워킹메모리
일시적으로 조작해 정보를 기억하는 작업 기억(뇌에 저장 · 처리하는 능력)

### ◆ 해마의 기억에 관여하는 신경회로

기억은 여러 감각수용기에서의 신호가 대뇌겉질로 전달되어 해마에 입력된다. 해마(체)로 들어온 정보는 뇌활 → 유두체 → 시상앞핵군 → 띠이랑후부로 나아가고, 그중에서 중요하다고 생각되는 기억은 다시 대뇌겉질 연합영역으로 이동해 장기기억이 된다. 나머지는 다시 해마로 돌아온다고 알려져 있다. 기억에 관여하는 이 신경회로를 파페즈회로라고 한다.

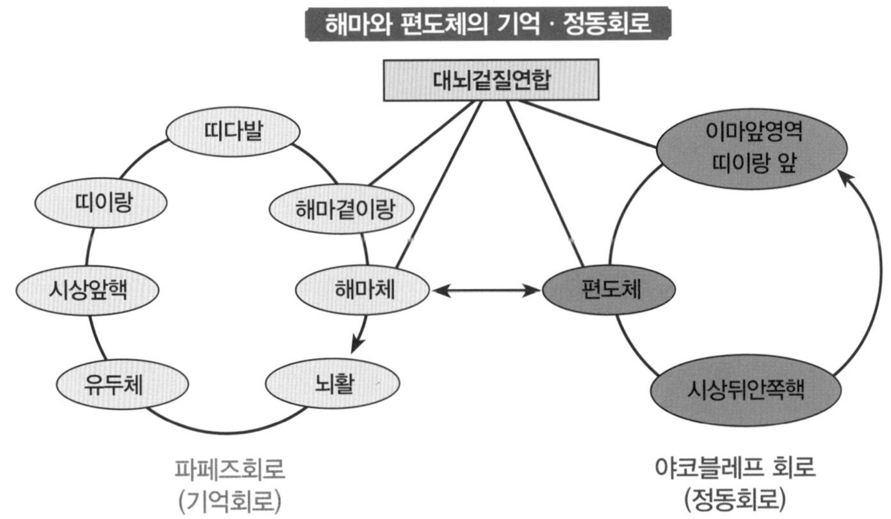
해마와 편도체의 기억 · 정동회로
대뇌겉질연합
띠다발
띠이랑
해마곁이랑
시상앞핵
해마체
유두체
뇌활
이마앞영역
띠이랑 앞
편도체
시상뒤안쪽핵
파페즈회로
(기억회로)
야코블레프 회로
(정동회로)

## ■ 편도체의 구조와 기능

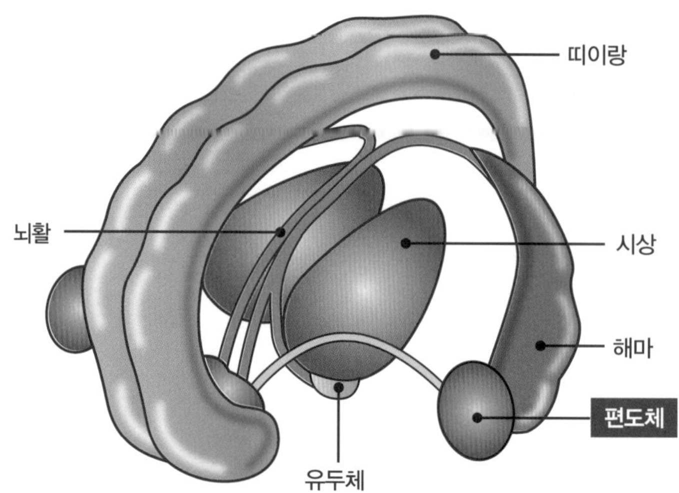

띠이랑
뇌활
시상
해마
편도체
유두체


### ◆ 정보를 관장하는 편도체

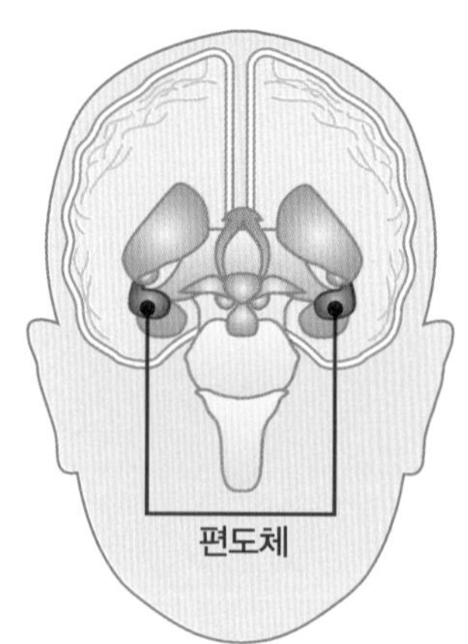

편도체의 위치
편도체

정면에서 본 그림

편도체는 관자엽 앞부분의 안쪽 깊은 곳에 위치하며 그 이름대로 편도(별칭은 아몬드)의 모양을 한 1.5cm 정도 되는 신경세포 모음이다. 오감을 통해 뇌로 들어간 정보를 처리하고 정동을 관장하는 부분으로 알려져 있다. 공포나 불안 등의 감정의 기억에 관여한다. 이 공포와 불안의 정동과 관련해 편도체에서 시상안쪽핵, 이마앞영역의 띠이랑 앞부분의 정동회로를 '야코블레프 회로(63쪽 참조)'라고 한다.

편도체에는 미각과 후각, 청각, 시각을 비롯해 몸에서 느끼는 모든 종류의 자극이 직간접적으로 들어온다. 이러한 정보를 해마에서 보내어 도달한 기억 정보와 함께 그것이 좋은지 싫은지를 판단하고 그 정보를 다시 해마로 보내는 것이 편도체의 주요 역할이다.

이처럼 서로 이웃해 있는 편도체와 해마는 항상 정보를 주고받으며 편도체가 기억 고정의 조절에도 관여하고 있는 것으로 판단된다. 예컨대 좋아하는 것은 노력하지 않아도 외워지는데, 관심 없는 것은 좀처럼 외워지지 않는다. 이처럼 장기기억에는 편도체의 정동 처리 작용이 깊이 관여하며, 편도체의 자극을 통해 강하게 기억된다. 뿐만 아니라 대뇌겉질에서 보내온 감각 정보와 해마에서 온 기억 정보를 통합해 정동으로서 출력한다고 알려져 있다. 편도체가 손상되면 놀람과 공포의 표정을 인지하지 못하는 장애가 생긴다.

# 대뇌바닥핵의 구조와 기능

대뇌겉질과 시상, 뇌줄기를 이어주는 대뇌바닥핵은 대뇌반구의 바닥 부분에 있는 신경핵의 집합체다. 선조체, 렌즈핵(조가비핵·창백핵), 시상밑핵, 흑색질 따위의 신경핵으로 구성되어 있는데, 세부적인 정의는 연구자 사이에서도 의견이 서로 다르다.

대뇌바닥핵의 구조

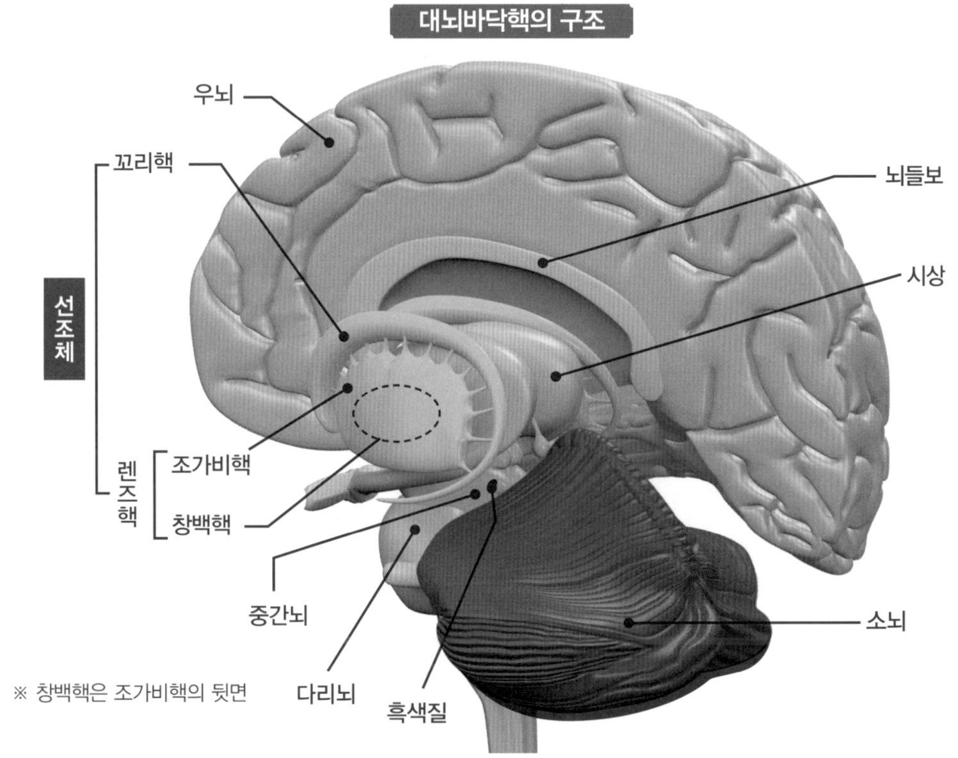
우뇌
꼬리핵
선조체
렌즈핵
조가비핵
창백핵
뇌들보
시상
중간뇌
다리뇌
흑색질
소뇌
※ 창백핵은 조가비핵의 뒷면

## ■ 대뇌바닥핵의 주요 부위

### ◆ 선조체

선조체는 대뇌바닥핵 중에서 가장 큰 신경핵으로 조가비핵과 꼬리핵으로 이루어진 새 선조체와 창백핵(옛 선조체)을 합해 부르기도 한다. 단순히 선조체라고 할 때는 새 선조체만을 가리킨다. 운동 기능에 관여하며 그밖에 의존과 쾌락 등 의사결정에 관여한다고 알려져 있다.

### ◆ 렌즈핵

창백핵과 조가비핵의 총칭이다. 내포(대뇌 새겉질과 시상에서의 신경섬유다발)를 사이에 두고 시상 가쪽에 위치한 원뿔 모양의 회색질이다. 골격근의 운동과 긴장을 무의식적으로 지배해 조절하는 작용이 있다. 본래 하나였던 창백핵과 조가비핵이 진화의 과정에서 내포에 의해 분단된 것으로 알려져 있다.

### ● 꼬리핵

가쪽뇌실 주위에 있는 갈고리 모양 핵이다. 앞쪽에는 부푼 핵 머리가 있고 핵 몸통과 꼬리에 걸쳐 가늘어진다. 학습과 기억에 관여한다고 알려져 있다.

### ● 조가비핵

뇌의 중앙에 위치하며 꼬리핵과 함께 선조체를 이루는 한편, 창백핵 바깥쪽을 둘러싸 렌즈핵을 형성하고 있다.

### ● 창백핵

렌즈핵 내부의 비교적 밝은 회색질 부분으로 렌즈핵의 창백부라고도 부른다. 외절과 내절로 나뉘며 모두 가바(GABA)작동, 운동 기능에 관여한다고 알려져 있다. 의사결정 등 그 밖의 신경 과정에도 관여하는 것으로 보인다.

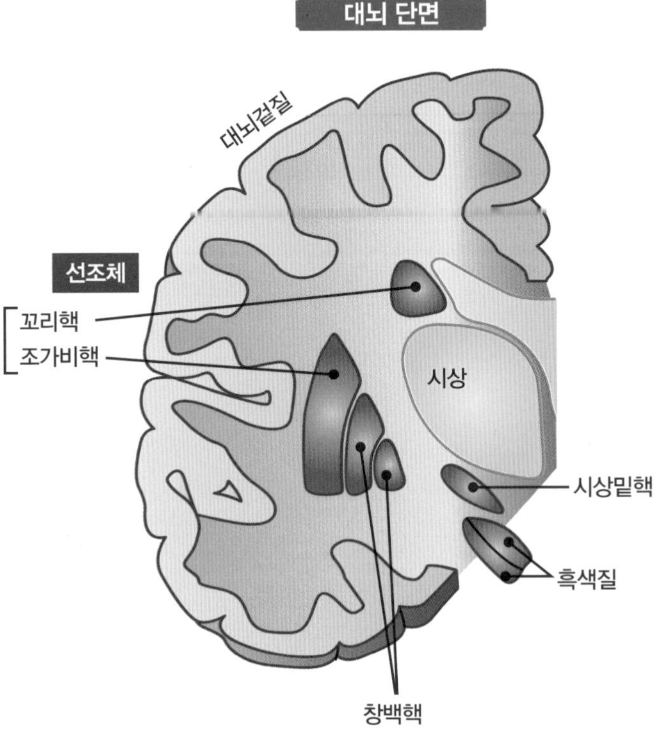
대뇌 단면
대뇌겉질
선조체
꼬리핵
조가비핵
시상
시상밑핵
흑색질
창백핵

### ◆ 시상밑핵

운동할 때 미소한 조정을 하는 신경핵 중 하나로, 창백핵 외절에서 억제성을 입력 받아 가쪽·안쪽 창백핵, 흑색질 그물 부위로 흥분성을 출력한다.

### ◆ 흑색질

중간뇌의 일부를 차지하는 신경핵 중 하나로, 멜라닌 색소가 들어있는 신경세포가 모여 있어 검게 보여서 붙은 이름이다. 크게 선조체에 도파민을 보내 흥분을 억제하는 치밀 부위와 시상을 억제하는 그물 부위로 나뉜다. 가로무늬근 운동과 긴장을 조절한다. 파킨슨병에서는 흑색질의 변화로 도파민이 결핍되어 매끄러운 운동이 불가능해진다.

## ■ 대뇌바닥핵의 기능

운동의 제어라는 중요한 역할을 담당하며 인지 기능, 감정, 동기부여 학습 등의 기능 외에 기억을 바탕으로 예측이나 기대로 이어지는 종류의 행동에 관여한다. 대뇌의 신경세포는 기본적으로 그 표면에 집중되어 있는데, 대뇌바닥핵이 뇌의 깊은 곳에서 신경세포로 구성된 신경핵(회색질)을 이루고 있다는 점도 큰 특징이다.

# 사이뇌의 구조와 기능

사이뇌는 대뇌 중앙에 위치하며 후각을 제외한 모든 감각 정보를 처리하는 시상(넓은 의미에서는 시상상부도 포함)과 자율신경계의 중추인 시상하부로 구성되어 있다. 시상은 셋째뇌실 하부의 양옆에 위치한 부분으로 등쪽시상과 배쪽시상으로 나뉜다. 일반적으로 시상이라고 할 때는 대부분 등쪽시상을 가리킨다. 중앙에 있는 셋째뇌실을 사이에 두고 좌우로 나뉘어져 대뇌와 중간뇌를 중계한다. 좌우 대뇌반구에 감싸이듯 위치하며 대부분은 표면에서 볼 수 없다.

## 사이뇌의 구조(정중단면)

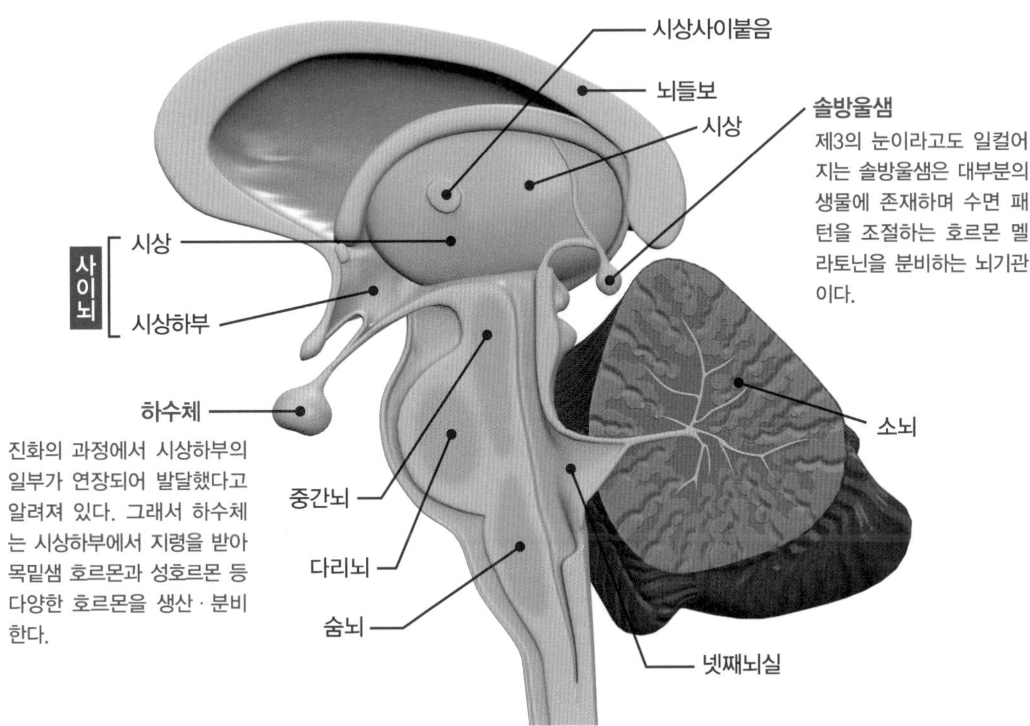
시상사이붙음
뇌들보
시상
솔방울샘
제3의 눈이라고도 일컬어지는 솔방울샘은 대부분의 생물에 존재하며 수면 패턴을 조절하는 호르몬 멜라토닌을 분비하는 뇌기관이다.
사이뇌
시상
시상하부
하수체
진화의 과정에서 시상하부의 일부가 연장되어 발달했다고 알려져 있다. 그래서 하수체는 시상하부에서 지령을 받아 목밑샘 호르몬과 성호르몬 등 다양한 호르몬을 생산 · 분비한다.
중간뇌
다리뇌
숨뇌
소뇌
넷째뇌실

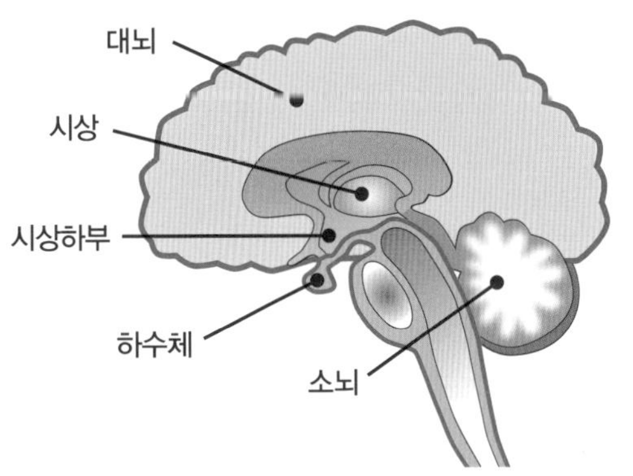
대뇌
시상
시상하부
하수체
소뇌

## ■ 사이뇌의 기능

자율신경의 작용을 관장하며 의식·정신활동의 중추가 되는 기관이다. 시상하부 밑에 있는 뇌하수체(하수체)와 밀접한 관계가 있다. 자율신경계와 내분비계를 매개로 온몸의 대사와 발육을 조절함과 동시에, 시상하부에 있는 자율신경핵을 통해 교감신경과 부교감신경을 조절한다. 마찬가지로 시상하부에 의해 시상상부에 있는 뇌하수체를 지배하여 식욕, 성욕, 수면력 등 본능적인 욕망을 제어한다.

## ◆ 시상의 기능

척수에서 보내온 후각을 제외한 모든 감각 정보를 대뇌새겉질로 전달하는 중계점이다. 그래서 많은 신경섬유가 모여 있다. 지금까지는 정보를 대뇌겉질로 전달하는 일방통행 관계로 알려졌다. 그러나 최근 대뇌겉질에서 시상으로의 역투사가 존재한다는 것이 확인되어 시상에서도 정보처리가 이루어지고, 대뇌겉질에서 정보를 받아 더 고차원의 대뇌겉질영역으로 보내는 새로운 기능이 밝혀지고 있다. 감각과 미세한 운동을 통괄하는 작용을 하는 시상이 손상되면 다양한 증상이 생겨 반대쪽 반신의 감각저하나 저림, 치매, 손발 떨림 등 제대로운동 등이 일어난다고 알려져 있다.

## ◆ 시상하부의 기능

시상과 함께 사이뇌를 형성하는 시상하부는 셋째뇌실의 아래쪽에 위치한 5g 정도의 작은 기관이다. 자율신경계와 내분비계의 기능을 종합적으로 조절하여 항상성(호메오스타시스)을 유지하는 중요한 기능을 담당한다. 대사기능과 체온조절, 심장혈관기능, 내분비기능, 성기능 등을 관장하며 생명 유지에 빼놓을 수 없는 자율신경의 중추다.

## ◆ 뇌실의 구조

뇌척수액으로 채워져 있는 뇌 안의 공간이다. 사람의 경우 좌우 한 쌍의 가쪽뇌실과 정중앙에 셋째뇌실, 넷째뇌실, 총 4개의 뇌실이 있다. 이들은 상호 연락이 있으며, 거미막밑공간으로 접속되어 뇌척수액은 뇌실안을 순환한다.

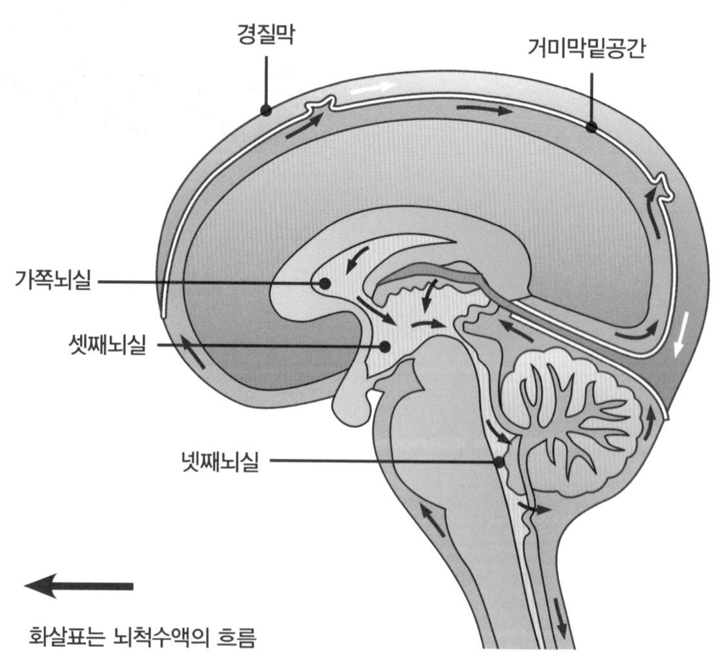
경질막
거미막밑공간
가쪽뇌실
셋째뇌실
넷째뇌실
화살표는 뇌척수액의 흐름

# 소뇌의 구조와 기능

대뇌와 뇌줄기 사이에 끼여 뒤통수 부위에 위치한 소뇌는 대뇌의 뒤쪽 아래, 뇌줄기 뒤에 돌출된 형태로 위치한다. 표면의 겉질에는 폭 1.5cm 가량의 평행한 고랑이 달리는데, 그것을 사이에 두고 자잘한 팽대부(소뇌이랑)가 표면적을 넓히고 있다. 용량은 사람 뇌의 15% 정도다. 지각과 운동 기능의 통합을 관장하며 움직임을 매끄럽게 한다.

**소뇌의 외부 구조**

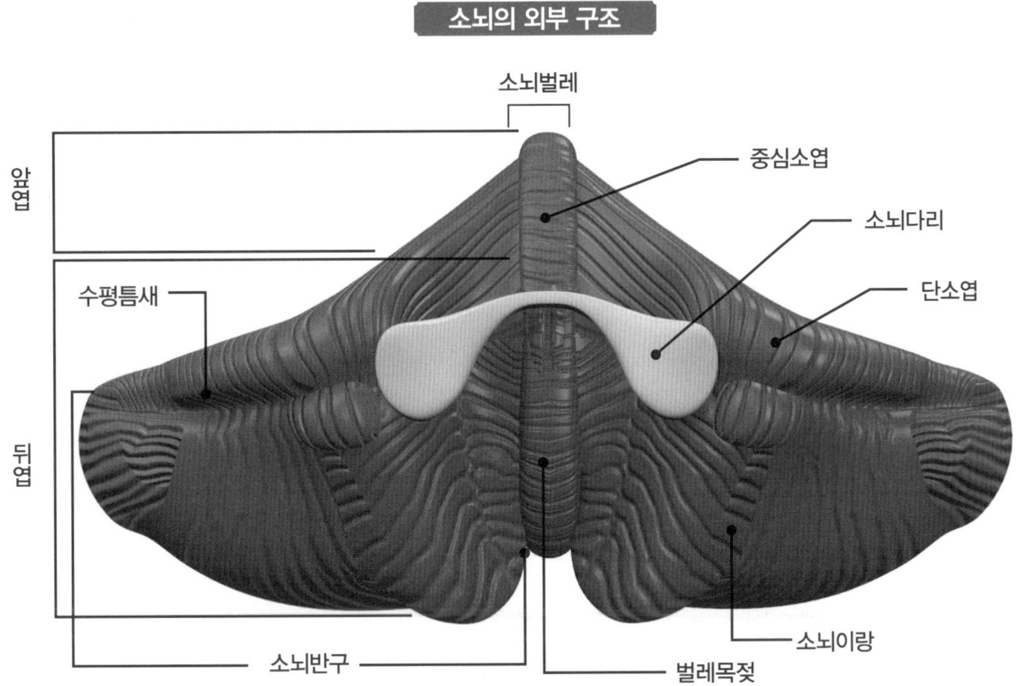

소뇌벌레
중심소엽
소뇌다리
단소엽
앞엽
수평틈새
뒤엽
소뇌이랑
소뇌반구
벌레목젖


## ■ 소뇌의 기능

소뇌에서는 평형감각과 긴장감, 맘대로근 운동 등을 조절한다. 이 중에서 평형감각을 관장하는 것은 소뇌의 중앙에 위치한 소뇌벌레 부위다. 이곳이 손상되면 운동과 평형감각에 이상이 생겨 휘청거리거나 미세한 운동을 하기 어려워진다.

소뇌는 대뇌겉질에서 들어온 정보와 말초신경에서 들어온 정보를 비교·조정하여 운동의 원활한 개시를 돕는다. 특히 손발과 안구 운동은 정보를 대뇌겉질로 보내지 않고 뇌줄기와 척수를 경유해 소뇌가 근육으로 직접 지령을 보내 조정하고 있다는 것이 밝혀졌다. 또 정보처리뿐만 아니라, 지령을 받은 각 부위가 제대로 기능하고 있는지 확인하여 대뇌겉질에 피드백하는 과정을 통해 운동을 원활하게 지속시킨다.

손발의 일련의 움직임을 프로그램화해서 기억하는 것도 소뇌의 기능이다. 예컨대 걷기나 붓 잡기와 같은 일상의 동작은 일일이 가르쳐주지 않아도 완수할 수 있는데, 바로 소뇌의 작용 덕분이다. 그리고 오랜 시간 자전거를 타지 않아도 탈 수 있듯이 한번 기억된 프로그램은 장기간 보존되어 언제든지 꺼낼 수 있게 되어 있다.

최근의 연구에서는 그밖에 단기기억과 인식능력, 정동의 제어 등 지각 정보에도 관여하고 있을 가능성이 대두되었다.

## ■ 소뇌의 구조

소뇌는 좌우로 뻗어있는 소뇌반구와 중앙의 융기 부분인 소뇌벌레로 구성되어 있다. 뇌줄기와의 사이에는 넷째뇌실이라 불리는 뇌속 공간이 있다. 대뇌와 마찬가지로 신경세포가 모인 회색질(소뇌겉질)과 신경섬유가 집중되어 있는 백색질(소뇌속질)로 이루어져 있다. 회색질은 대뇌보다 작으며, 평행으로 주행하는 뇌고랑과 뇌이랑에 의해 전체가 주름으로 덮여있다.

소뇌에는 치아핵, 마개핵, 둥근핵, 꼭지핵이라는 4개의 소뇌핵이 있어서 상·중·하, 3종류의 소뇌다리(다발을 이룬 신경섬유)를 통해 외부 장기와 정보를 주고받는다.

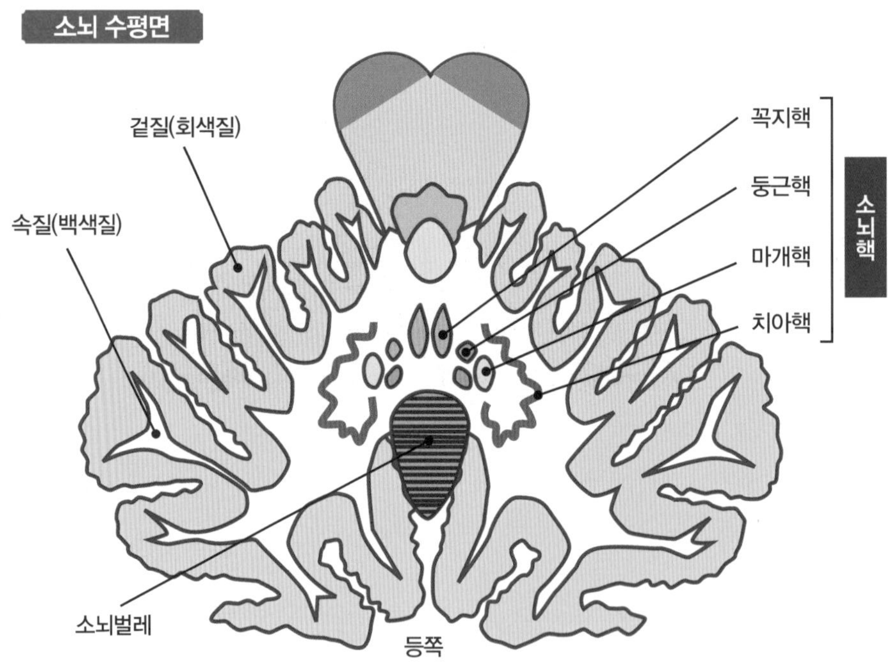
소뇌 수평면
겉질(회색질)
속질(백색질)
소뇌벌레
등쪽
꼭지핵
둥근핵
마개핵
치아핵
소뇌핵

### ◆ 소뇌 네트워크

소뇌겉질로 들어오는 신경섬유에는 흥분성 신경섬유인 오름섬유와 이끼섬유 2종류가 있는데, 이들 신경섬유 및 신경세포 무리를 총칭해 '앞소뇌 시스템'이라고 부른다. 소뇌에서 처리된 정보는 모두 소뇌 유일의 출력신경세포인 푸르키네 세포(Purkinje cell)에서 소뇌핵을 통해 소뇌 밖으로 전달된다.

## ◆ 기능면의 분류와 역할

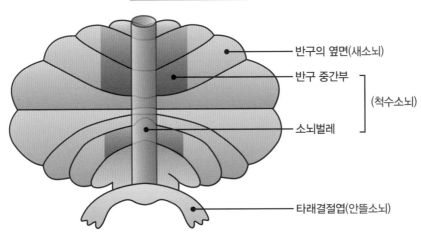

**소뇌의 기능적 구분**

반구의 옆면(새소뇌)
반구 중간부
소뇌벌레
(척수소뇌)
타래결절엽(안뜰소뇌)

**소뇌는 운동을 조정한다**

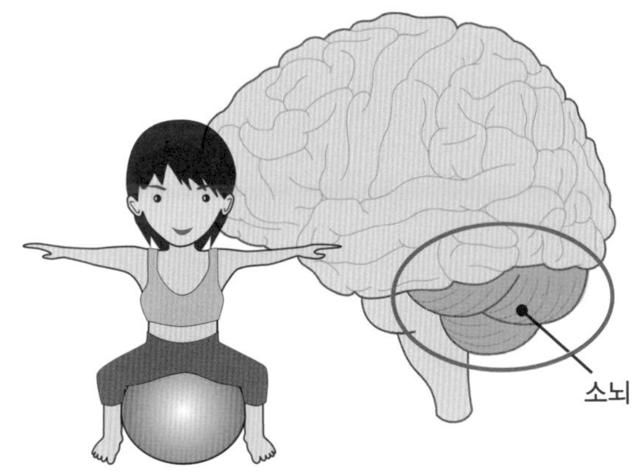
소뇌

### ● 새소뇌

좌우에 있는 비대한 반구 부분을 가리킨다. 대뇌와 연계가 깊으며 주로 맘대로운동에 관여한다. 운동의 계획과 감각 정보의 평가를 담당하며 대뇌겉질에서 보낸 정보를 시상측에 전달한다. 운동의 거리와 조합하여 새소뇌가 정상으로 작용하고 있는지 판단할 수 있다.

### ● 척수소뇌

옛소뇌로 주로 소뇌벌레와 벌레곁구역을 가리킨다. 체감과 팔다리의 운동을 관장하며 삼차신경과 시각계통, 청각계통에서 보내온 신호를 받아 세밀한 운동 조정에 관여한다.

### ● 안뜰소뇌

소뇌 중 가장 원시적인 부위로 타래결절엽이 대부분을 차지한다. 속귀에 있는 안뜰기관에서 보낸 평형감각 정보가 도달해 몸의 균형과 안구운동을 조절하고 자세를 유지하는 데 관여한다.

# 뇌줄기의 구조와 기능

사이뇌 밑에 있는 뇌줄기는 중간뇌·다리뇌·숨뇌 세 부위로 구성되어 있다. 두꺼운 곳은 직경 3~4cm, 길이 10cm 정도로 모양과 크기가 엄지손가락과 유사한 기관이다. 뇌줄기 속에는 척수에서 시상하부로 향하는 감각신경로와 뇌에서 척수로 향하는 운동신경로가 있어서 대뇌와 척수를 이어주는 통로 역할을 한다. 그밖에 생명 유지에 꼭 필요한 자율신경의 중추, 의식과 각성에 중요한 신경회로인 그물체가 존재한다.

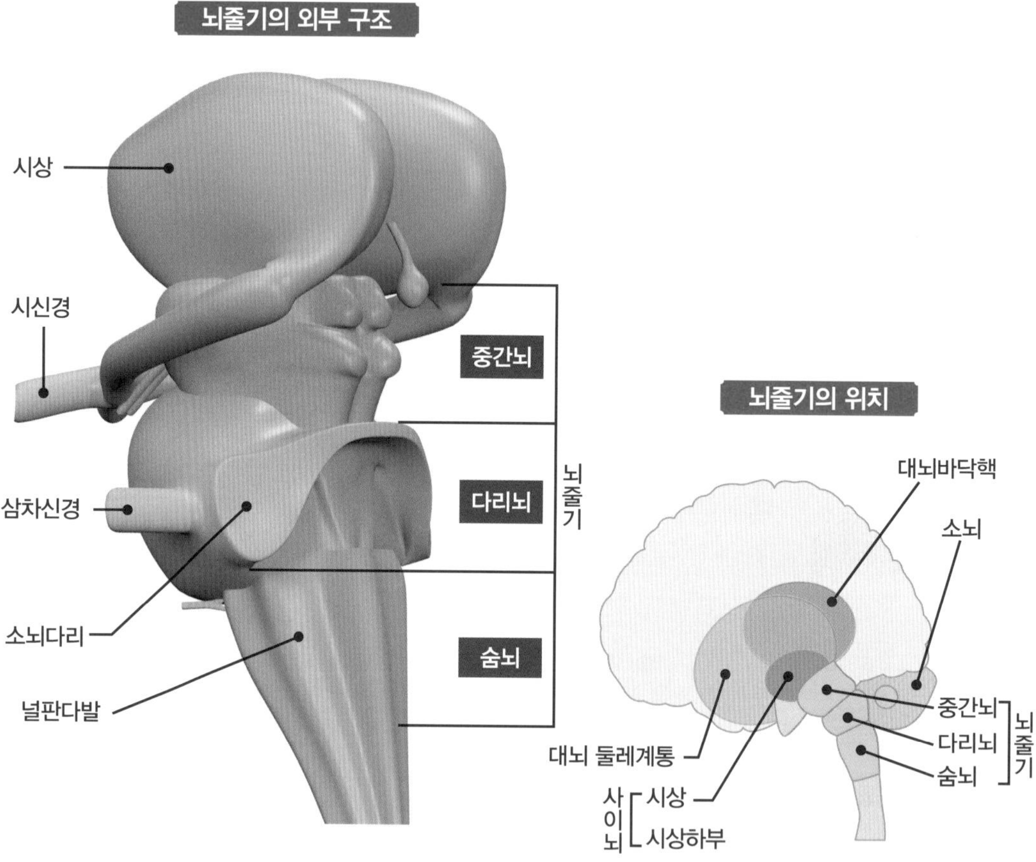
뇌줄기의 외부 구조
시상
시신경
삼차신경
소뇌다리
널판다발
중간뇌
다리뇌
숨뇌
뇌줄기
뇌줄기의 위치
대뇌바닥핵
소뇌
중간뇌
다리뇌
숨뇌
뇌줄기
대뇌 둘레계통
사이뇌
시상
시상하부

## ■ 뇌줄기의 기능

뇌줄기는 많은 뇌신경이 드나들고 신경핵도 다수 존재하는 곳이기에 그 기능도 다채롭다. 뇌줄기 기능 가운데 가장 중요한 것은 자율 기능의 조절이다. 뇌줄기는 심박과 호흡, 체온조절, 혈압조정 등의 기능을 관장하기에 뇌줄기의 정상적인 작용은 생명유지의 핵심이다. 그래서 장기이식 등에서 문제가 되는 뇌사도 뇌줄기의 기능 정지로 일어나는 자발호흡의 정지(뇌줄기사) 및 그에 이어지는 뇌 전체의 기능 정지(전뇌사)를 전제로 한다. 뇌에서 가장 원시적인 부분이자 '살아가기 위한 뇌'다.

## ■ 중간뇌·다리뇌·숨뇌의 구조

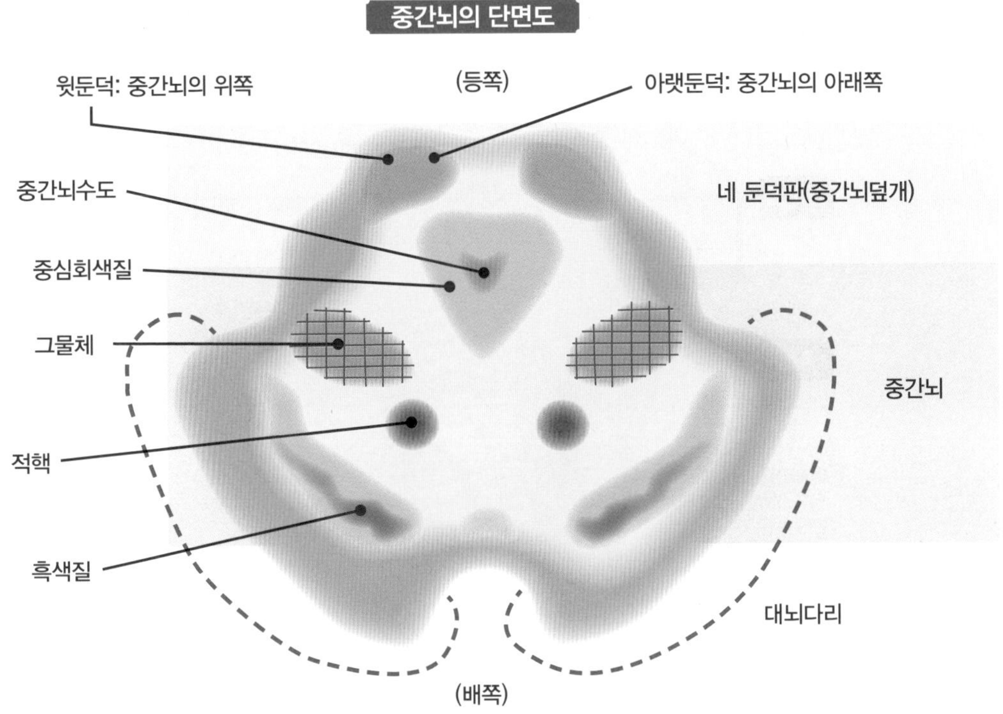
중간뇌의 단면도
윗둔덕: 중간뇌의 위쪽
(등쪽)
아랫둔덕: 중간뇌의 아래쪽
중간뇌수도
네 둔덕판(중간뇌덮개)
중심회색질
그물체
중간뇌
적핵
흑색질
대뇌다리
(배쪽)

### ◆ 중간뇌

중간뇌는 다리뇌, 숨뇌와 함께 몸통(하위뇌줄기)을 구성한다. 소뇌의 앞쪽, 사이뇌와 다리뇌 사이에 끼어 자리잡고 있다. 배쪽에서 대뇌다리, 중간뇌뒤판, 네 둔덕판(중간뇌덮개)으로 나뉘고, 등쪽에는 중간뇌수도관이라는 가느다란 뇌실(빈굴)이 있는데 셋째뇌실과 넷째뇌실을 이어주는 뇌척수액의 통로다.

배쪽의 대뇌다리에는 운동 지령을 담당하는 피라미드로 등 신경섬유 다발이 지나간다. 그 뒤에 있는 뒤판에는 안구의 기능에 관여하는 눈돌림신경핵과 함께 철을 함유한 적색핵, 멜라닌을 함유한 흑색질 따위의 신경핵이 있고, 이들도 근육의 긴장과 운동의 조절에 관여한다.

중간뇌의 등쪽은 네 둔덕판(중간뇌덮개)이라 불리는데 두 쌍의 볼록한 부위는 위에 있는 윗둔덕과 아래에 있는 아랫둔덕으로 나뉜다. 윗둔덕은 눈에 빛이 들어갔을 때 동공을 수축하는 대광반사 등 시각에 관여하는 기능을 담당하고, 아랫둔덕은 귀에서 들어온 소리를 속귀신경에 전달해 관자엽의 일차청각영역으로 전달하는 기능을 한다.

이처럼 중간뇌는 시각과 청각에 관여하고 있으며 안구운동 반사, 자세 반사 등 움직임을 조절하는 기관이다. 또 하등동물의 경우 중간뇌가 중추로서 다양한 기능을 수행하지만, 고등동물이 되어감에 따라 그 기능이 사이뇌와 대뇌로 이동하기에 역할의 축소와 함께 크기도 작아지는 경향을 보인다.

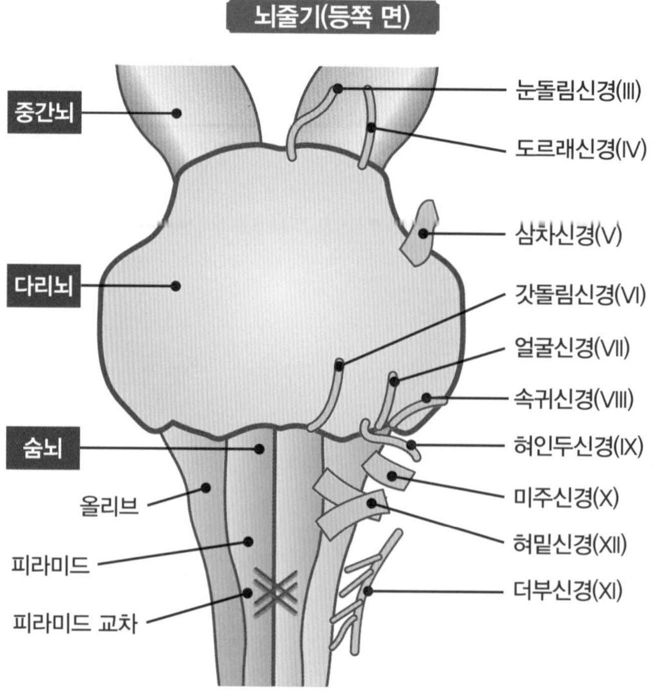
뇌줄기(등쪽 면)
중간뇌
다리뇌
숨뇌
올리브
피라미드
피라미드 교차
눈돌림신경(III)
도르래신경(IV)
삼차신경(V)
갓돌림신경(VI)
얼굴신경(VII)
속귀신경(VIII)
혀인두신경(IX)
미주신경(X)
혀밑신경(XII)
더부신경(XI)

## ◆ 다리뇌

뇌줄기 중에서 가장 부풀어 있는 부분으로 등쪽에는 넷째뇌실을 사이에 두고 소뇌가 있다. 배쪽의 볼록한 다리뇌바닥과 뒤쪽의 다리뇌등판(피개)으로 이루어져 있다.

운동섬유의 중계핵인 다리핵(신경핵)이 있으며 다리뇌 하부에는 삼차신경과 얼굴신경, 청각신경, 갓돌림신경 등 많은 뇌신경핵이 존재한다. 그리고 흩어져있는 세포체를 신경섬유가 그물눈처럼 잇는 그물체가 있다. 그물체는 뇌줄기 전체에 퍼져 있어서 백색질이나 회색질로 분류되지 않는 구조물로, 미주신경을 통해 호흡·심박수·혈압과 같은 자율신경 반사와 운동성 반사를 조절한다.

## ◆ 숨뇌

뇌줄기의 가장 밑 부분이며 척수로 이어진다. 숨뇌에서는 평형감각과 미세운동, 안구운동 외에 음성과 인두의 근육을 조절하고 구토, 삼킴, 호흡 등을 조절하는 기능이 있어 생명유지에 꼭 필요한 기관이다. 앞면 중앙에는 피라미드가 융기하고, 맘대로운동의 명령을 전달하는 피라미드로가 지나간다. 피라미드의 바깥쪽에는 피라미드외로의 중계를 담당하는 올리브라는 팽대부가 있다.

# 03

# 운동기관Ⅰ_골격

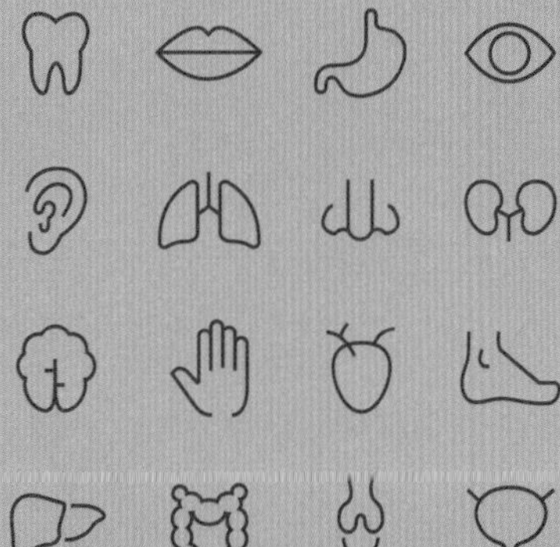

# 온몸의 골격

우리 몸에는 크고 작은 여러 가지 뼈가 있고 이것이 서로 연결되어 골격을 이룬다. 개수에 개인차가 있는 꼬리뼈와 종자뼈, 그리고 성장과 함께 유합되어 하나가 되는 뼈가 있기에 그 수는 일정하지는 않지만, 보통 성인은 약 206개(유아는 약 270개)라고 알려져 있다. 뼈는 크게 머리, 팔, 척추, 골반, 다리로 나뉘며, 머리뼈에 있는 몇 개의 뼈와 척추 이외에는 모두 좌우 쌍을 이루고 있다.

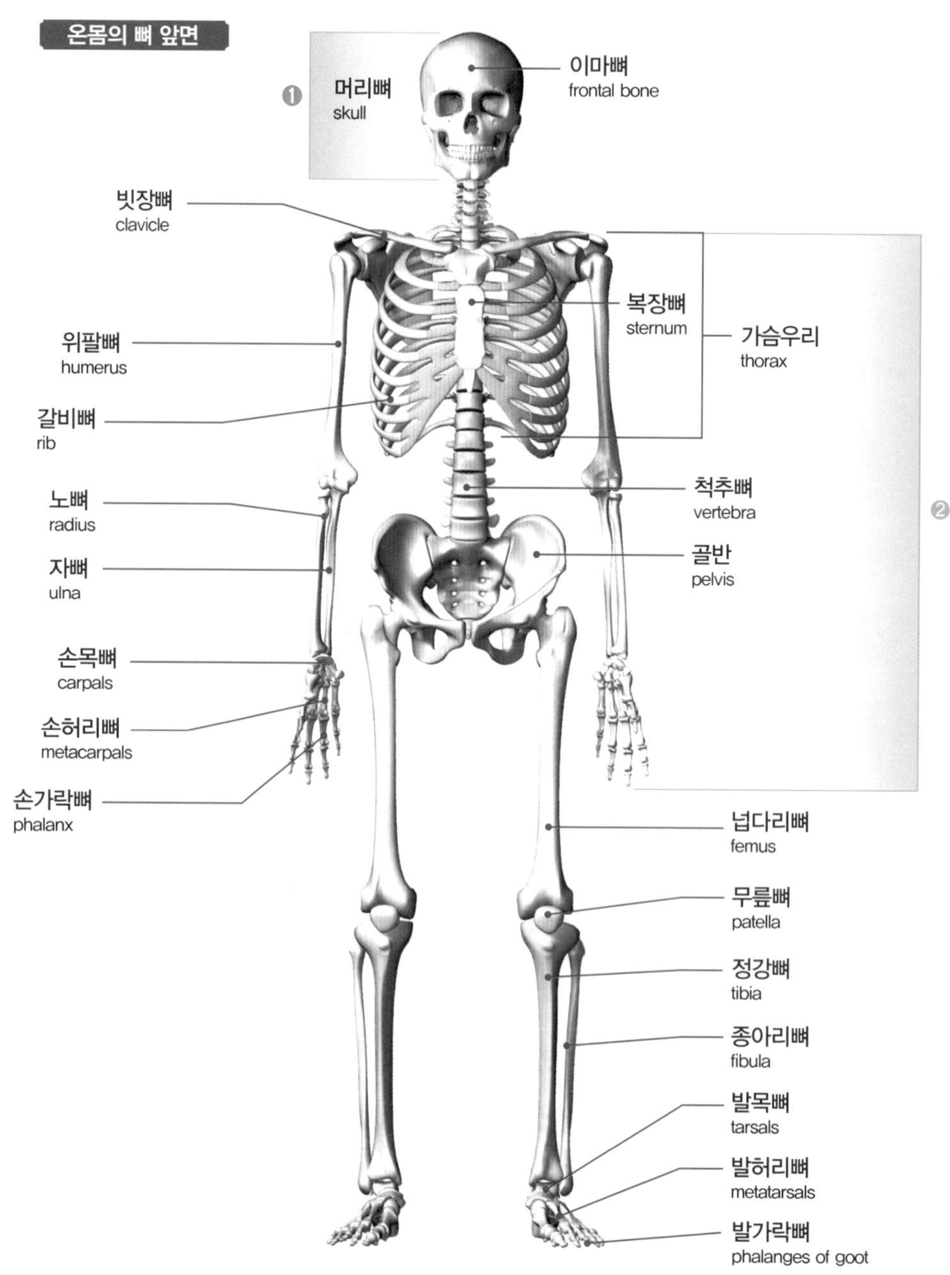

온몸의 뼈 앞면
❶
머리뼈
skull
이마뼈
frontal bone
빗장뼈
clavicle
복장뼈
sternum
가슴우리
thorax
위팔뼈
humerus
갈비뼈
rib
척추뼈
vertebra
❷
노뼈
radius
골반
pelvis
자뼈
ulna
손목뼈
carpals
손허리뼈
metacarpals
손가락뼈
phalanx
넙다리뼈
femus
무릎뼈
patella
정강뼈
tibia
종아리뼈
fibula
발목뼈
tarsals
발허리뼈
metatarsals
발가락뼈
phalanges of goot

## 온몸의 뼈 뒷면

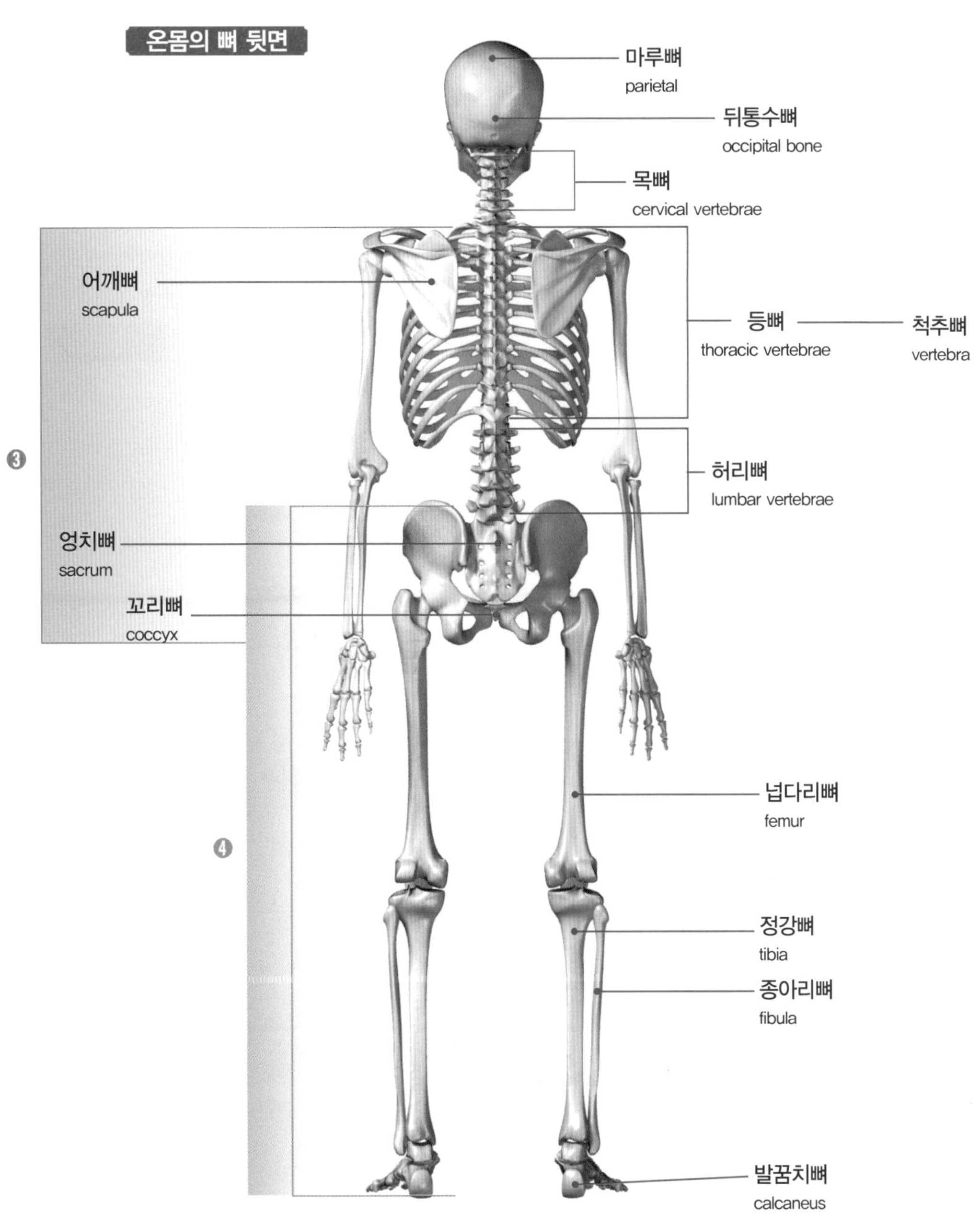

마루뼈
parietal
뒤통수뼈
occipital bone
목뼈
cervical vertebrae
어깨뼈
scapula
등뼈
thoracic vertebrae
척추뼈
vertebra
❸
허리뼈
lumbar vertebrae
엉치뼈
sacrum
꼬리뼈
coccyx
넙다리뼈
femur
❹
정강뼈
tibia
종아리뼈
fibula
발꿈치뼈
calcaneus

# 뼈의 역할과 분류

## ■ 뼈의 주요 역할

**몸의 지지**

체중을 지탱하고 몸의 자세를 유지하는 척추 · 다리뼈

**칼슘의 저장**

몸속 칼슘의 99%는 뼛속에 축적되어 있다. 혈액 속과 세포 안에 칼슘이 부족하면 호르몬의 작용으로 뼈에 축적되어있던 칼슘이 방출되고, 반대로 많아지면 뼈에 저장한다.

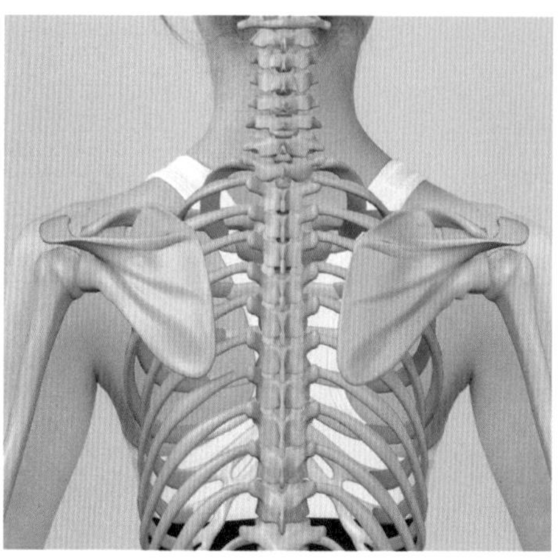

**몸을 운동시킴**

관절을 구성, 부착된 근육의 수축에 의해 몸을 움직일 수 있다. 팔다리의 뼈(어깨관절 · 팔꿈치와 아래팔관절 · 손관절 · 엉덩관절 · 무릎관절 · 발관절)

**조혈기능**

뼈 안의 뼈속질 중 적색뼈속질은 조혈기능을 가지고 있어서 혈액의 생산을 담당한다. 조혈기능이 멈춘 뼈속질을 황색뼈속질라고 한다. 엉덩뼈 · 복장뼈 등 납작뼈.

**장기의 보호**

뇌와 심장, 허파 등 장기를 외부의 충격으로부터 지킨다.

- 머리뼈: 뇌를 보호한다
- 척주: 척주관을 만들어 척수를 보호한다
- 골격: 가슴 안쪽을 보호한다
- 골반: 골반안을 만들어 방광과 곧창자를 보호한다

**◎ 뇌의 계층성**

최근 뼈에서 내보내는 메시지 물질이 뇌와 몸에 신호를 보내 뼈의 기능이 유지·향상되고 있다는 것이 밝혀졌다. 골아세포가 분비하는 단백질 중 하나인 오스테오칼신(osteocalcin)은 기억력과 근력을 향상하고, 오스테오폰틴(osteopontin)도 노화와 면역력에 관여한다. 오스테오폰틴이 감소하고 면역력이 저하되면 암에 걸릴 위험이 높아진다고 알려져 있다.

## ■ 모양에 따른 뼈의 분류

**긴뼈**

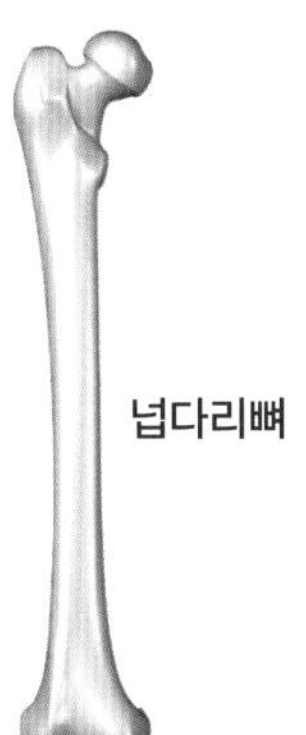
넙다리뼈

세로로 길고 뼈의 양끝이 두꺼워지며 다른 뼈와 관절을 이룬다. 뼈몸통 속은 빈굴로 관 모양을 하고 있어 관상골이라고도 부른다.

: 위팔뼈, 넙다리뼈 등 팔다리에 많다.

**짧은뼈**

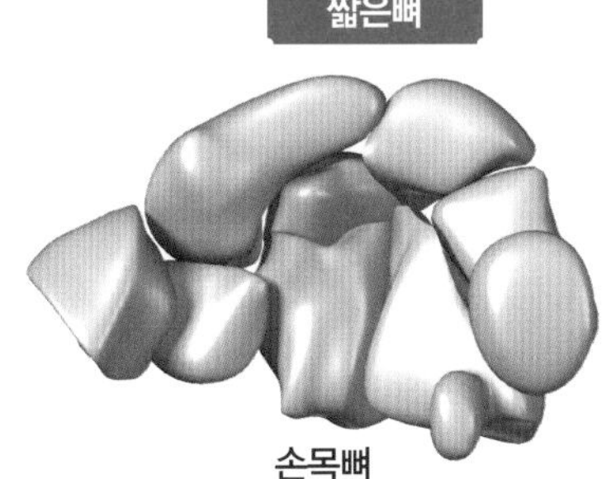
손목뼈

뼈의 긴축과 짧은축의 길이에 큰 차이가 없는 블록 형태의 짧은 뼈로, 머리와 몸통의 구별이 없다. 운동성은 약하지만 강한 탄성을 지닌 골격을 만든다.

: 손목뼈, 발목뼈 등

**납작뼈**

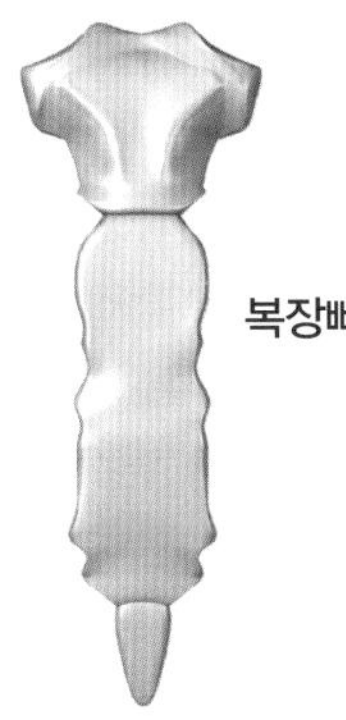
복장뼈

편평하고 얇은 널빤지 모양의 뼈로 머리덮개뼈를 이룬다.

: 이마뼈와 마루뼈, 복장뼈

**불규칙뼈**

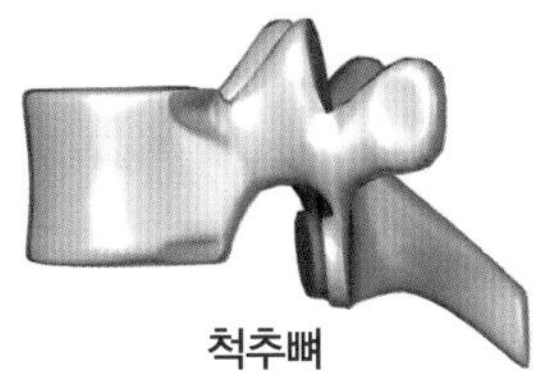
척추뼈

모양이 불규칙하며 긴뼈, 짧은뼈, 납작뼈로 분류되지 않는 뼈다.

: 척추뼈, 얼굴, 머리뼈의 여러 부분

**공기뼈**

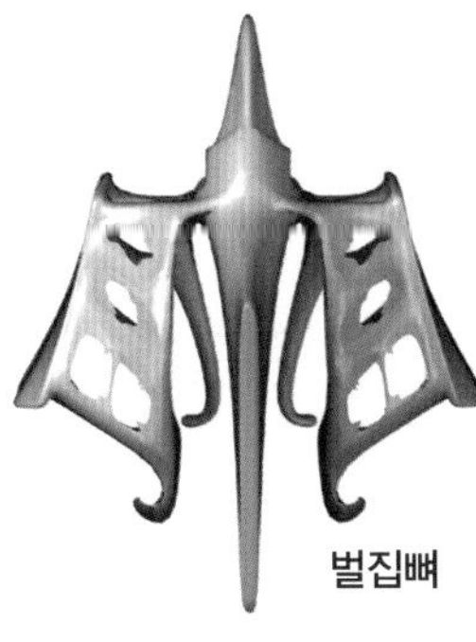
벌집뼈

외부와 통하며 공기가 들어가는 빈 굴을 가지고 있어 뼈의 중량을 줄인다.

: 이마뼈, 위턱뼈, 벌집뼈 등 코곁굴을 구성하는 뼈

**종자뼈**

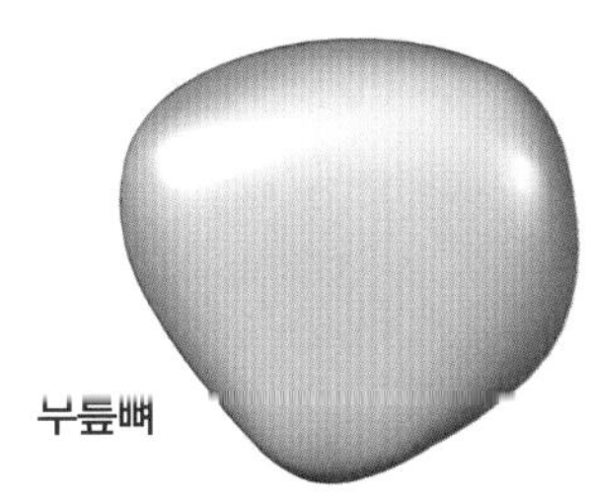
무릎뼈

힘줄 등의 가운데에 위치하며 그 힘줄이 접해 있는 뼈와의 마찰을 완화한다. 관절면은 관절연골로 덮여있고 손과 발에 많은 뼈다.

: 무릎뼈는 가장 큰 종자뼈

# 뼈의 구조

## ■ 뼈의 기본 구조

뼈는 뼈막, 골질, 뼈속질, 연골질 등의 조직으로 구성되어 있다. 연골질 이외의 조직에는 혈관과 신경이 존재한다. 뼈 표면에는 영양구멍이라 불리는 혈관의 통로가 있는데, 이것은 뼈로 파고들어온 터널 형태의 하버스관(중심관)과 뼈속질공간으로 이어진다.

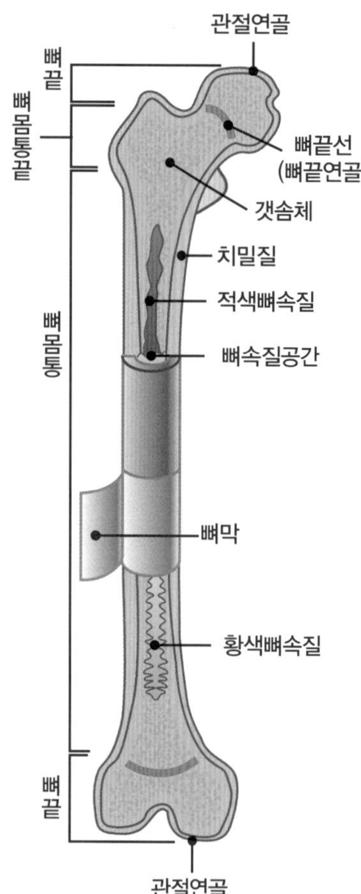

관절연골
뼈끝
뼈몸통끝
뼈끝선
(뼈끝연골)
갯솜체
치밀질
적색뼈속질
뼈속질공간
뼈몸통
뼈막
황색뼈속질
뼈끝
관절연골


### ◆ 뼈막

뼈막은 관절연골과 근육의 부착 부위를 제외한 뼈 표면을 덮고 있는 얇은 층으로, 주성분인 콜라젠섬유가 모여 막 형태를 이루고 있다. 샤피섬유라 불리는 결합조직섬유에 의해 골질과 밀접하게 결합하고, 다수의 혈관과 감각신경이 보여 자극전달과 영양의 운반이라는 일을 담당한다. 또 뼈의 보호나 뼈 굵기의 성장·재생을 담당한다. 깊은 층에는 뼈조직을 만드는 골아세포가 있다.

### ◆ 뼈속질

뼈속질은 뼈속질공간이라 불리는 뼈몸통 속이나 갯솜질의 틈새를 채우고 있는 세포조직이다. 크게 조혈기능을 가진 적색뼈속질과 조혈기능을 잃은 황색뼈속질로 나뉜다.

#### ● 적색뼈속질

적색뼈속질에서는 적혈구, 과립백혈구, 혈소판이 만들어지며, 적혈구가 풍부하게 들어있어 붉게 보인다. 생후 1년 정도는 온몸의 뼈에 조혈기능이 있지만, 자라면서 팔다리뼈의 조혈기능은 점차 사라진다.

#### ● 황색뼈속질

황색뼈속질은 뼈속질이 조혈기능을 잃고 지방세포가 늘어 황색으로 보이는 뼈속질로, 성인은 뼈속질의 약 절반이 황색뼈속질이 된다.

### ◆ 연골질

#### ● 관절연골

관절연골은 그 이름 그대로 뼈와 뼈가 만나는 관절 부분의 표면을 덮고 있다. 관절의 움직임을 부드럽게 해주며 관절에 걸리는 압력을 완화하는 쿠션 역할을 한다.

#### ● 뼈끝선(뼈끝연골)

성장 중인 뼈의 뼈몸통과 뼈끝 사이에 있는 연골을 뼈끝연골이라고 한다. 성장기에는 뼈끝연골이 성장해 뼈의 긴축이 늘어나는데, 뼈몸통 쪽에서 차례차례 변성해 뼈되기가 종료되면 뼈의 성장은 멈추고 뼈끝선이 된다.

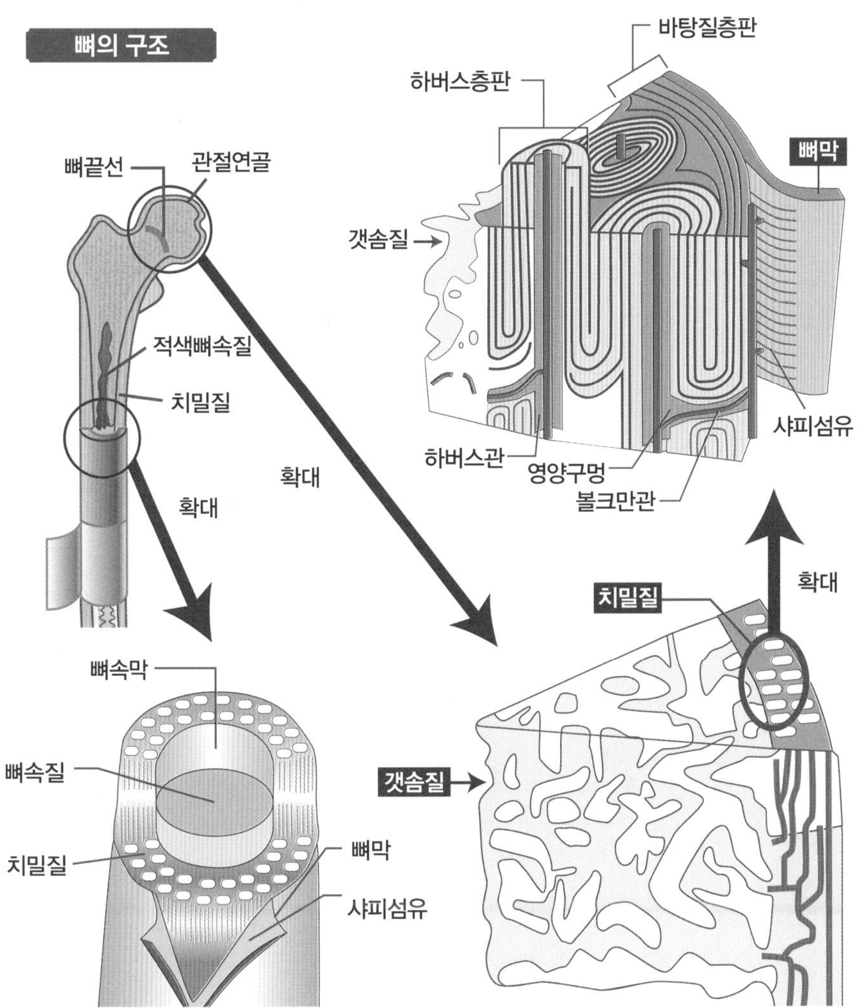
뼈의 구조
바탕질층판
하버스층판
뼈막
뼈끝선
관절연골
갯솜질
적색뼈속질
치밀질
샤피섬유
하버스관
영양구멍
볼크만관
확대
확대
확대
치밀질
뼈속막
뼈속질
갯솜질
치밀질
뼈막
샤피섬유

## ◆ 골질

### ●치밀질

치밀질 뼈층판이라고 불리는 얇은 층이 겹겹이 만나 단단한 골질의 표층을 형성하고 있다. 혈관과 림프관, 신경섬유가 지나는 하버스관을 중심으로 골층판(하버스층판)이 동심원의 층을 이루며 에워싼 원기둥 모양의 것을 뼈단위(오스테온 또는 하버스 계통)라고 한다. 또 하버스관은 뼈단위 사이를 가로로 달리는 볼크만관과 연결되어 뼈표면과 뼈속질 공간, 다른 하버스관으로 이어진다.

### ● 갯솜질

뼈의 내부나 뼈끝 쪽에 많으며, 섬유가 미세하고 뼈잔기둥이 엉성해 많은 빈 공간을 가지는 뼈조직이다. 뼈잔기둥은 압박과 꼬임, 굴곡 등 외력이 더해지는 방향으로 늘어서 있으며 힘을 분산해 뼈의 강도를 높이고 뼈를 더 유연하게 만든다. 뼈잔기둥에 의해 형성된 빈 공간에는 뼈속질이 들어가 뼈속질공간이라 부른다.

# 뼈의 발생과 성장

뼈의 발생에는 연골뼈되기와 막성뼈되기라는 두 가지 시스템이 있어 뼈에 따라 발생과 성장의 속도가 다르다. 우리 몸의 뼈는 태생 7주경부터 골격화되기 시작한다. 출생 시에는 아직 완성되지 않고 나이가 들면서 성장을 지속해 대략 여성은 15~16세, 남성은 17~18세경에 골격이 완성된다고 알려져 있다.

## ■ 연골뼈되기

연골뼈되기는 유리연골 속에 생긴 뼈되기중심이 점차 위로 올라와 연골이 뼈로 치환되는 발생법이다. 치환뼈 또는 연골뼈라고 불리며 대부분의 뼈가 이 방법으로 발생한다.

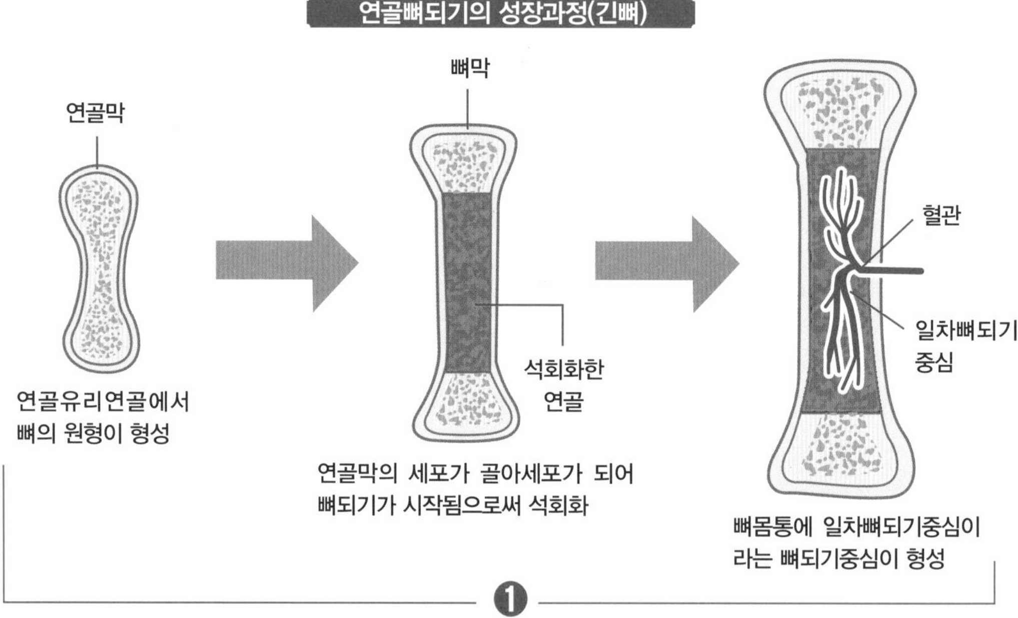
연골뼈되기의 성장과정(긴뼈)
연골막
연골유리연골에서
뼈의 원형이 형성
뼈막
석회화한
연골
연골막의 세포가 골아세포가 되어
뼈되기가 시작됨으로써 석회화
혈관
일차뼈되기
중심
뼈몸통에 일차뼈되기중심이
라는 뼈되기중심이 형성
❶

### ❶ 유리연골 발생에서 일차뼈되기중심 발생까지

연골뼈되기에서는 먼저 유리연골이 발생해 뼈의 원형을 형성하고, 골아세포가 그곳으로 뼈바탕질을 분비해 연골조직을 뼈조직으로 치환한다. 이렇게 뼈되기가 시작된 부분을 뼈되기중심이라고 하는데, 뼈몸통부분에 발생한 뼈되기중심은 일차뼈되기중심이라 부른다.

**◎ 뼈는 스무 살 무렵까지 자란다**

뼈의 양이 많아지는 시기는 여성은 11~15세, 남성은 13~17세라고 알려져 있다. 이것은 뼈의 형성에 남녀 호르몬이 관련되어 있기 때문이다. 뼈의 양이 최대에 이르는 것은 여성은 18세 정도, 남성은 20세 정도라고 알려져 있다.

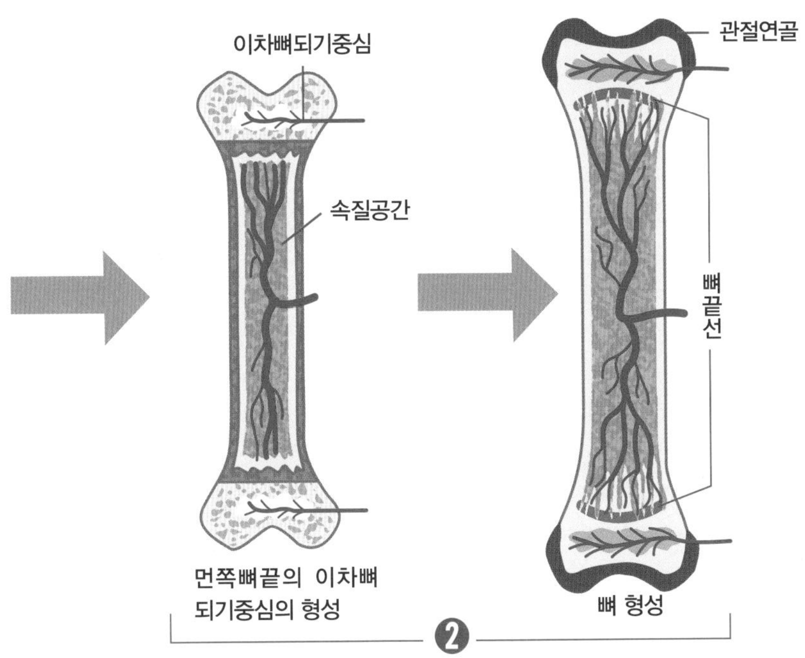
이차뼈되기중심
속질공간
먼쪽뼈끝의 이차뼈
되기중심의 형성
관절연골
뼈끝선
뼈 형성
❷

## ❷ 이차뼈되기중심 발생에서 뼈끝선 형성까지

뼈끝의 연골 속에 뼈되기중심이 나타나(이차뼈되기중심) 뼈되기가 진행된다. 각 뼈되기중심에서 뼈되기가 이루어지고 그 사이 부분에 남은 연골을 뼈끝연골이라고 하는데, 결국 뼈끝연골이 뼈끝선이 될 때까지 연골은 증식과 뼈되기를 반복한다.

## ■ 막성뼈되기

막성뼈되기는 뼈가 발생하는 부위인 간엽(間葉)이라는 원시적인 결합조직의 세포가 골아세포로 분화해 직접 뼈되기가 이루어지는 것이다. 부가뼈, 결합조직성뼈라고도 부른다. 널빤지 모양의 머리뼈나 빗장뼈 등이 이 방법으로 만들어진다.

### ◎ 부러진 뼈의 재생 시스템

뼈의 발생과 성장을 담당하는 뼈막은 뼈가 성장을 멈춘 뒤에도 조혈능력이 유지되어 골절 등 비상시에 활동을 재개한다. 골절로 환부에 집중된 뼈막세포는 골아세포가 되어 섬유성 애벌뼈를 형성하고 칼슘을 침착시켜 새로운 뼈를 만든다. 혈관이 끊어져 영양이 돌지 않는 골절부에서는 골아세포가 연골을 만들어내어 서서히 뼈되기로 이행한다. 최종적으로는 새로운 뼈의 성장과 함께 초기의 애벌뼈가 축소되고 파골세포의 작용으로 녹는다. 그리고 골아세포에 의해 다시 성숙한 뼈가 형성되어 완치된다.

## ■ 뼈의 길이와 굵기

뼈의 성장은 뼈끝의 연골(뼈끝연골)과 뼈막에서 이루어진다. 뼈끝연골의 증식으로 길이를 늘이면서 그 속에서 생긴 골아세포가 연골조직을 뼈로 만들어 긴축 방향으로 성장한다. 뼈끝연골은 성장기를 지나 뼈의 성장이 멈출 때까지 계속 증식하기에 성장판이라고도 불린다. 한편 뼈 두께의 성장은 뼈막이 담당한다. 뼈막에서 골아세포가 나와 뼈막 안에 골질을 만드는데, 뼈의 표면에 골질을 새로 부가함으로써 두터워진다. 또 머리나 얼굴과 같이 막성뼈되기로 생겨난 납작뼈는 골아세포의 작용을 통해 직접 새로운 뼈가 만들어져 성장한다.

### ◆ 뼈의 파괴와 재생

우리 몸속에서는 뼈도 피부처럼 신진대사를 하여 끊임없이 파괴와 재생을 반복한다. 그 과정은 파골세포와 골아세포가 담당하는데, 뼈의 파괴는 뼈흡수, 재생은 뼈형성이라 부른다. 파골세포는 원래 혈액세포의 일종으로 오래된 뼈를 산이나 효소로 녹여 혈액과 함께 빼낸다. 그 과정이 끝나면 골아세포가 나타나 콜라젠을 만들어내고 혈액을 타고 운반된 칼슘이 침착해 새로운 뼈를 만들어나간다.

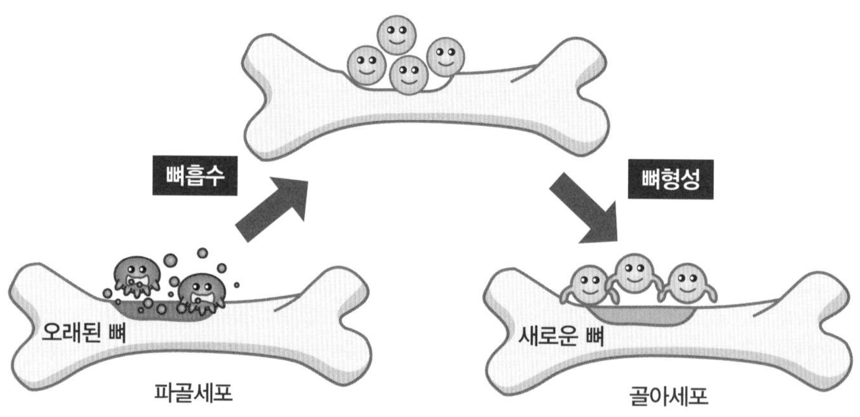
뼈흡수
뼈형성
오래된 뼈
파골세포
새로운 뼈
골아세포

◎ **뼈의 리모델링**

뼈는 뼈흡수와 뼈형성을 거듭하며 스스로를 재건축한다. 이를 '뼈의 리모델링'이라고 한다. 2~5개월에 걸쳐 다시 만들어지는데, 이것을 1~4년 주기로 반복한다고 알려져 있다. 1년간 약 20%의 뼈가 리모델링되며 이 균형이 무너지면 뼈엉성증(골다공증)이 된다.

## ■ 뼈의 부위별 명칭

뼈의 부위별 명칭은 대부분 부위와 모양의 조합으로 만든 단어라서, 익숙해지면 명칭으로 그 위치나 모양을 대략 파악할 수 있다.

| 머리 | 뼈끝의 둥근 부분 | 주머니 | 공간이나 기관을 덮어 감싸는 구조물 |
|---|---|---|---|
| 목 | 뼈머리 주위의 가늘어진 부분 | 집 | (힘줄 등의) 띠 모양의 것을 감싸는 구조 |
| 몸 | 몸통이라고도 하며, 긴뼈 중앙의 긴 부분 | 돌기 | 돌출된 부분 |
| 바닥 | 굵은 쪽 뼈끝 | 파임 | 도려낸 것처럼 파인 부분 |
| 꼭대기 | 뼈끝의 가늘어진 부분 | 활 | 활모양으로 휘어진 부분 |
| 안 | 뼈 내부, 기관이 들어가는 공간 | 잔기둥 | 건축에서 대들보처럼 힘을 분산해 지탱하는 부분 |
| 굴 | 뼈 내부, 기관의 커다란 파임 | 능선 | 표면이 산의 능선처럼 솟아오른 부분 |
| 덮개 | 공간을 뚜껑처럼 위에서 덮는 덮개 모양의 구조 | 가시 | 가시처럼 돌출된 부분 |
| 문, 어귀, 구멍 | 안으로 통하는 입구 | 융기 | 뼈가 둥글게 솟아오른 부분 |
| 구멍 | 표면에서 내부로 향하거나 관통하는 구멍으로, 주로 혈관과 신경의 통로가 됨 | 결절 | 뼈의 표면이 혹처럼 튀어나온 부분 |
| 오목 | 표면의 얕은 파임 | 거친면 | 거칠거칠한 뼈의 표면 |
| 고랑 | 융기나 능선처럼 솟아오른 부분 사이에 있는 길고 좁은 파임으로, 혈관과 신경이 접해 있는 경우가 많음 | | |

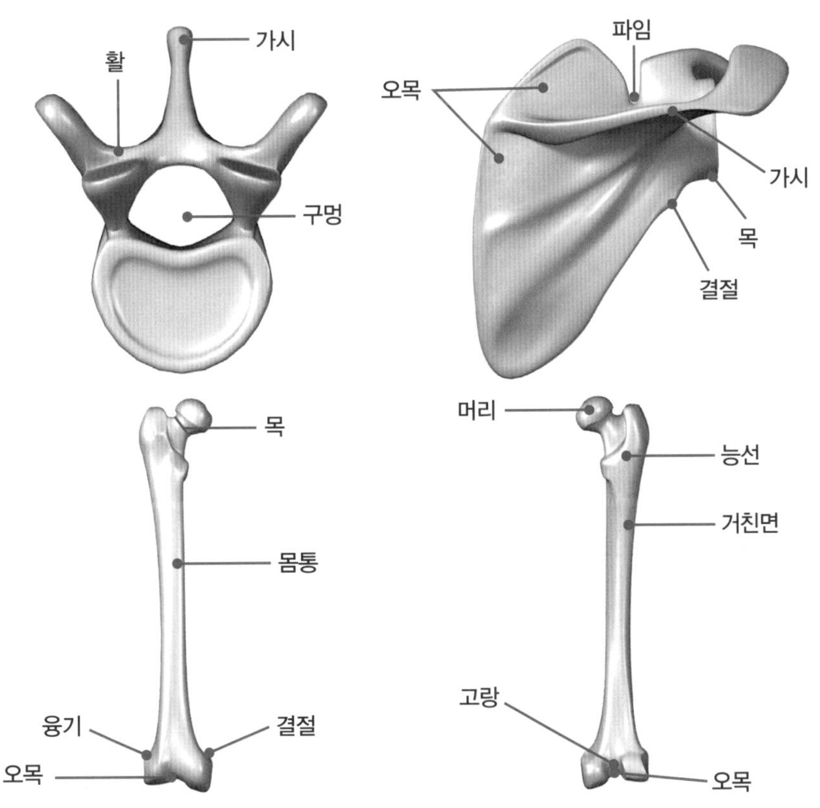
가시
활
구멍
파임
오목
가시
목
결절
목
몸통
융기
결절
오목
머리
능선
거친면
고랑
오목

# 뼈의 연결

인접하는 2개, 또는 몇 개의 뼈가 연결되어 관절을 이룬다. 뼈의 연결부분인 관절은 크게 뼈가 움직이는 움직관절(가동관절)과 거의 움직이지 않는 못움직관절(부동관절)로 나뉜다. 보통 관절이라고 하면 움직관절을 가리키며 못움직관절은 포함하지 않는다.

## ■ 움직관절

움직관절은 연결하는 뼈 사이에 틈새가 있어서 굽힘·폄·휘돌림 등 운동이 가능한 구조를 가지고 있다. 움직관절에서 연결하는 2개의 뼈는 관절면에서 마주한다.

### ◆ 볼록한 관절머리가 안으로 파인 관절오목과 맞물려 관절을 형성

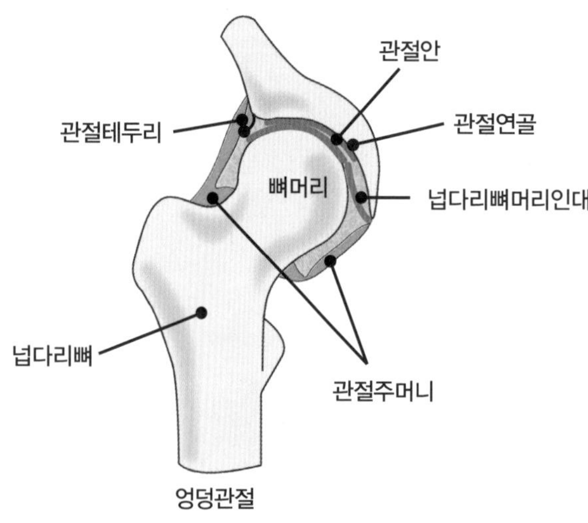
관절안
관절테두리
관절연골
뼈머리
넙다리뼈머리인대
넙다리뼈
관절주머니
엉덩관절

전체는 관절연골이라는 얇은 연골층으로 덮여 관절주머니를 이루고 있다. 관절주머니 속의 틈새를 관절안이라고 하며, 관절안은 히알루론산과 단백질 등이 들어있는 윤활액으로 채워져있다. 그래서 가동성 연결을 윤활관절이라고도 부른다.

### ◆ 관절면이 울퉁불퉁한 것이 아니라 불완전한 관절

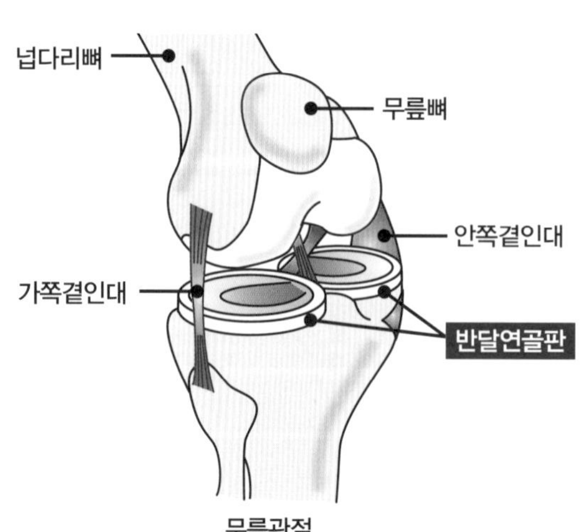
넙다리뼈
무릎뼈
안쪽곁인대
가쪽곁인대
반달연골판
무릎관절

마주보는 뼈 사이에 반달 모양의 섬유연골(관절반달)이 있어서 관절의 적합성을 높인다. 무릎관절의 반달연골판은 이 관절반달이 발달해 원반 형태가 된 것이다.

## ■ 못움직관절

못움직관절은 가동성이 전혀 또는 거의 없는 연결을 말하며 섬유관절과 연골관절로 나뉜다.

### ◆ 섬유관절

뼈와 뼈 사이는 교원섬유와 탄성섬유 등 결합조직으로 채워져 있으며 틈새가 없어 가동성이 거의 없는 연결이다. 크게 3가지 유형으로 나뉜다.

#### ● 봉합

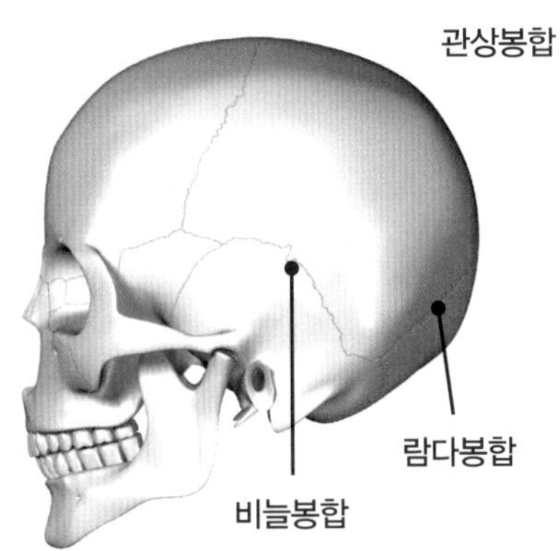
관상봉합
람다봉합
비늘봉합

주로 머리덮개뼈와 얼굴뼈에 보이며 아주 적은 결합조직에 의해 결합한다. 이 결합조직에서 뼈되기가 이루어지면 뼈결합이 된다.

#### ● 인대결합

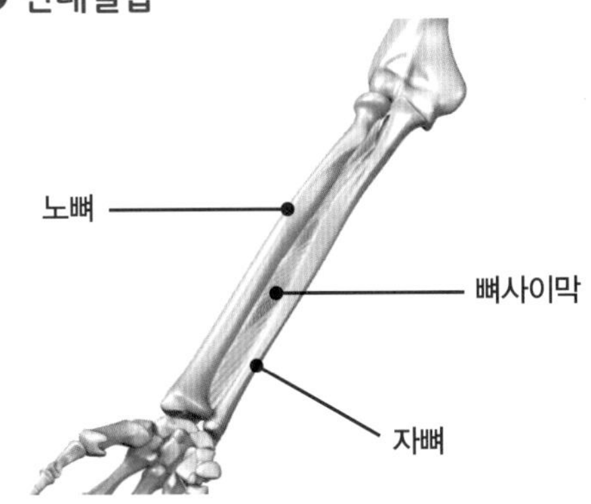
노뼈
뼈사이막
자뼈

아래팔과 종아리뼈 등에서 볼 수 있는 결합이다. 2개의 뼈 사이가 인대 또는 막성 결합조직에 의해 결합되는 것이다.

#### ● 못박이결합

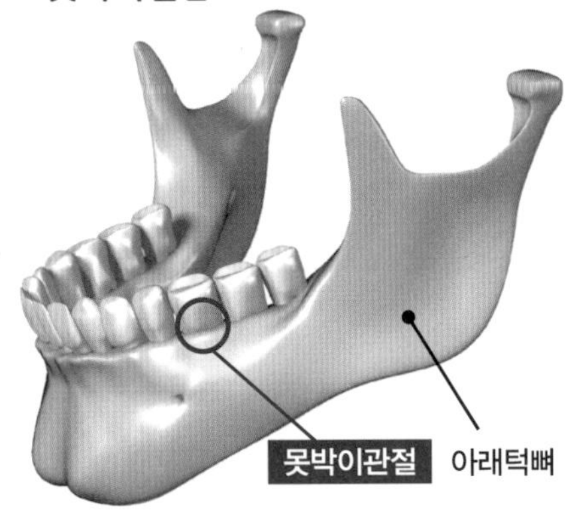
못박이관절
아래턱뼈

위턱뼈·아래턱뼈에서 보이는 이촉과 이틀의 결합이다. 치아가 뼈에 묻혀있는 상태가 못이 판에 박힌 상태와 비슷해 못박이결합이라고 부른다.

## ◆ 연골관절

### ● 섬유연골결합

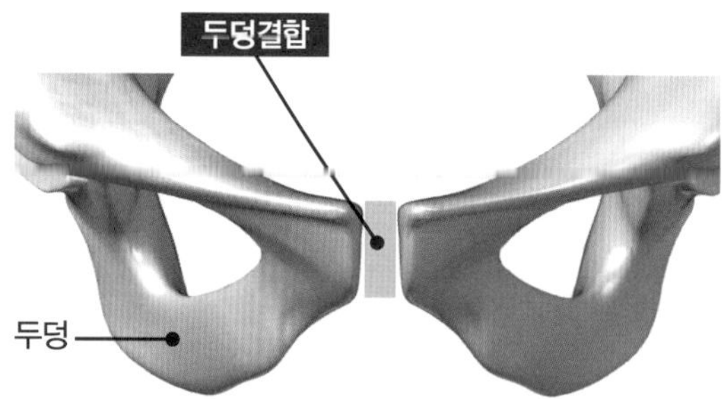
두덩결합
두덩

뼈와 뼈 사이가 연골로 연결된 연골관절이다. 두덩결합 등과 같이 섬유연골에 의해 연결되어 아주 적은 가동성을 가진다. 반관절이라고도 부른다.

### ● 연골결합

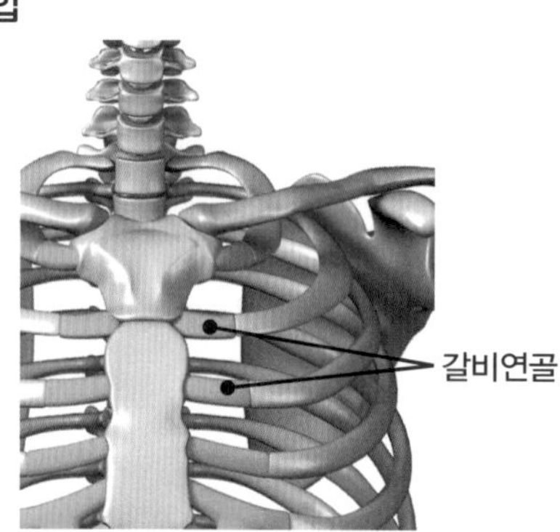
갈비연골

유리연골로 연결되기에 유리연골결합이라고도 부른다. 뼈가 성장할 때 관절연골, 갈비연골, 후두연골에서 볼 수 있다.

## ■ 뼈결합

섬유와 연골이 뼈되기가 되어 이어진 것을 말하며, 이마뼈·볼기뼈·엉치뼈 등에서 볼 수 있다.

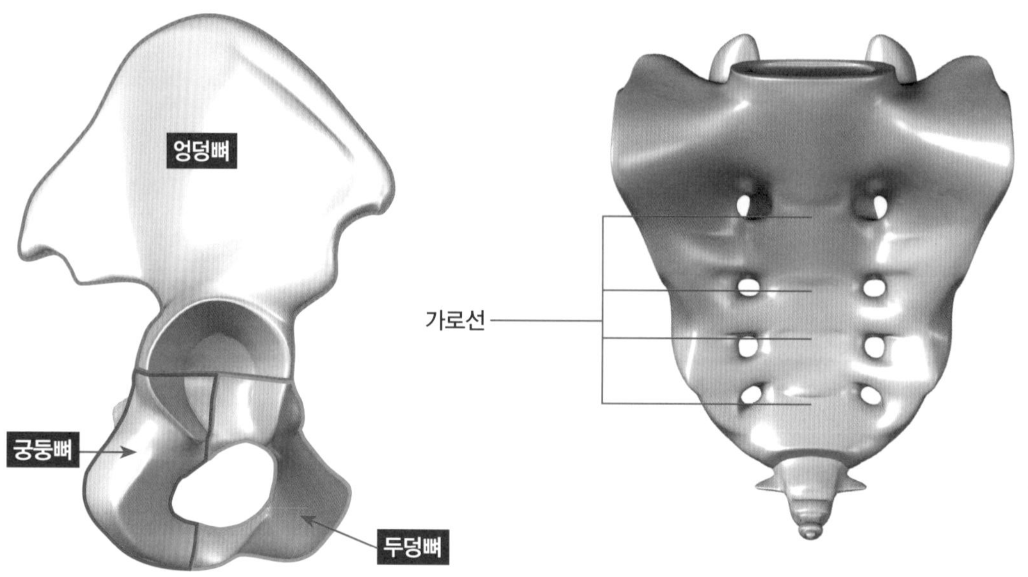
엉덩뼈
궁둥뼈
두덩뼈
가로선

볼기뼈는 엉덩뼈, 두덩뼈, 궁둥뼈가 융합되어 형성된 뼈

엉치뼈는 5개의 엉치척추뼈가 융합되어 형성된 뼈

# 관절의 구조와 분류

우리 몸에 있는 관절의 개수는 약 350개 정도인데, 특히 복잡한 움직임을 하는 손발에 약 60%가 집중되어 있다. 이들 관절 가운데 운동 가능한 움직관절은 뼈의 개수, 운동축, 모양에 따라 분류된다.

## ■ 수에 따른 분류

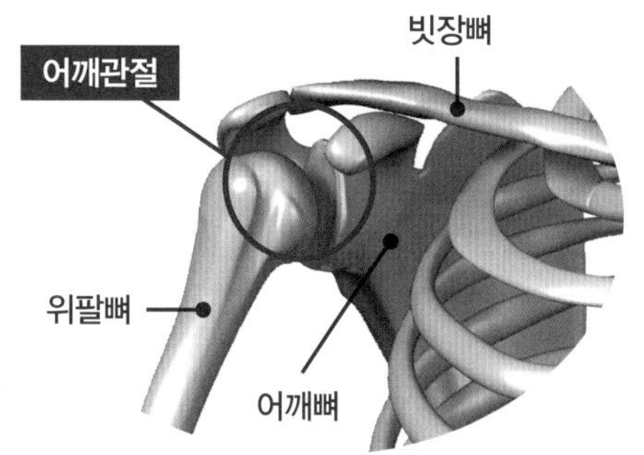
빗장뼈
어깨관절
위팔뼈
어깨뼈

### ◆ 단순관절

어깨관절과 엉덩관절, 각 손가락 마디 사이의 관절 등 2개의 뼈로 구성된 가장 일반적인 관절이다.

: 어깨관절(위팔뼈와 어깨뼈), 엉덩관절(넙다리뼈와 볼기뼈)

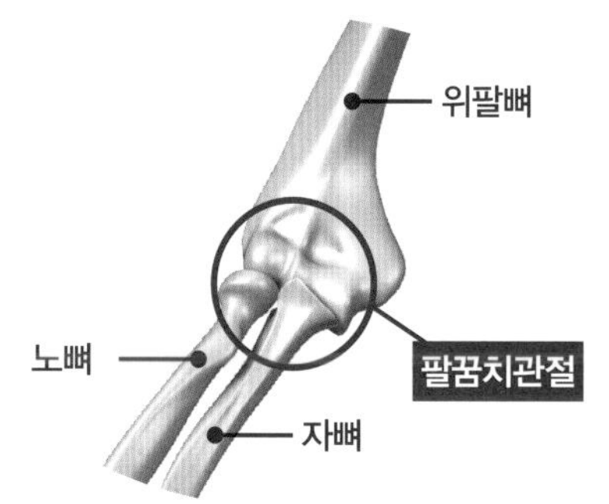
위팔뼈
노뼈
팔꿈치관절
자뼈

### ◆ 복합관절

팔꿈치관절과 무릎관절, 노손목관절 등 3개 이상의 뼈 사이에 있는 3개의 관절이 하나의 관절주머니에 쌓여있는 관절이다.

: 팔꿈치관절(위팔뼈와 노뼈·자뼈)과 무릎관절, 노손목관절

## ■ 운동축에 따른 분류

### ◆ 홑축 관절

굽힘과 폄, 앞뒤 굽힘 등과 같이 어느 한 축만을 중심으로 움직이는 관절이다. 각 손가락 마디 사이 관절에 많다.

: 몸쪽노자관절, 위팔자관절 등

### ◆ 두 축 관절

앞뒤와 옆쪽으로의 굽힘과 폄 등과 같이 축 2개를 중심으로 움직이는 관절이다.

: 고리뒤통수관절, 노손목관절, 첫째손허리손가락관절 등

### ◆ 뭇축 관절

앞뒤 굽힘, 옆 굽힘에 돌림까지 가능한 축 3개 이상을 중심으로 움직이는 관절이다.

: 어깨관절, 엉덩관절

## ■ 모양에 따른 분류

### 절구관절

관절머리가 공 모양으로 관절오목이 얕고 가동범위가 큰 뭇축 관절이다.

[어깨관절 · 엉덩관절]

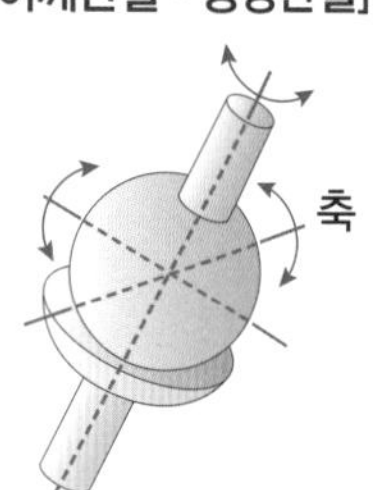
축

### 평면관절

관절면이 평면을 이루는 것으로 가동범위가 작은 반관절도 평면관절의 일종이다.

[척추사이관절]

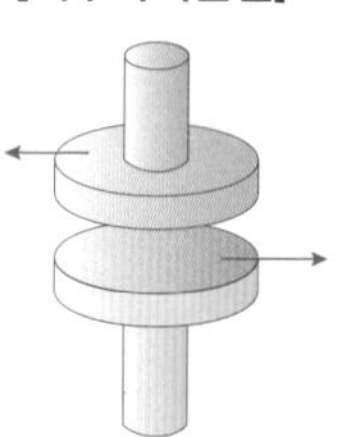

어깨관절

척추사이관절

몸쪽노자관절

위팔자관절

노손목관절

엉덩관절

손목손허리관절

무릎관절

### 중쇠관절

한방향의 관절면이 다른 방향의 관절면에 접해 중쇠처럼 회전하는 홑축 관절이다.

[몸쪽 · 먼쪽노자관절]

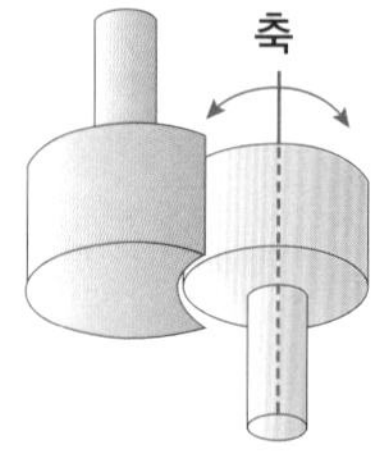
축

### 경첩관절

원기둥 형태의 관절머리가 경첩처럼 원기둥 축을 중심으로 회전하는 홑축 관절이다. 운동방향이 뼈의 긴축과 직각이 아닌 나선을 그리는 나선관절은 경첩관절의 변형 중 하나다. 팔꿈치의 위팔자관절이 그렇다.

[위팔자관절]

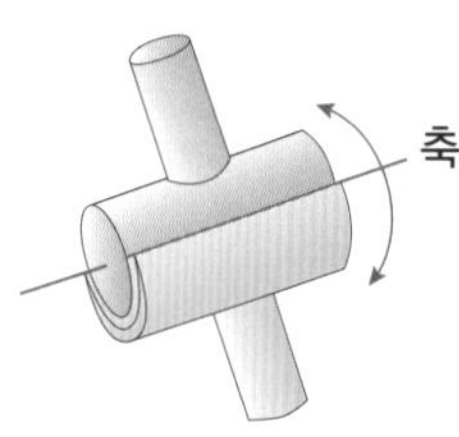
축

### 타원관절

관절머리와 관절오목이 타원 모양(또는 그 일부)이며 돌림은 불가능한 두 축 관절이다. 관절머리가 공 모양이 아니라 약간 평평한 상태를 융기관절이라고 부른다. 융기관절은 인대 등의 영향으로 운동이 제한되기에 한 방향이나 두 방향으로 운동을 제한한다.

### 안장관절

관절머리와 관절오목이 말의 안장과 같은 쌍곡면을 이루며 서로 포개어진다. 관절오목이 얕고 운동은 인대에 의해 한 방향 또는 두 방향으로 제한된다.

타원관절[노손목관절]

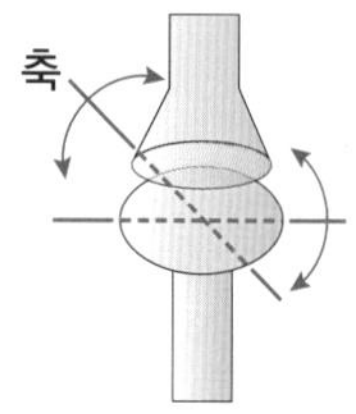
축

융기관절[무릎관절]

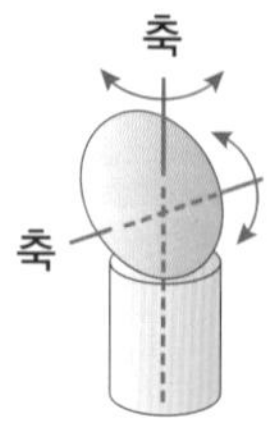
축
축

[엄지손가락의 손목손허리관절]

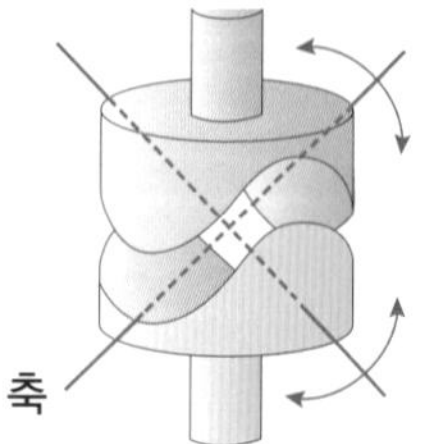
축

# 머리 부위의 뼈

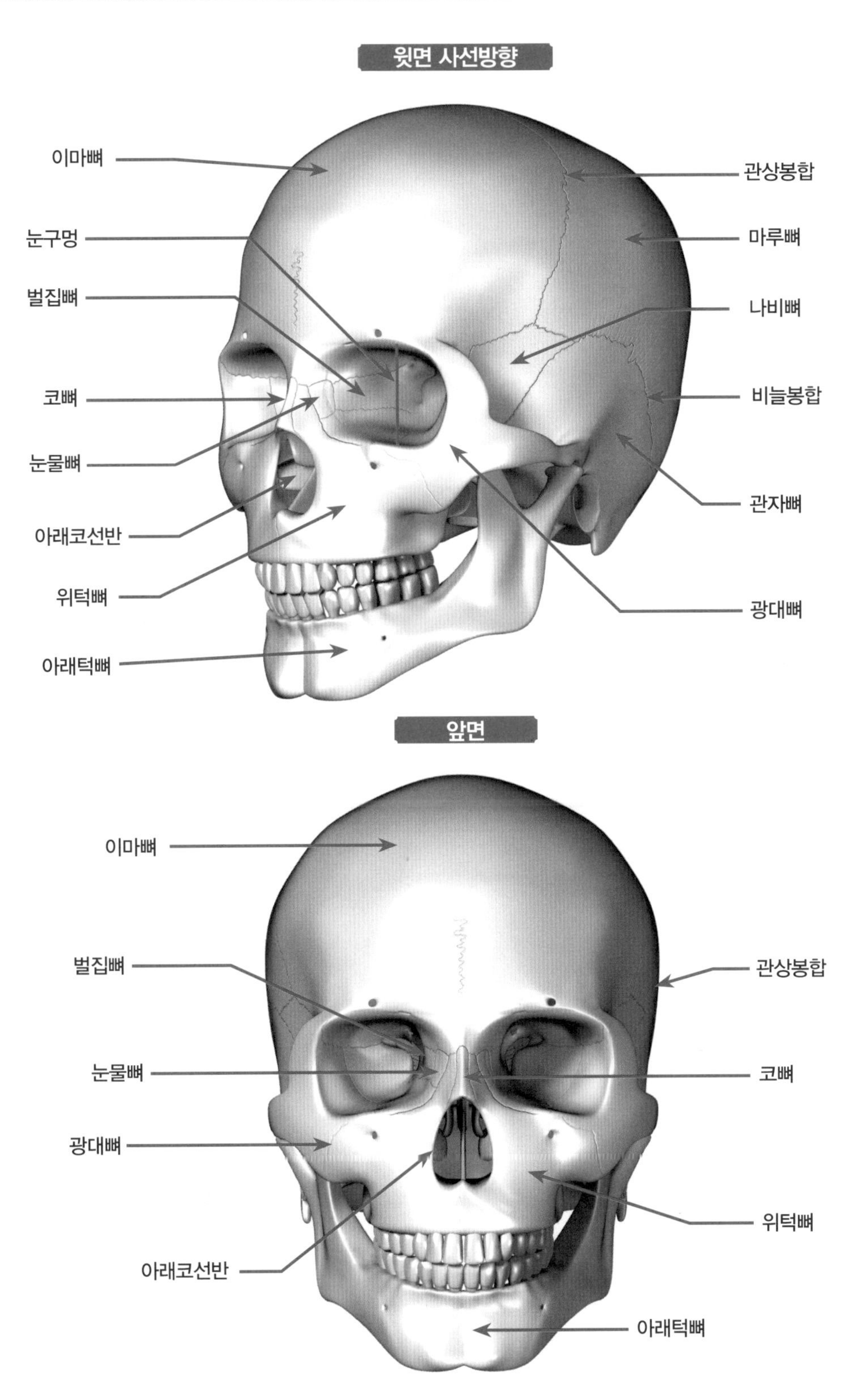
윗면 사선방향
이마뼈
관상봉합
눈구멍
마루뼈
벌집뼈
나비뼈
코뼈
비늘봉합
눈물뼈
관자뼈
아래코선반
위턱뼈
광대뼈
아래턱뼈
앞면
이마뼈
벌집뼈
관상봉합
눈물뼈
코뼈
광대뼈
위턱뼈
아래코선반
아래턱뼈

# 머리뼈

## ■ 머리뼈의 구조

머리뼈는 머리 부분의 골격으로 15종 23개의 뼈로 구성되어 있는데, 뇌를 외상으로부터 보호하는 10종의 뇌머리뼈와 얼굴의 골격을 형성하고 있는 5종의 얼굴머리뼈로 이루어져 있다. 아래턱뼈와 목뿔뼈를 제외한 뼈는 봉합이라 불리는 밀접한 접합으로 서로 연결되어 있다.

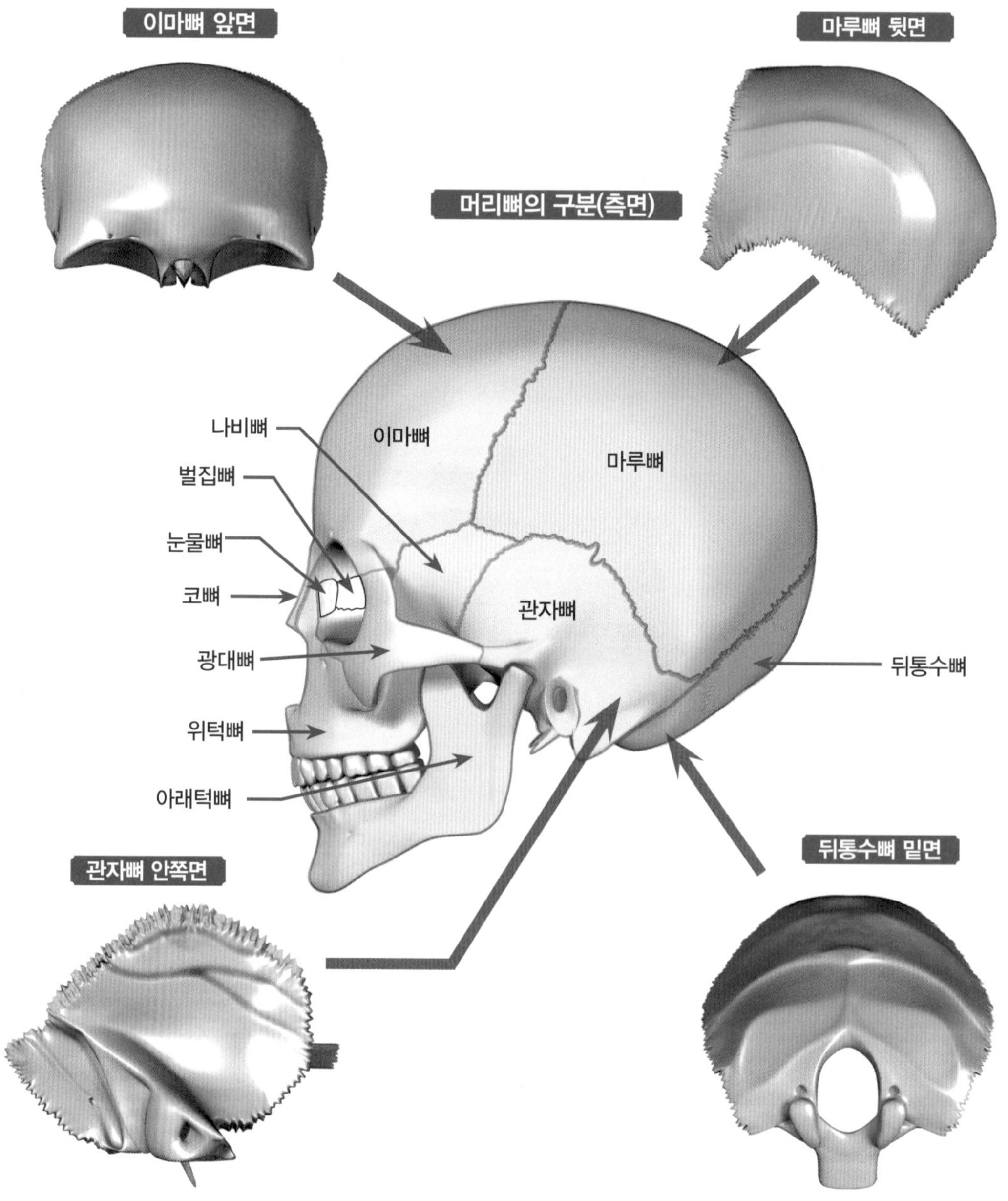
이마뼈 앞면
마루뼈 뒷면
머리뼈의 구분(측면)
나비뼈
이마뼈
마루뼈
벌집뼈
눈물뼈
코뼈
관자뼈
광대뼈
뒤통수뼈
위턱뼈
아래턱뼈
관자뼈 안쪽면
뒤통수뼈 밑면

### ◆ 뇌머리뼈

머리뼈 중 주로 뇌가 담기는 부분이다. 이마뼈, 뒤통수뼈, 나비뼈, 벌집뼈 외에 마루뼈와 관자뼈가 한 쌍씩, 총 6종 8개의 뼈로 구성되어 있다. 신경머리뼈라고도 부른다.

### ◆ 얼굴머리뼈

머리뼈 중 얼굴을 이루고 있는 부분이다. 아래턱뼈와 보습뼈 외에 한 쌍씩 있는 위턱뼈, 입천장뼈, 광대뼈, 코뼈, 눈물뼈, 아래코선반, 목뿔뼈가 있으며 총 9종 14개의 뼈로 구성되어 있다. 내장머리뼈라고도 부른다.

## ■ 코곁굴

코안을 둘러싼 주위의 뼈 속에 공기로 채워진 빈굴을 코곁굴이라고 한다. 뺨 안쪽에 있는 위턱굴, 이마 안쪽에 있는 이마굴, 양눈 사이에 있는 벌집굴, 코 안쪽에 있는 나비굴이 각각 한 쌍씩 있으며 이것은 모두 코안으로 통한다. 코안과 마찬가지로 섬모를 가진 호흡상피로 안쪽면이 덮여있다. 코곁굴과 같이 빈굴이 된 부분을 굴이라고 한다.

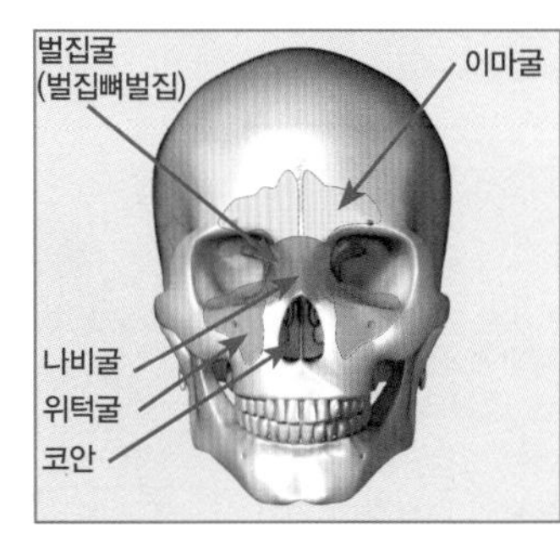
벌집굴
(벌집뼈벌집)
이마굴
나비굴
위턱굴
코안

머리뼈 관상단면도

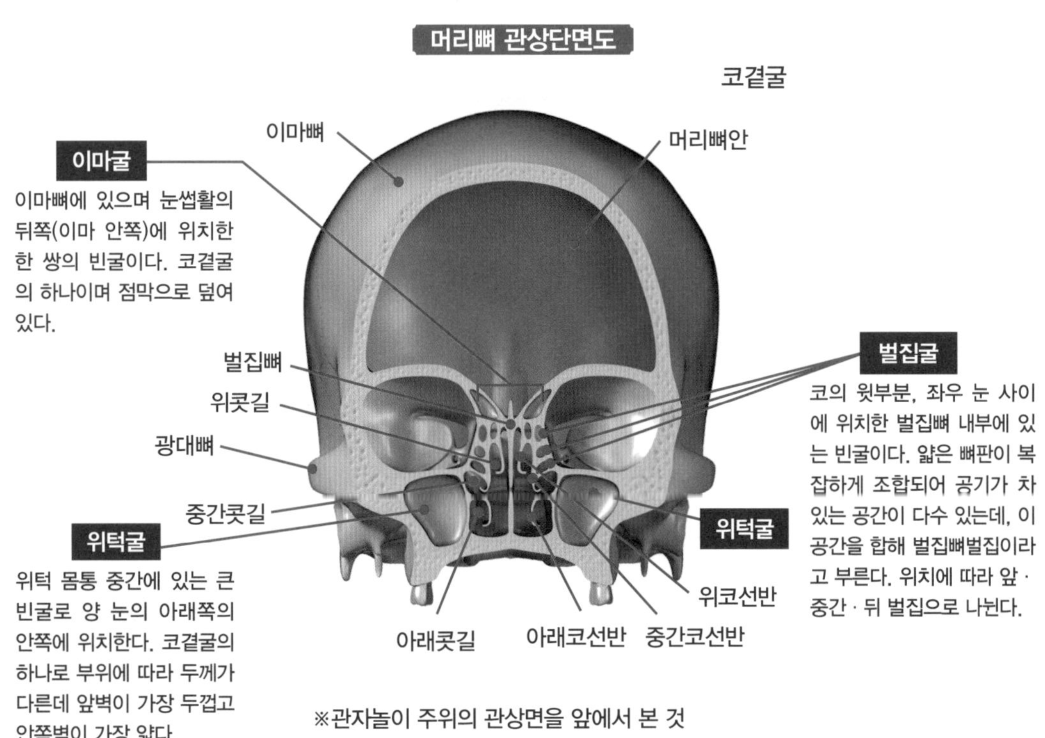
코곁굴
이마뼈
머리뼈안
이마굴
이마뼈에 있으며 눈썹활의 뒤쪽(이마 안쪽)에 위치한 한 쌍의 빈굴이다. 코곁굴의 하나이며 점막으로 덮여 있다.
벌집뼈
위콧길
광대뼈
중간콧길
벌집굴
코의 윗부분, 좌우 눈 사이에 위치한 벌집뼈 내부에 있는 빈굴이다. 얇은 뼈판이 복잡하게 조합되어 공기가 차 있는 공간이 다수 있는데, 이 공간을 합해 벌집뼈벌집이라고 부른다. 위치에 따라 앞 · 중간 · 뒤 벌집으로 나뉜다.
위턱굴
위턱 몸통 중간에 있는 큰 빈굴로 양 눈의 아래쪽의 안쪽에 위치한다. 코곁굴의 하나로 부위에 따라 두께가 다른데 앞벽이 가장 두껍고 안쪽벽이 가장 얇다.
위턱굴
위코선반
아래콧길
아래코선반
중간코선반

※관자놀이 주위의 관상면을 앞에서 본 것

## ■ 코선반 <위코선반·중간코선반·아래코선반>

코안의 가쪽 벽에서 뻗어 나와 있는 점막에 덮인 뼈 융기다. 일련의 주름을 만들어내는데, 이 주름으로 코안 점막의 표면적을 넓혀 열과 습기의 교환이 더 효과적으로 이루어진다. 위코선반·중간코선반·아래코선반으로 나뉜다.

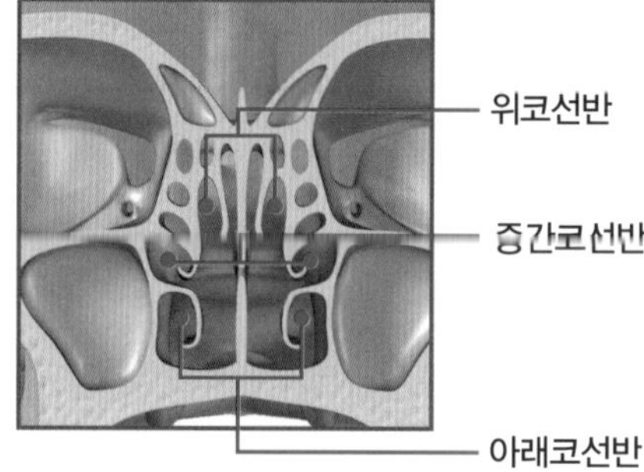

위코선반
중간코선반
아래코선반


**머리뼈 시상단면도**

이마뼈

이마굴

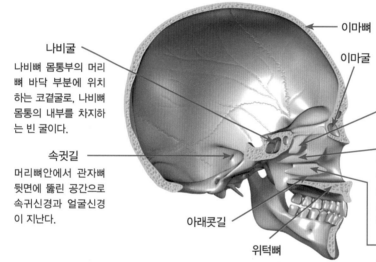

**나비굴**

나비뼈 몸통부의 머리뼈 바닥 부분에 위치하는 코곁굴로, 나비뼈 몸통의 내부를 차지하는 빈 굴이다.

**속귓길**

머리뼈안에서 관자뼈 뒷면에 뚫린 공간으로 속귀신경과 얼굴신경이 지난다.

아래콧길

위턱뼈

**위코선반**

코안의 가쪽 벽에는 점막으로 덮인 뼈가 차양을 늘어뜨린 형태로 돌출되어 있다. 위코선반은 벌집뼈미로 윗부분의 뒤쪽 절반과 평행하게 뻗어 있다.

**중간코선반**

벌집뼈미로 아래모서리가 비대해져 형성된 것으로, 위코선반 아래에 위치한다. 안쪽 벽에서 밑을 향해 돌출되어 있으며 안쪽 벽의 하부 공간을 만든다.

**아래코선반**

중간코선반과 모양은 거의 같고 크기는 더 크다. 위턱뼈를 향하는 바깥 면이 우묵하게 들어가 있으며 위아래로 긴 배 모양을 하고 있다.

※ 정중에서 오른쪽을 시상면으로 절단해 안쪽에서 본 것

### ◎ 코주기

점막으로 덮여있는 코선반에는 모세혈관이 집중되어 있어서 몇 시간마다 좌우 교대로 충혈과 팽창을 반복한다. 팽창한 콧구멍은 공기를 지나기 어렵게 하기에, 콧구멍은 실제로 한쪽씩 좌우 교대로 호흡한다. 이것은 호흡에 사용하는 에너지를 절약하기 위한 장치다. 이 현상을 코주기(nasal cycle)라고 부르며 자율신경에 의해 조절된다. 또 아래코선반의 주름 부분에 삼나무 꽃가루 등이 걸리면, 그 이상 꽃가루가 들어오지 못하게 주름 점막이 반응한다. 바로 알레르기성 비염이다.

# 봉합과 숫구멍

머리뼈를 구성하는 뼈는 출생 시에는 개별 뼈지만 성장하면서 이어진다. 막으로 가로막힌 뼈와 뼈의 틈새를 숫구멍, 뼈되기가 되어 불규칙해진 선이 된 연결 부위를 봉합이라고 한다. 봉합에 의해 뼈는 단단하게 결합된다.

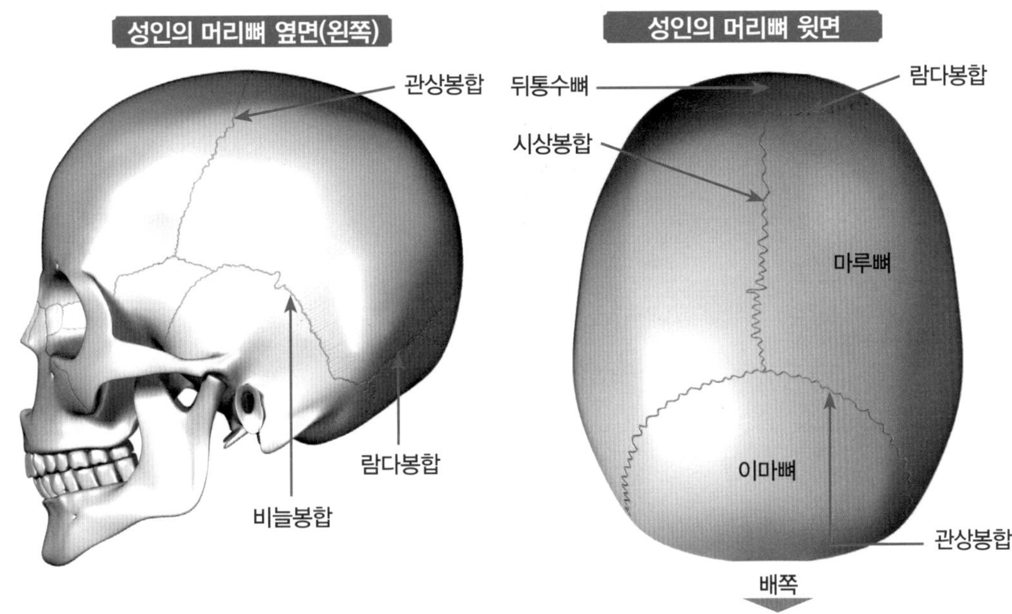
성인의 머리뼈 옆면(왼쪽)
관상봉합
람다봉합
비늘봉합
성인의 머리뼈 윗면
뒤통수뼈
람다봉합
시상봉합
마루뼈
이마뼈
관상봉합
배쪽

## ◆ 관상봉합

이마뼈와 좌우 마루뼈를 잇는 봉합 부분이다. 신생아의 경우 각 뼈가 독립해 있어 이 부분이 존재하지 않는다.

## ◆ 시상봉합

좌우 마루뼈의 결합 부분이다. 거의 머리뼈 정중선에 해당한다.

## ◆ 람다봉합

머리덮개뼈 뒷부분으로 뒤통수뼈와 좌우 마루뼈를 잇는 봉합 부분이다. 파장을 나타내는 람다 기호(λ)와 닮았다 하여 이와 같은 이름이 붙었다.

● 머리덮개뼈: 머리뼈 위쪽을 원반모양으로 덮는 뼈의 총칭

## ◆ 비늘봉합

봉합 형태상의 분류로 사용되는데 관자뼈 비늘 부분과 마루뼈와의 봉합을 가리키기도 한다.

## ■ 신생아의 봉합과 숫구멍

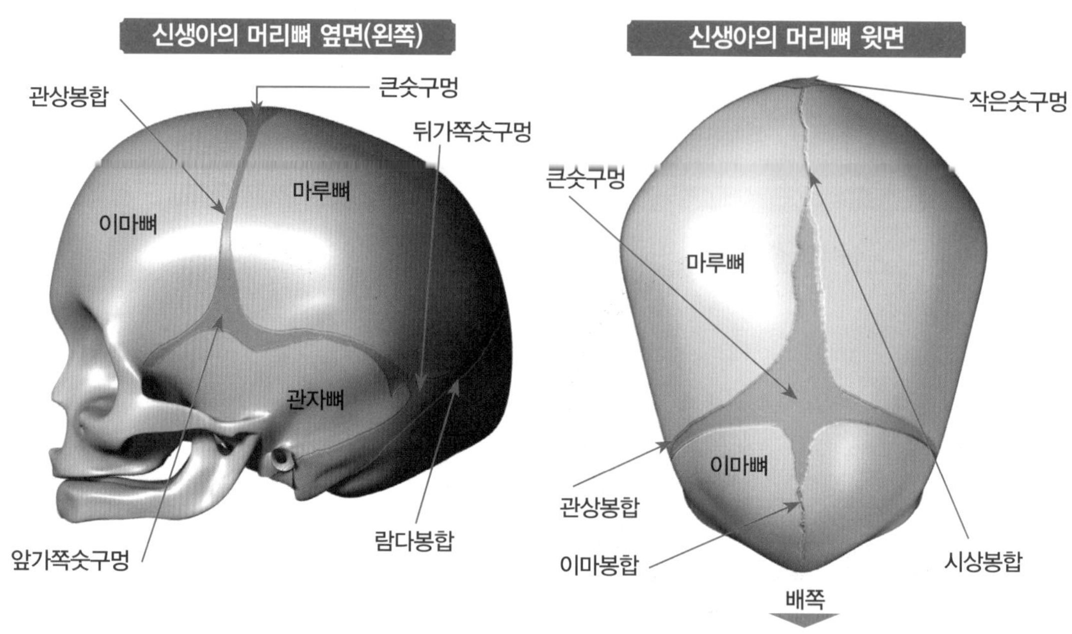
신생아의 머리뼈 옆면(왼쪽)
관상봉합
큰숫구멍
뒤가쪽숫구멍
마루뼈
이마뼈
관자뼈
앞가쪽숫구멍
람다봉합
신생아의 머리뼈 윗면
작은숫구멍
큰숫구멍
마루뼈
이마뼈
관상봉합
이마봉합
시상봉합
배쪽

### ◆ 큰숫구멍

이마 윗부분, 좌우 이마뼈 및 좌우 마루뼈의 경계가 되는 부분이다. 4개 뼈의 경계를 이루는 가장 큰 숫구멍으로 생후 1~2년쯤 지나 닫힌다.

### ◆ 작은숫구멍

마루뼈와 뒤통수뼈 사이에 있다. 큰숫구멍 뒤에 있는 삼각형 모양의 숫구멍으로 생후 1개월쯤 지나 닫힌다.

### ◆ 가쪽숫구멍

신생아의 머리덮개뼈를 구성하는 각 머리뼈의 주변부로, 3개 이상의 뼈가 만나 2개 이상의 봉합이 교차하는 부분을 말한다. 앞·뒤가쪽숫구멍이 있다.

### ◆ 이마봉합

이마봉합은 이마뼈가 처음 좌우 독립해 발생하기 위한 정중선상에 생긴 봉합으로 보통 소실된다. 성인이 되어서도 이것이 남아있을 경우 대개 정중하부에 남기에 미간봉합이라고도 한다.

| 봉합이 융합되는 시기 | | 숫구멍이 닫히는 시기 | |
|---|---|---|---|
| 이마봉합 | 소아 | 앞가쪽숫구멍 | 생후 6~12개월 |
| 시상봉합 | 20~30세 | 뒤가쪽숫구멍 | 생후 18~24개월 |
| 관상봉합 | 30~40세 | 큰숫구멍 | 생후 1~2년 |
| 람다봉합 | 40~50세 | 작은숫구멍 | 생후 1개월 |

# 눈구멍

눈구멍이란 머리뼈의 앞면 중앙부에서 안구와 그 부속기관을 넣는 한 쌍의 우묵한 공간이다. 얼굴로 열린 눈구멍어귀는 가쪽 아래로 살짝 기울어져 있다. 사각뿔을 하고 있으며 이마뼈를 비롯해 6종류의 뼈로 이루어져 있다.

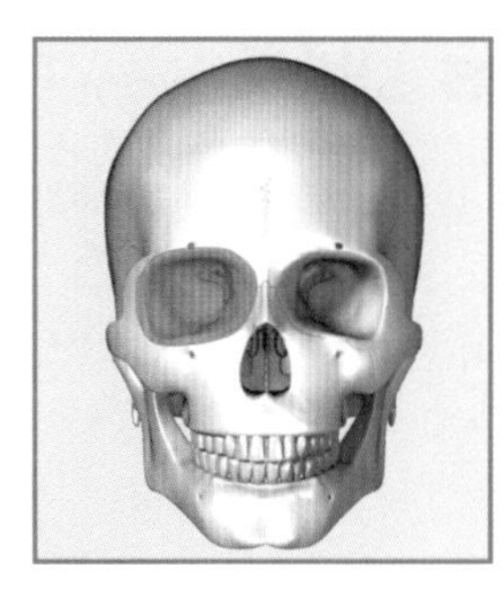

눈구멍 앞면(오른쪽)

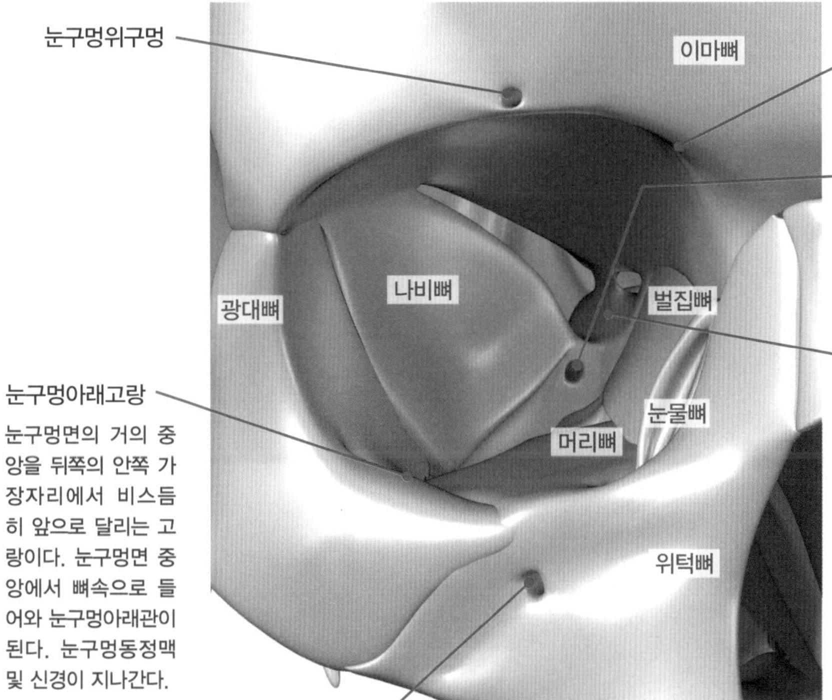
눈구멍위구멍
이마뼈
이마절흔
시각신경관
광대뼈
나비뼈
벌집뼈
위눈구멍틈새
눈구멍아래고랑
눈물뼈
머리뼈
위턱뼈
눈구멍아래구멍

**시각신경관**
작은날개의 뿌리 부분이다. 시신경, 눈동맥이 지나는 시각신경관이 관통해 있다.

**위눈구멍틈새**
눈구멍의 가쪽뒤끝, 나비뼈 큰날개와 작은날개 사이에 있는 상부의 큰 틈새이다. 눈구멍과 중간머리뼈우묵의 통로로 눈돌림신경, 도르래신경, 갓돌림신경, 눈신경, 위눈정맥이 지나간다.

**눈구멍아래고랑**
눈구멍면의 거의 중앙을 뒤쪽의 안쪽 가장자리에서 비스듬히 앞으로 달리는 고랑이다. 눈구멍면 중앙에서 뼈속으로 들어와 눈구멍아래관이 된다. 눈구멍동정맥 및 신경이 지나간다.

**눈구멍아래구멍**
눈구멍 아래모서리 중앙에서 밑으로 약 0.5~1.0cm 떨어진 눈구멍아래관의 출구다. 눈구멍아래동정맥 및 신경이 지난다.

## 눈구멍을 구성하는 뼈

| 눈구멍어귀 | 이마뼈 · 위턱뼈 · 광대뼈의 세 뼈 | | |
|---|---|---|---|
| 눈구멍위모서리 | 이마뼈 | 눈구멍아래모서리 | 위턱뼈 · 광대뼈 |
| 안쪽벽(코쪽) | 벌집뼈 · 나비뼈 · 위턱뼈 · 눈물뼈 | 위벽(천장) | 이마뼈 · 나비뼈의 일부 |
| 아래벽(바닥) | 위턱뼈 · 광대뼈 · 입천장뼈 | 가쪽벽(옆면) | 나비뼈 · 광대뼈 |

# 뇌머리뼈

## ■ 나비뼈

나비뼈는 머리뼈바닥의 중앙에 있으며 앞쪽은 코안에 도달하고 여러 가지 혈관과 신경이 통과하는 구멍이 뚫어져 있다. 중앙의 몸통 부분(나비뼈몸통)에 큰날개, 작은날개, 날개모양돌기의 세 날개가 붙어있는 구조다. 이들은 원래 분리되어 있었지만 생후 1년 이내에 융합되어 하나의 뼈가 되었다. 나비가 날개를 펴고 있는 것 같이 보여 이러한 이름이 붙었다.

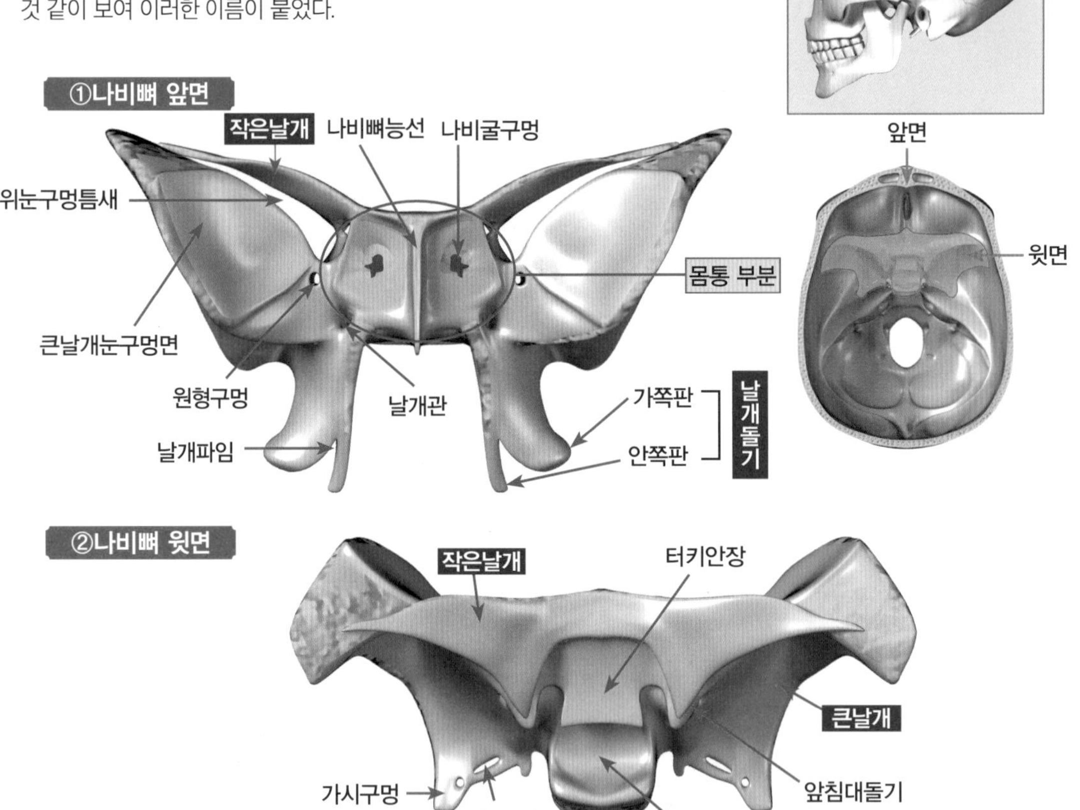

①나비뼈 앞면
작은날개
나비뼈능선
나비굴구멍
위눈구멍틈새
몸통 부분
큰날개눈구멍면
원형구멍
날개관
가쪽판
안쪽판
날개돌기
날개파임
앞면
윗면
②나비뼈 윗면
작은날개
터키안장
큰날개
가시구멍
타원구멍
앞침대돌기
뇌하수체오목


### ◆ 큰날개

나비뼈 몸통 가쪽 부분에서 날개와 같은 양쪽으로 펼쳐진 부분으로, 대뇌면·눈구멍면·관자면으로 구성되어 있다.

### ◆ 작은날개

나비뼈 몸통의 앞쪽 끝에서 좌우로 돌출된 끝이 가늘고 뾰족한 삼각형 돌기다.

### ◆ 날개돌기

나비뼈 몸통과 큰날개의 아랫면에서 밑을 향해 뻗은 돌기로, 아래 부분은 안쪽판과 가쪽판으로 나뉘어 사이에 날개파임을 만든다.

## ■ 벌집뼈

벌집뼈는 코안의 천장을 이루고 있는 뼈로 코안과 눈구멍의 일부를 구성한다. 후각신경의 후각망울이 자리한 체판, 코중격의 일부를 형성하는 수직판, 벌집뼈의 대부분을 차지하며 벌집 모양으로 나뉘어 있는 벌집뼈미로로 구성되어 있다.

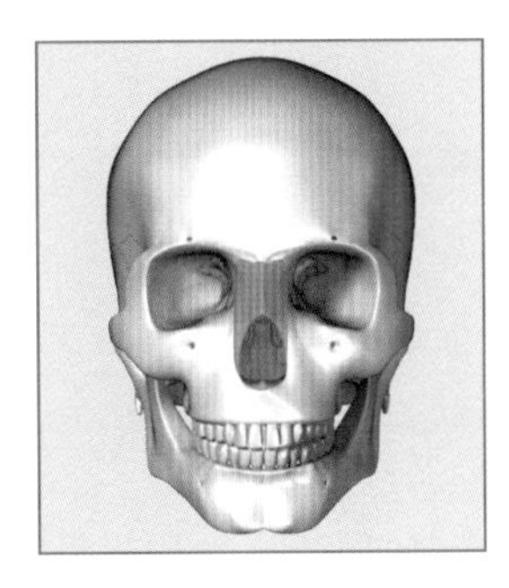

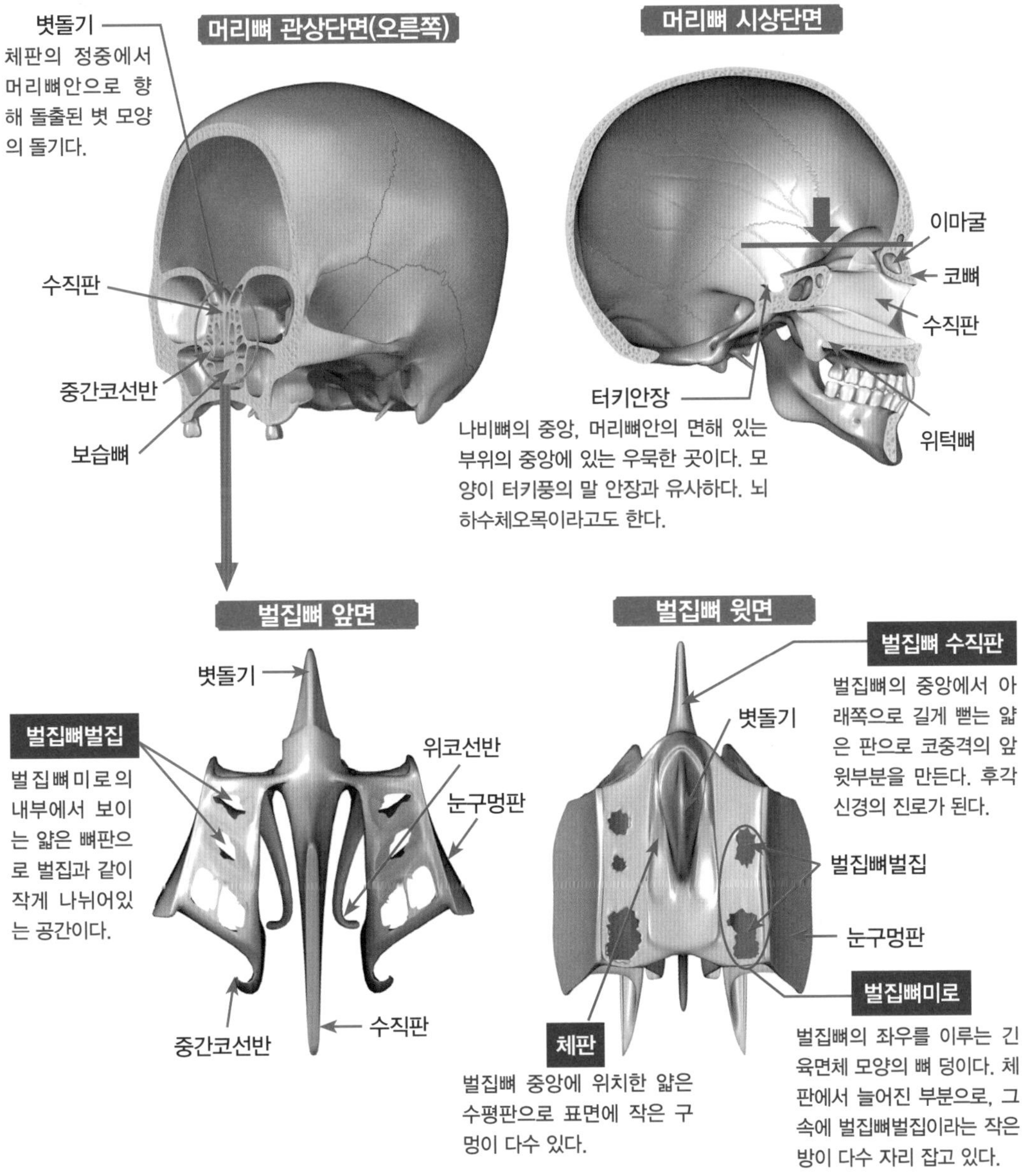

**머리뼈 관상단면(오른쪽)**

볏돌기
체판의 정중에서 머리뼈안으로 향해 돌출된 볏 모양의 돌기다.

수직판

중간코선반

보습뼈

**머리뼈 시상단면**

이마굴

코뼈

수직판

위턱뼈

터키안장
나비뼈의 중앙, 머리뼈안의 면해 있는 부위의 중앙에 있는 우묵한 곳이다. 모양이 터키풍의 말 안장과 유사하다. 뇌하수체오목이라고도 한다.

**벌집뼈 앞면**

볏돌기

**벌집뼈벌집**
벌집뼈미로의 내부에서 보이는 얇은 뼈판으로 벌집과 같이 작게 나뉘어있는 공간이다.

위코선반

눈구멍판

중간코선반

수직판

**벌집뼈 윗면**

**벌집뼈 수직판**
벌집뼈의 중앙에서 아래쪽으로 길게 뻗는 얇은 판으로 코중격의 앞 윗부분을 만든다. 후각신경의 진로가 된다.

볏돌기

벌집뼈벌집

눈구멍판

**벌집뼈미로**
벌집뼈의 좌우를 이루는 긴 육면체 모양의 뼈 덩이다. 체판에서 늘어진 부분으로, 그 속에 벌집뼈벌집이라는 작은 방이 다수 자리 잡고 있다.

**체판**
벌집뼈 중앙에 위치한 얇은 수평판으로 표면에 작은 구멍이 다수 있다.

# 얼굴머리뼈

## ■ 바깥코

바깥코란 코 바깥쪽 부위를 뜻한다. 표면은 피부이고 속 구조는 연골과 뼈로 이루어져 있다. 아래 절반이 연골이고 위 절반이 뼈로 머리뼈와 이어져 있다. 코뼈, 광대뼈, 눈물뼈, 보습뼈 등이 있다.

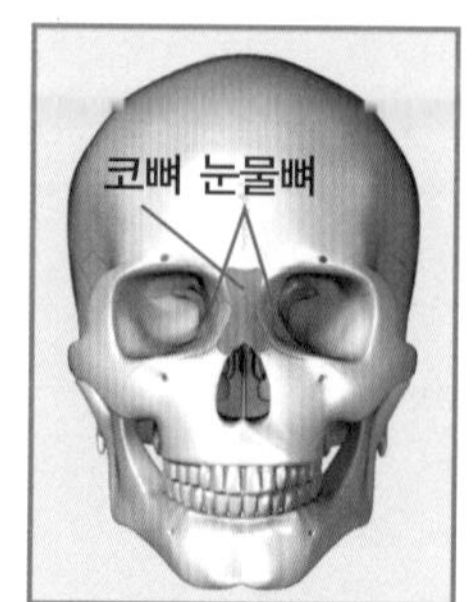
코뼈
눈물뼈

바깥코의 구조

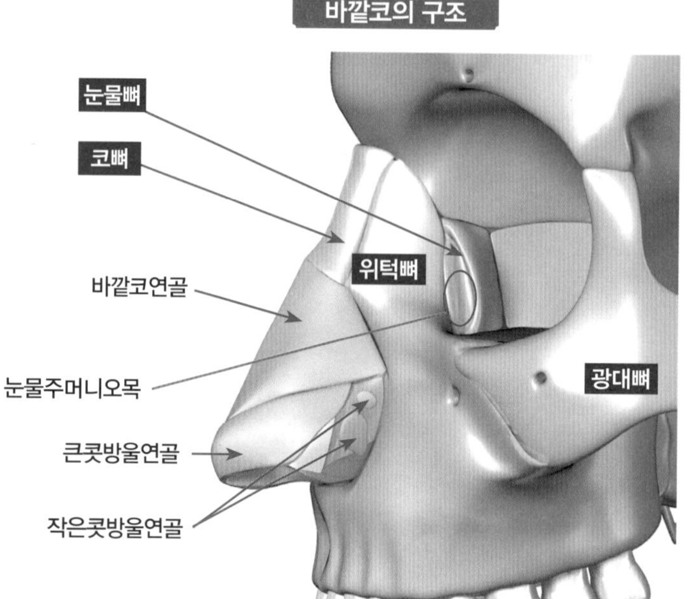
눈물뼈
코뼈
위턱뼈
바깥코연골
눈물주머니오목
광대뼈
큰콧방울연골
작은콧방울연골

### ◆ 코뼈

콧부리 부분에 있으며 좌우 한 쌍으로 되어 있다. 코 안을 위 앞면에서 덮고 있는 뼈다. 미간 바로 아래에 위치하며 콧부리 및 콧등 위쪽의 기초를 이룬다. 위쪽은 두껍고 아래쪽은 넓고 얇다.

### ◆ 눈물뼈

눈구멍 내벽 앞부분에 있는 한 쌍의 뼈로 얼굴을 만든다. 위쪽은 이마뼈, 아래쪽과 앞쪽에는 위턱뼈, 뒤쪽은 벌집뼈와 맞닿아 있다. 눈과 코를 연결하는 코눈물관의 일부도 형성하고 있다.

◎ 코눈물관

눈물은 눈물샘에서 만들어지는데, 일부는 눈에서 증발되지만 일부는 코눈물관이라는 가느다란 관을 통해 코안으로 배출된다. 울면 콧물이 나오는데, 이는 눈과 코가 코눈물관으로 이어져 있기 때문이다. 어떠한 원인으로 코눈물관이 좁아지면 울지도 않는데 눈에 눈물이 차오른다. 이 병을 '코눈물관 폐쇄증'이라고 한다.

## ◆ 광대뼈

얼굴의 뺨을 형성하고 있는 뼈다. 좌우 한 쌍으로 관자와 이마에 2개의 돌기, 가쪽면, 눈구멍면, 관자면으로 구성되어 있다. 광대얼굴신경이 지나가는 광대얼굴구멍이 위치해 있다.

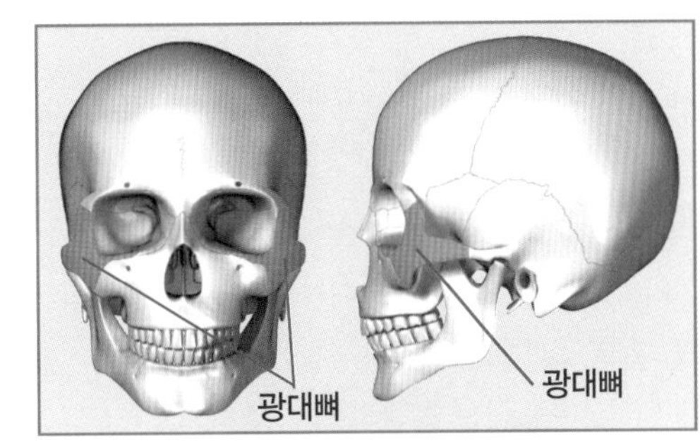
광대뼈
광대뼈

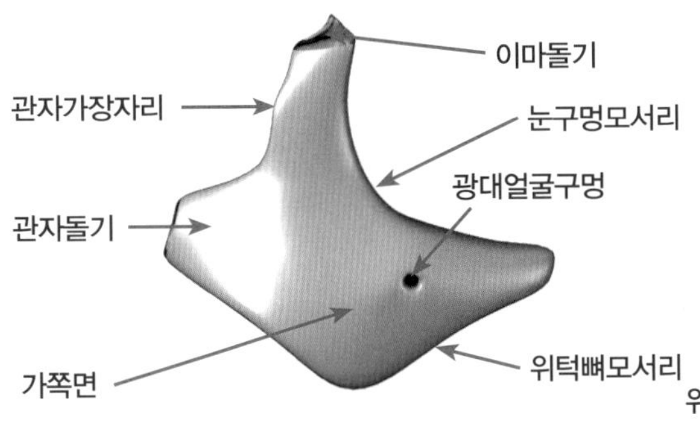
광대뼈 가쪽면(오른쪽)
이마돌기
관자가장자리
눈구멍모서리
광대얼굴구멍
관자돌기
가쪽면
위턱뼈모서리

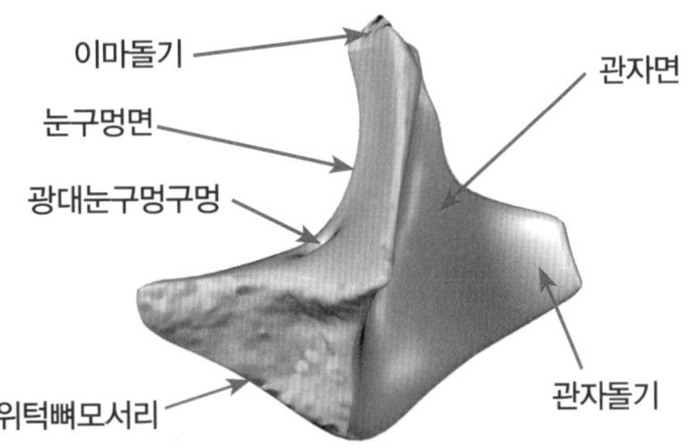
광대뼈 안쪽면(오른쪽)
이마돌기
관자면
눈구멍면
광대눈구멍구멍
위턱뼈모서리
관자돌기

## ◆ 보습뼈

벌집뼈와 함께 코중격의 뒤쪽 하부를 형성하는 판 모양의 작은 뼈다. 매우 얇으며 보습이라는 농기구 같은 모양을 하고 있어 이러한 이름이 붙었다.

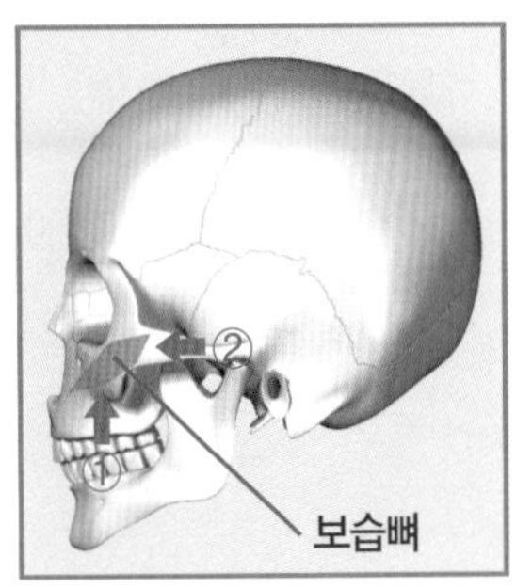
보습뼈

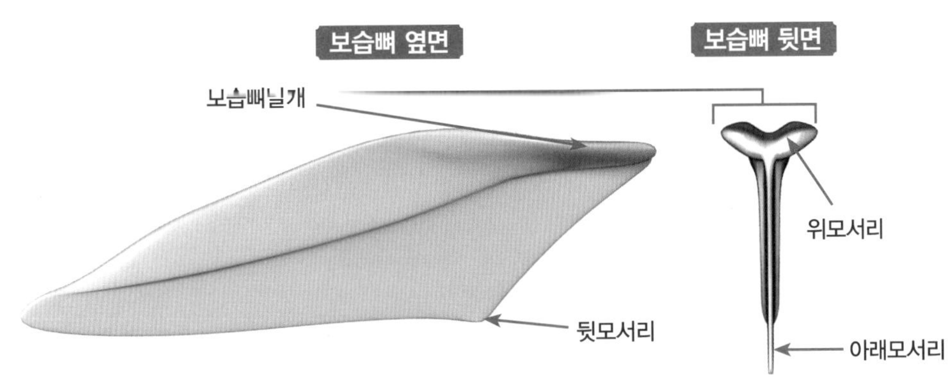
보습뼈 옆면
보습뼈 뒷면
보습뼈날개
위모서리
뒷모서리
아래모서리

# 입안을 형성하는 뼈

턱뼈란 위턱의 뼈인 위턱뼈와 아래턱의 뼈인 아래턱뼈가 짝을 이루고 있다.

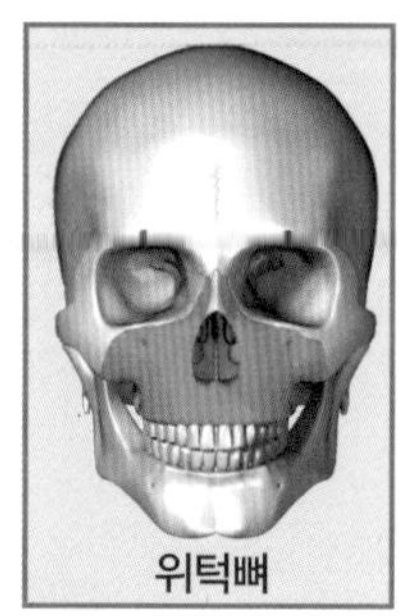

위턱뼈

## ■ 위턱뼈

앞니뼈와 유합되어 위턱의 대부분을 차지하는 뼈로, 위턱뼈를 구성하는 것은 위턱뼈 몸통과 4개의 돌기다. 아래턱뼈와 함께 입안을 형성한다. 뼈의 중앙에는 코곁굴 중에서도 가장 큰 위턱굴이 있어서 위턱뼈를 공기뼈라고도 부른다. 이 위턱굴의 바닥에 근접해 있는 어금니 부분의 이촉이 빈굴로 돌출되어 있어서 충치균이 위턱굴 안으로 파고드는 경우가 있다.

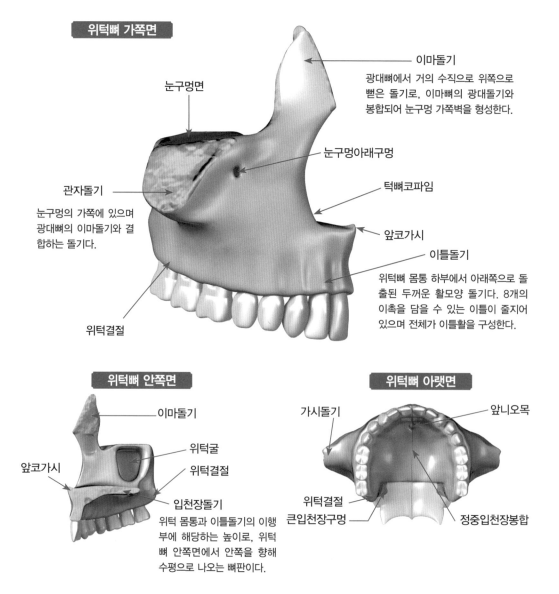

**위턱뼈 가쪽면**

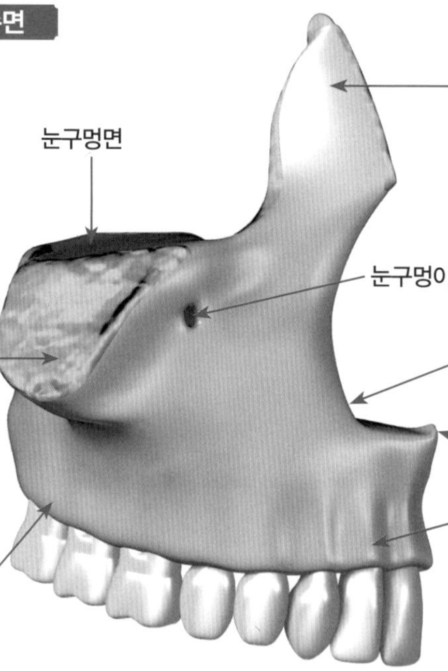

이마돌기

광대뼈에서 거의 수직으로 위쪽으로 뻗은 돌기로, 이마뼈의 광대돌기와 봉합되어 눈구멍 가쪽벽을 형성한다.

눈구멍면

눈구멍아래구멍

관자돌기

눈구멍의 가쪽에 있으며 광대뼈의 이마돌기와 결합하는 돌기다.

턱뼈코파임

앞코가시

이틀돌기

위턱뼈 몸통 하부에서 아래쪽으로 돌출된 두꺼운 활모양 돌기다. 8개의 이촉을 담을 수 있는 이틀이 줄지어 있으며 전체가 이틀활을 구성한다.

위턱결절

**위턱뼈 안쪽면**

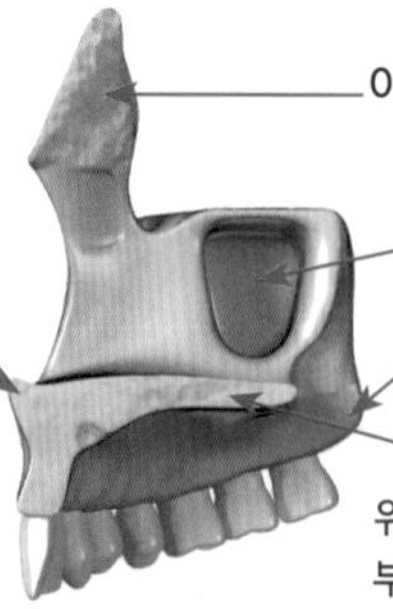

이마돌기

위턱굴

앞코가시

위턱결절

입천장돌기

위턱 몸통과 이틀돌기의 이행부에 해당하는 높이로, 위턱뼈 안쪽면에서 안쪽을 향해 수평으로 나오는 뼈판이다.

**위턱뼈 아랫면**

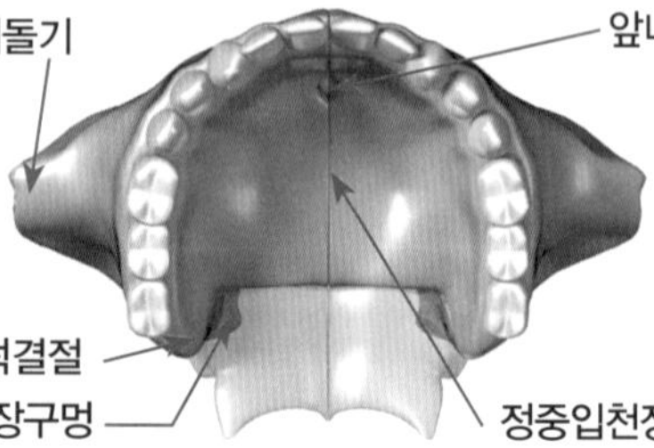

가시돌기

앞니오목

위턱결절

큰입천장구멍

정중입천장봉합

## ■ 아래턱뼈

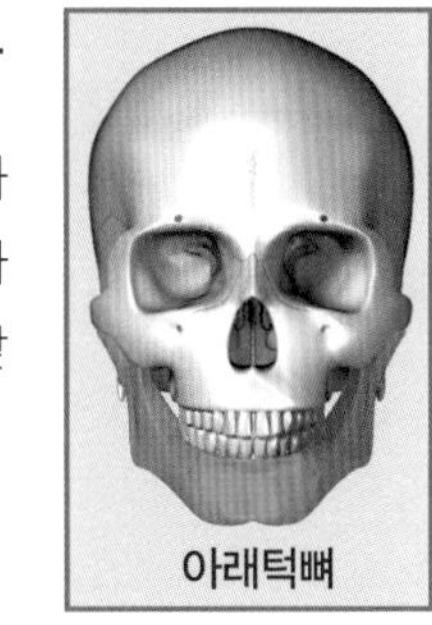
아래턱뼈

얼굴머리뼈 중 가장 크며 아래턱을 이루고 있는 U자 모양의 뼈다. 좌우 양끝에서 관자뼈와 함께 턱관절을 이루며, 크게 중앙부인 아래턱뼈 몸통과 그 양끝의 아래턱가지로 나뉜다. 아래턱뼈에는 턱을 움직이는 씹기근육(깨물근·관자근 등)과 복잡한 협동작용을 통해 입을 여닫는 운동을 한다.

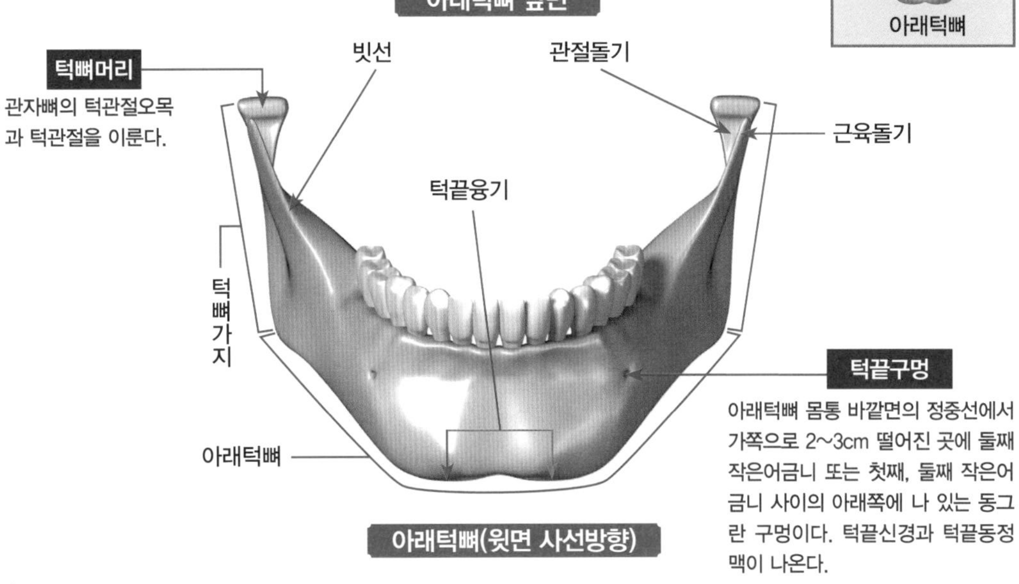
아래턱뼈 앞면
턱뼈머리
관자뼈의 턱관절오목과 턱관절을 이룬다.
빗선
관절돌기
근육돌기
턱끝융기
턱뼈가지
턱끝구멍
아래턱뼈 몸통 바깥면의 정중선에서 가쪽으로 2~3cm 떨어진 곳에 둘째 작은어금니 또는 첫째, 둘째 작은어금니 사이의 아래쪽에 나 있는 동그란 구멍이다. 턱끝신경과 턱끝동정맥이 나온다.
아래턱뼈

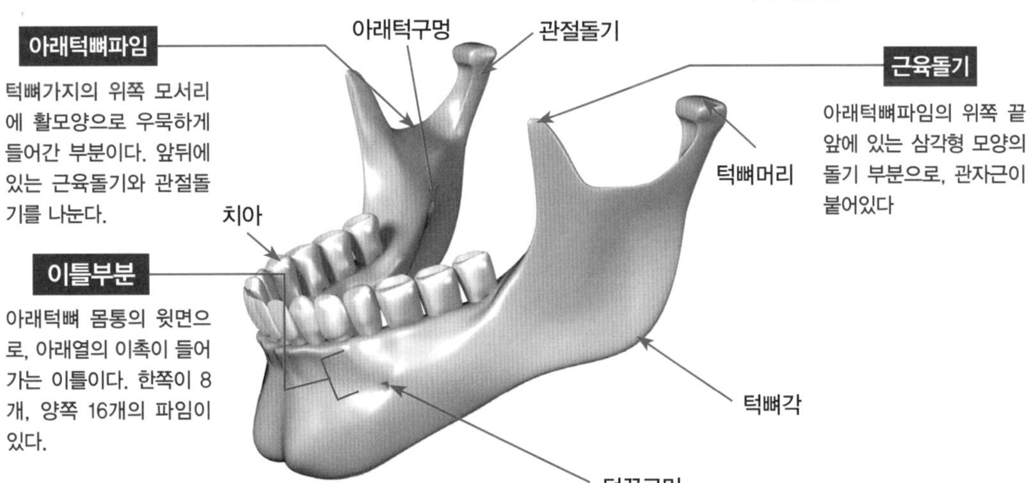
아래턱뼈(윗면 사선방향)
아래턱뼈파임
턱뼈가지의 위쪽 모서리에 활모양으로 우묵하게 들어간 부분이다. 앞뒤에 있는 근육돌기와 관절돌기를 나눈다.
아래턱구멍
관절돌기
근육돌기
아래턱뼈파임의 위쪽 끝 앞에 있는 삼각형 모양의 돌기 부분으로, 관자근이 붙어있다
턱뼈머리
치아
이틀부분
아래턱뼈 몸통의 윗면으로, 아래열의 이촉이 들어가는 이틀이다. 한쪽이 8개, 양쪽 16개의 파임이 있다.
턱뼈각
턱끝구멍

### ◎ 턱관절

턱관절은 머리뼈와 아래턱뼈를 연결하는 관절로, 좌우 두 군데 관절이 동시에 일을 해 턱을 움직인다. 관절 중에서 움직임이 가장 복잡한데, 관절판이라는 결합조직이 쿠션 역할을 하고 있다. 이 쿠션이 제 역할을 못하면 턱관절증을 일으킨다.

# 그 밖의 뼈

## ■ 입천장뼈

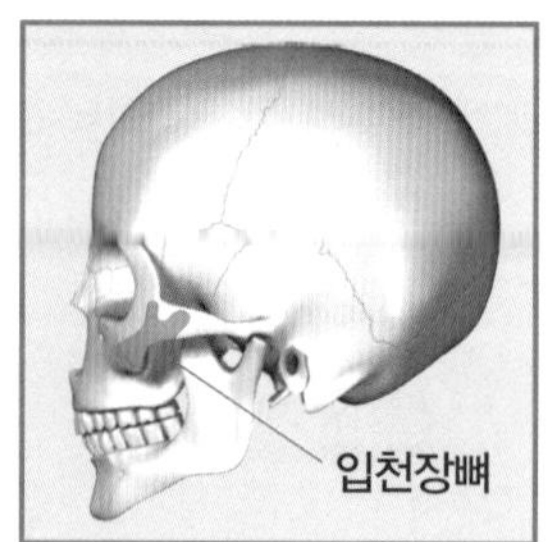

입천장뼈


얼굴의 중심부, 위턱뼈 뒤쪽에 위치한 좌우 대칭의 뼈로 뼈입천장, 코안, 옆벽을 구성한다. 수평판과 수직판이라는 2개의 골격과 날개파임돌기, 눈구멍돌기, 나비돌기, 3개의 돌기로 구성되어 있다.

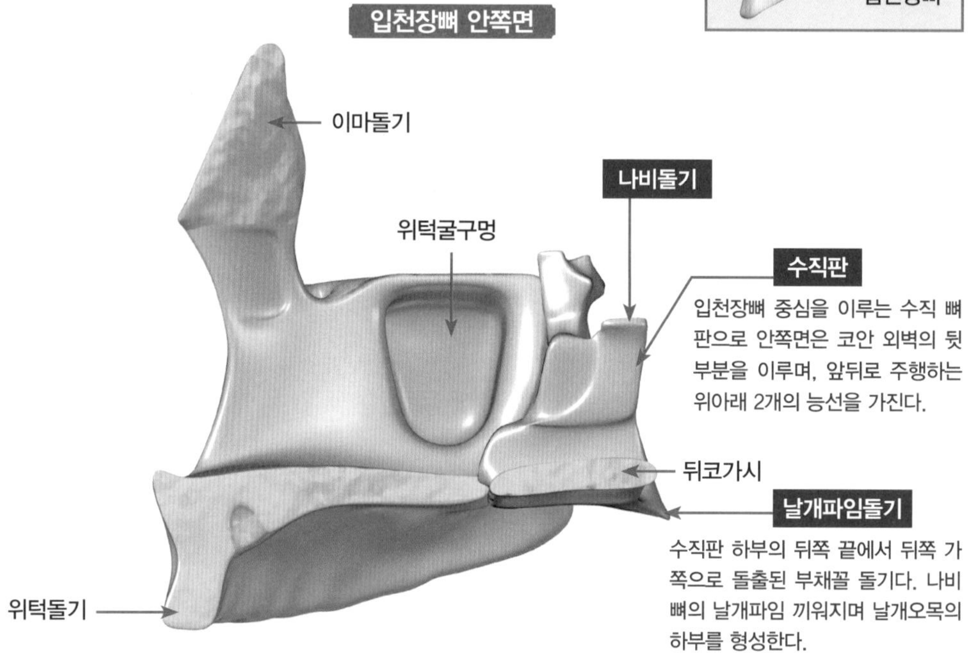

입천장뼈 안쪽면
이마돌기
나비돌기
위턱굴구멍
수직판
입천장뼈 중심을 이루는 수직 뼈판으로 안쪽면은 코안 외벽의 뒷부분을 이루며, 앞뒤로 주행하는 위아래 2개의 능선을 가진다.
뒤코가시
날개파임돌기
수직판 하부의 뒤쪽 끝에서 뒤쪽 가쪽으로 돌출된 부채꼴 돌기다. 나비뼈의 날개파임 끼워지며 날개오목의 하부를 형성한다.
위턱돌기


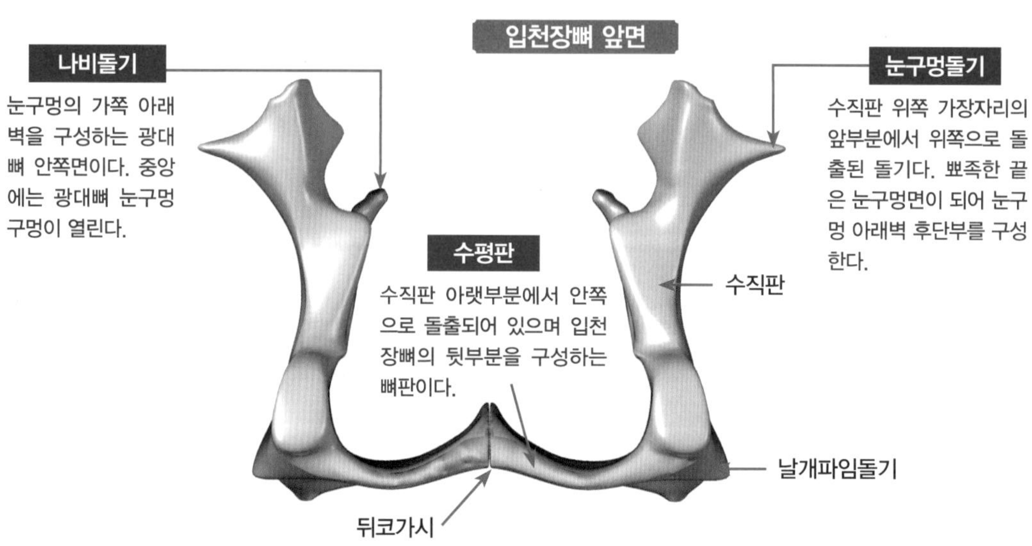

입천장뼈 앞면
나비돌기
눈구멍의 가쪽 아래벽을 구성하는 광대뼈 안쪽면이다. 중앙에는 광대뼈 눈구멍구멍이 열린다.
눈구멍돌기
수직판 위쪽 가장자리의 앞부분에서 위쪽으로 돌출된 돌기다. 뾰족한 끝은 눈구멍면이 되어 눈구멍 아래벽 후단부를 구성한다.
수평판
수직판 아랫부분에서 안쪽으로 돌출되어 있으며 입천장뼈의 뒷부분을 구성하는 뼈판이다.
수직판
날개파임돌기
뒤코가시

## ■ 목뿔뼈

방패연골 위에 아래턱과 인두 사이, 약 3번 목뼈 높이에 있는 U자 모양의 뼈다. 유년기에는 연골인데 성인이 되면 뼈되기가 이루어진다. 중앙부의 목뿔뼈몸통과 큰뿔, 작은뿔로 구성되어 있다. 다른 뼈와 관절은 없고 목의 근육에 의해 지지된다. 혀뿌리를 지탱하고 몇 개의 혀근육이 이곳에서 일어나며 개구운동에 관여한다.

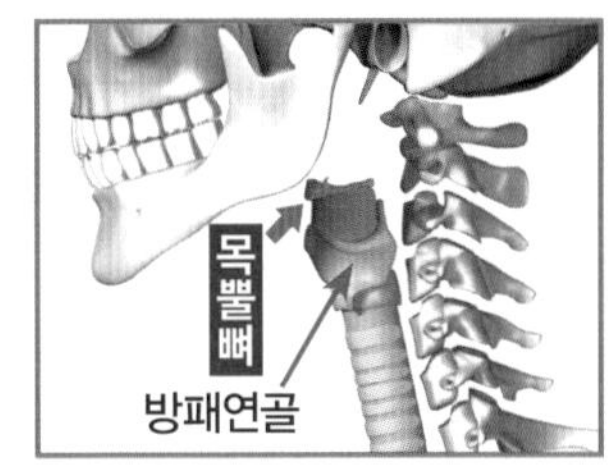
목뿔뼈
방패연골

목뿔뼈 옆면(왼쪽 위 사선방향)

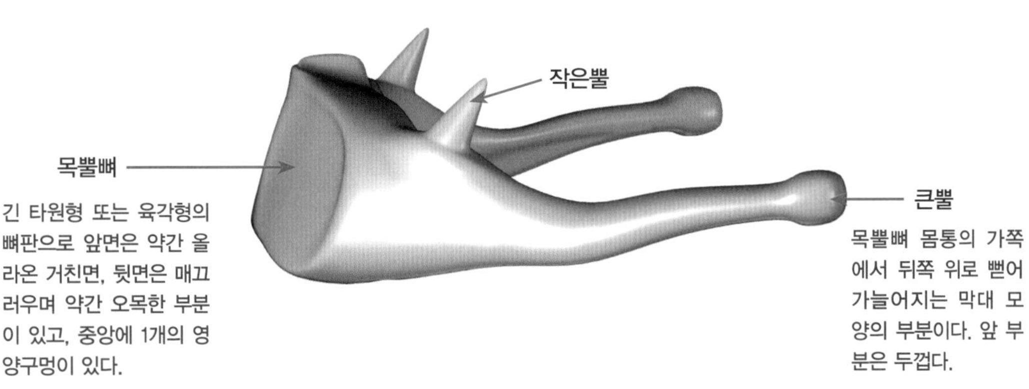
작은뿔
목뿔뼈
큰뿔

목뿔뼈: 긴 타원형 또는 육각형의 뼈판으로 앞면은 약간 올라온 거친면, 뒷면은 매끄러우며 약간 오목한 부분이 있고, 중앙에 1개의 영양구멍이 있다.

큰뿔: 목뿔뼈 몸통의 가쪽에서 뒤쪽 위로 뻗어 가늘어지는 막대 모양의 부분이다. 앞 부분은 두껍다.

목뿔뼈 뒷면

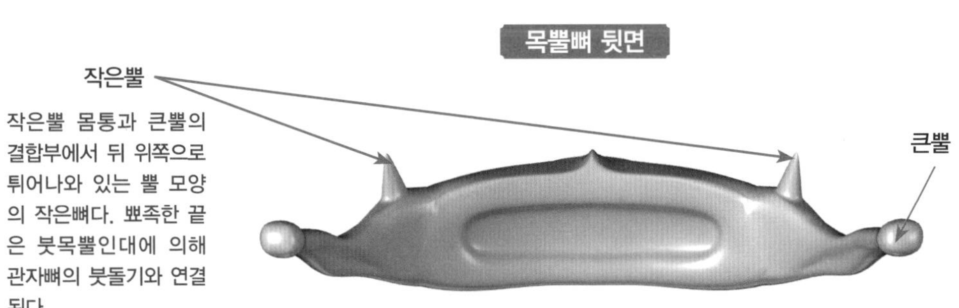
작은뿔
큰뿔

작은뿔: 작은뿔 몸통과 큰뿔의 결합부에서 뒤 위쪽으로 튀어나와 있는 뿔 모양의 작은뼈다. 뾰족한 끝은 붓목뿔인대에 의해 관자뼈의 붓돌기와 연결된다.

### ◎ 목뿔뼈와 목뿔위근육무리

목뿔뼈와 아래턱뼈를 잇는 근육을 목뿔위근육무리라고 한다. 무언가를 삼킬 때 중요한 작용을 한다. 목뿔위근육무리는 턱목뿔근, 턱두힘살근, 붓목뿔근, 턱끝목뿔근의 총칭이다. '꿀꺽'하고 반사적으로 삼킬 때 강하게 수축되며, 목뿔뼈가 앞 위쪽으로 이동, 동시에 방패연골도 들어올린다. 식도의 입구는 보통 닫혀있는데, 목뿔뼈와 방패연골의 움직임에 따라 열리게 된다. 반대로 목뿔뼈와 방패연골이 들어올리는 힘이 약하면 인두기의 섭식·삼킴장애의 원인이 된다.

# 팔·손의 뼈와 관절

팔의 뼈는 팔이음뼈와 자유팔뼈로 나뉜다. 팔이음뼈는 견대(肩帶)라고도 하는데, 위팔뼈 이하의 자유팔뼈를 몸통의 뼈에 연결하는 띠 역할을 하는 뼈의 총칭이다. 어깨뼈와 빗장뼈로 구성되어 있다. 자유팔뼈란 위팔뼈, 아래팔의 노뼈, 자뼈에서 손가락 끝까지를 말한다.

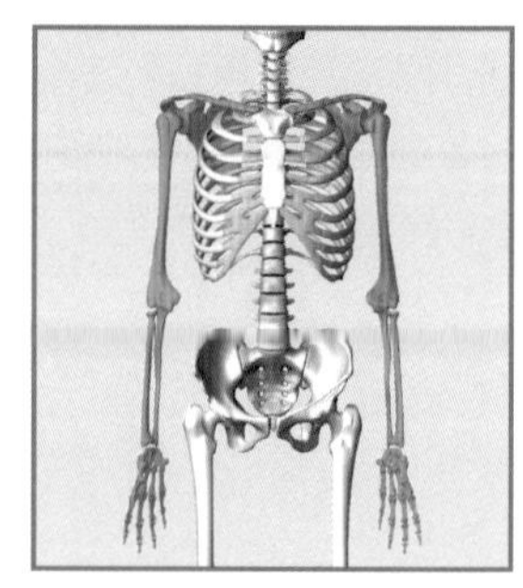

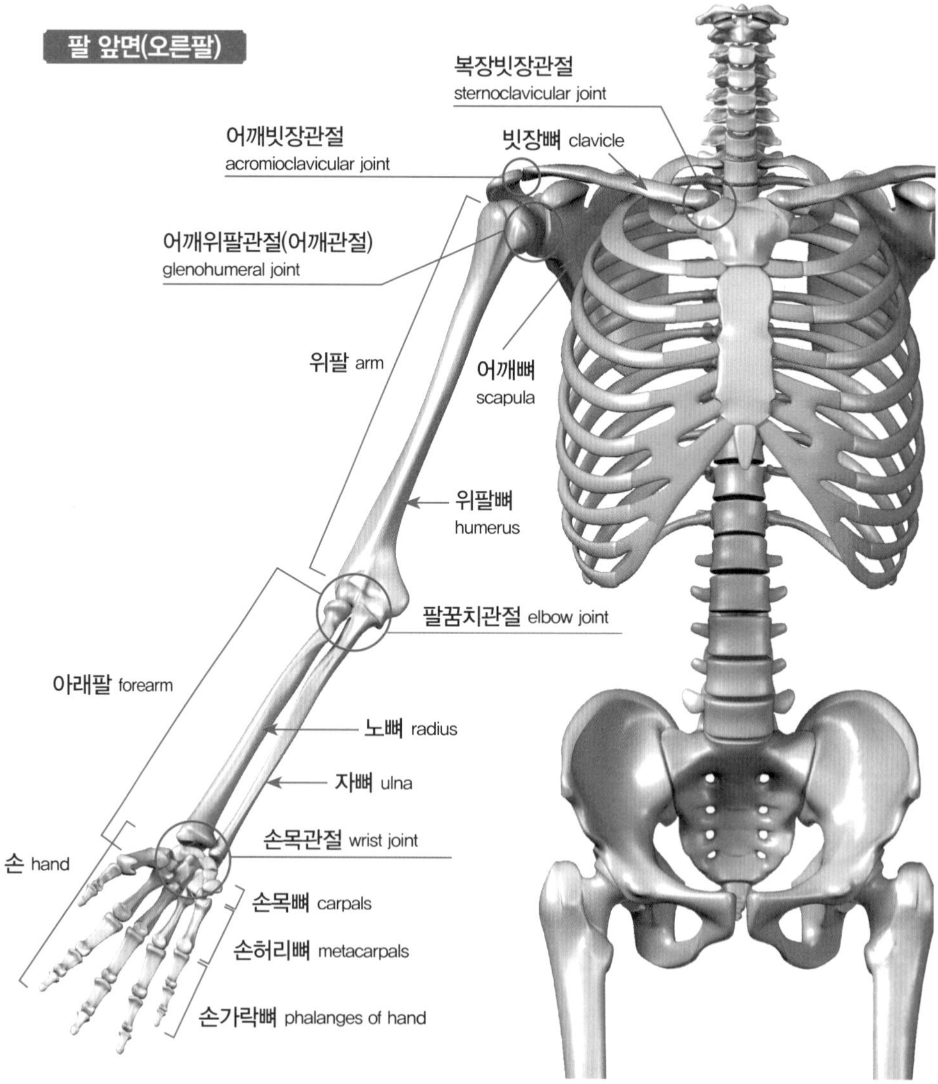

**팔 앞면(오른팔)**

복장빗장관절 sternoclavicular joint
어깨빗장관절 acromioclavicular joint
빗장뼈 clavicle
어깨위팔관절(어깨관절) glenohumeral joint
위팔 arm
어깨뼈 scapula
위팔뼈 humerus
팔꿈치관절 elbow joint
아래팔 forearm
노뼈 radius
자뼈 ulna
손목관절 wrist joint
손 hand
손목뼈 carpals
손허리뼈 metacarpals
손가락뼈 phalanges of hand

**팔이음뼈**

빗장뼈, 어깨뼈

**자유팔뼈**

위팔뼈, 노뼈, 자뼈, 손목뼈, 손허리뼈, 손가락뼈

**팔의 관절**

어깨관절, 어깨빗장관절, 복장빗장관절, 팔꿈치관절, 손관절

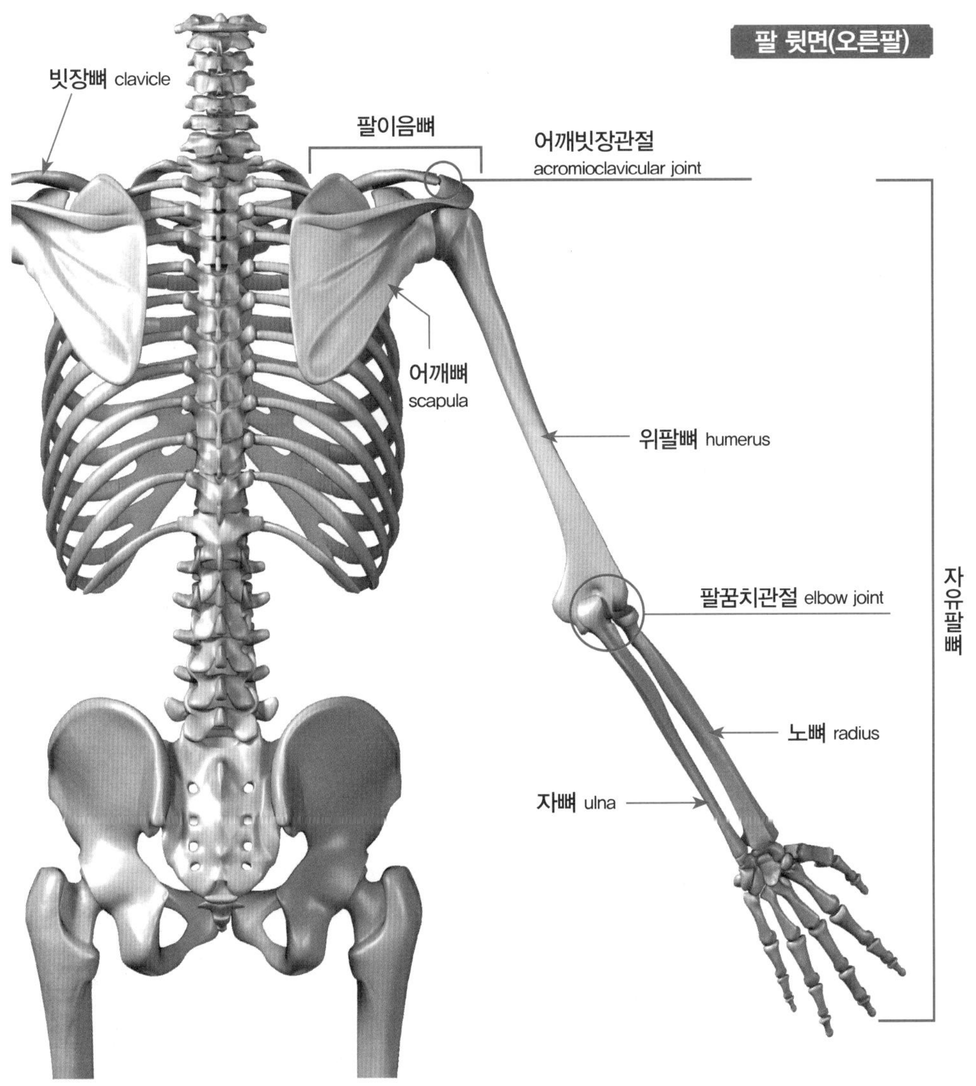

팔 뒷면(오른팔)
빗장뼈 clavicle
팔이음뼈
어깨빗장관절
acromioclavicular joint
어깨뼈
scapula
위팔뼈 humerus
팔꿈치관절 elbow joint
자유팔뼈
노뼈 radius
자뼈 ulna

# 팔이음뼈

## ■ 빗장뼈

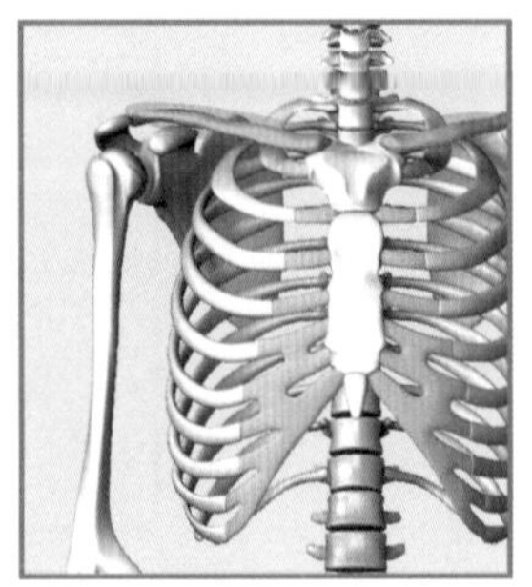

가슴우리의 위쪽 앞면에 거의 수평으로 위치하며 바로 위에서 보면 완만한 S자를 그리는 좌우 한 쌍의 뼈다. 어깨뼈와 함께 팔이음뼈를 구성하며, 팔을 몸통에 연결하는 역할을 한다.

가쪽 3분의 1은 두껍고 편평하며, 안쪽 3분의 2는 가늘고 둥그스름한 삼각기둥 모양이다. 빗장뼈 내부는 해면질로 가쪽 3분의 1 부위는 골절이 생기기 쉬운데, 이 곳은 가쪽 부분과 안쪽 부분의 두 뼈되기 중심에 접하는 부분으로 외력에 약하다고 알려져 있다.

**팔 윗면과 빗장뼈**

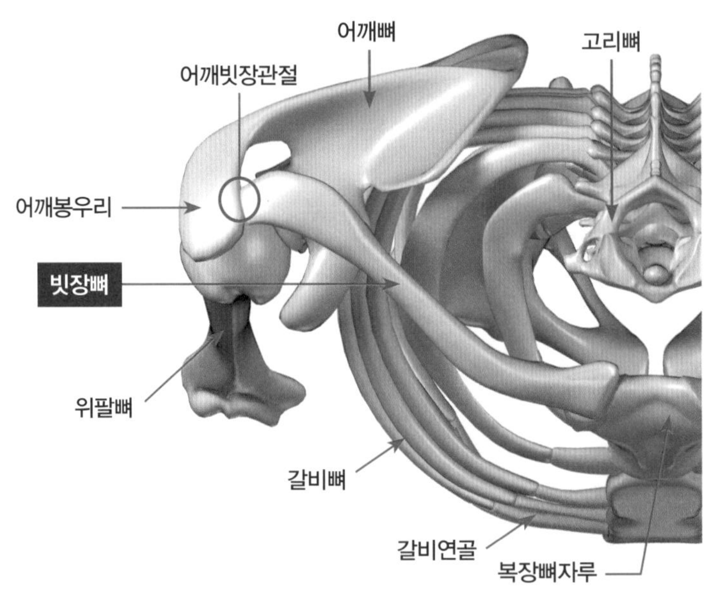
어깨뼈
고리뼈
어깨빗장관절
어깨봉우리
빗장뼈
위팔뼈
갈비뼈
갈비연골
복장뼈자루

**빗장뼈 정면**

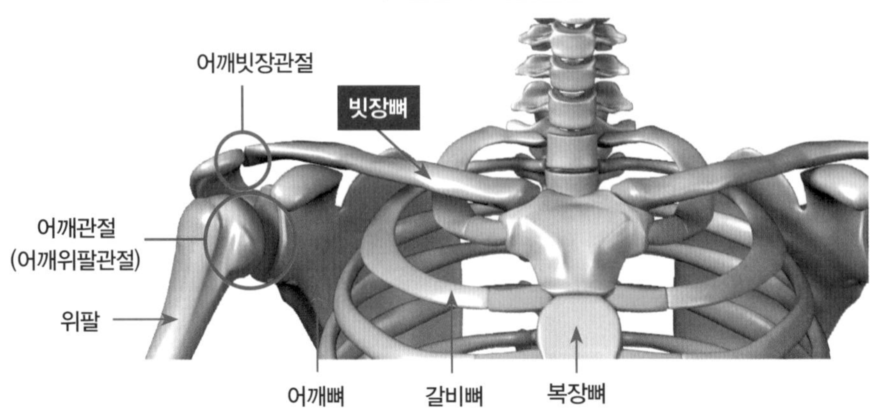
어깨빗장관절
빗장뼈
어깨관절
(어깨위팔관절)
위팔
어깨뼈
갈비뼈
복장뼈

## ■ 어깨뼈

좌우 어깨의 등쪽에 있는 한 쌍의 납작한 역삼각형 뼈로, 돌기가 몇 개 있고 17개의 근육이 붙어 자유도가 높은 움직임이 가능하다. 위팔뼈머리와의 사이에 어깨관절(어깨위팔관절), 빗장뼈와의 사이에 어깨빗장관절을 구성한다.

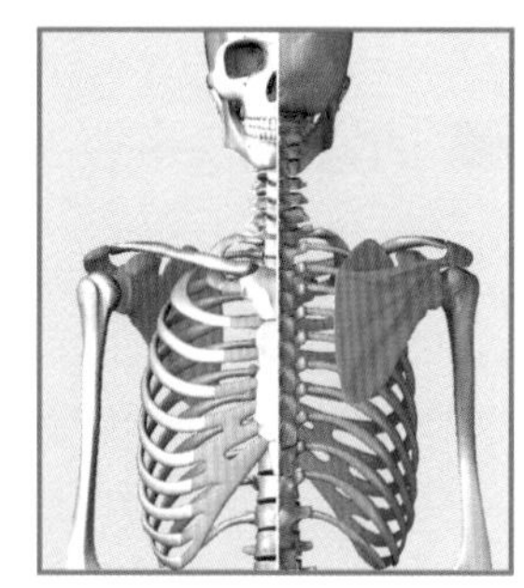

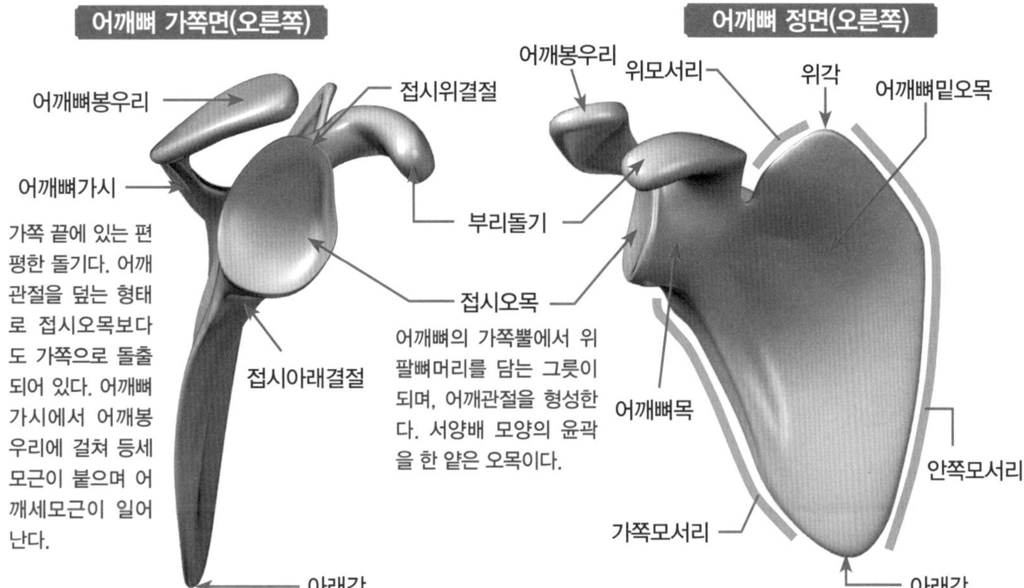

어깨뼈 가쪽면(오른쪽)
어깨뼈봉우리
접시위결절
어깨뼈가시
가쪽 끝에 있는 편평한 돌기다. 어깨관절을 덮는 형태로 접시오목보다도 가쪽으로 돌출되어 있다. 어깨뼈가시에서 어깨봉우리에 걸쳐 등세모근이 붙으며 어깨세모근이 일어난다.
부리돌기
접시오목
어깨뼈의 가쪽뿔에서 위팔뼈머리를 담는 그릇이 되며, 어깨관절을 형성한다. 서양배 모양의 윤곽을 한 얕은 오목이다.
접시아래결절
아래각
어깨뼈 정면(오른쪽)
어깨봉우리
위모서리
위각
어깨뼈밑오목
어깨뼈목
안쪽모서리
가쪽모서리
아래각


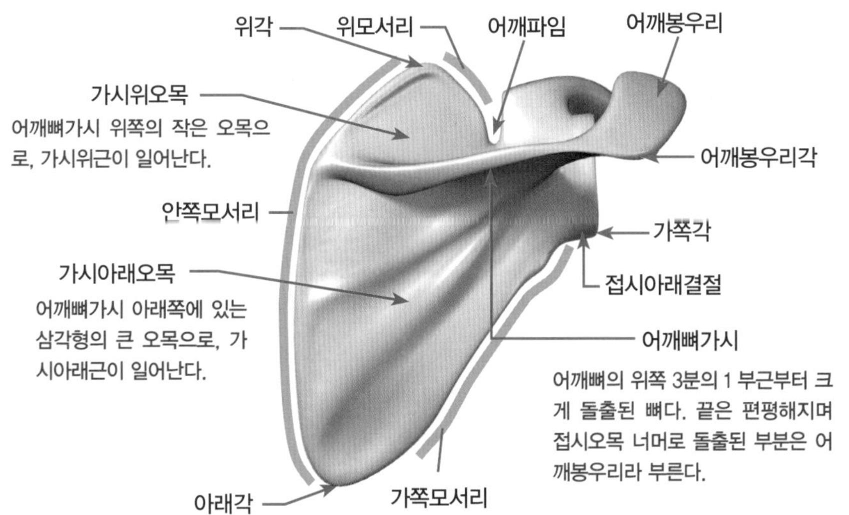

어깨뼈 등쪽면(오른쪽)
위각
위모서리
어깨파임
어깨봉우리
가시위오목
어깨뼈가시 위쪽의 작은 오목으로, 가시위근이 일어난다.
어깨봉우리각
안쪽모서리
가쪽각
가시아래오목
어깨뼈가시 아래쪽에 있는 삼각형의 큰 오목으로, 가시아래근이 일어난다.
접시아래결절
어깨뼈가시
어깨뼈의 위쪽 3분의 1 부근부터 크게 돌출된 뼈다. 끝은 편평해지며 접시오목 너머로 돌출된 부분은 어깨봉우리라 부른다.
아래각
가쪽모서리

# 자유팔뼈

## ■ 위팔뼈

어깨관절 아래쪽의 자유팔뼈 중에서 위쪽은 어깨관절에서 어깨뼈와, 아래쪽은 팔꿈치관절에서 노뼈와 자뼈로 이어지는 가늘고 긴 긴뼈다. 위쪽 끝은 공모양의 위팔뼈머리가 어깨뼈관절오목에 끼워져 어깨관절을 만든다. 아래쪽 끝은 2개의 관절면으로 나누어져 자뼈와 노뼈 사이에 팔꿈치관절을 만든다.

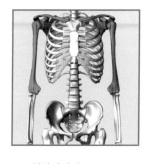

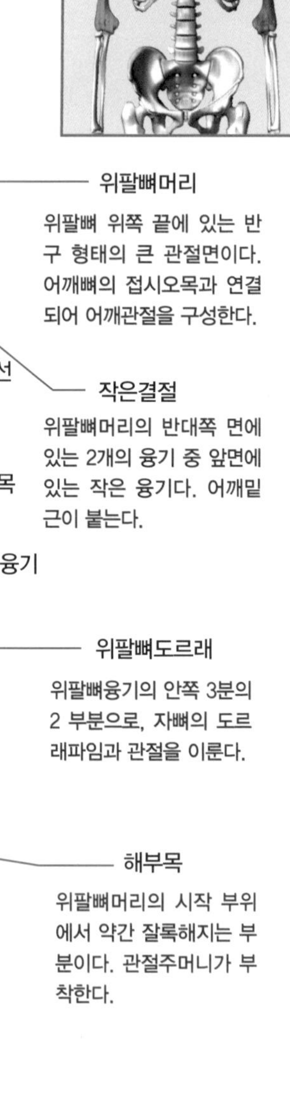

위팔뼈 앞면(오른팔)
위팔뼈머리
위팔뼈 위쪽 끝에 있는 반구 형태의 큰 관절면이다. 어깨뼈의 접시오목과 연결되어 어깨관절을 구성한다.
큰결절
위팔뼈머리의 반대쪽 면에 있는 2개의 융기 중 가쪽에 있는 큰 융기다. 가시위근, 가시아래근, 작은원근이 붙는다.
결절사이고랑
큰결절능선
작은결절능선
작은결절
위팔뼈머리의 반대쪽 면에 있는 2개의 융기 중 앞면에 있는 작은 융기다. 어깨밑근이 붙는다.
세모근거친면
위팔뼈몸통의 거의 중앙 가쪽으로, 어깨세모근이 붙는다
노오목
갈고리오목
가쪽위관절융기
팔꿈치 가쪽의 단단한 뼈 부분이다. 이곳에 부착된 근육의 이는 곳 힘줄에서 염증 생기면 테니스엘보 등을 일으킨다.
안쪽위관절융기
위팔뼈작은머리
위팔뼈도르래
위팔뼈융기의 안쪽 3분의 2 부분으로, 자뼈의 도르래파임과 관절을 이룬다.
위팔뼈 뒷면(오른팔)
위팔뼈머리
큰결절
외과목
큰결절과 작은결절의 아래쪽에 있는 위팔뼈몸통에서 원기둥 모양의 위쪽 끝으로 이행하는 부분이다. 고령자는 이 부위에 골절이 잘 나타난다.
해부목
위팔뼈머리의 시작 부위에서 약간 잘록해지는 부분이다. 관절주머니가 부착한다.
노신경고랑
위팔뼈몸통
위팔뼈의 몸통을 이루는 기둥 부분이다. 위는 원기둥, 아래쪽은 삼각기둥 형태로, 특히 아래쪽 끝에 가까운 부분은 약간 납작하다.
가쪽관절융기위능선
안쪽관절융기위능선
위팔뼈관절융기
위팔뼈 하단, 안쪽관절위융기 사이의 관절면이다. 위팔뼈도르래와 위팔뼈작은머리를 포함한 하단 부분 전체다.
자신경고랑
팔꿈치오목

## 노뼈

아래팔의 엄지손가락 쪽에 있는 뼈로 위쪽과 아래쪽 끝에서 새끼손가락 쪽에 있는 자뼈와 연결된다. 자뼈보다 짧고, 아래쪽 끝은 위쪽 끝에 비해 크며 부채 모양으로 두꺼워진다. 몸쪽 끝은 자뼈와 함께 위팔뼈에 접해 팔꿈치관절을 구성하고, 먼쪽 끝은 손목뼈와 만나 손목관절을 구성한다.

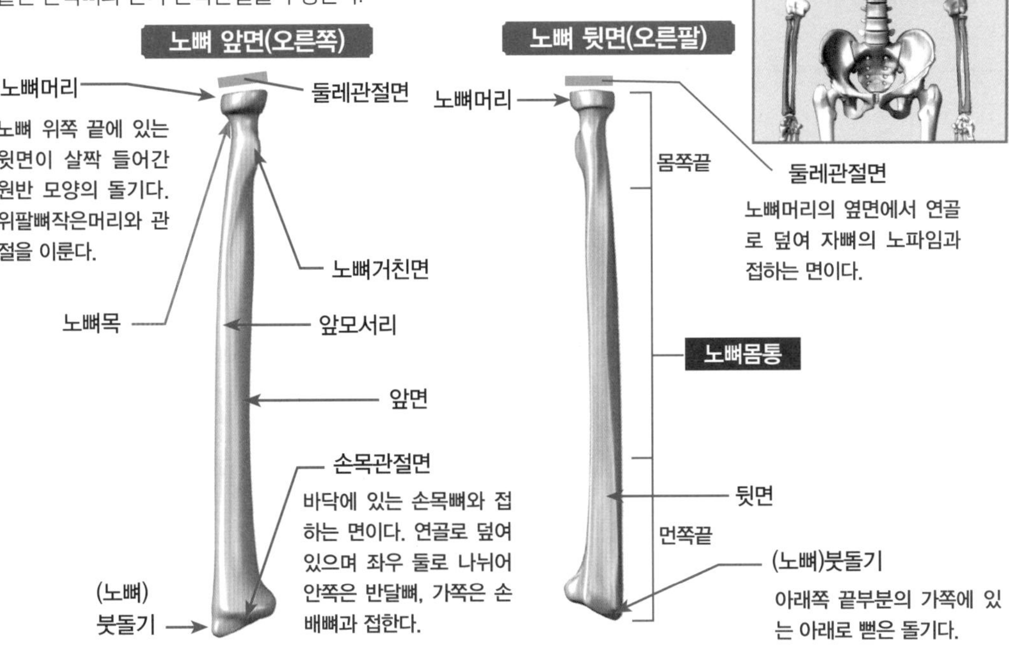
노뼈 앞면(오른쪽)
노뼈머리
노뼈 위쪽 끝에 있는 윗면이 살짝 들어간 원반 모양의 돌기다. 위팔뼈작은머리와 관절을 이룬다.
둘레관절면
노뼈거친면
노뼈목
앞모서리
앞면
손목관절면
바닥에 있는 손목뼈와 접하는 면이다. 연골로 덮여 있으며 좌우 둘로 나뉘어 안쪽은 반달뼈, 가쪽은 손배뼈과 접한다.
(노뼈) 붓돌기
노뼈 뒷면(오른팔)
노뼈머리
몸쪽끝
둘레관절면
노뼈머리의 옆면에서 연골로 덮여 자뼈의 노파임과 접하는 면이다.
노뼈몸통
뒷면
먼쪽끝
(노뼈)붓돌기
아래쪽 끝부분의 가쪽에 있는 아래로 뻗은 돌기다.

## 자뼈

아래팔의 새끼손가락 쪽에 있는 긴뼈로 아랫부분이 가늘고 윗부분이 두껍다. 노뼈와 함께 위팔뼈에 접해 팔꿈치관절을 구성한다. 엄지손가락 쪽의 노뼈보다 몇 cm 길다.

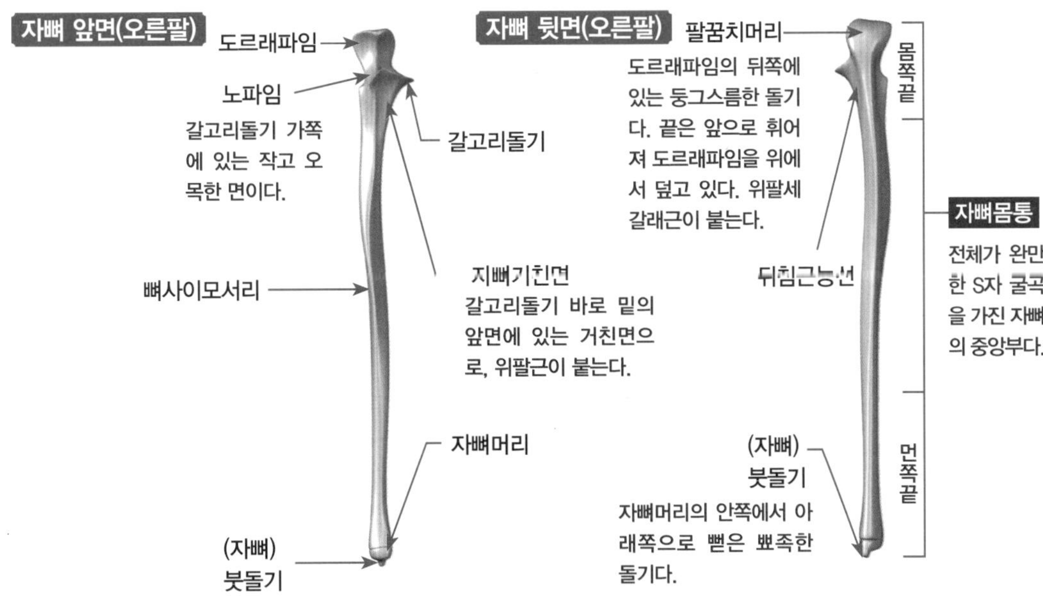
자뼈 앞면(오른팔)
도르래파임
노파임
갈고리돌기 가쪽에 있는 작고 오목한 면이다.
갈고리돌기
뼈사이모서리
자뼈거친면
갈고리돌기 바로 밑의 앞면에 있는 거친면으로, 위팔근이 붙는다.
자뼈머리
(자뼈) 붓돌기
자뼈 뒷면(오른팔)
팔꿈치머리
도르래파임의 뒤쪽에 있는 둥그스름한 돌기다. 끝은 앞으로 휘어져 도르래파임을 위에서 덮고 있다. 위팔세갈래근이 붙는다.
몸쪽끝
자뼈몸통
전체가 완만한 S자 굴곡을 가진 자뼈의 중앙부다.
뒤침근능선
(자뼈) 붓돌기
자뼈머리의 안쪽에서 아래쪽으로 뻗은 뾰족한 돌기다.
먼쪽끝

## ■ 손목뼈

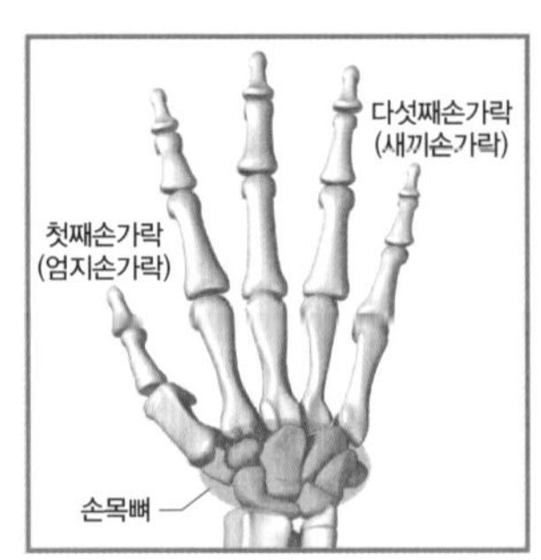
다섯째손가락
(새끼손가락)
첫째손가락
(엄지손가락)
손목뼈

손의 시작 부위에 늘어서 있는 8개 짧은뼈의 총칭이다. 8개 뼈는 각각 4개씩 나뉘어 줄지어 있는데, 노뼈와 자뼈쪽의 4개를 몸쪽열, 손허리뼈쪽의 4개를 먼쪽열이라고 한다.

몸쪽열에는 엄지손가락쪽부터 손배뼈, 반달뼈, 세모뼈, 콩알뼈가 있으며, 먼쪽열에는 큰마름뼈, 작은마름뼈, 알머리뼈, 갈고리뼈가 있다. 보통 팔뼈란 팔의 뼈를 가리키는데, 손목뼈를 팔뼈라고 하는 경우도 있다.

**손목뼈 손등면(오른손)**

**알머리뼈**
손목뼈 중에서 가장 크고 8개 손목뼈의 거의 중앙에 위치한다.

**작은마름뼈**
손배뼈, 큰마름뼈, 알머리뼈, 둘째손허리뼈에 접하는 각기둥 모양의 작은뼈다.

**큰마름뼈**
4개의 관절면을 가지며 안쪽면에는 작은마름뼈가 들어가는 깊은 오목면이 있다.

**손배뼈**
긴타원형으로 반달뼈, 큰마름뼈, 작은마름뼈, 알머리뼈에 접한다.

**반달뼈**
반달모양으로 손배뼈, 세모뼈, 알머리뼈, 갈고리뼈와 접한다

**갈고리뼈**
쐐기모양으로 위쪽이 크고 뾰족하며 몸쪽, 먼쪽, 가쪽에 관절면을 가진다.

**콩알뼈**
달걀형으로 손목뼈 가운데 가장 작다. 자쪽손목굽힘근힘줄에 있는 종자뼈로, 세모뼈와 접한다.

**세모뼈**
약간 돌출된 삼각뿔 모양으로 반달뼈, 콩알뼈, 갈고리뼈와 접한다.

**손목뼈 손바닥면(오른손)**

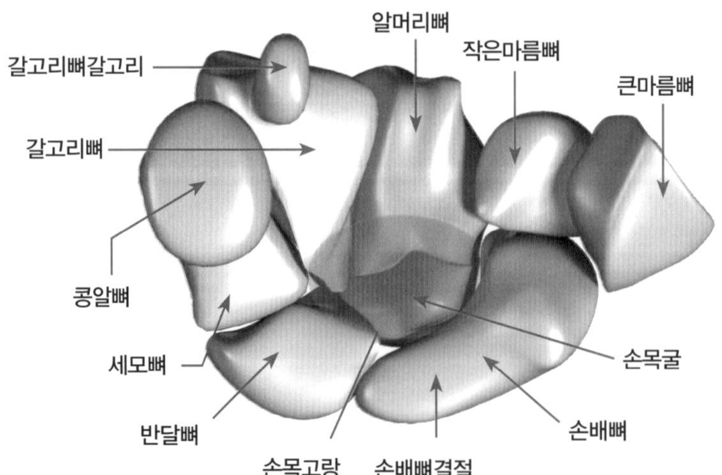
알머리뼈
작은마름뼈
갈고리뼈갈고리
큰마름뼈
갈고리뼈
콩알뼈
세모뼈
손목굴
반달뼈
손배뼈
손목고랑
손배뼈결절

## ■ 손허리뼈·손가락뼈

손의 뼈로 손목뼈의 먼쪽과 맞닿는 첫째~다섯째 손허리뼈와 각각에 이어지는 14개의 손가락뼈로 구성되어 있다. 손허리뼈는 손바닥을 형성한다. 손가락뼈는 손가락을 구성하는데, 엄지손가락은 2개, 나머지 손가락은 3개의 원기둥 모양의 작은 뼈로 되어 있다. 각 뼈는 서로 관절로 연결되어 손허리뼈(장골, 掌骨)로 이어진다. 첫마디뼈, 중간마디뼈, 끝마디뼈로 이루어져 있다. 또 각 손가락뼈는 머리·몸통·바닥으로 구분된다.

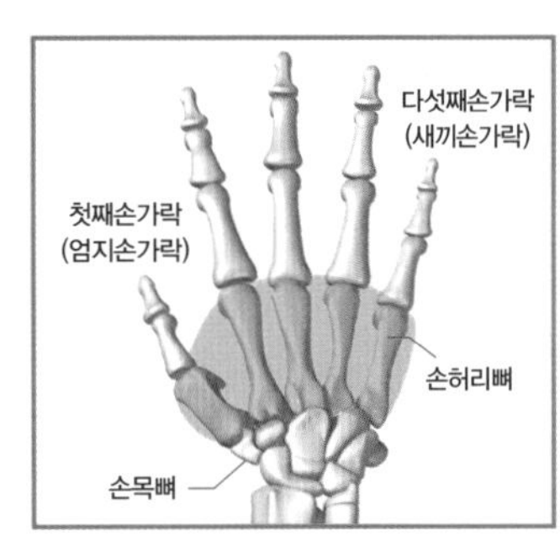
다섯째손가락
(새끼손가락)
첫째손가락
(엄지손가락)
손허리뼈
손목뼈

손허리뼈 · 손가락뼈 손등면(왼손)

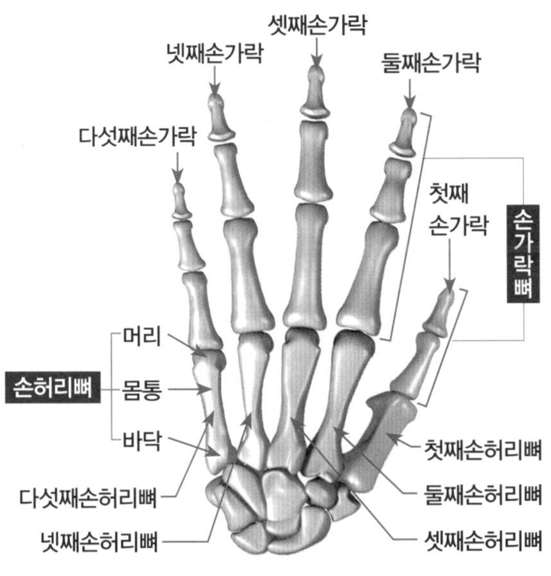
셋째손가락
넷째손가락
둘째손가락
다섯째손가락
첫째
손가락
손가락뼈
머리
손허리뼈
몸통
바닥
첫째손허리뼈
다섯째손허리뼈
둘째손허리뼈
넷째손허리뼈
셋째손허리뼈

손허리뼈 · 손가락뼈 손바닥면(왼손)

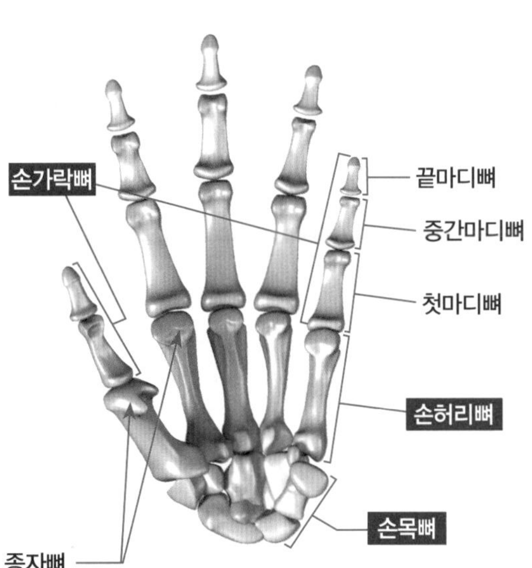
손가락뼈
끝마디뼈
중간마디뼈
첫마디뼈
손허리뼈
손목뼈
종자뼈

첫째 손허리손가락관절 손바닥면과 둘째 손허리손가락관절의 엄지 쪽에 보이는 완두콩 크기의 작은 뼈다. 힘줄 또는 힘줄과 유착된 관절주머니에 나타나는 뼛조각으로 그 힘줄이 접해 있는 뼈부분과 관절을 이루며, 관절면은 관절연골에 덮여 있다.

# 어깨 부위 관절의 구조

팔을 들어올리거나 회선하는 등 팔의 여러 가지 움직임을 만들어내는 어깨 부분의 관절은 복장뼈, 빗장뼈, 어깨뼈, 갈비뼈, 위팔뼈로 구성되어 있다. 이들은 어깨위팔관절(어깨관절)·봉우리빗장관절·복장빗장관절, 3가지 해부학적 관절과 봉우리밑관절·어깨가슴관절, 2가지 기능적 관절로 이루어져 있으며 어깨복합체라 불린다. 또 이들 다섯 가지 관절이 서로 협력해 굽힘·폄, 모음·벌림, 안쪽돌림·가쪽돌림, 수평굽힘·수평폄 등 움직임을 가능하게 한다. 보통 어깨복합체로 구성된 관절을 어깨관절(넓은 의미)이라고 하며, 좁은 의미에서는 어깨뼈와 위팔뼈로 이루어진 어깨위팔관절을 뜻한다.

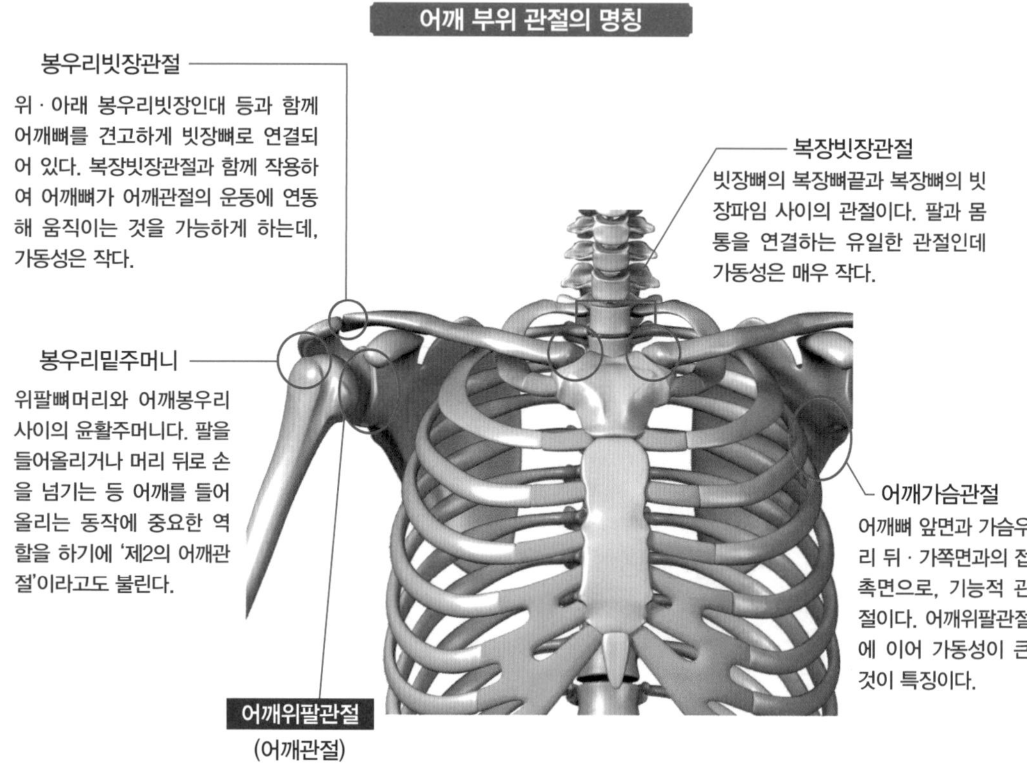
어깨 부위 관절의 명칭
봉우리빗장관절
위 · 아래 봉우리빗장인대 등과 함께 어깨뼈를 견고하게 빗장뼈로 연결되어 있다. 복장빗장관절과 함께 작용하여 어깨뼈가 어깨관절의 운동에 연동해 움직이는 것을 가능하게 하는데, 가동성은 작다.
복장빗장관절
빗장뼈의 복장뼈끝과 복장뼈의 빗장파임 사이의 관절이다. 팔과 몸통을 연결하는 유일한 관절인데 가동성은 매우 작다.
봉우리밑주머니
위팔뼈머리와 어깨봉우리 사이의 윤활주머니다. 팔을 들어올리거나 머리 뒤로 손을 넘기는 등 어깨를 들어올리는 동작에 중요한 역할을 하기에 '제2의 어깨관절'이라고도 불린다.
어깨가슴관절
어깨뼈 앞면과 가슴우리 뒤 · 가쪽면과의 접촉면으로, 기능적 관절이다. 어깨위팔관절에 이어 가동성이 큰 것이 특징이다.
어깨위팔관절
(어깨관절)

### ◎ 해부학적 관절과 기능적 관절

해부학적 관절이란 관절주머니라 불리는 관절을 싸는 막과 연골 등의 조직으로 덮여있는 관절이다. 기능적 관절은 관절주머니와 같이 관절을 구성하는 조직은 아니지만, 관절과 같은 역할을 하는 틈새 부분이 있는 관절이다.

## ◆ 어깨위팔관절(어깨관절)

어깨위팔관절은 어깨뼈 접시오목과 위팔뼈머리로 구성된 좁은 의미의 어깨관절을 말한다. 어깨뼈와 연동해 기능하고 어깨관절의 대부분의 움직임을 담당한다. 접시오목은 얕고 작으며 그 주위를 관절테두리가 둘러싸고 있어서 면적이 어느 정도 되지만 관절머리가 크기 때문에 가동범위도 매우 큰 반면, 그만큼 관절로서 불안정하고 그것을 주위 근육과 인대가 지탱해준다. 특히 어깨밑근, 가시밑근, 작은원근, 위팔두갈래근의 긴갈래와 같은 근육이 관절을 보강하는 데 큰 역할을 한다.

**어깨뼈와 위팔뼈는 불안정한 절구관절**

위팔뼈머리
어깨봉우리
부리돌기
접시오목
위팔뼈
어깨뼈

위팔뼈머리와 그것이 들어가는 접시오목은 탄력 있는 연골로 덮여있으며 절구관절에 속한다.

**어깨관절의 구조**

어깨봉우리
빗장뼈
관절테두리
활액포
가시위근
위팔머리
접시오목
어깨세모근
어깨관절공간

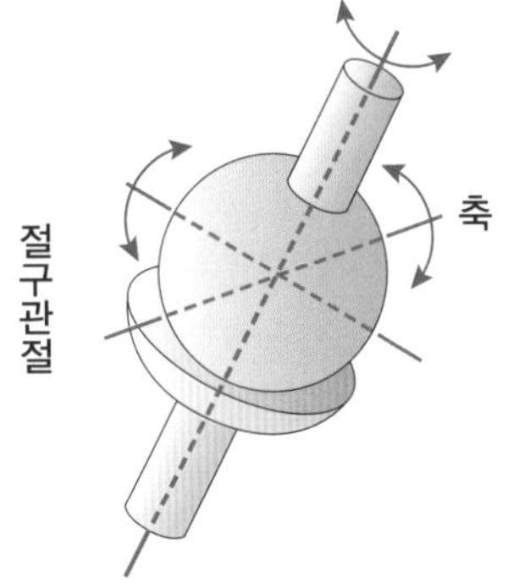
절구관절
축

### ◎ 어깨 탈구

팔을 뒤로 보내는 힘이 강하게 작용하면 어깨관절이 빠질 때가 있다. 이를 탈구라고 한다. 스스로 빠진 관절을 맞출 수 있는 정도를 '부분 탈구', 다른 사람의 힘을 빌려 맞춰야 하는 경우를 본래의 탈구라고 하여 구별한다. 어깨를 강타해 어깨관절 위에 있는 빗장뼈와 어깨뼈가 어긋나는 봉우리빗장관절탈구는 또 다른 외상이다.

# 어깨 부위의 인대

부리빗장인대, 부리봉우리인대, 부리위팔인대, 접시위팔인대, 봉우리빗장인대 등으로 구성되어 있으며, 접시위팔인대는 위, 안, 아래의 세 구역으로 나뉜다.

**부리봉우리인대**

부리돌기의 윗면 수평부에서 어깨봉우리의 뾰족한 끝, 봉우리빗장관절 가쪽의 사이에 붙는 인대다. 어깨관절을 위에서 덮고 있으며 어깨관절의 보호와 함께 위팔뼈가 수평보다 위로 들어올려지는 것을 억제한다.

**부리위팔인대**

관절주머니 윗부분을 덮고 있으며 관절주머니와 융합되어 위팔뼈의 큰·작은결절에 붙는다. 관절주머니의 윗면을 보강하는 강한 인대다.

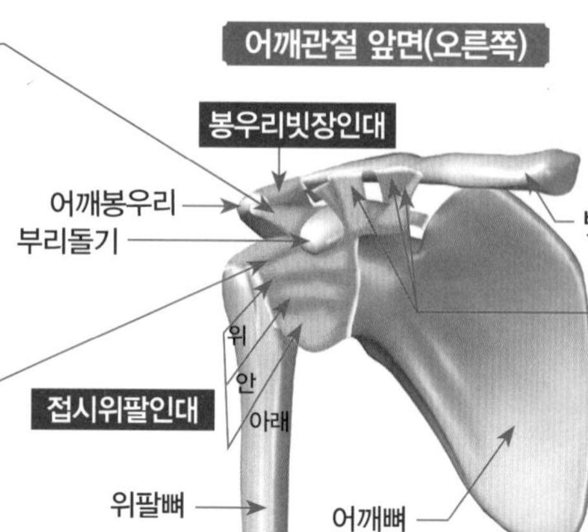

어깨관절 앞면(오른쪽)
봉우리빗장인대
어깨봉우리
부리돌기
빗장뼈
위
안
아래
접시위팔인대
위팔뼈
어깨뼈


**부리빗장인대**

부리돌기 윗면과 빗장뼈 가쪽 끝의 아랫면, 빗장뼈 원뿔인대결절을 연결하는 인대다. 앞 가쪽의 마름인대와 뒤 안쪽의 원뿔인대로 구성되어 있다.

### ◆ 접시위팔인대

관절주머니의 일부가 두꺼워져 띠를 형성한 것이 접시위팔인대다. 위, 안, 아래의 세 부분으로 나뉘며 접시오목 주위에는 관절테두리라는 단단한 섬유성 조직이 부착되어 있다.

## ■ 봉우리빗장관절의 인대

봉우리빗장관절은 빗장뼈와 어깨뼈가 접해 있는 부분에 있는 평면관절로, 관절주머니가 느슨해 앞면이 두껍고 튼튼해져 봉우리빗장인대를 형성하고 있다. 또 봉우리빗장인대의 안쪽에 있는 부리빗장인대(마름인대와 원뿔인대)와 일정한 위치를 유지하며 관절이 빠지는 것을 막고 봉우리빗장관절과 함께 어깨뼈가 관절 운동에 따라 움직일 수 있게 한다.

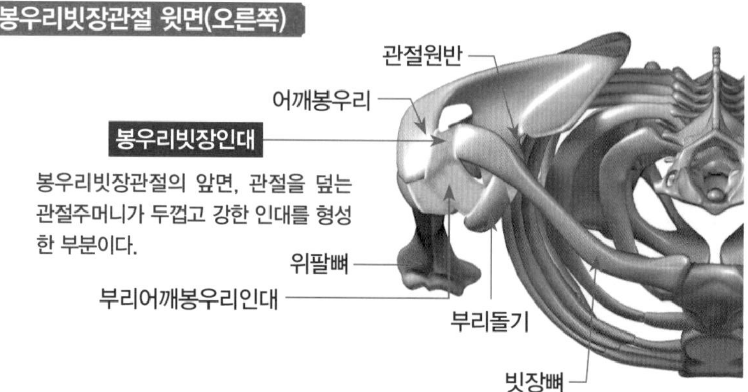

봉우리빗장관절 윗면(오른쪽)
관절원반
어깨봉우리
봉우리빗장인대
위팔뼈
부리어깨봉우리인대
부리돌기
빗장뼈


봉우리빗장관절의 앞면, 관절을 덮는 관절주머니가 두껍고 강한 인대를 형성한 부분이다.

## ■ 복장빗장관절의 인대

복장빗장관절이란 복장뼈와 빗장파임과 빗장뼈 사이에 있는 관절이다. 관절주머니와 갈비빗장인대, 빗장사이인대 등 여러 인대가 지지하고 있다. 원래 가동성이 적으며 관절 속 관절원반의 인대(앞면)의 작용으로 관절 운동을 원활해지고 관절에 가해지는 충격이 완화된다.

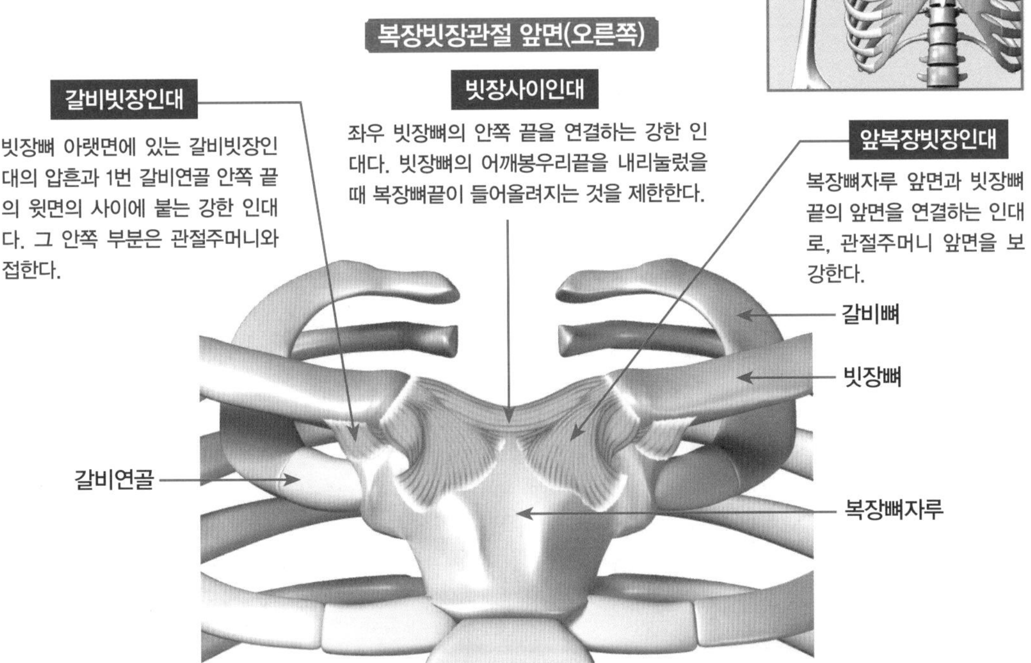
복장빗장관절 앞면(오른쪽)
갈비빗장인대
빗장뼈 아랫면에 있는 갈비빗장인대의 압흔과 1번 갈비연골 안쪽 끝의 윗면의 사이에 붙는 강한 인대다. 그 안쪽 부분은 관절주머니와 접한다.
빗장사이인대
좌우 빗장뼈의 안쪽 끝을 연결하는 강한 인대다. 빗장뼈의 어깨봉우리끝을 내리눌렀을 때 복장뼈끝이 들어올려지는 것을 제한한다.
앞복장빗장인대
복장뼈자루 앞면과 빗장뼈 끝의 앞면을 연결하는 인대로, 관절주머니 앞면을 보강한다.
갈비뼈
빗장뼈
갈비연골
복장뼈자루

### 복장빗장관절의 관상단면도

복장빗장관절은 얕은 일종의 안장관절로, 속에 있는 관절원반에 의해 절구관절에 가까운 운동을 할 수 있다.

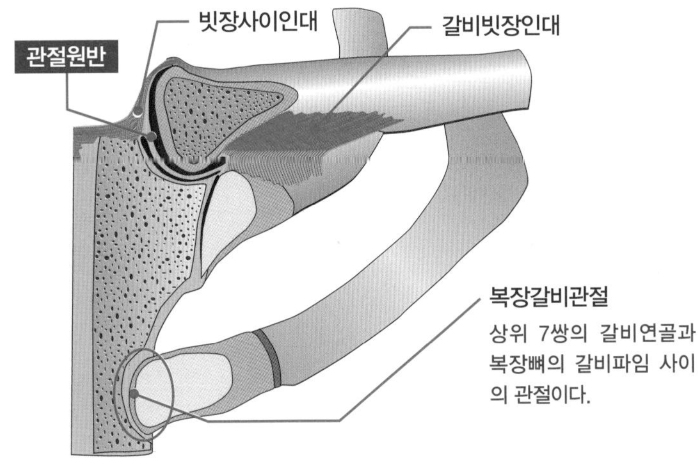
빗장사이인대
갈비빗장인대
관절원반
복장갈비관절
상위 7쌍의 갈비연골과 복장뼈의 갈비파임 사이의 관절이다.

# 팔꿈치·아래팔의 관절

팔꿈치관절이란 위팔과 아래팔 사이에 위치하며 위팔뼈·자뼈·노뼈가 만나 형성하는 세 종류의 관절, 위팔자관절·위팔노관절·몸쪽노자관절을 말한다. 전체가 하나의 관절주머니에 덮여 있으며 복합관절을 형성하고 있다. 더 내려가 다시 연결되는 쪽에는 먼쪽노자관절이 있다.

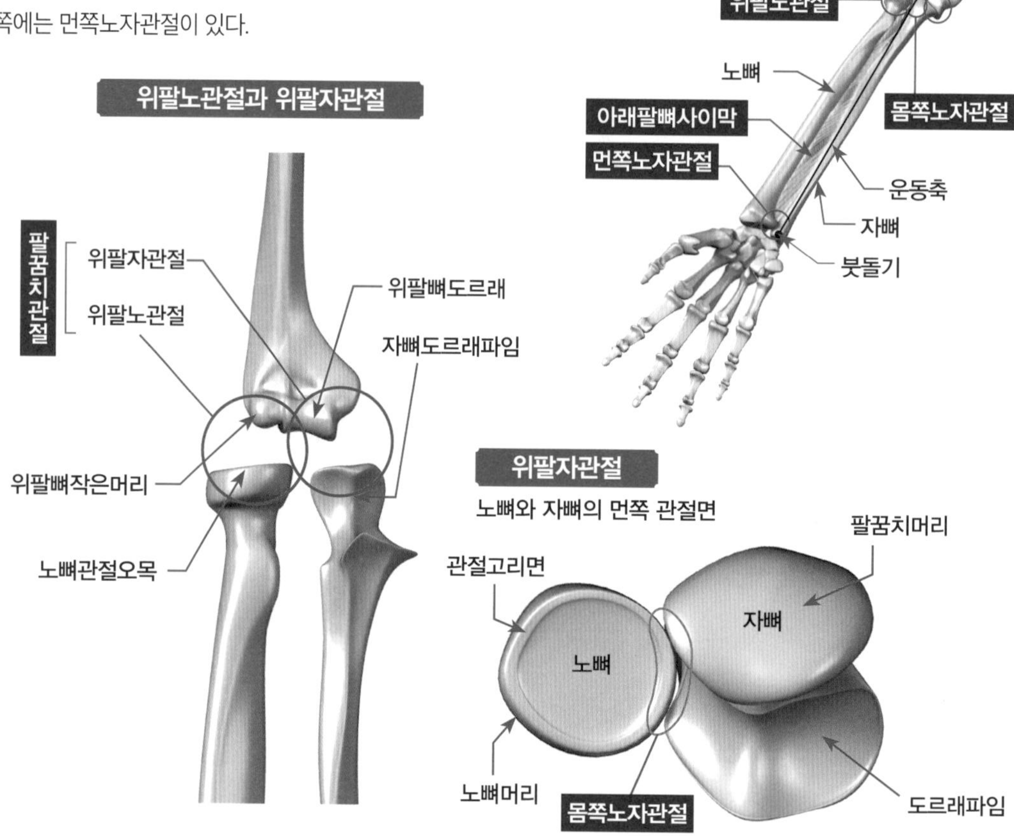
위팔 앞면(오른팔)
위팔뼈
위팔자관절
위팔노관절
노뼈
몸쪽노자관절
아래팔뼈사이막
먼쪽노자관절
운동축
자뼈
붓돌기
위팔노관절과 위팔자관절
팔꿈치관절
위팔자관절
위팔노관절
위팔뼈도르래
자뼈도르래파임
위팔뼈작은머리
노뼈관절오목
위팔자관절
노뼈와 자뼈의 먼쪽 관절면
팔꿈치머리
관절고리면
자뼈
노뼈
노뼈머리
몸쪽노자관절
도르래파임

### ◆ 위팔자관절

위팔뼈도르래와 자뼈도르래파임 사이에 형성된 경첩관절로, 안정성이 높아 팔꿈치관절의 중심이 되는 관절이다. 폄 운동이 일어난다.

### ◆ 위팔노관절

위팔뼈작은머리와 노오목 사이에 형성된 절구관절로, 폄 운동과 아래팔의 돌림 운동을 일으킨다.

### ◆ 몸쪽노자관절

노뼈의 관절관상면과 자뼈의 노파임 사이에 형성된 중쇠관절로, 팔꿈치의 폄 운동에 기여하지 않고 아래팔의 엎침·뒤침 운동을 일으킨다.

### ◆ 먼쪽노자관절

자뼈의 자뼈머리와 노뼈의 자파임 사이에 형성된 중쇠관절로, 아래팔의 엎침·뒤침을 일으킨다.

# 팔꿈치관절의 인대

팔꿈치관절에는 3개의 인대가 있으며, 팔꿈치관절운동이 안정되도록 제어한다.

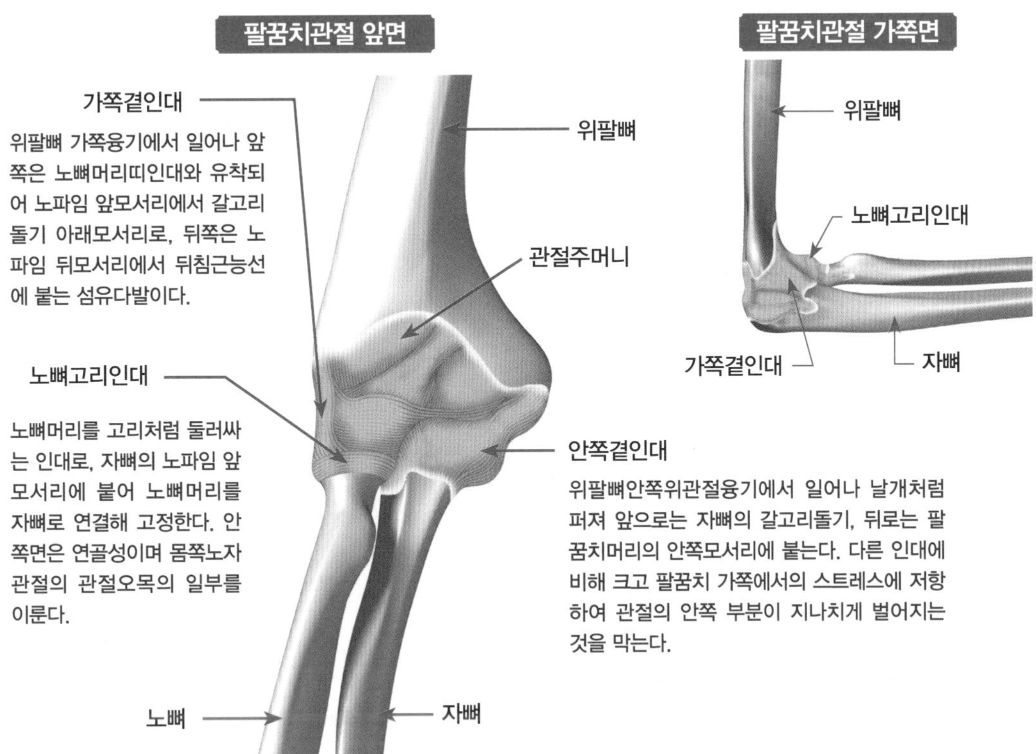
팔꿈치관절 앞면
가쪽곁인대
위팔뼈 가쪽융기에서 일어나 앞쪽은 노뼈머리띠인대와 유착되어 노파임 앞모서리에서 갈고리돌기 아래모서리로, 뒤쪽은 노파임 뒤모서리에서 뒤침근능선에 붙는 섬유다발이다.
노뼈고리인대
노뼈머리를 고리처럼 둘러싸는 인대로, 자뼈의 노파임 앞모서리에 붙어 노뼈머리를 자뼈로 연결해 고정한다. 안쪽면은 연골성이며 몸쪽노자관절의 관절오목의 일부를 이룬다.
위팔뼈
관절주머니
안쪽곁인대
위팔뼈안쪽위관절융기에서 일어나 날개처럼 퍼져 앞으로는 자뼈의 갈고리돌기, 뒤로는 팔꿈치머리의 안쪽모서리에 붙는다. 다른 인대에 비해 크고 팔꿈치 가쪽에서의 스트레스에 저항하여 관절의 안쪽 부분이 지나치게 벌어지는 것을 막는다.
노뼈
자뼈
팔꿈치관절 가쪽면
위팔뼈
노뼈고리인대
가쪽곁인대
자뼈

## ■ 아래팔뼈사이막

자뼈와 노뼈 사이의 뼈사이모서리에 서로 연결되어 노뼈에서 자뼈를 향해 비스듬히 아래로(아랫부분에서는 반대가 된다) 주행하는 얇고 튼튼한 섬유성 막이다. 아래팔 운동인 엎침·뒤침에서도 운동의 안정성을 유지하는 한편, 뼈사이막의 바로 위를 주행하는 빗끈과 함께 과도한 엎침·뒤침을 억제하는 작용을 한다.

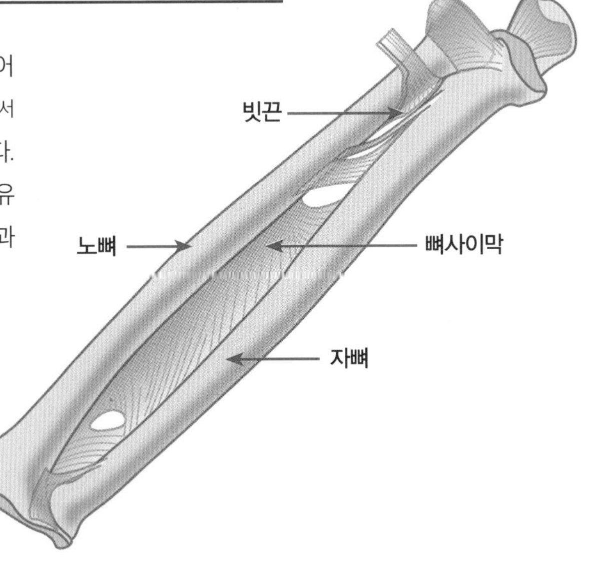
빗끈
노뼈
뼈사이막
자뼈

# 손목관절·손가락 관절

손목관절은 8개의 손목뼈에 노뼈와 자뼈를 더해 10개의 뼈로 구성되어 있다. 노뼈손목관절·손목뼈중간관절·먼쪽노자관절로 구성되는 손목의 복합관절이다.

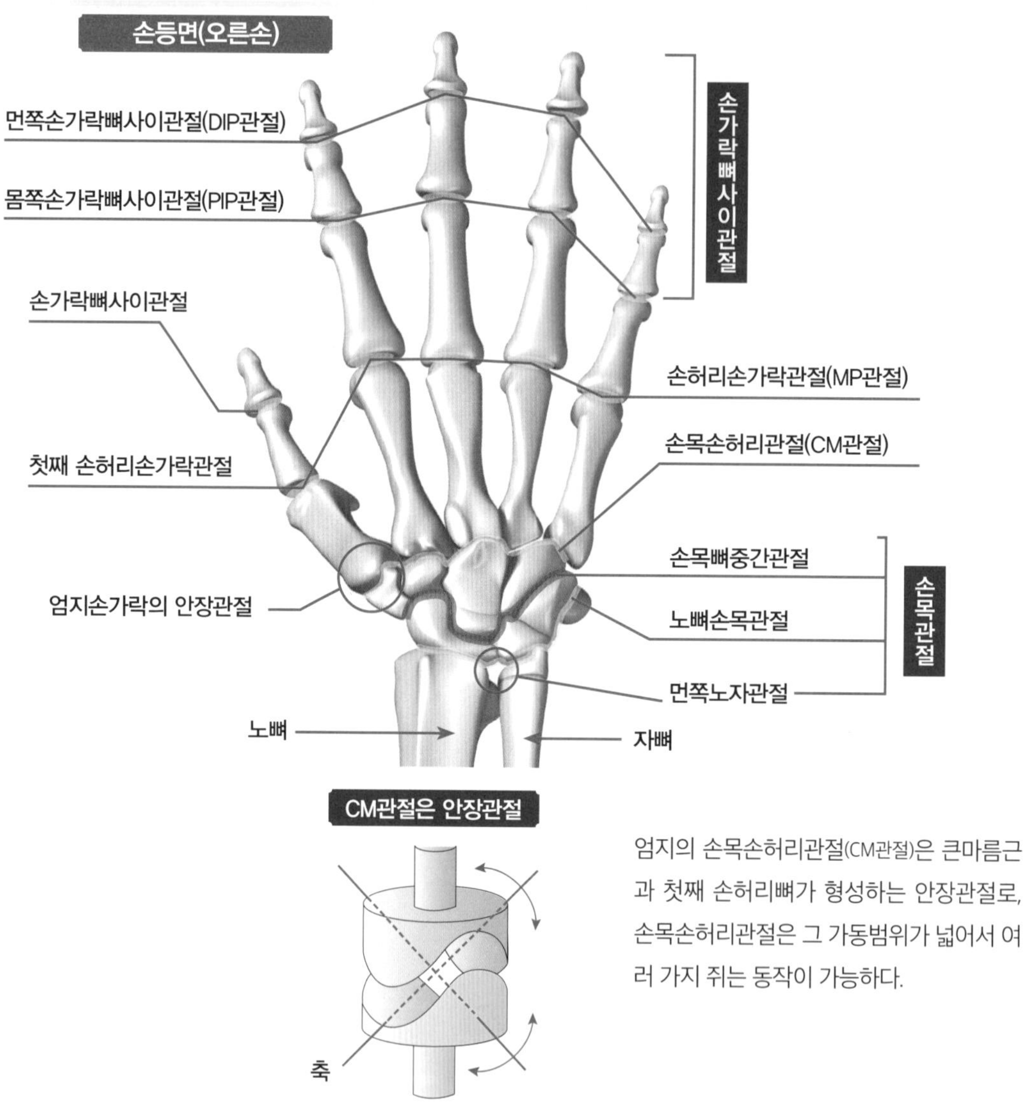
손등면(오른손)
먼쪽손가락뼈사이관절(DIP관절)
몸쪽손가락뼈사이관절(PIP관절)
손가락뼈사이관절
손가락뼈사이관절
첫째 손허리손가락관절
엄지손가락의 안장관절
손허리손가락관절(MP관절)
손목손허리관절(CM관절)
손목뼈중간관절
노뼈손목관절
먼쪽노자관절
손목관절
노뼈
자뼈
CM관절은 안장관절
축

엄지의 손목손허리관절(CM관절)은 큰마름근과 첫째 손허리뼈가 형성하는 안장관절로, 손목손허리관절은 그 가동범위가 넓어서 여러 가지 쥐는 동작이 가능하다.

### ◎ 손관절의 운동

손가락뼈사이관절 : 손가락의 굽힘·폄

손허리손가락관절 : 손가락을 개폐하는 가쪽돌림·안쪽돌림 / 손목손허리관절 : 손바닥의 굽힘·폄과 안쪽돌림

손목뼈중간관절 : 손목의 손등굽힘·손바닥굽힘 / 노손목관절 : 손목의 등쪽굽힘과 바닥쪽굽힘, 노쪽굽힘·자쪽굽힘

# 손의 인대

손목의 관절은 손바닥쪽과 손등쪽 양면에서 바닥쪽노손목인대와 가쪽손목곁인대, 등쪽손목뼈사이인대 등으로 이어져 있다. 그러나 사이에 관절원반이 있기에 손목뼈와는 직접 연결되지 않은 자뼈와의 사이에도 바닥쪽자손목인대와 안쪽손목곁인대 등이 단단하게 붙어있다.

손목뼈와 손허리뼈의 손목손허리관절은 바닥쪽 및 등쪽 손목손허리인대가 각각 보강해준다. 또 둘째~다섯째 손허리뼈사이의 바닥쪽에는 띠 모양의 깊은가로손허리인대가 붙어있다. 이 인대는 손허리손가락관절에 붙는 부분으로, 손바닥쪽 인대의 섬유와 혼합되어 손가락의 섬유집과 단단하게 엮여 뼈와는 직접 접합되지 않는다.

손가락뼈의 각 손가락뼈사이관절은 관절주머니로 덮여있으며 그 양쪽에 곁인대, 손바닥쪽에는 손바닥쪽인대가 붙어 있어 복잡한 동작을 방해하지 않는 수준으로 관절을 고정해준다.

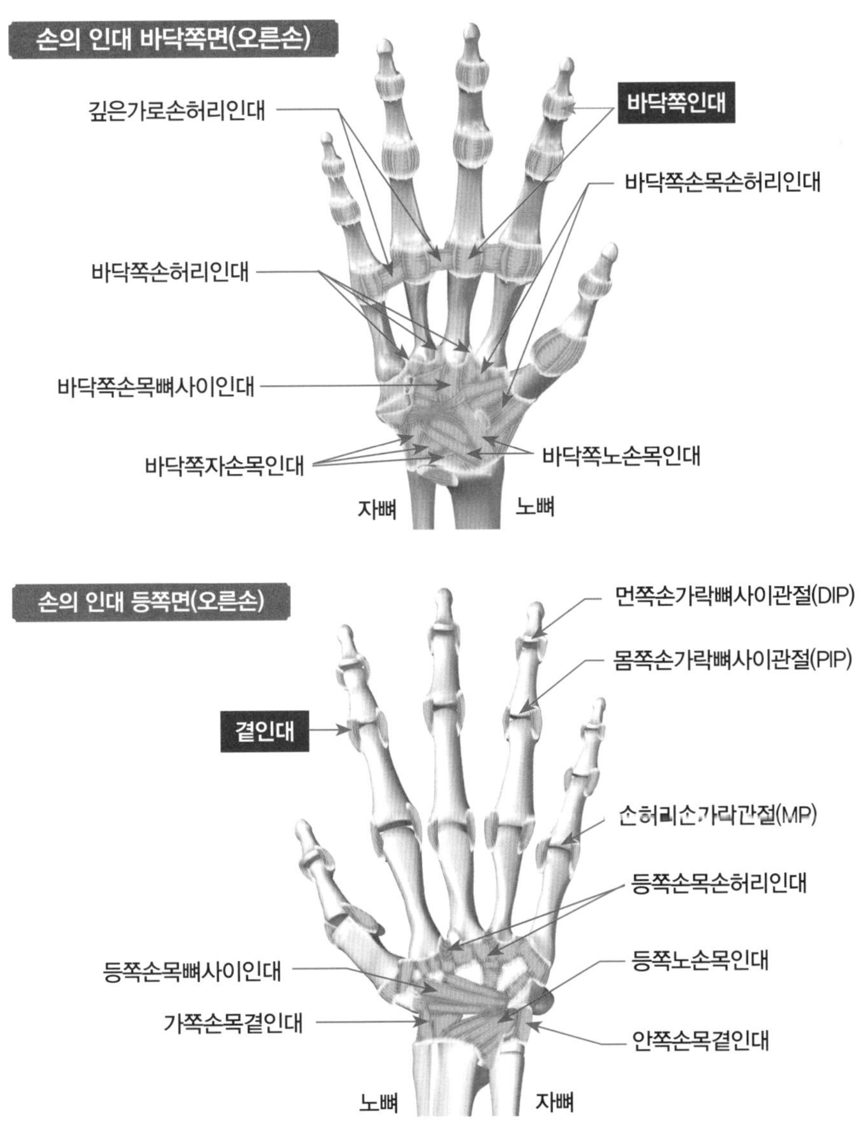
손의 인대 바닥쪽면(오른손)
깊은가로손허리인대
바닥쪽인대
바닥쪽손목손허리인대
바닥쪽손허리인대
바닥쪽손목뼈사이인대
바닥쪽자손목인대
바닥쪽노손목인대
자뼈
노뼈
손의 인대 등쪽면(오른손)
먼쪽손가락뼈사이관절(DIP)
몸쪽손가락뼈사이관절(PIP)
곁인대
손허리손가락관절(MP)
등쪽손목손허리인대
등쪽손목뼈사이인대
등쪽노손목인대
가쪽손목곁인대
안쪽손목곁인대
노뼈
자뼈

# 몸통의 뼈와 관절

몸통은 우리 몸의 중축을 이루는 부위로, 크게 척주와 가슴우리로 나뉜다. 척주는 목뼈, 등뼈, 허리뼈, 엉치뼈, 꼬리뼈로 구성되어 있으며 머리 부분과 몸통을 지탱한다. 가슴우리는 1개의 복장뼈와 12쌍의 등뼈·갈비뼈로 구성되어 있으며 허파와 심장을 보호하고 있다. 엉치뼈는 골반을 형성해 몸통을 지지하는 토대 역할을 한다.

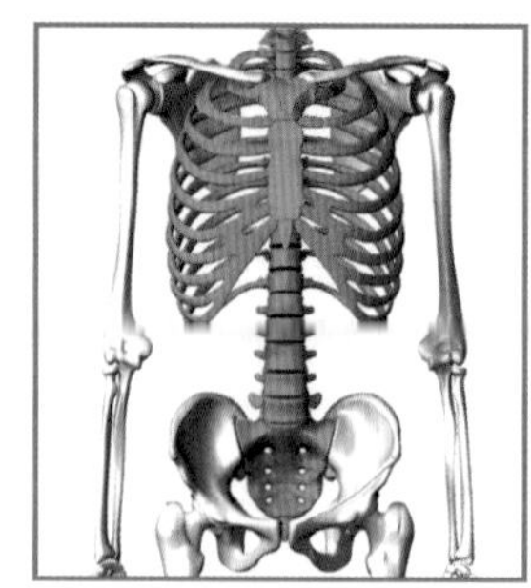

**몸통 앞면**

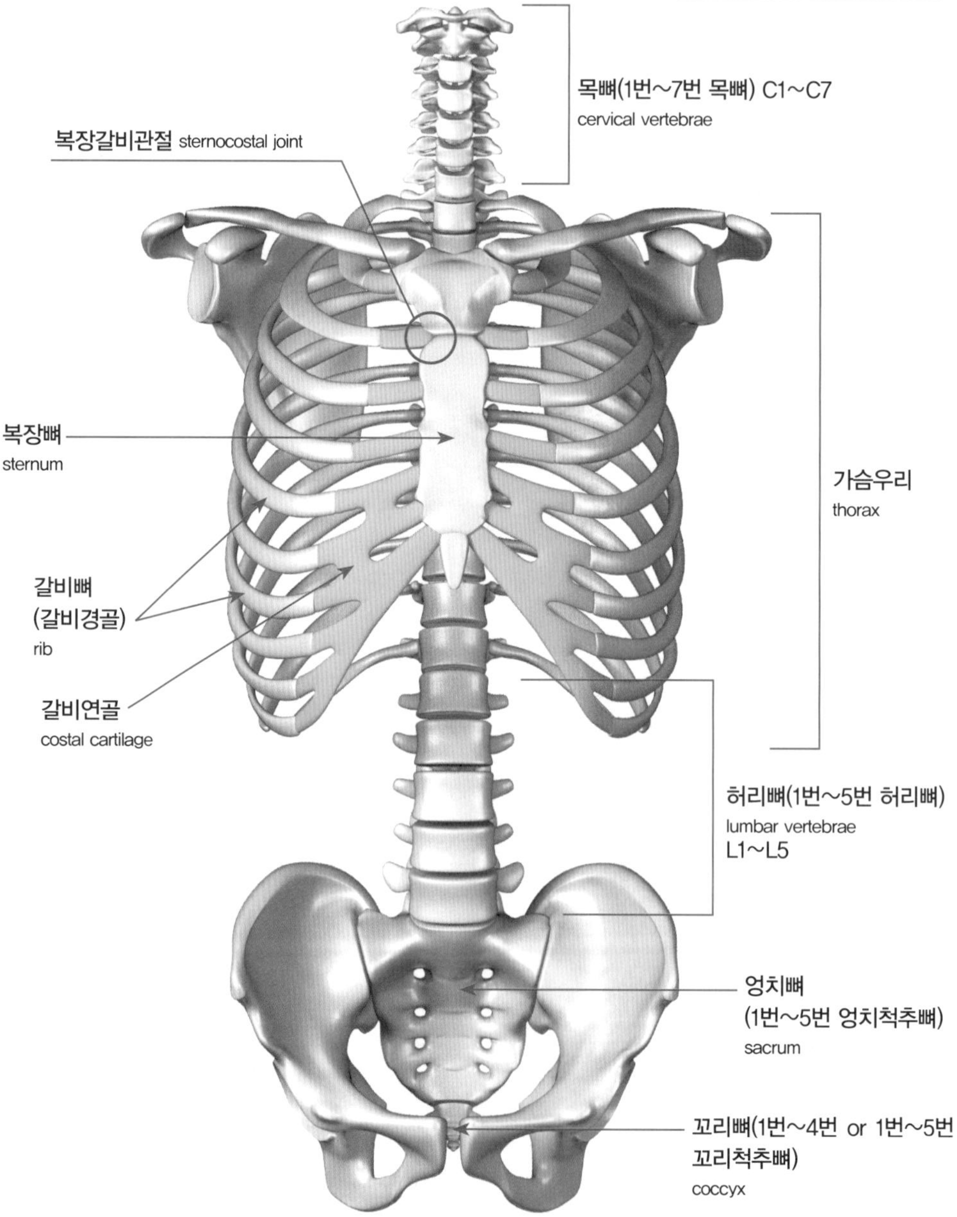

목뼈(1번~7번 목뼈) C1~C7
cervical vertebrae

복장갈비관절 sternocostal joint

복장뼈
sternum

가슴우리
thorax

갈비뼈
(갈비경골)
rib

갈비연골
costal cartilage

허리뼈(1번~5번 허리뼈)
lumbar vertebrae
L1~L5

엉치뼈
(1번~5번 엉치척추뼈)
sacrum

꼬리뼈(1번~4번 or 1번~5번
꼬리척추뼈)
coccyx

**척주**
목뼈 7개, 등뼈 12개, 허리뼈 5개, 엉치뼈 1개(5개의 엉치척추뼈),
꼬리뼈 1개(3~5개의 꼬리척추뼈)

**가슴우리**
복장뼈 1개, 등뼈 12개, 갈비뼈 12쌍

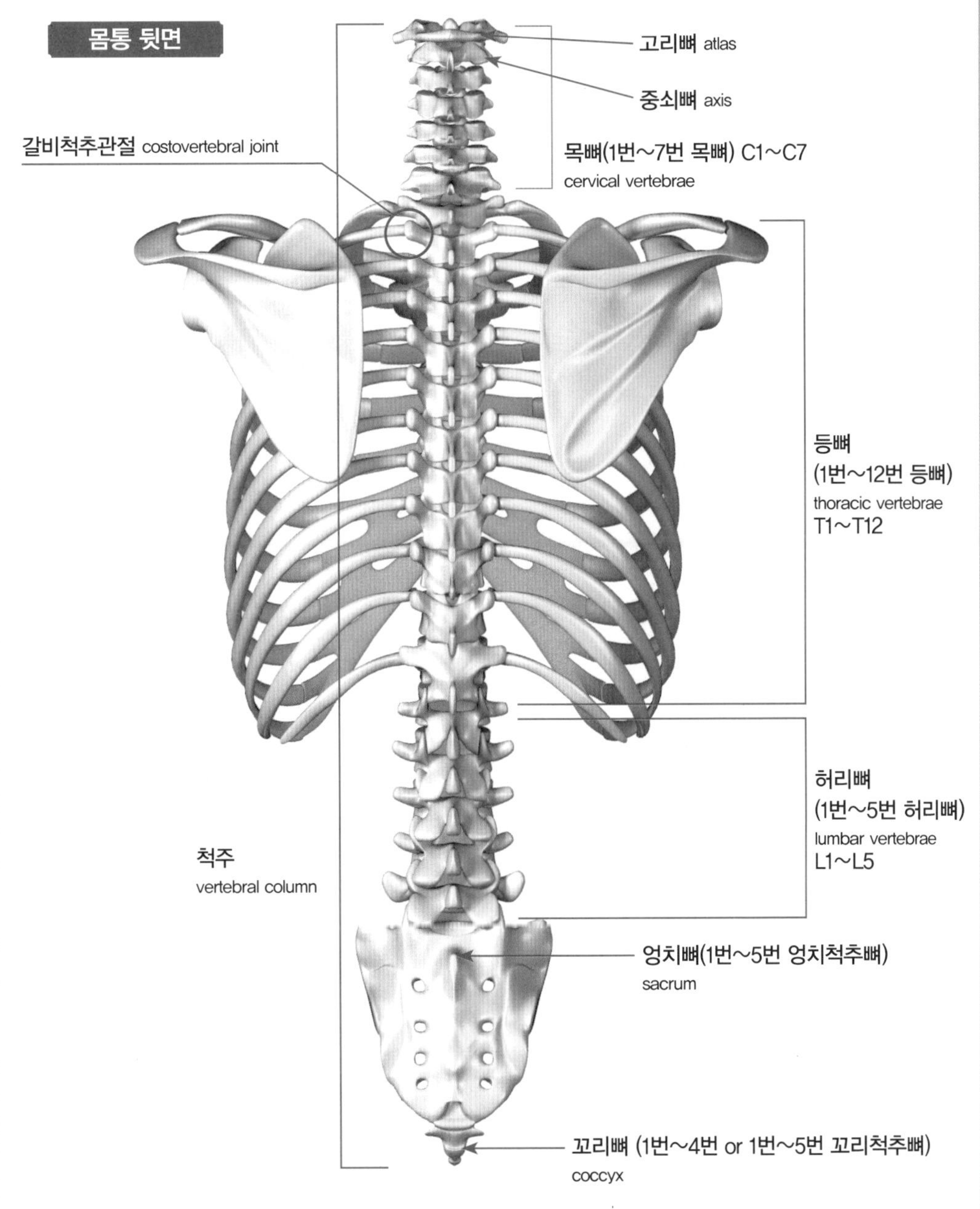
몸통 뒷면
고리뼈 atlas
중쇠뼈 axis
갈비척추관절 costovertebral joint
목뼈(1번~7번 목뼈) C1~C7
cervical vertebrae
등뼈
(1번~12번 등뼈)
thoracic vertebrae
T1~T12
허리뼈
(1번~5번 허리뼈)
lumbar vertebrae
L1~L5
척주
vertebral column
엉치뼈(1번~5번 엉치척추뼈)
sacrum
꼬리뼈 (1번~4번 or 1번~5번 꼬리척추뼈)
coccyx

# 척추의 뼈

## ■ 척주

척추뼈를 말하며 등쪽 중앙에서 몸을 지지한다. 목뼈 7개, 등뼈 12개, 허리뼈 5개 등 34개의 가동성 있는 척추뼈, 그리고 엉치뼈와 꼬리뼈로 구성되어 있다. 이 각 부위의 척추뼈가 이어져 기둥 형태를 이루는데 위쪽은 머리뼈, 아래로는 볼기뼈와 연결된다.

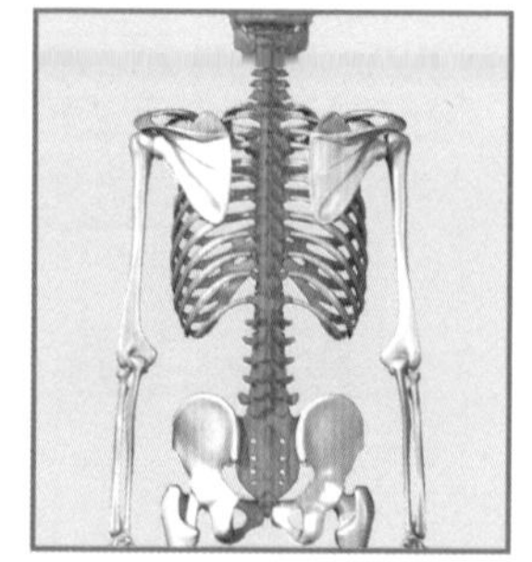

**척주 옆면**

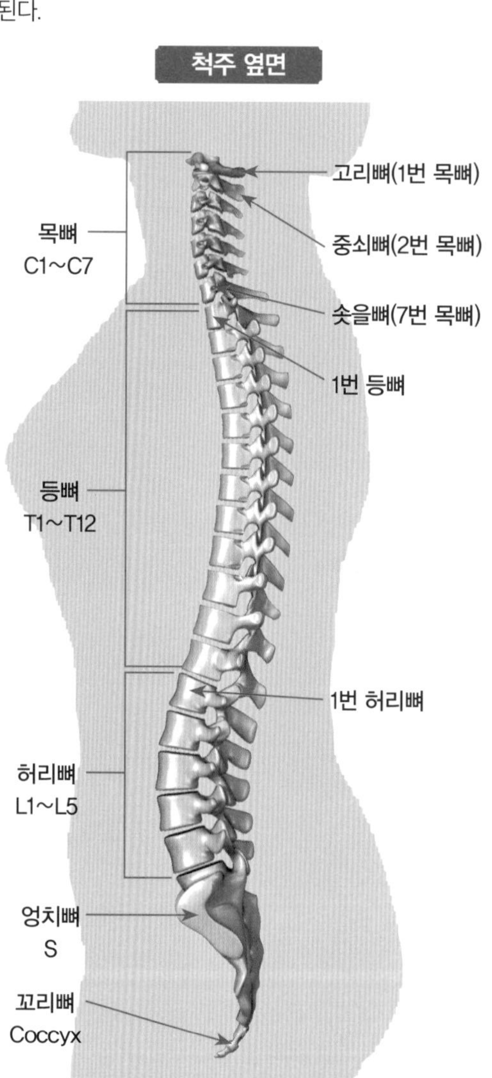
고리뼈(1번 목뼈)
중쇠뼈(2번 목뼈)
솟을뼈(7번 목뼈)
1번 등뼈
1번 허리뼈
목뼈
C1~C7
등뼈
T1~T12
허리뼈
L1~L5
엉치뼈
S
꼬리뼈
Coccyx

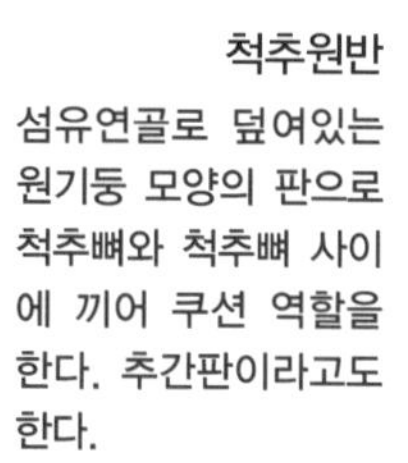
척추원반
섬유연골로 덮여있는
원기둥 모양의 판으로
척추뼈와 척추뼈 사이
에 끼어 쿠션 역할을
한다. 추간판이라고도
한다.

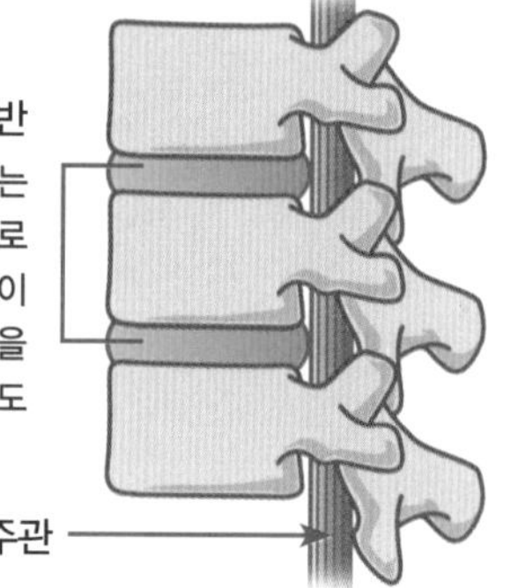
척주관

### ● 척주관

척추뼈와 척추고리로 둘러싸인 구멍, 척추구멍이 포개어져 만들어진 관으로 위로는 뒤통수뼈의 큰뒤통수구멍에서 아래로는 엉치뼈의 엉치뼈틈새까지 이어진다. 속에는 척수가 흐른다. 단, 척주관은 독립된 척추뼈가 존재하지 않는 엉치뼈의 시작 부위(엉치뼈틈새)까지만 이어진다.

**약칭**

| 목뼈 | C | cervical spine〈vertebra〉 |
|---|---|---|
| 등뼈 | T | thoracic spine〈vertebra〉 |
| 허리뼈 | L | lumbar spine〈vertebra〉 |
| 엉치뼈 | S | sacrum |
| 꼬리뼈 | Coccyx | |

## ■ 목뼈

척주의 윗부분, 7개의 척추뼈로 구성되어 있다. 목의 돌림이나 앞뒤 굽힘 등 척주 중에서 가장 가동성이 높은데, 1번과 2번 목뼈가 특징적인 구조로 되어 있기 때문이다.

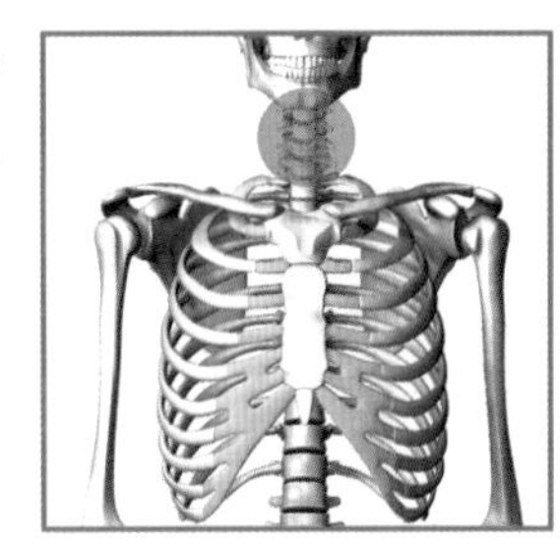

목뼈 옆면

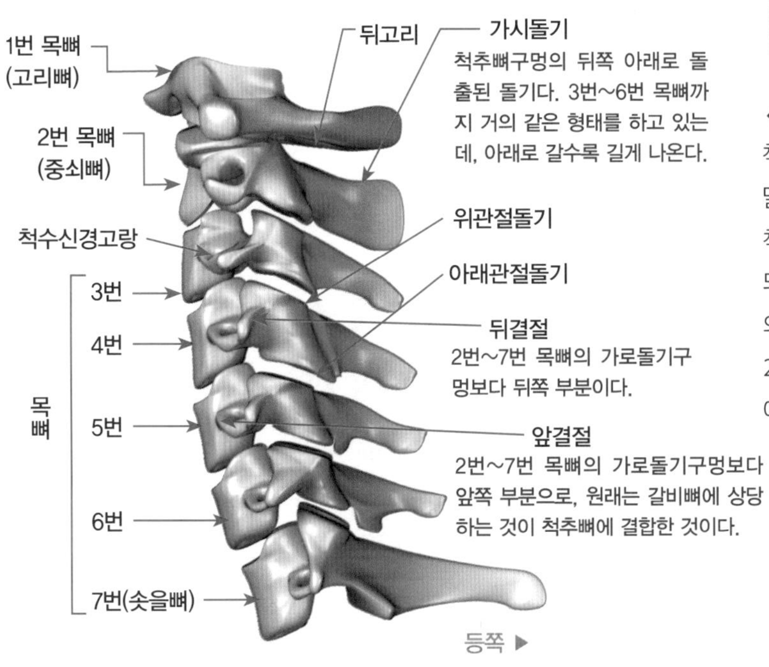
1번 목뼈
(고리뼈)
뒤고리
가시돌기
척추뼈구멍의 뒤쪽 아래로 돌출된 돌기다. 3번~6번 목뼈까지 거의 같은 형태를 하고 있는데, 아래로 갈수록 길게 나온다.
2번 목뼈
(중쇠뼈)
척수신경고랑
위관절돌기
아래관절돌기
3번
4번
뒤결절
2번~7번 목뼈의 가로돌기구멍보다 뒤쪽 부분이다.
목뼈
5번
앞결절
2번~7번 목뼈의 가로돌기구멍보다 앞쪽 부분으로, 원래는 갈비뼈에 상당하는 것이 척추뼈에 결합한 것이다.
6번
7번(솟을뼈)
등쪽 ▶

### ◆ 척추뼈

척주를 구성하는 각각의 뼈를 말하며 32~34개의 척추뼈가 척추원반을 사이에 두고 연결되어 있다. 목뼈, 등뼈, 허리뼈의 24개의 척추뼈 가운데 1번, 2번 목뼈(고리뼈와 중쇠뼈) 이외에는 공통된 구조를 띤다.

7번 목뼈(솟을뼈) 윗면

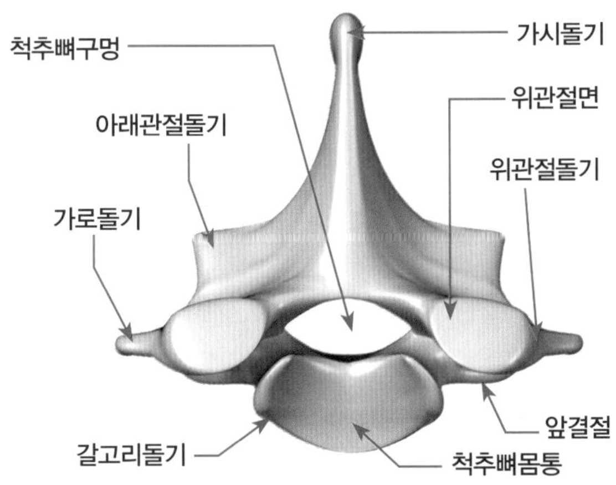
척추뼈구멍
가시돌기
위관절면
아래관절돌기
위관절돌기
가로돌기
앞결절
갈고리돌기
척추뼈몸통

### ● 7번 목뼈(솟을뼈)

척주 위에서 7번째, 목뼈의 맨 밑에 위치하는 척추뼈다. 목뼈치고는 가시돌기가 장대해서 아래쪽 등뼈의 것과 닮았다. 가동범위가 넓으며 목을 숙였을 때 튀어나오는 것이 이 목뼈다.

# 고리뼈와 중쇠뼈

## ■ 고리뼈(1번 목뼈)/중쇠뼈

고리뼈(atlas)는 척주의 맨 위에 위치하는 척추뼈로, 일반적인 척추뼈에 있는 척추뼈몸통이나 가시돌기가 없는 고리 모양이다. 앞뒤의 활과 가쪽덩이로 머리뼈를 지지한다. 목 부위의 라틴어명 Cervix의 첫 번째라는 뜻에서 C1이라는 약칭으로 불린다. 두 번째를 중쇠뼈라고 하며, 척추뼈몸통의 머리쪽 면에서 위를 향해 튀어나와있는 치아돌기가 특징이다.

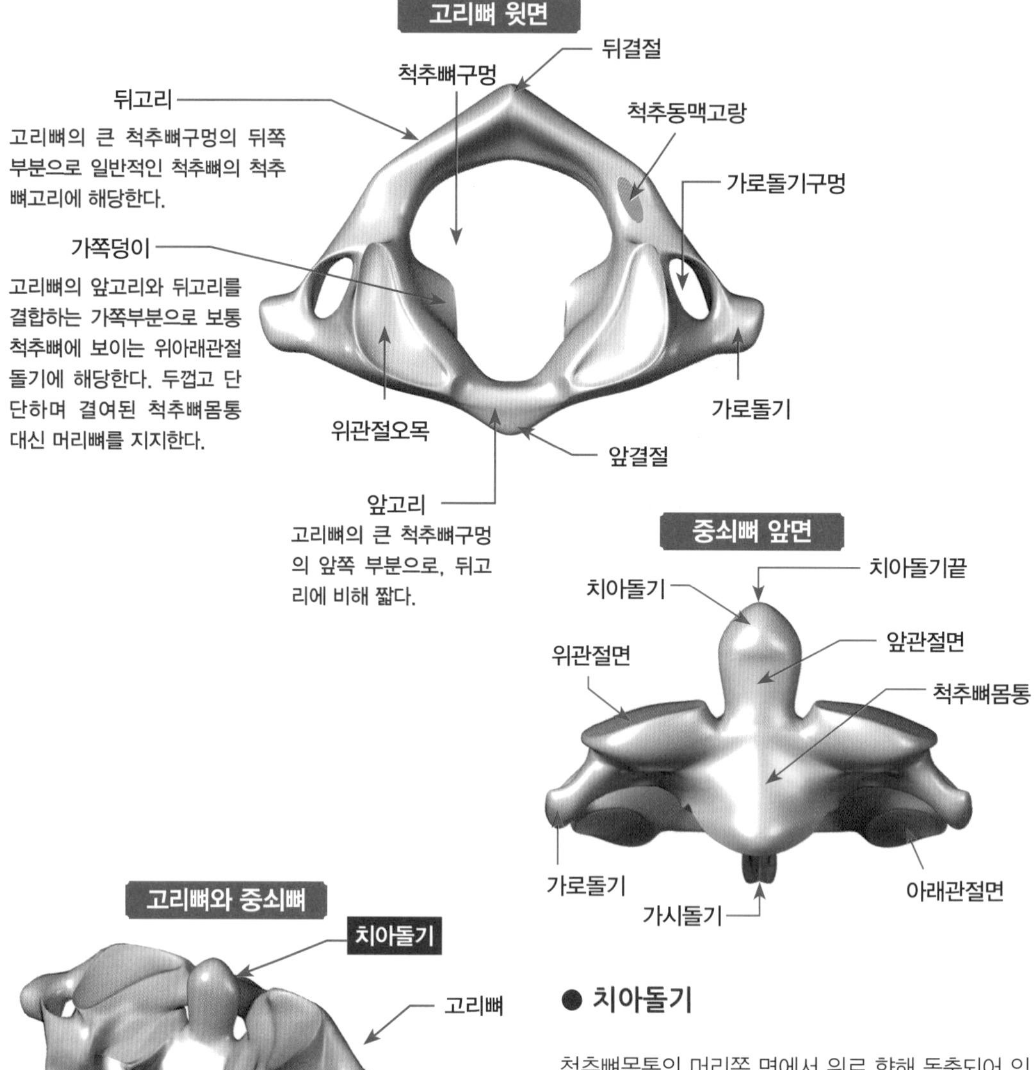
고리뼈 윗면
뒤결절
척추뼈구멍
뒤고리
고리뼈의 큰 척추뼈구멍의 뒤쪽 부분으로 일반적인 척추뼈의 척추뼈고리에 해당한다.
척추동맥고랑
가로돌기구멍
가쪽덩이
고리뼈의 앞고리와 뒤고리를 결합하는 가쪽부분으로 보통 척추뼈에 보이는 위아래관절돌기에 해당한다. 두껍고 단단하며 결여된 척추뼈몸통 대신 머리뼈를 지지한다.
가로돌기
위관절오목
앞결절
앞고리
고리뼈의 큰 척추뼈구멍의 앞쪽 부분으로, 뒤고리에 비해 짧다.
중쇠뼈 앞면
치아돌기끝
치아돌기
앞관절면
위관절면
척추뼈몸통
가로돌기
아래관절면
가시돌기
고리뼈와 중쇠뼈
치아돌기
고리뼈
중쇠뼈

### ● 치아돌기

척추뼈몸통의 머리쪽 면에서 위로 향해 돌출되어 있는 송곳니 모양의 돌기다. 1번 목뼈(고리뼈)와 함께 고리중쇠관절을 형성하고, 머리 부분의 회전에 기여한다.

# 척추의 정렬

약 30개의 뼈로 구성된 척주는 '생리적 만곡'이라는 완만한 커브를 그리고 있다. 이 커브는 무거운 머리 부분을 지지하는 역할도 한다. 커브는 엉치뼈바닥이 수평에서 30도 정도 기울어있는 것이 이상적이라고 알려져 있다. 균형이 나쁜 자세가 지속되면 생리적 만곡에 뒤틀림이 생겨 만곡이 적은 일자허리, 등뼈의 뒤가 많이 굽은 굽은등(고양이등), 목뼈의 앞굽음이 적은 일자목 등이 나타나 근육과 인대, 뼈, 척추원반 등을 손상시키는 원인이 된다.

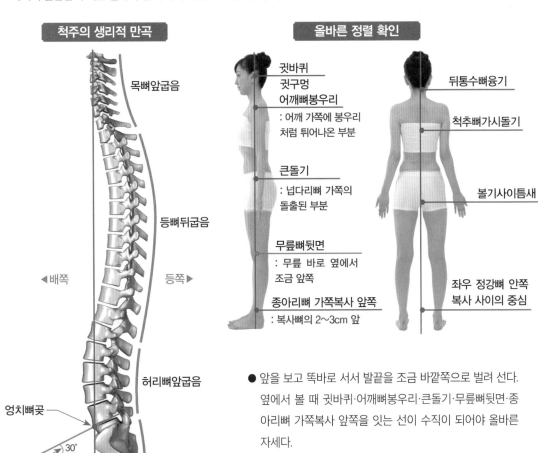

## 척주의 생리적 만곡

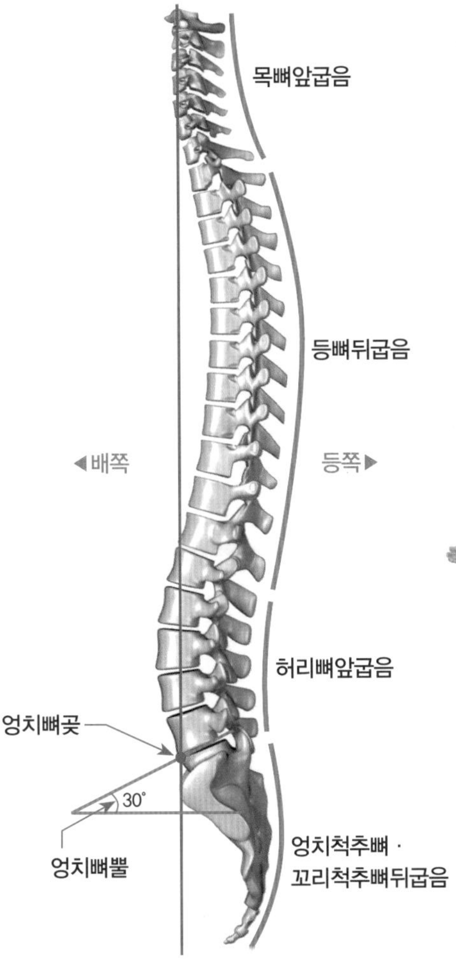

목뼈앞굽음
등뼈뒤굽음
◀배쪽
등쪽▶
허리뼈앞굽음
엉치뼈곶
30°
엉치뼈뿔
엉치척추뼈·
꼬리척추뼈뒤굽음

## 올바른 정렬 확인

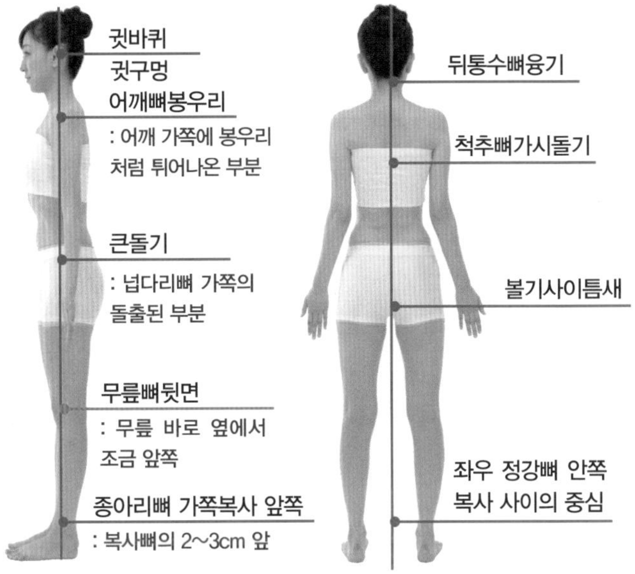

귓바퀴
귓구멍
어깨뼈봉우리
: 어깨 가쪽에 봉우리 처럼 튀어나온 부분
큰돌기
: 넙다리뼈 가쪽의 돌출된 부분
무릎뼈뒷면
: 무릎 바로 옆에서 조금 앞쪽
종아리뼈 가쪽복사 앞쪽
: 복사뼈의 2~3cm 앞

뒤통수뼈융기
척추뼈가시돌기
볼기사이틈새
좌우 정강뼈 안쪽 복사 사이의 중심

● 앞을 보고 똑바로 서서 발끝을 조금 바깥쪽으로 벌려 선다. 옆에서 볼 때 귓바퀴·어깨뼈봉우리·큰돌기·무릎뼈뒷면·종아리뼈 가쪽복사 앞쪽을 잇는 선이 수직이 되어야 올바른 자세다.

## ● 일자목

정상인 목뼈는 완만한 C자형 커브를 가지고 있다. 똑바로 펴진 상태를 일자목이라고 하는데 이때 어깨 결림, 목 결림, 편두통 등의 증상이 나타난다.

## 일자목

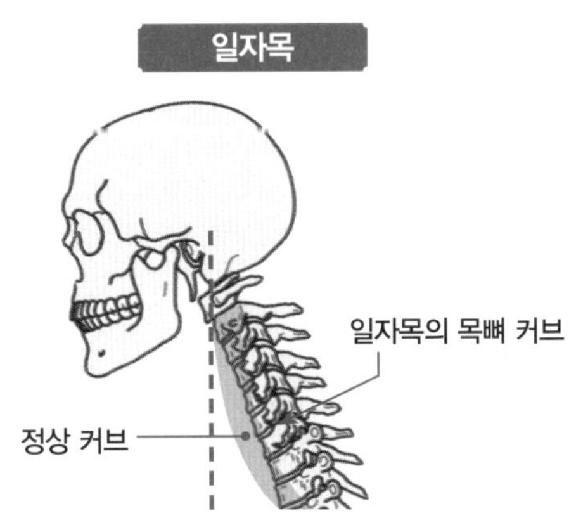
일자목의 목뼈 커브
정상 커브

## ■ 등뼈

목뼈에 이어지는 12개의 척추뼈다. 갈비뼈, 복장뼈와 함께 가슴우리를 구성하고 옆면에 있는 갈비오목에서 갈비뼈와 관절을 이루고 있어서 다른 척추뼈에 비해 안정된 상태다.

**등뼈 전체도(옆면)**

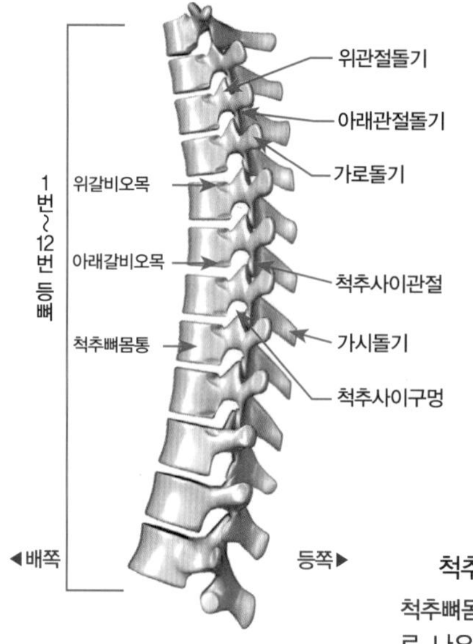
위관절돌기
아래관절돌기
가로돌기
척추사이관절
가시돌기
척추사이구멍
1번~12번 등뼈
위갈비오목
아래갈비오목
척추뼈몸통
◀배쪽
등쪽▶

**등뼈 윗면**

**가시돌기**
척추뼈고리 뒤쪽 중앙에서 아래로 향하는 긴 돌기다.

**위관절돌기**
척추뼈고리의 뿌리 가까이에서 위로 향해 돌출된 한 쌍의 돌기다. 밑에 있는 척추뼈의 아래관절돌기와 함께 척추사이관절을 구성한다.

**척추뼈고리판**

**가로돌기**
척추뼈고리의 옆면에서 좌우의 가쪽을 향해 돌출된 한 쌍의 돌기다.

**척추뼈고리**
척추뼈몸통에서 뒤쪽으로 나오는 아치부분으로, 고리뿌리와 척추뼈고리판으로 나뉜다.

**고리뿌리**

**척추뼈몸통**

**척추뼈구멍**
척추뼈몸통과 척추뼈고리에 둘러싸인 구멍이다. 척추뼈구멍이 위아래로 연속해서 척주관을 구성해 이곳으로 척수가 지나간다.

**등뼈 옆면**

**위갈비오목**
척추뼈몸통의 옆면 아래쪽에 위치하며 갈비뼈와 접하는 관절면이다. 1번 등뼈에서는 원형, 2번~9번 등뼈에서는 반원 모양이며 10번 등뼈에서는 상단에 반오목이 인정된다. 11번, 12번 등뼈에는 위아래의 구별이 없으며 척추뼈몸통 옆면 중앙에 하나의 갈비오목이 된다.

**위관절돌기**
척추뼈고리의 위쪽에서 돌출된 한 쌍의 돌기로, 위 척추뼈의 아래관절면과 접해 척추사이관절을 이룬다.

**척추뼈몸통**

**가로돌기갈비오목**
가로돌기의 튀어나온 끝에 있는 우묵한 부분이다. 갈비뼈의 갈비뼈결절에 접하는 관절면인데, 11번과 12번 갈비뼈가 짧아서 11번과 12번 등뼈에는 없다.

**아래갈비오목**
척추뼈몸통의 옆면 아래에 위치한 갈비뼈머리와 접하는 관절면이다.

**가시돌기**

## ■ 허리뼈

등뼈의 밑, 이른바 허리 부분에 위치한 5개의 척추뼈로 척추뼈 중에서 가장 큰 뼈다. 척추뼈몸통의 폭은 아래로 갈수록 크고 높이는 3번과 4번 허리뼈에서 최대가 된다. 허리뼈는 사람이 걸을 때의 자세를 유지시켜주기 위해 앞쪽으로 살짝 볼록한 커브를 그리며, 뒤쪽은 척추뼈몸통을 중심으로 척추뼈고리, 가시돌기, 앞쪽과 뒤쪽의 고리뿌리로 이어져 있다.

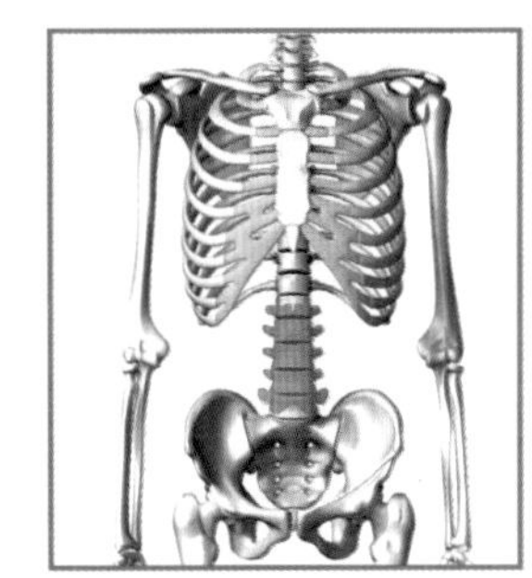

허리뼈 옆면

1번 허리뼈
위관절돌기
갈비돌기
척추뼈몸통
가시돌기
척추사이관절
척추사이구멍
등쪽▶
아래관절돌기
아래관절면

허리뼈의 구조

가시돌기
갈비돌기
척추뼈고리가지
고리뿌리
척수와 말총신경
척추뼈몸통
섬유테
속질핵
척추뼈고리판
배쪽

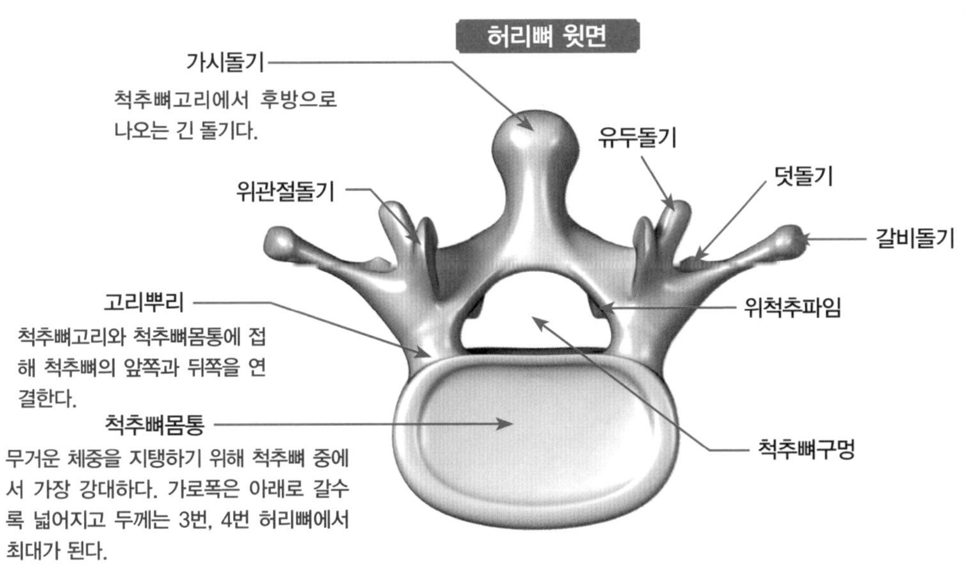
허리뼈 윗면
가시돌기
척추뼈고리에서 후방으로 나오는 긴 돌기다.
유두돌기
덧돌기
위관절돌기
갈비돌기
고리뿌리
척추뼈고리와 척추뼈몸통에 접해 척추뼈의 앞쪽과 뒤쪽을 연결한다.
위척추파임
척추뼈몸통
무거운 체중을 지탱하기 위해 척추뼈 중에서 가장 강대하다. 가로폭은 아래로 갈수록 넓어지고 두께는 3번, 4번 허리뼈에서 최대가 된다.
척추뼈구멍

## ■ 엉치(척추)뼈·꼬리(척추)뼈

허리뼈에서 이어져 척주의 가장 밑에 위치한 엉치뼈는 출생 시 분리되어 있던 5개의 엉치척추뼈가 유합된 것이다. 그 밑의 꼬리뼈는 3~5개의 꼬리척추뼈가 유합된 것이다. 소아일 때는 분리되어 있지만 성인은 각 꼬리뼈 사이 및 엉치뼈와도 유합되어 볼기뼈와 함께 골반을 구성한다.

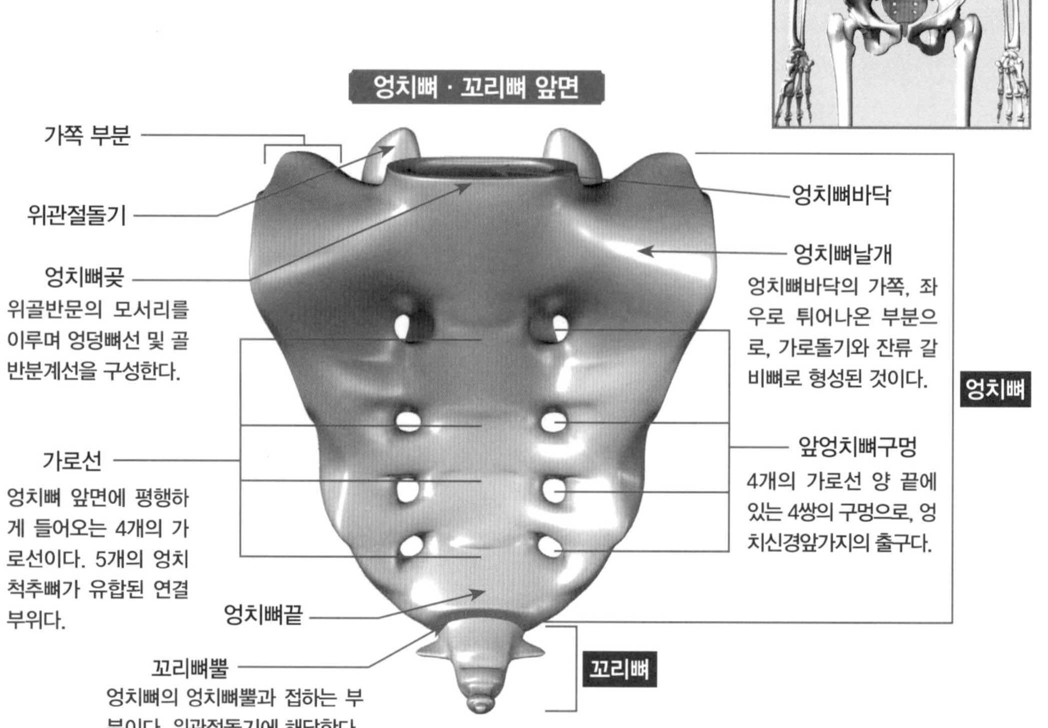
엉치뼈 · 꼬리뼈 앞면
가쪽 부분
위관절돌기
엉치뼈곶
위골반문의 모서리를 이루며 엉덩뼈선 및 골반분계선을 구성한다.
가로선
엉치뼈 앞면에 평행하게 들어오는 4개의 가로선이다. 5개의 엉치척추뼈가 유합된 연결 부위다.
엉치뼈끝
꼬리뼈뿔
엉치뼈의 엉치뼈뿔과 접하는 부분이다. 위관절돌기에 해당한다.
엉치뼈바닥
엉치뼈날개
엉치뼈바닥의 가쪽, 좌우로 튀어나온 부분으로, 가로돌기와 잔류 갈비뼈로 형성된 것이다.
엉치뼈
앞엉치뼈구멍
4개의 가로선 양 끝에 있는 4쌍의 구멍으로, 엉치신경앞가지의 출구다.
꼬리뼈

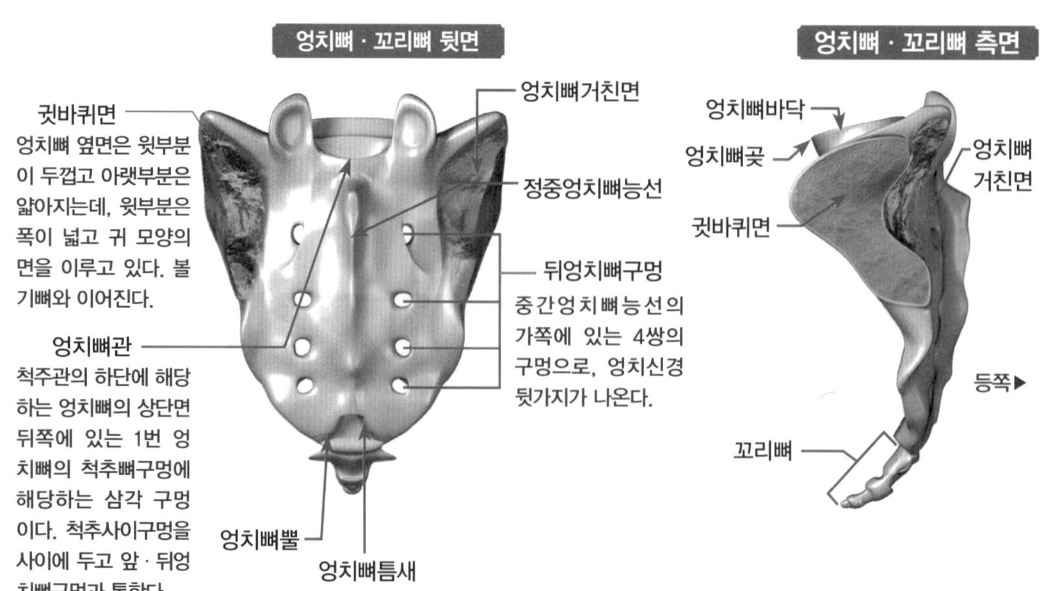
엉치뼈 · 꼬리뼈 뒷면
귓바퀴면
엉치뼈 옆면은 윗부분이 두껍고 아랫부분은 얇아지는데, 윗부분은 폭이 넓고 귀 모양의 면을 이루고 있다. 볼기뼈와 이어진다.
엉치뼈관
척주관의 하단에 해당하는 엉치뼈의 상단면 뒤쪽에 있는 1번 엉치뼈의 척추뼈구멍에 해당하는 삼각 구멍이다. 척추사이구멍을 사이에 두고 앞 · 뒤엉치뼈구멍과 통한다.
엉치뼈뿔
엉치뼈틈새
엉치뼈거친면
정중엉치뼈능선
뒤엉치뼈구멍
중간엉치뼈능선의 가쪽에 있는 4쌍의 구멍으로, 엉치신경 뒷가지가 나온다.
엉치뼈 · 꼬리뼈 측면
엉치뼈바닥
엉치뼈곶
귓바퀴면
엉치뼈 거친면
등쪽▶
꼬리뼈

# 가슴우리의 뼈

가슴우리란 몸통의 상반부에 위치하며 심장과 허파 등 내장을 보호하는 12개의 등뼈와 각 등뼈에 붙은 12쌍 24개의 갈비뼈, 가슴 중앙에 위치한 복장뼈로 구성되어 있다. 이들은 각각 관절을 가지고 있어 가슴우리를 움직여 가슴안의 내압이 변화되고, 허파가 수축해 호흡할 수 있는 호흡운동의 중요한 역할을 하고 있다.

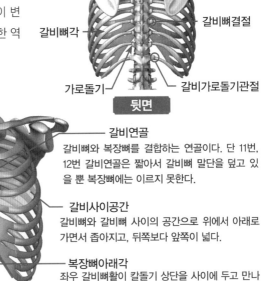

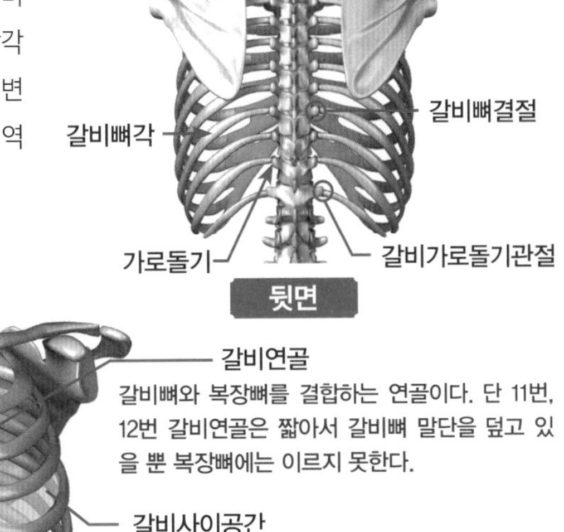
1번 등뼈돌기
갈비뼈결절
갈비뼈각
가로돌기
갈비가로돌기관절
뒷면

가슴우리 앞면

등뼈

복장뼈

갈비뼈
(갈비경골)

갈비뼈활
7번~10번 갈비연골의 앞부분이 연결되어 형성하며, 아래를 향해 융기하는 활꼴선이다.

갈비연골
갈비뼈와 복장뼈를 결합하는 연골이다. 단 11번, 12번 갈비연골은 짧아서 갈비뼈 말단을 덮고 있을 뿐 복장뼈에는 이르지 못한다.

갈비사이공간
갈비뼈와 갈비뼈 사이의 공간으로 위에서 아래로 가면서 좁아지고, 뒤쪽보다 앞쪽이 넓다.

복장뼈아래각
좌우 갈비뼈활이 칼돌기 상단을 사이에 두고 만나는 부분으로, 약 70~80도의 각을 이룬다.

## ■ 복장뼈

가슴우리 중앙에 위치하는 세로로 긴 납작뼈다. 위쪽이 앞으로, 아래쪽이 뒤로 살짝 기울어져 있다. 갈비연골을 사이에 두고 갈비뼈와 이어져 있으며 복장뼈자루, 복장뼈몸통, 칼돌기 등 세 부위로 구분된다. 복장뼈는 갈비뼈를 지나 척추와 연결되어 가슴우리를 구성한다. 또한 팔이음뼈와 몸통을 결합하는 역할도 한다.

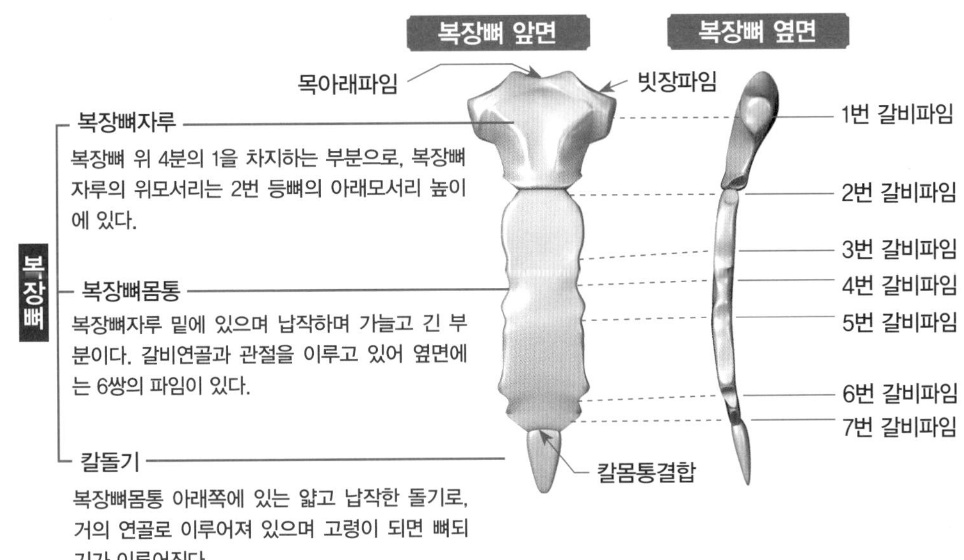
복장뼈 앞면
복장뼈 옆면
목아래파임
빗장파임
1번 갈비파임
2번 갈비파임
3번 갈비파임
4번 갈비파임
5번 갈비파임
6번 갈비파임
7번 갈비파임
칼몸통결합
복장뼈

복장뼈자루
복장뼈 위 4분의 1을 차지하는 부분으로, 복장뼈자루의 위모서리는 2번 등뼈의 아래모서리 높이에 있다.

복장뼈몸통
복장뼈자루 밑에 있으며 납작하며 가늘고 긴 부분이다. 갈비연골과 관절을 이루고 있어 옆면에는 6쌍의 파임이 있다.

칼돌기
복장뼈몸통 아래쪽에 있는 얇고 납작한 돌기로, 거의 연골로 이루어져 있으며 고령이 되면 뼈되기가 이루어진다.

## ■ 갈비뼈

갈비뼈는 가슴 부위의 내장을 덮고 있어서 외부로부터의 충격에서 내장을 보호하는 역할을 한다. 좌우 12쌍, 24개이며 뒤쪽은 각각 같은 번호의 등뼈와 앞에서는 갈비연골을 사이에 두고 복장뼈와 이어져 가슴우리를 구성하고 있다. 1번~7번까지를 참갈비뼈, 8번~12번까지를 거짓갈비뼈라고 한다. 특히 11번과 12번 갈비뼈는 뜬갈비뼈라 하며 배벽 안에 유리되어 있다.

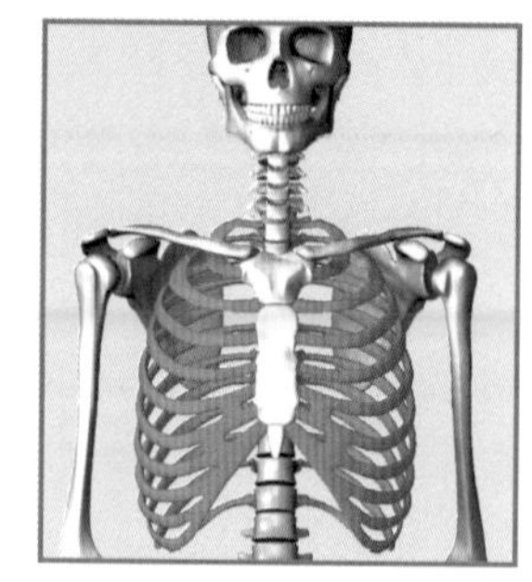

가슴우리 앞면

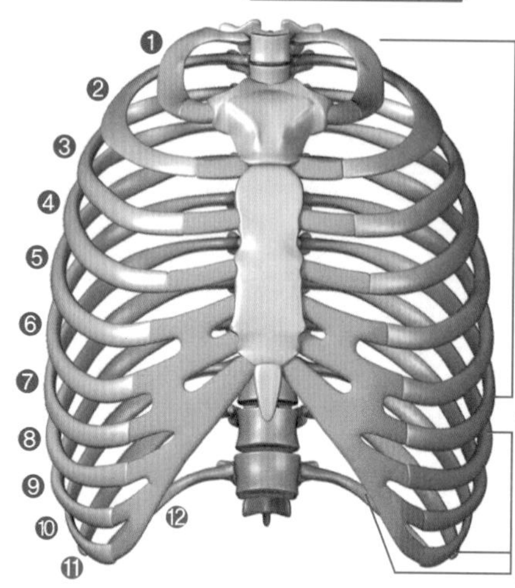
❶
❷
❸
❹
❺
❻
❼
❽
❾
❿
⓫
⓬

**참갈비뼈**

갈비뼈에 붙는 갈비연골이 직접 복장뼈와 결합하는 1번~7번까지의 갈비뼈다.

**거짓갈비뼈**

갈비뼈가 다른 갈비연골을 사이에 두어 비로소 복장뼈와 결합하는 8번 이하의 갈비뼈다.

**뜬갈비뼈**

갈비뼈 중에서도 갈비연골이 짧아 복장뼈에 도달하지 못하는 11번, 12번 갈비뼈다.

갈비뼈 등쪽면

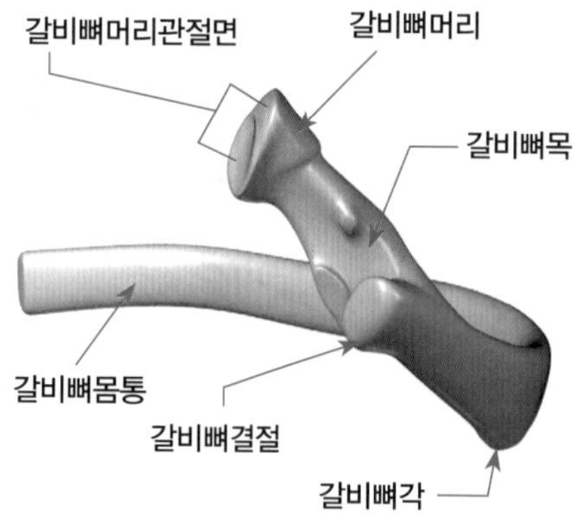
갈비뼈머리관절면
갈비뼈머리
갈비뼈목
갈비뼈몸통
갈비뼈결절
갈비뼈각

갈비뼈 앞면

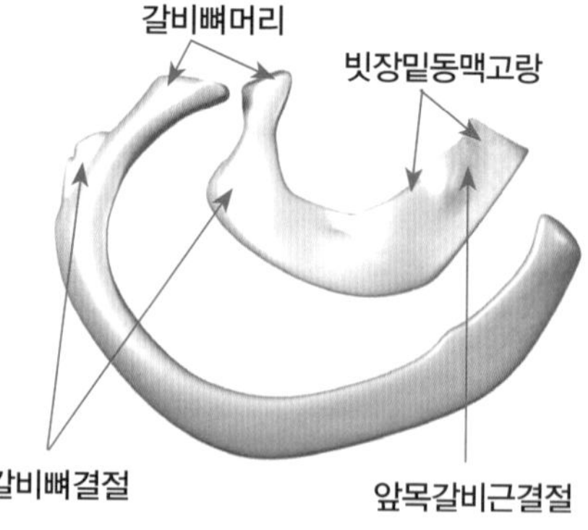
갈비뼈머리
빗장밑동맥고랑
갈비뼈결절
앞목갈비근결절

갈비뼈 안쪽면(오른쪽)

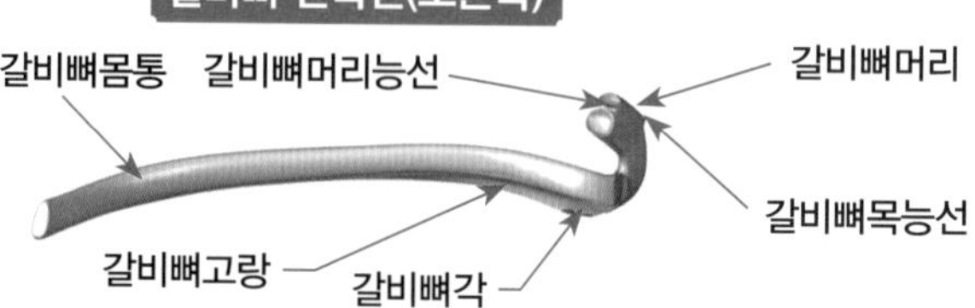
갈비뼈몸통
갈비뼈머리능선
갈비뼈머리
갈비뼈목능선
갈비뼈고랑
갈비뼈각

# 가슴우리의 관절

가슴우리를 전체적으로 보면 하나의 구조체지만, 여러 개의 뼈가 관절을 구성해 운동성을 가지고 있어서 사람의 운동에 매우 중요한 작용을 한다. 큰 관절로는 갈비척추관절과 복장갈비관절이 있다.

## ■ 갈비척추관절

12쌍의 갈비뼈와 등뼈 사이에 있는 관절이다. 갈비가로돌기관절과 갈비뼈머리관절로 구성되어 있다.

**갈비척추관절(가슴우리 등쪽면)**

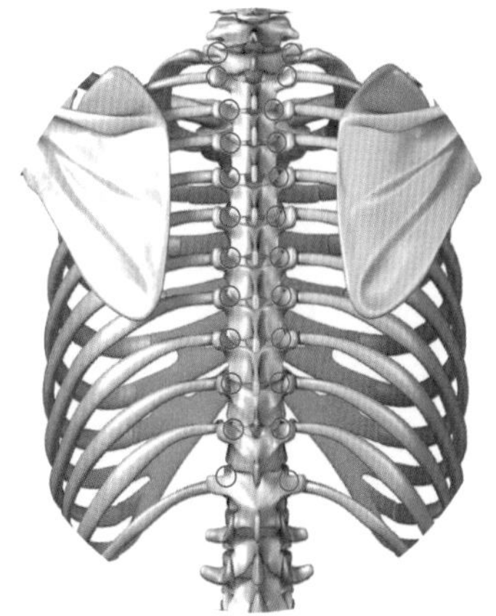

○ 부분의 12쌍이 갈비척추관절

**갈비척추관절을 구성하는 2개의 관절**

**갈비가로돌기관절**

갈비뼈결절의 관절 부분과 같은 번호의 등뼈 가로돌기 선단부가 이루는 관절로, 11번, 12번 갈비뼈에는 갈비사이공간이 없으며 인대결합이 되어 있다.

갈비뼈

척추뼈 몸통

**갈비뼈머리관절**

갈비척추몸통의 갈비뼈머리와 갈비오목 사이에 있는 관절이다. 관절은 관절주머니로 느슨하게 덮여 있으며, 앞쪽은 방사상 갈비뼈머리인대로 척추뼈에 강하게 붙어 있다.

## ■ 복장갈비관절

1번~7번 갈비뼈가 전방에서 갈비연골이 되어 복장뼈의 갈비파임에 붙는 관절이다. 이 중에서 1번 갈비뼈는 복장뼈에 직접 결합하기에 갈비복장연골결합이라 부른다. 앞면을 부채꼴복장갈비인대가 보강하고, 7번 갈비뼈에서는 갈비뼈와 칼돌기를 잇는 갈비칼인대도 가담한다.

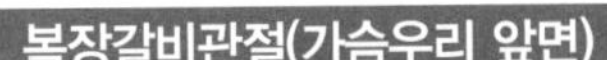

**복장갈비관절(가슴우리 앞면)**

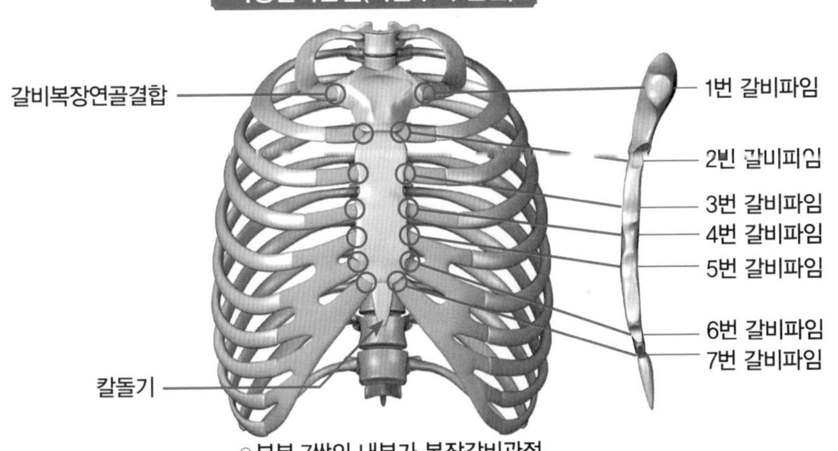
갈비복장연골결합
칼돌기
1번 갈비파임
2번 갈비파임
3번 갈비파임
4번 갈비파임
5번 갈비파임
6번 갈비파임
7번 갈비파임
갈비파임
복장뼈자루와 복장뼈몸통 가쪽모서리에 있는 갈비뼈가 관절을 이루는 7쌍의 파임이다.

○부분 7쌍의 내부가 복장갈비관절

# 다리·발의 뼈와 관절

다리뼈는 크게 몸통과 이어지는 다리이음뼈와 다리이음뼈에 연결되는 자유다리뼈로 구분한다. 다리이음뼈는 3개의 뼈로 구성된 골반의 볼기뼈, 자유다리뼈는 넙다리뼈, 정강뼈와 종아리뼈, 발뼈 등 세 부분의 뼈가 있다. 관절은 엉덩관절, 무릎관절, 발관절 등이 있다.

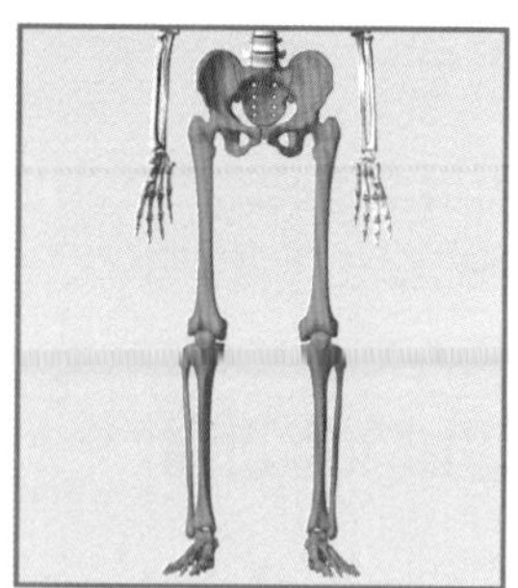

**다리 앞면**

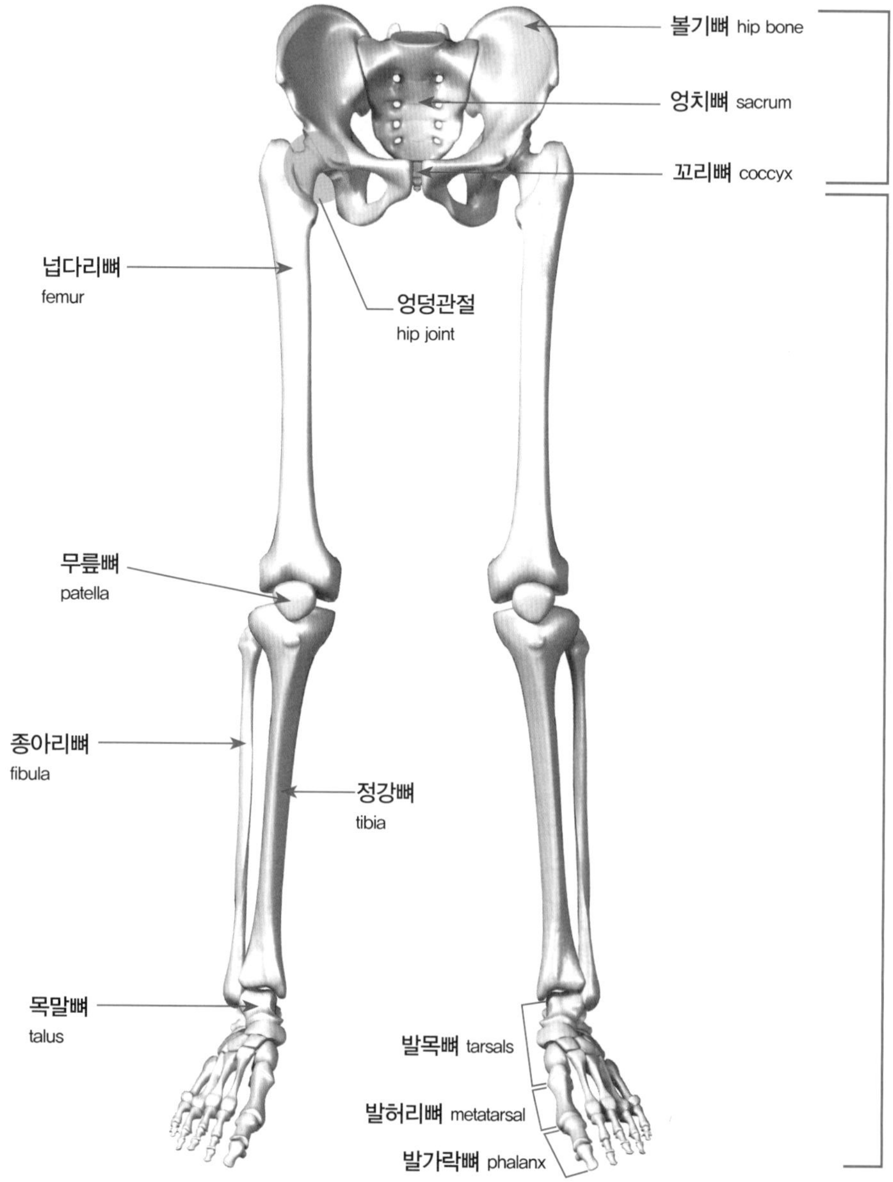

**볼기뼈** hip bone

**엉치뼈** sacrum

**꼬리뼈** coccyx

다리이음뼈

**넙다리뼈**
femur

**엉덩관절**
hip joint

**무릎뼈**
patella

**종아리뼈**
fibula

**정강뼈**
tibia

**목말뼈**
talus

**발목뼈** tarsals

**발허리뼈** metatarsal

**발가락뼈** phalanx

자유다리뼈

*엉치뼈와 꼬리뼈는 본래 다리에 포함되지 않음

**다리이음뼈**
볼기뼈(엉덩뼈 · 궁둥뼈 · 두덩뼈)

**자유다리뼈**
넙다리뼈, 무릎뼈, 정강뼈, 종아리뼈, 발목뼈, 발허리뼈, 발가락뼈

## 다리 뒷면

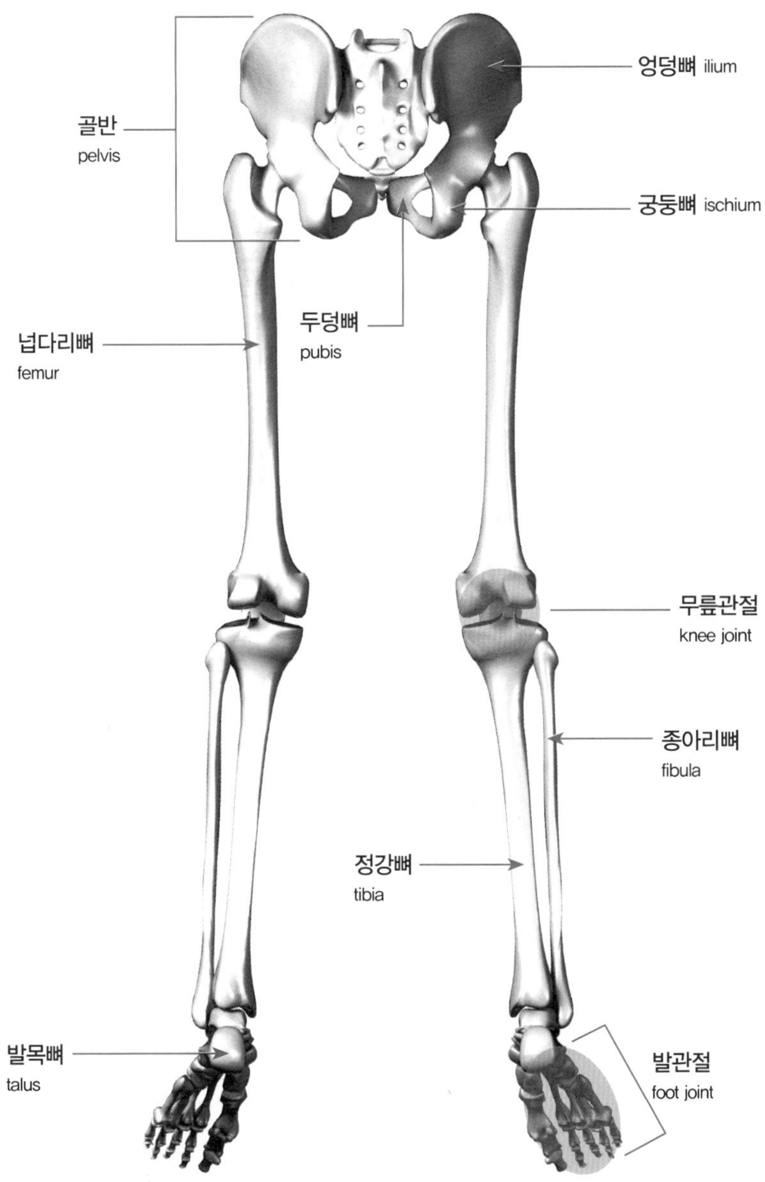

골반
pelvis
엉덩뼈 ilium
궁둥뼈 ischium
두덩뼈
pubis
넙다리뼈
femur
무릎관절
knee joint
종아리뼈
fibula
정강뼈
tibia
발목뼈
talus
발관절
foot joint

# 다리이음뼈

## ■ 골반

몸의 중심에 있는 골격으로 상반신과 하반신을 이어주고 좌우 볼기뼈와 뒤쪽 중앙의 엉치뼈, 그 밑의 꼬리뼈로 구성되어 있다. 큰골반과 작은골반으로 나뉜다. 생활습관에서 뼈의 위치가 어긋나면 온몸에 파급되어 몸의 여러 부위에 뒤틀림이 생겨 병의 원인이 된다.

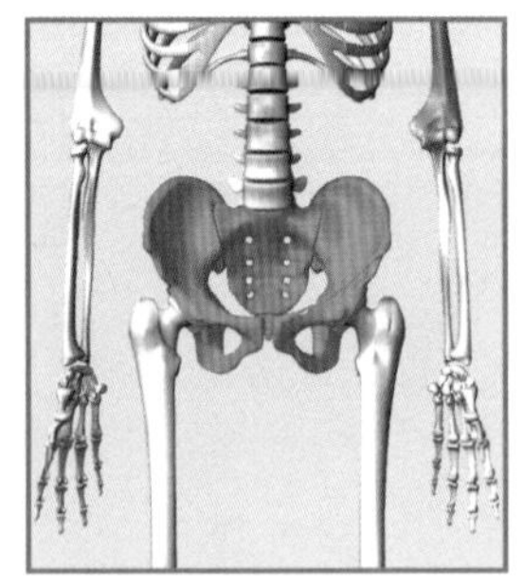

**골반 위 정면①**

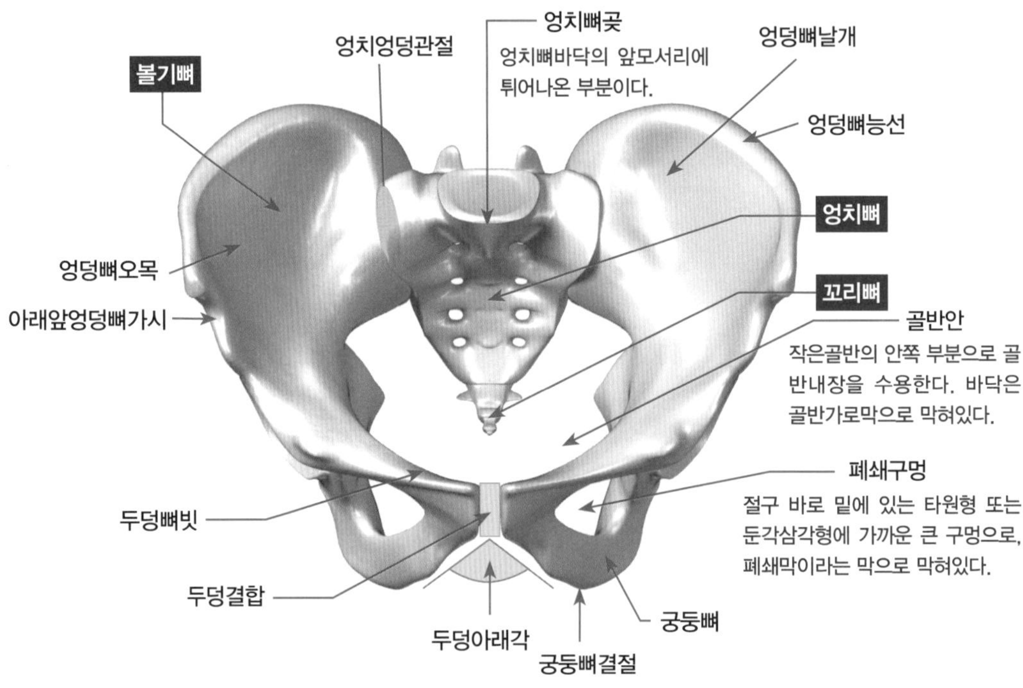
엉치뼈곶
엉치뼈바닥의 앞모서리에 튀어나온 부분이다.
엉치엉덩관절
볼기뼈
엉덩뼈날개
엉덩뼈능선
엉치뼈
엉덩뼈오목
꼬리뼈
아래앞엉덩뼈가시
골반안
작은골반의 안쪽 부분으로 골반내장을 수용한다. 바닥은 골반가로막으로 막혀있다.
폐쇄구멍
절구 바로 밑에 있는 타원형 또는 둔각삼각형에 가까운 큰 구멍으로, 폐쇄막이라는 막으로 막혀있다.
두덩뼈빗
두덩결합
궁둥뼈
두덩아래각
궁둥뼈결절

### ◎ 골반의 역할

- 골반은 몸의 중심에 있으며 상반신과 하반신을 이어 상반신을 지탱해준다.
- 내장과 생식기관을 보호한다.
- 걸을 때 다리에서 전달되는 충격을 흡수한다.
- 앉을 때 몸을 지탱해준다.

## ■ 큰골반과 작은골반

골반은 골반분계선에 의해 큰골반과 작은골반으로 나뉜다.

골반 위 정면②

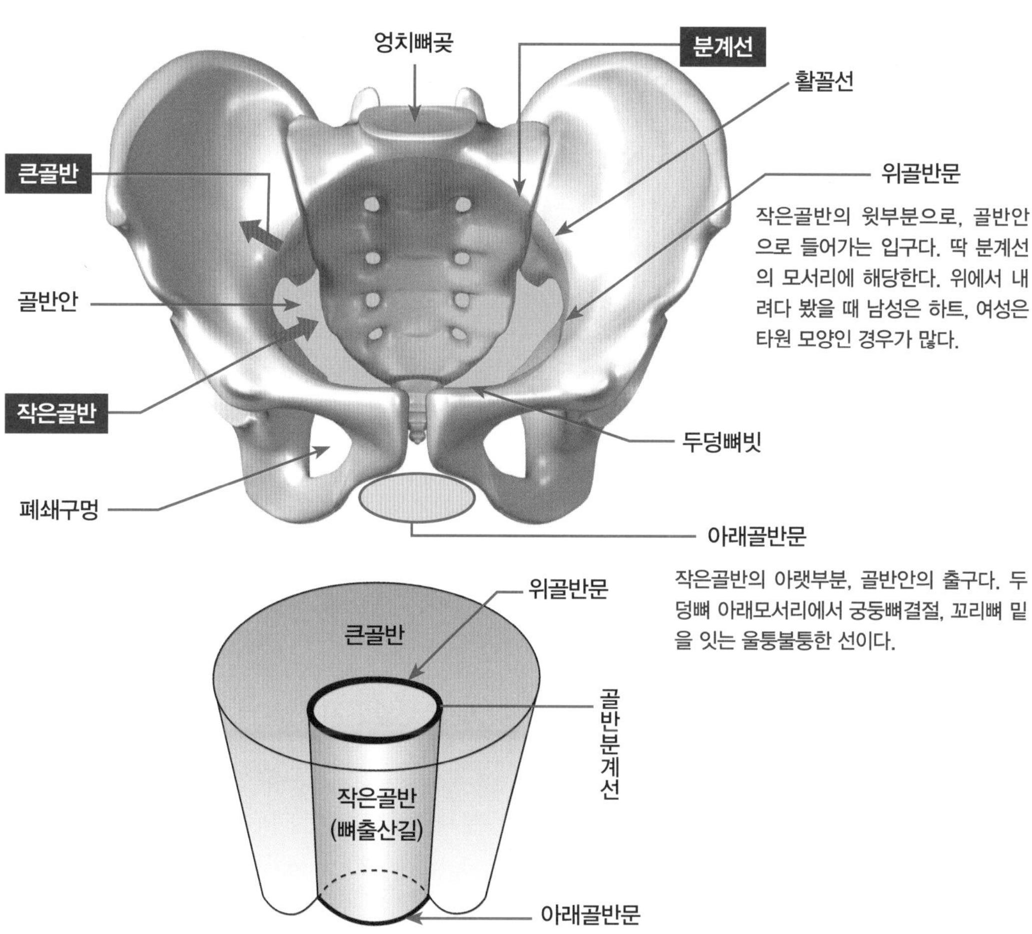
엉치뼈곶
분계선
활꼴선
큰골반
위골반문
작은골반의 윗부분으로, 골반안으로 들어가는 입구다. 딱 분계선의 모서리에 해당한다. 위에서 내려다 봤을 때 남성은 하트, 여성은 타원 모양인 경우가 많다.
골반안
작은골반
두덩뼈빗
폐쇄구멍
아래골반문
작은골반의 아랫부분, 골반안의 출구다. 두덩뼈 아래모서리에서 궁둥뼈결절, 꼬리뼈 밑을 잇는 울퉁불퉁한 선이다.
위골반문
큰골반
골반분계선
작은골반
(뼈출산길)
아래골반문

### ◆ 분계선

엉치뼈위모서리의 앞쪽 끝에 있는 엉치뼈곶에서 엉덩뼈의 활꼴선, 두덩뼈빗을 지나 두덩결합의 위모서리를 잇는 능선이다. 분계선을 둘러싸고 있는 면은 평면에 가깝다.

### ◆ 큰골반

분계선의 위쪽 부분이다. 배안의 하부에 속하며 복부 내장을 수용하고 있다.

### ◆ 작은골반

분계선의 아래쪽 부분이다. 두덩뼈·궁둥뼈·엉덩뼈로 둘러싸여 있으며, 그 안쪽의 골반안에는 비뇨기, 생식기, 소화기 등 골반 내장이 자리 잡고 있다. 좁은 의미의 골반을 말한다.

## ■ 골반의 지름

골반 계측은 분만할 때 아기의 머리가 출산길을 통과할 수 있는지 그 크기를 알기 위해 산과(産科)학적으로 중요하다. 골반에는 골반안의 여러 부분에서 두 점 사이를 잇는 지름이 규정되어 있다. 특히 골반의 앞뒤지름 중에서도 가장 좁은 진결합선 너비에 의해 질분만이 가능한지 판단한다.

골반 위 정면

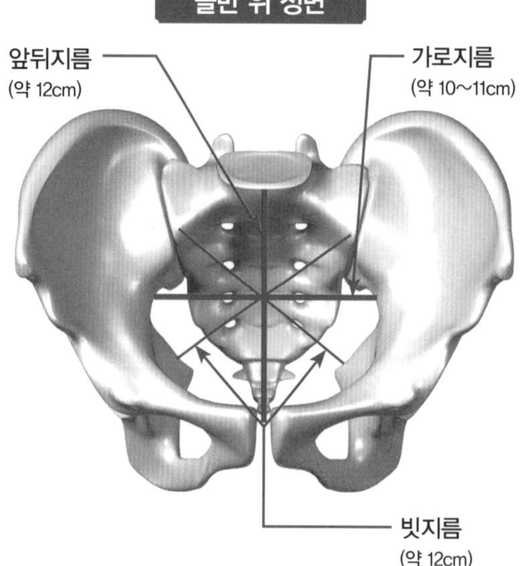

앞뒤지름
(약 12cm)
가로지름
(약 10~11cm)
빗지름
(약 12cm)


### ◆ 앞뒤지름

배의 앞뒤 길이다. 작은골반안의 앞뒤 지름은 계측법에 의해 출산앞뒤지름, 빗앞뒤지름, 참앞뒤지름 등이 있다.

### ◆ 가로지름

위골반문에서는 분계선 사이의 가장 긴 거리다. 아래골반문에서는 궁둥뼈결절 사이의 가장 긴 거리를 가리킨다. 위골반문의 가로지름은 약 13cm다.

**[정상인 경우] 앞뒤지름 : 가로지름 = 1 : 1.5**

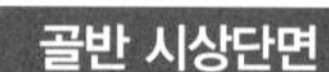

골반 시상단면


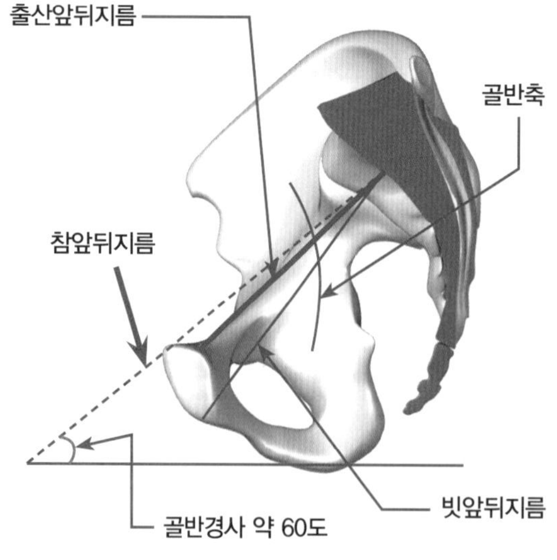

출산앞뒤지름
골반축
참앞뒤지름
빗앞뒤지름
골반경사 약 60도


### ● 출산앞뒤지름(산과적 진결합선)

두덩결합 뒷면에 있는 두덩뼈뒤융기와 엉치뼈곶을 잇는 최단거리다. 골반안의 정중지름 가운데 가장 짧으며, 태아의 머리가 출산길을 통과할 수 있는지 판단기준이 되기에 산과적 진결합선이라고도 부른다. 평균 약 11cm인데 9cm 이하일 경우 좁은골반이라고 한다.

### ● 참앞뒤지름(해부학적 결합선)

엉치뼈곶 중심점과 치골결합 위모서리 중심점 사이의 직선거리다. 출산앞뒤지름보다 조금 긴 위골반문 부근의 세로지름이다.

### ●빗앞뒤지름

엉치뼈곶 중심점과 두덩결합 아래모서리 중심점 사이의 직선거리로, 약 12.5~13cm다.

## ■ 골반의 남녀 차이

골반은 골격 중에서도 성차가 가장 큰 뼈다. 여성의 골반에는 자궁과 난소 등 여성 특유의 기관이 자리 잡고 있어서 출산 시에 태아가 골반공간을 지나게 된다. 10세 전후까지는 모양에 큰 차가 나타나지 않는다. 그러다가 이후 여성은 몸의 성장과 함께 골반도 엉덩뼈날개의 폭이 넓어지고 엉치뼈곶은 거의 돌출되지 않고 성장하기에, 남성에 비해 가로로 넓고 세로로 짧은 모양이 된다. 한편 남성의 골반은 탄탄하게 조여진 형태로 엉치뼈곶이 앞으로 돌출되어 있다. 또 두덩결합의 아래쪽을 이루는 두덩아래각은 남성이 약 60도, 여성이 약 80도로 여성의 각도가 더 크다. 이는 출산할 때 아기가 통과하기 쉬운 구조로 변하기 때문이다.

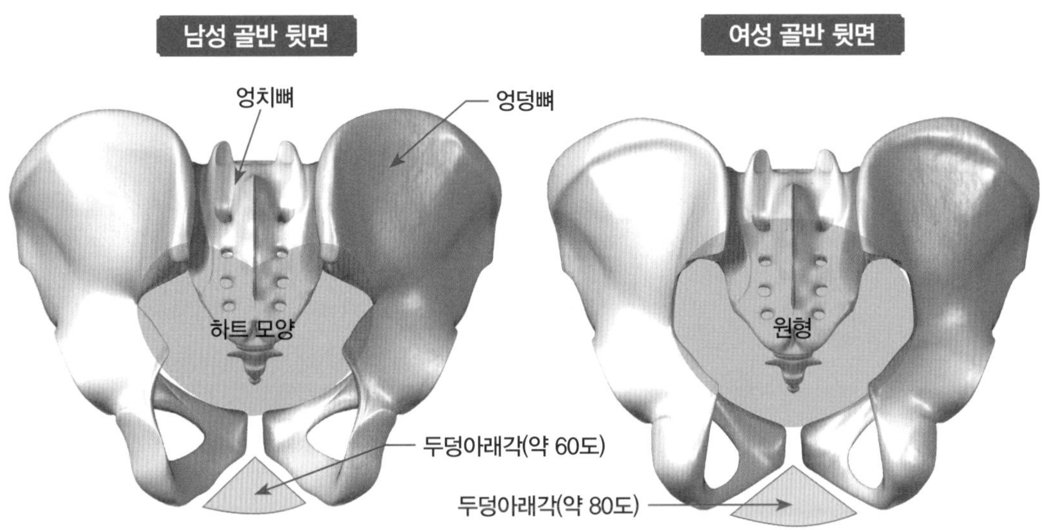
남성 골반 뒷면
여성 골반 뒷면
엉치뼈
엉덩뼈
하트 모양
원형
두덩아래각(약 60도)
두덩아래각(약 80도)

### 골반의 남녀 차이

| | 골반 전체 | 두덩아래각 | 작은골반 입구 |
|---|---|---|---|
| 여 | 낮고 넓다(가로형) | 둔각 | 원형 |
| 남 | 높고 좁다(세로형) | 예각 | 하트형 |

#### ◎ 골반의 개폐와 몸의 뒤틀림

여성은 남성에 비해 몸이 쉽게 틀어진다고 하는데, 골반의 개폐도 큰 원인이다. 골반은 성인 후에도 시간과 계절 등의 주기에 따라 열리고 닫힌다. 특히 여성의 경우 배란기로 갈수록 닫히기 시작해 다음 월경을 앞두고 열리는 월경주기의 영향이 커서, 이 골반의 유연성이 몸의 뒤틀림을 초래하기 쉽다.

## ■ 볼기뼈

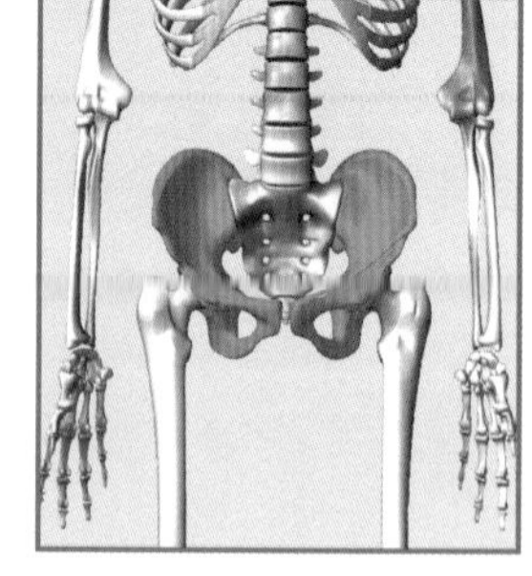

몸통과 자유다리의 뼈를 연결하는 두꺼운 널빤지 형태로 좌우 벽을 형성하는 한 쌍의 뼈다. 이른비 엉덩이 부분이며, 엉치뼈·꼬리뼈와 함께 골빈을 구성한다. 원래 3개의 납작뼈인 엉덩뼈·궁둥뼈·두덩뼈로 이루어져 있는데 성인이 되면 유합되어 하나의 볼기뼈가 된다

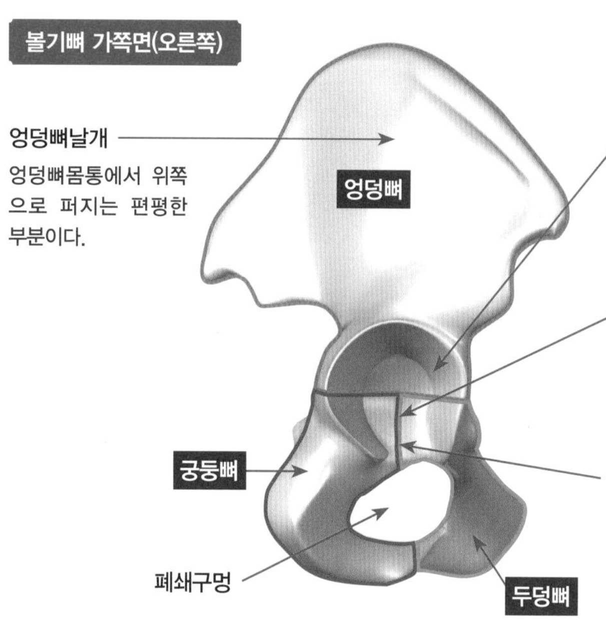

볼기뼈 가쪽면(오른쪽)
엉덩뼈날개
엉덩뼈몸통에서 위쪽으로 퍼지는 편평한 부분이다.
엉덩뼈
궁둥뼈
폐쇄구멍
두덩뼈


**반달면**
절구의 관절면. 연골로 덮여있으며 넙다리뼈머리와 접해 있다. 반달 모양과 닮았다 하여 이러한 이름이 붙었다.

**절구오목**
절구의 바닥면으로 넙다리뼈머리인대가 붙는 오목한 부분으로, 표면은 거칠며 상부에 얇은 부분이 있다.

**절구파임**
절구선 아래쪽으로 반달면이 없는 부분으로, 넙다리뼈머리인대, 혈관, 신경 등이 지나간다.

절구

볼기뼈 안쪽면(오른쪽)

**엉덩뼈오목**
엉덩뼈날개의 안쪽의 앞쪽으로, 표면이 살짝 들어가 있으며 엉덩근이 일어나 이러한 이름이 붙었다. 표면이 울퉁불퉁한 엉덩뼈날개 뒤쪽 3분의 1은 엉치골반면이라 부른다.

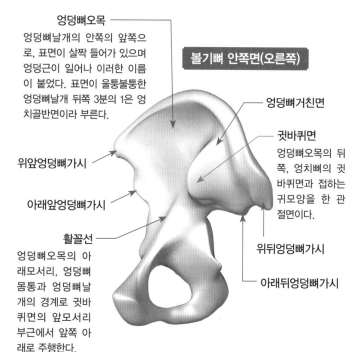

엉덩뼈거친면

**귓바퀴면**
엉덩뼈오목의 뒤쪽, 엉치뼈의 귓바퀴면과 접하는 귀모양을 한 관절면이다.

위앞엉덩뼈가시

아래앞엉덩뼈가시

**활꼴선**
엉덩뼈오목의 아래모서리, 엉덩뼈몸통과 엉덩뼈날개의 경계로 귓바퀴면의 앞모서리 부근에서 앞쪽 아래로 주행한다.

위뒤엉덩뼈가시

아래뒤엉덩뼈가시

### ● 절구

가쪽면 중앙부의 약간 아래쪽에 위치한 우묵한 곳이다. 엉덩뼈·궁둥뼈·두덩뼈가 유합된 부분으로 넙다리뼈의 선단에 있는 넙다리뼈머리인대가 절구의 파임부분에서 엉덩관절을 형성한다.

### ◆ 엉덩뼈

볼기뼈 위쪽을 구성하는 절구 부근의 두툼한 엉덩뼈몸통의 위쪽에 부채처럼 엉덩뼈날개가 펼쳐져 있다. 우리 몸에서 조혈작용을 하는 골수가 가장 많이 있으며, 성인의 경우 혈액의 거의 절반이 이 엉덩뼈에서 만들어진다.

## ◆ 궁둥뼈

궁둥뼈의 뒤쪽 아래에 위치하며 폐쇄구멍을 아래 뒤쪽에서 에워싸는 뼈다. 좌우 한 쌍으로 구성되어 있으며 궁둥뼈몸통과 궁둥뼈가지로 나뉜다. 앉았을 때 몸통을 지탱해주는 뼈로 앉은 자세에서는 궁둥뼈결절에 체중이 실린다.

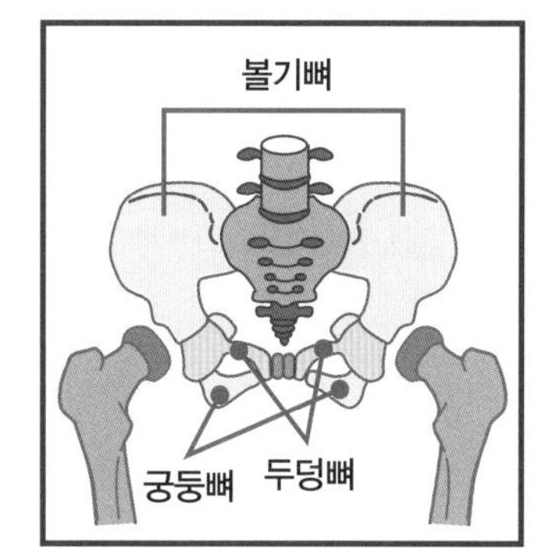
볼기뼈
궁둥뼈
두덩뼈

**궁둥뼈 · 두덩뼈 가쪽면(오른쪽)**

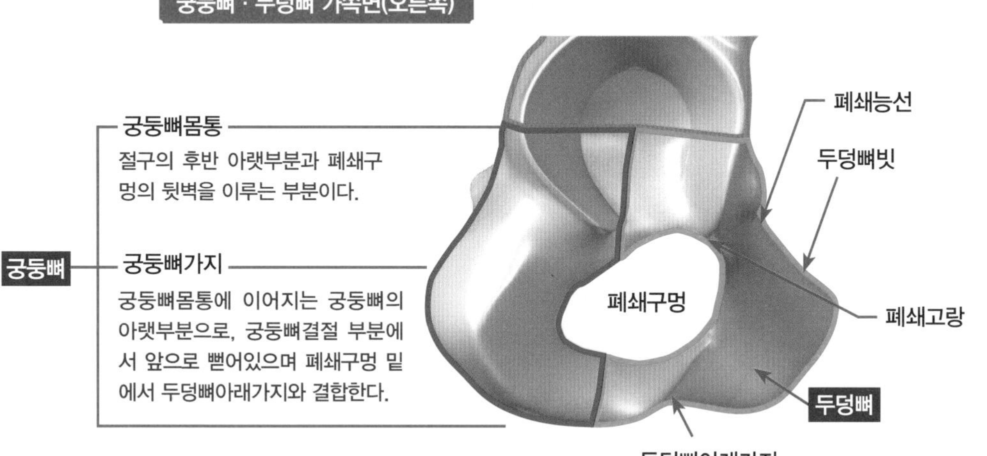
궁둥뼈
궁둥뼈몸통
절구의 후반 아랫부분과 폐쇄구멍의 뒷벽을 이루는 부분이다.
궁둥뼈가지
궁둥뼈몸통에 이어지는 궁둥뼈의 아랫부분으로, 궁둥뼈결절 부분에서 앞으로 뻗어있으며 폐쇄구멍 밑에서 두덩뼈아래가지와 결합한다.
폐쇄구멍
폐쇄능선
두덩뼈빗
폐쇄고랑
두덩뼈
두덩뼈아래가지

## ◆ 두덩뼈

볼기뼈 앞쪽 중앙에 위치한 좌우 대칭인 뼈다. 중앙에서 두덩결합에 의해 이어지며 폐쇄구멍을 에워싼다. 두덩뼈몸통과 두덩뼈가지(위·아래)로 나뉜다.

**두덩뼈 안쪽면(오른쪽)**

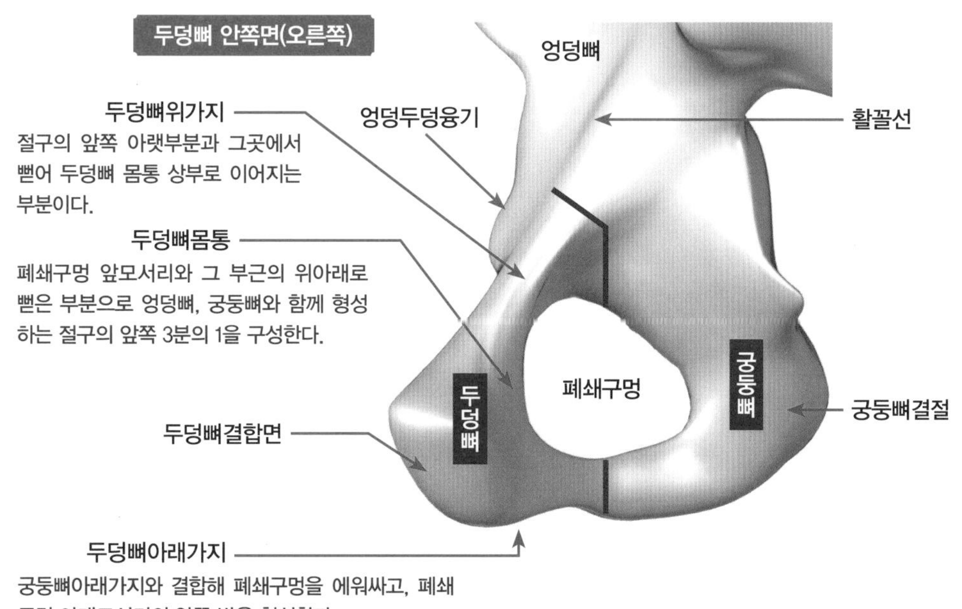
엉덩뼈
두덩뼈위가지
절구의 앞쪽 아랫부분과 그곳에서 뻗어 두덩뼈 몸통 상부로 이어지는 부분이다.
엉덩두덩융기
활꼴선
두덩뼈몸통
폐쇄구멍 앞모서리와 그 부근의 위아래로 뻗은 부분으로 엉덩뼈, 궁둥뼈와 함께 형성하는 절구의 앞쪽 3분의 1을 구성한다.
두덩뼈
폐쇄구멍
궁둥뼈
궁둥뼈결절
두덩뼈결합면
두덩뼈아래가지
궁둥뼈아래가지와 결합해 폐쇄구멍을 에워싸고, 폐쇄구멍 아래모서리의 앞쪽 반을 형성한다.

# 자유다리뼈

## ■ 넙다리뼈

넓적다리를 말하며 다리의 시작 부위에서 무릎까지의 뼈를 말한다. 길이는 키의 약 4분의 1이며 우리 몸에서 가장 긴 긴뼈다. 거의 구 모양을 한 상단은 엉덩관절에서 골반, 굵게 퍼지는 하단은 무릎관절을 통해 정강뼈와 연결한다. 체중을 지지해 주고 걷는 데 중요한 역할을 한다.

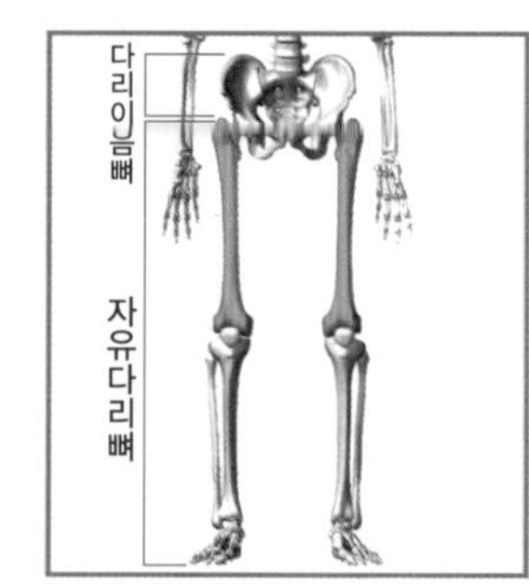

다리이음뼈
자유다리뼈


**넙다리뼈 앞면(오른다리)**

큰돌기
넙다리뼈목의 위 가쪽에 있는 커다란 돌기다. 중간볼기근, 작은볼기근, 궁둥구멍근 등 고관절을 움직이는 근육이 붙는다.

넙다리뼈머리
넙다리뼈몸통에서 안쪽으로 돌출된 상단부다. 거의 원에 가까운 큰 관절면을 가지고 있으며, 볼기뼈의 절구에 끼어 엉덩관절을 형성한다.

넙다리뼈목

돌기사이선

**넙다리뼈몸통**
넙다리뼈의 긴 몸통을 이루는 부분이다. 중앙부는 거의 원기둥인데, 위아래 4분의 1정도는 편평하게 변화해 타원기둥에 가깝다. 가쪽에서 안쪽으로 살짝 기울어져 있다.

작은돌기
넙다리뼈목 아래의 안쪽 뒤에 있는 작은 돌기로, 엉덩허리근이 붙는다.

가쪽위융기

모음근결절

무릎가쪽면

안쪽위관절융기

**넙다리뼈 뒷면(오른다리)**

넙다리뼈머리오목

넙다리뼈머리

돌기오목

돌기사이능선

거친선
넙다리뼈 뒷면 중앙부에서 위아래로 세로로 달리는 2개의 울퉁불퉁한 선이다. 안쪽테두리(안쪽)와 가쪽테두리(가쪽)로 구별되며, 모두 위쪽과 아래쪽에서 두 갈래로 갈라진다.

가쪽테두리

안쪽테두리

볼기근거친면

오금면
넙다리뼈 하단의 뒷면, 안 · 가쪽융기의 위쪽에서 안쪽융기위선, 가쪽융기위선에 끼어 평탄한 면을 만드는 긴 삼각형 모양이다.

융기사이선

모음근결절

안쪽위관절융기

가쪽위융기
가쪽융기의 위쪽으로 튀어나온 돌출부이다.

안쪽융기
넙다리뼈의 하부(먼쪽)이고, 크게 넓어진 하단에 있는 2개의 둥근 돌기 중 볼록면이 튀어나와 있으며 안쪽에 위치한 것이다. 앞십자인대가 붙는다.

가쪽융기

융기사이오목

## ■ 정강뼈

종아리를 구성하는 2개의 뼈 중에서 안쪽에 위치하는 정강뼈는 가로단면이 삼각형이며, 우리 몸에서 두 번째로 긴 긴뼈다. 종아리뼈와 함께 무릎에서부터 발목을 구성하며 체중을 지탱한다. 그 앞 모서리 및 앞 안쪽 면은 피부 밑에서 잘 만져지며 흔히 정강이라고 부르는 부위다.

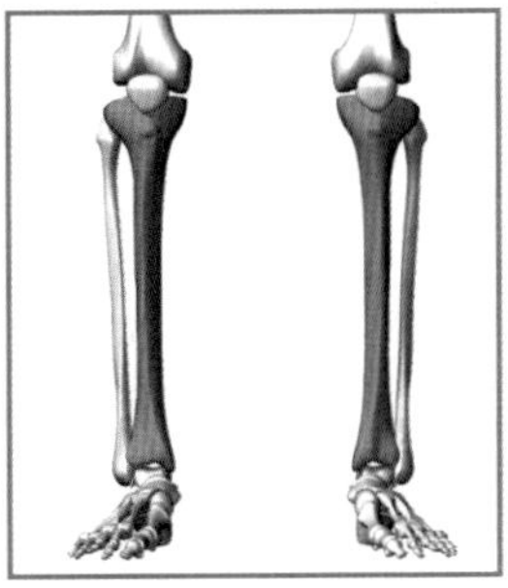

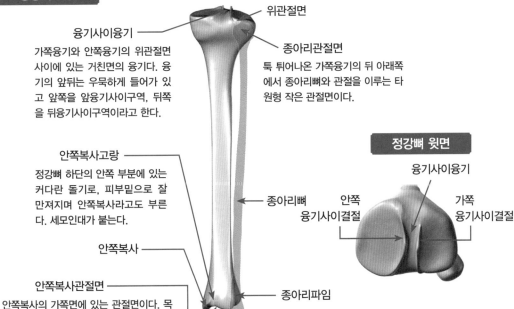

**정강뼈 앞면**

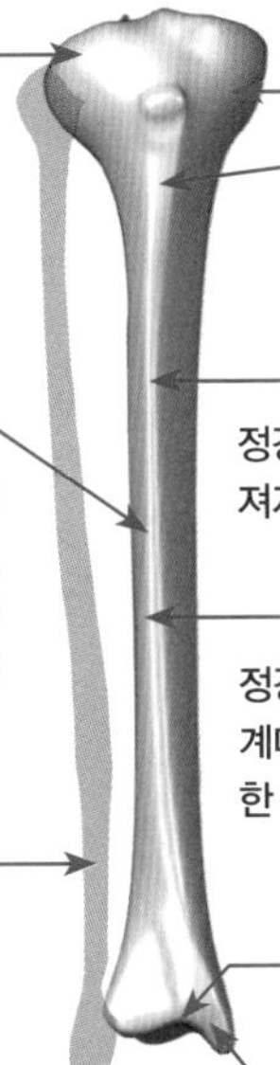

가쪽융기

안쪽융기

정강뼈거친면

정강뼈 몸통 앞 모서리의 상단에 결절 모양으로 융기한 거친면으로, 상반부의 조금 평활한 부분에 무릎인대가 붙는다.

**정강뼈 몸통**

거의 삼각기둥 형태로 된 뼈줄기 부분이다. 안쪽모서리, 앞모서리, 뼈사이모서리 등 세 모서리와 안 · 밖 · 뒤 등 세 면을 가진다.

앞모서리

정강뼈 몸통 앞면의 안쪽면과 가쪽면의 경계다. 피부 밑에서 바로 만져지며 속칭 정강이, 급소라고 불리는 부위다.

뼈사이모서리

정강뼈 몸통의 가쪽면과 뒷면 사이를 주행하며 융기한 선 모양의 경계다. 정강뼈와 종아리뼈를 연결하는 종아리뼈사이막이 붙기에 이러한 이름이 붙었다.

종아리뼈

안쪽복사관절면

안쪽복사

**정강뼈 뒷면**

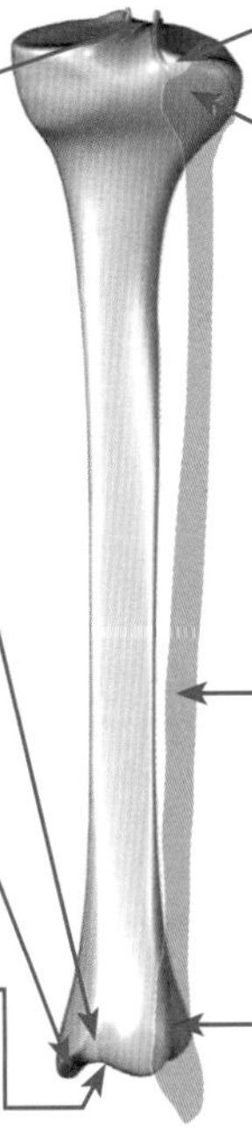

위관절면

융기사이융기

가쪽융기와 안쪽융기의 위관절면 사이에 있는 거친면의 융기다. 융기의 앞뒤는 우묵하게 들어가 있고 앞쪽을 앞융기사이구역, 뒤쪽을 뒤융기사이구역이라고 한다.

종아리관절면

툭 튀어나온 가쪽융기의 뒤 아래쪽에서 종아리뼈와 관절을 이루는 타원형 작은 관절면이다.

안쪽복사고랑

정강뼈 하단의 안쪽 부분에 있는 커다란 돌기로, 피부밑으로 잘 만져지며 안쪽복사라고도 부른다. 세모인대가 붙는다.

종아리뼈

안쪽복사

안쪽복사관절면

안쪽복사의 가쪽면에 있는 관절면이다. 목말뼈의 안쪽 아랫면과 접해 있으며 발목관절을 형성한다.

종아리파임

**정강뼈 윗면**

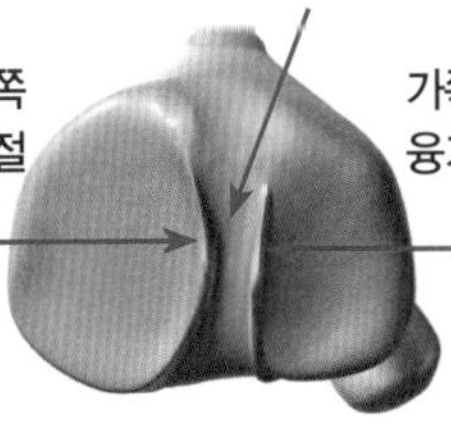

융기사이융기

안쪽
융기사이결절

가쪽
융기사이결절

## ■ 종아리뼈

넙다리 가쪽에 있는 비가동성 삼각기둥 모양의 뼈다. 길이는 정강뼈와 비슷한데 긴뼈 중에서는 가장 가늘고 탄력성이 있는 것이 특징이다. 종아리뼈는 걸을 때 충격을 흡수하고 발관절을 여러 방향으로 움직이게 하는 역할을 한다.

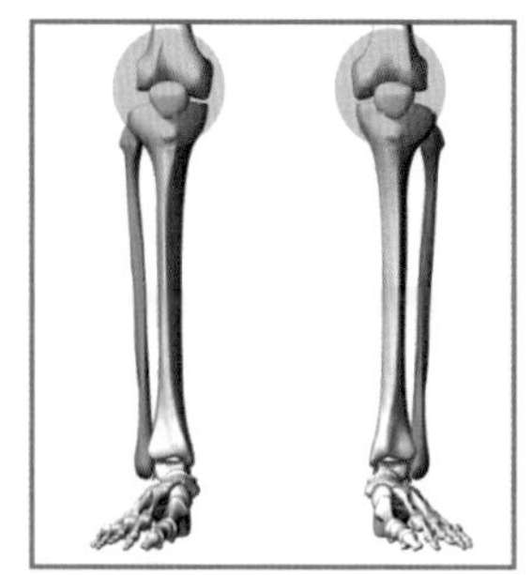

### 종아리뼈 앞면

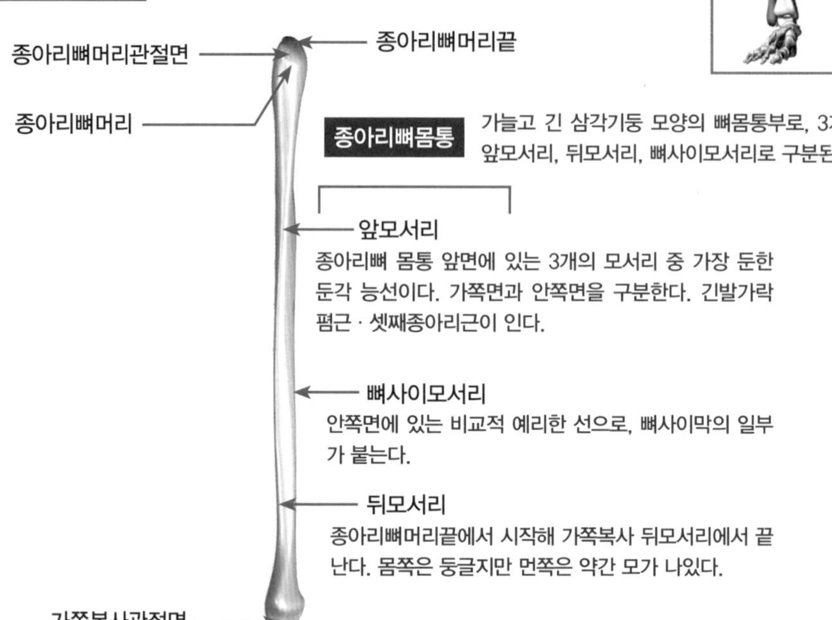
종아리뼈머리관절면
종아리뼈머리끝
종아리뼈머리
종아리뼈몸통
가늘고 긴 삼각기둥 모양의 뼈몸통부로, 3개의 면은 앞모서리, 뒤모서리, 뼈사이모서리로 구분된다.
앞모서리
종아리뼈 몸통 앞면에 있는 3개의 모서리 중 가장 둔한 둔각 능선이다. 가쪽면과 안쪽면을 구분한다. 긴발가락폄근 · 셋째종아리근이 인다.
뼈사이모서리
안쪽면에 있는 비교적 예리한 선으로, 뼈사이막의 일부가 붙는다.
뒤모서리
종아리뼈머리끝에서 시작해 가쪽복사 뒤모서리에서 끝난다. 몸쪽은 둥글지만 먼쪽은 약간 모가 나있다.
가쪽복사관절면

### 종아리뼈 뒷면

**종아리뼈머리**
종아리뼈 상단의 부푼 부분이다. 3개의 결절이 있으며 앞면에서 긴발가락폄근, 긴종아리근, 뒷면에서 가자미근의 일부가 일고, 가쪽면에 넙다리두갈래근이 붙는다.

**종아리뼈목**
종아리뼈머리와 종아리뼈 몸통의 사이이다.

**안쪽모서리**
종아리뼈의 뼈사이모서리의 아래 3분의 1 부근에서 종아리뼈머리의 뒤쪽 끝으로 향하는 융기선이다. 안쪽면과 뒷면을 나눈다.

**가쪽복사오목**
가쪽복사관절면의 뒤쪽에 있는 작은 오목한 부위다. 발목관절에 관여하는 뒤목말종아리인대가 붙는다.

**가쪽복사**
종아리뼈의 아래쪽 끝, 가쪽을 향해 돌출된 부분이다. 밖복사뼈라고도 부른다.

**가쪽복사고랑**

## ■ 무릎뼈

본래 넙다리네갈래근의 힘줄 속에서 생겨난 우리 몸에서 가장 큰 종자뼈로, 넙다리뼈와의 사이에 넙다리무릎관절을 형성하고 표면은 연골로 덮여있다. 무릎관절에는 여러 가지 근육·힘줄·인대가 붙어있어서 무릎 앞면을 보호하고 안정성을 유지한 상태로 무릎을 굽히고 펼 수 있다.

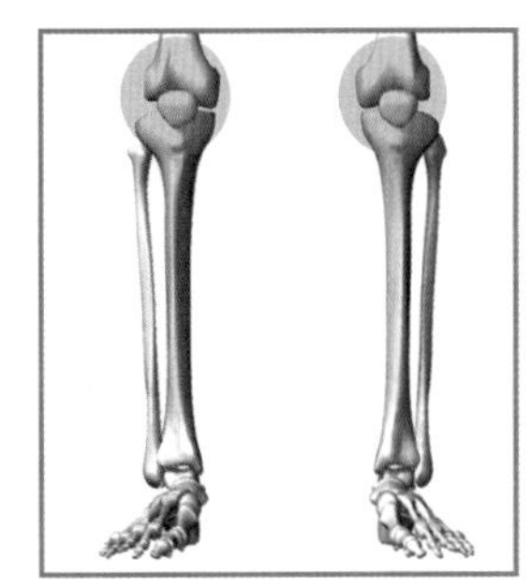

**무릎뼈 앞면**

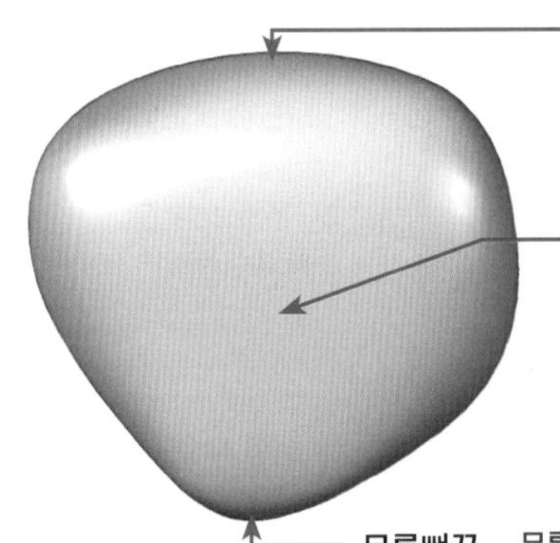
무릎뼈바닥
무릎뼈 상단의 평탄한 곡면 부분으로, 넙다리네갈래근(넙다리곧은근, 중간넓은근)이 붙는다.
무릎뼈 앞면
무릎뼈 앞면은 미세하게 융기되어 있으며, 까끌까끌하고 작은 구멍이 다수 나 있다.
무릎뼈끝
무릎뼈 아래쪽의 뾰족한 부분으로, 무릎인대가 붙는다.

**무릎뼈를 보호하는 여러 가지 근육 · 힘줄 · 인대**

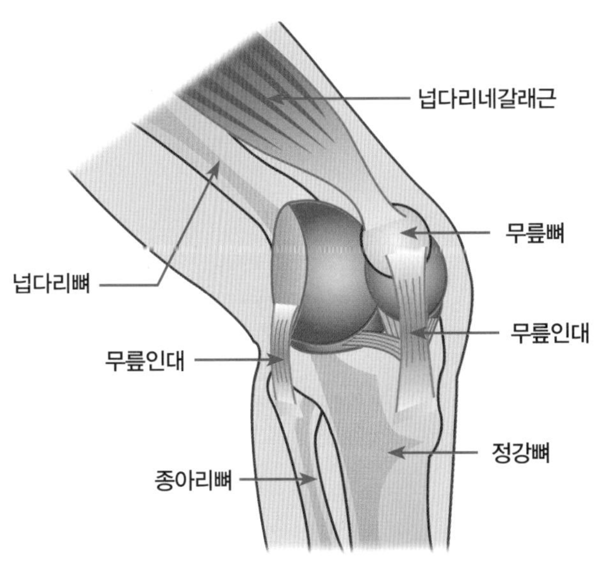
넙다리네갈래근
무릎뼈
넙다리뼈
무릎인대
무릎인대
정강뼈
종아리뼈

**무릎뼈의 위치**

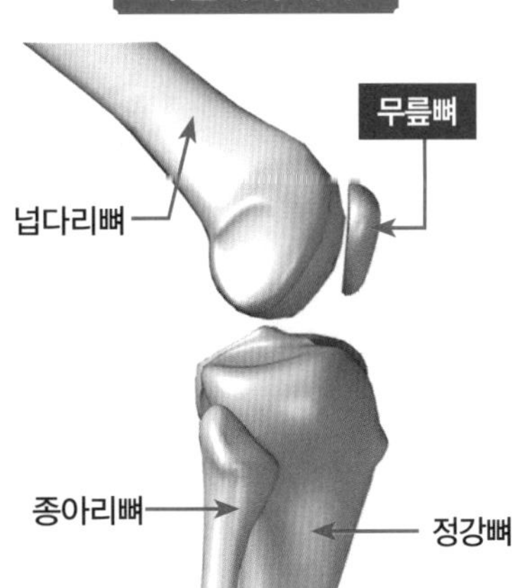
무릎뼈
넙다리뼈
종아리뼈
정강뼈

## ■ 발뼈

발관절에서 끝의 발은 정강뼈·종아리뼈의 연속된 7개의 발목뼈와 그 끝의 5개의 발허리뼈, 그리고 말단에는 14개의 발가락뼈로 구성되어 있다. 이처럼 자잘하게 나뉘어 있어서 매끄러운 동작을 원활하게 할 수 있다. 그런데 쓰지 않으면 움직임이 굳어져 정상적으로 움직이지 않는다.

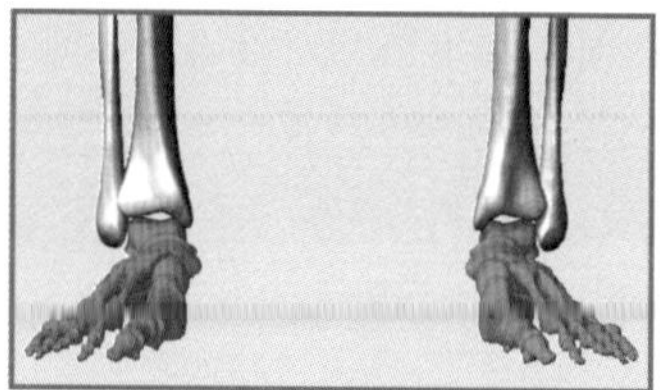

### 발의 해부학적 구분

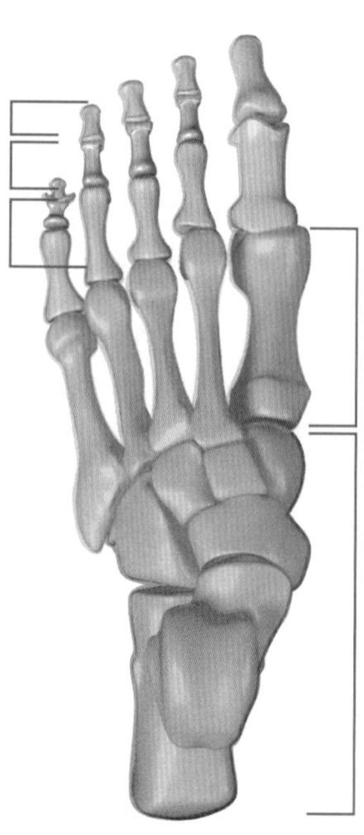

발가락뼈
끝마디뼈
중간마디뼈
첫마디뼈


발가락뼈는 첫마디뼈 · 중간마디뼈 · 끝마디뼈를 말한다. 엄지발가락 이외의 발가락은 앞의 세 가지 뼈로 구성되지만, 엄지에는 관절이 하나밖에 없어서 첫마디뼈와 끝마디뼈만 있다.

**발허리뼈**
발가락뼈에 이어지는 뼈로 안쪽(엄지발가락쪽)에서 순서대로 첫째~다섯째 발허리뼈라고 한다. 먼 쪽 끝에서부터 머리, 몸통, 바닥 등 세 부분으로 나뉜다. 첫째 발허리뼈가 가장 굵고 짧다.

**발목뼈**
발의 후반부, 발목 · 뒤꿈치를 형성하는 뼈의 총칭으로, 7개의 뼈로 이루어져 있다.

### 발바닥 아치

**❶ 세로발바닥활**
발 안쪽에 세로로 그리는 장심을 형성하는 안쪽세로발바닥활과 가쪽으로 그리는 가쪽세로발바닥활이 있다.

**❷ 가로발바닥활**
발허리뼈의 머리 라인에 보이는 발의 가로 아치다.

**❸ 발바닥널힘줄**
발가락의 시작 부위에서 발꿈치로 발바닥의 막과 같이 붙어있는 힘줄조직이다.

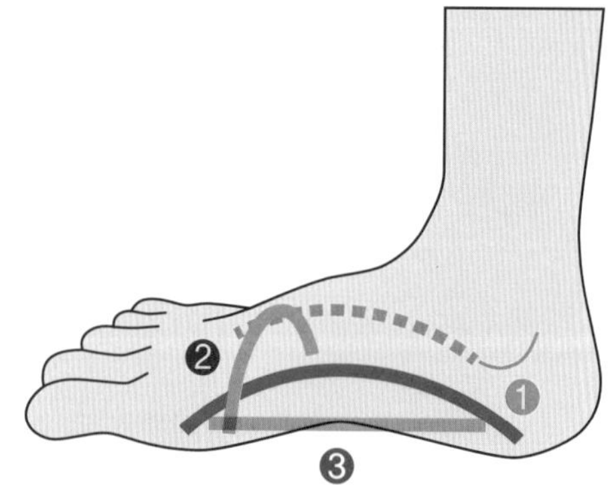

❶
❷
❸


● 발바닥 아치는 몸을 지탱하고 발을 충격에서 보호하는 역할을 한다. 발바닥에는 3개의 아치가 있는데, 그중 장심(掌心)이 가장 큰 안쪽의 세로 아치다. 장심이 없는 발을 평발이라고 하는데 쿠션이 없어서 발이 쉬 피로해지고 오랜 시간 걸으면 발바닥이 아프다.

## ■ 발목뼈

### 발뼈 등면(오른발)

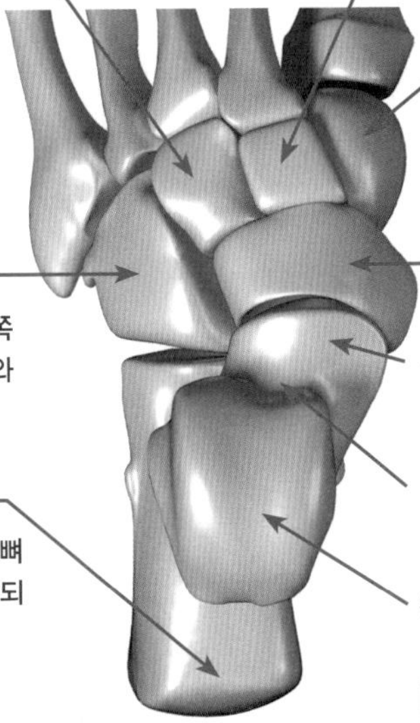

**가쪽쐐기뼈**

발배뼈와 발허리뼈 사이에 있는 쐐기 모양의 3개의 짧은뼈 중 가쪽에 있는 뼈다. 발배뼈, 셋째 발허리뼈와 관절을 이룬다. 안쪽쐐기뼈, 중간쐐기뼈, 입방뼈와 함께 먼쪽 발목뼈를 형성한다

**중간쐐기뼈**

3개의 쐐기뼈 중 가운데 있으며 발배뼈, 둘째 발허리뼈와 관절을 이룬다. 쐐기뼈 중에서 가장 작다.

**안쪽쐐기뼈**

발배뼈와 첫째 발허리뼈 사이에 위치하며 안쪽에 있는 쐐기뼈다. 쐐기뼈 중에서 가장 크다.

**입방뼈**

가쪽 쐐기뼈의 바깥쪽에 있으며 발목뼈 먼쪽 열의 제일 바깥쪽에 위치해 있다. 발꿈치뼈와 넷째 다섯째 발허리뼈와 관절을 이룬다.

**발배뼈**

발목뼈의 하나로 목말뼈머리, 3개의 쐐기뼈와 관절을 이룬다. 앞뒤로 편형하며 쐐기뼈에 접하는 면은 볼록하고, 목말뼈머리쪽은 오목하다.

**발꿈치뼈**

발목뼈 중에서 가장 크며 목말뼈의 밑, 입방뼈의 뒤쪽에 위치해 있다. 뒤쪽으로 크게 돌출되어 있다.

목말뼈머리

목말뼈목

목말뼈몸통

**목말뼈**

발꿈치뼈 위에 얹혀 있으며 발목뼈 중에서 가장 높은 위치에서 다른 발목뼈와 종아리의 뼈와 연결해준다. 목말뼈머리, 목말뼈목, 목말뼈몸통의 세 부위로 나뉜다.

### 발뼈 바닥면(오른발)

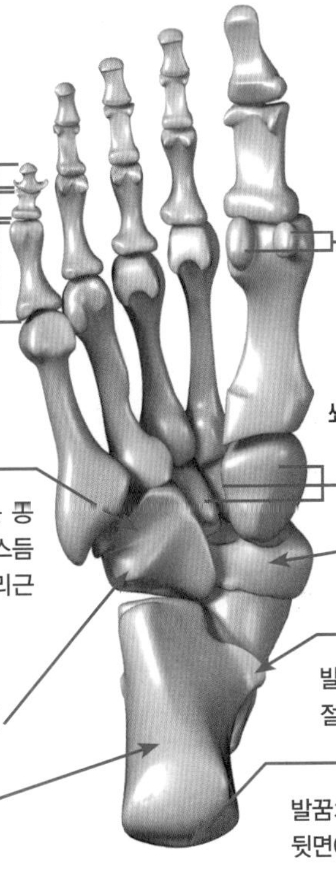

끝마디뼈

중간마디뼈

첫마디뼈

**종자뼈**

힘줄 또는 힘줄과 유착된 관절주머니에 나타나는 뼛조각이다. 발에서는 첫째 발허리뼈머리의 발바닥면에 2개, 첫째 첫마디뼈의 바닥면에 1개의 종자뼈가 보인다.

쐐기뼈

**긴종아리근힘줄고랑**

가쪽 부분의 거의 중앙에 있는 종아리근도르래의 바로 밑을 비스듬히 달리는 고랑이다. 긴종아리근의 힘줄이 지나간다.

발배뼈

**목말받침돌기**

발꿈치뼈 안쪽에 있는 돌기로 윗면에 중간목말관절면이 얹혀 있어서 목말뼈와 관절을 이룬다

입방뼈

**발꿈치뼈융기**

발꿈치뼈 후반부, 뒤쪽에 크게 튀어나온 부분이다. 뒷면에는 아킬레스건이 붙는다.

발굼치뼈

### 발뼈 가쪽면

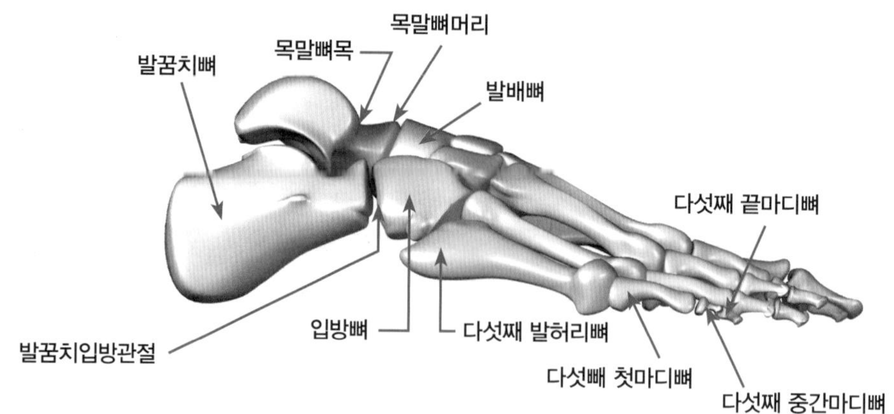

목말뼈머리
목말뼈목
발꿈치뼈
발배뼈
다섯째 끝마디뼈
입방뼈
다섯째 발허리뼈
발꿈치입방관절
다섯째 첫마디뼈
다섯째 중간마디뼈


### 발뼈 안쪽면

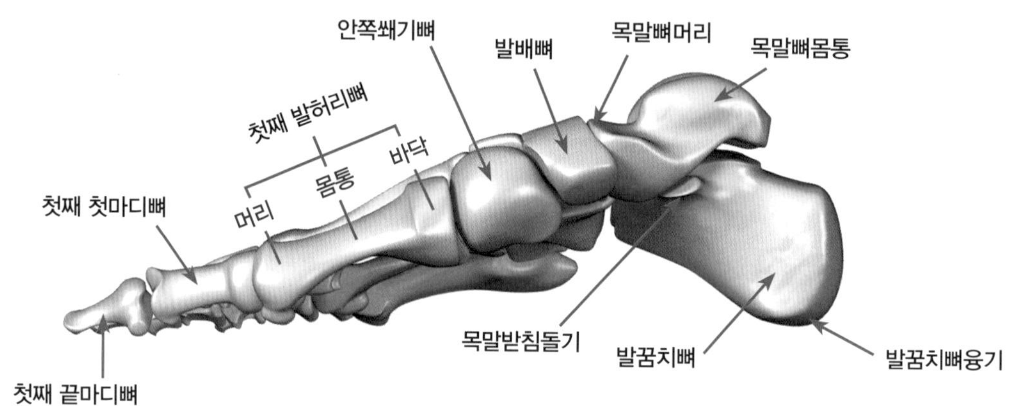

안쪽쐐기뼈
목말뼈머리
발배뼈
목말뼈몸통
첫째 발허리뼈
바닥
몸통
첫째 첫마디뼈
머리
목말받침돌기
발꿈치뼈
발꿈치뼈융기
첫째 끝마디뼈


### 발꿈치뼈 윗면

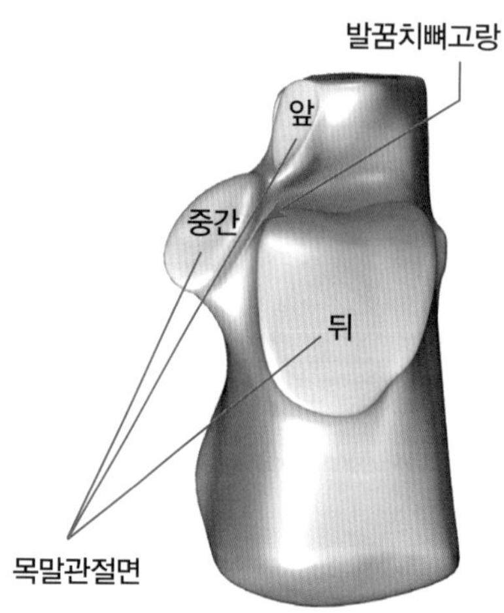

발꿈치뼈고랑
앞
중간
뒤
목말관절면


### 목말뼈 윗면

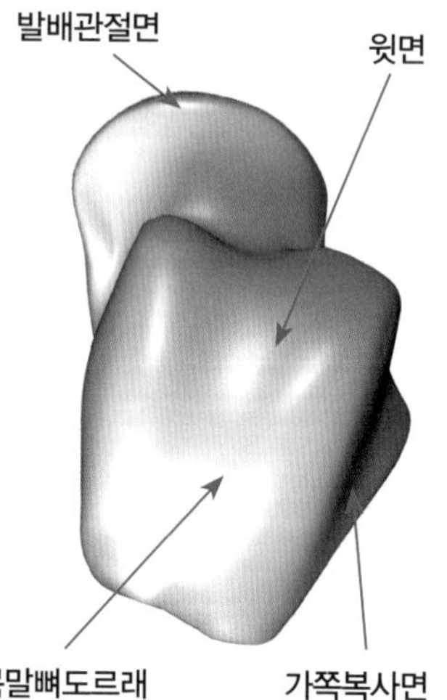

발배관절면
윗면
목말뼈도르래
가쪽복사면

# 다리·발의 관절과 인대

## ■ 엉덩관절

엉덩관절은 골반의 절구와 넙다리뼈머리로 구성되어 있으며 골반과 다리를 연결하는 큰 관절이다. 절구는 볼기뼈 가쪽에서 엉덩뼈, 궁둥뼈·두덩뼈가 만나는 부분에 위치하며 둘레를 섬유성 연골인 관절테두리가 둘러싸 깊은 오목을 이룬다. 넙다리뼈 머리는 넙다리뼈 상단이 안쪽으로 돌출되어 있는 공 모양 부분으로, 절구가 뼈머리의 약 4분의 5를 감싸고 있어 관절을 안정시켜준다. 관절에는 관절연골이 부착되고 그 주위를 윤활액으로 차있는 윤활막이 덮어 관절주머니를 형성하고 있다.

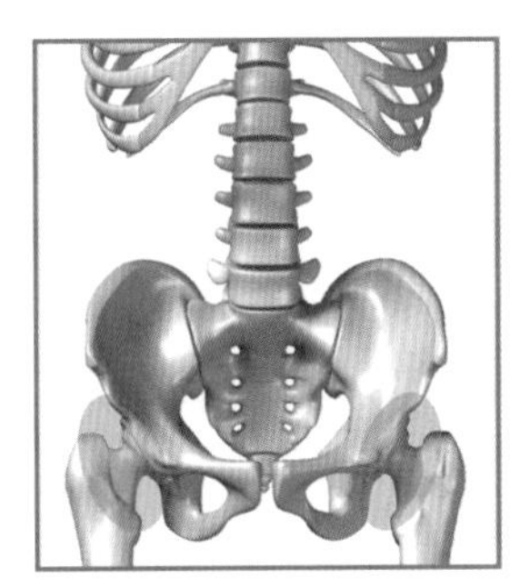

엉덩관절

엉치뼈
엉치엉덩관절
엉덩뼈
(등쪽)
엉덩관절
절구
넙다리뼈머리

### ◆엉덩관절의 특징

사람이 걷거나 달릴 때 무릎관절과 발관절이 함께 몸을 지탱하는데, 이때 엉덩관절이 가장 크고 복잡한 기능을 한다. 3차원 구조의 공관절로 되어 있어 모든 각도에서 힘을 흡수하는 쿠션 역할을 한다. 몸을 크게 굽히거나 다리를 돌리는 운동에도 효과를 발휘한다. 그러나 어깨관절에 비해 가동범위가 좁다는 특징도 있다.

엉덩관절 시상면

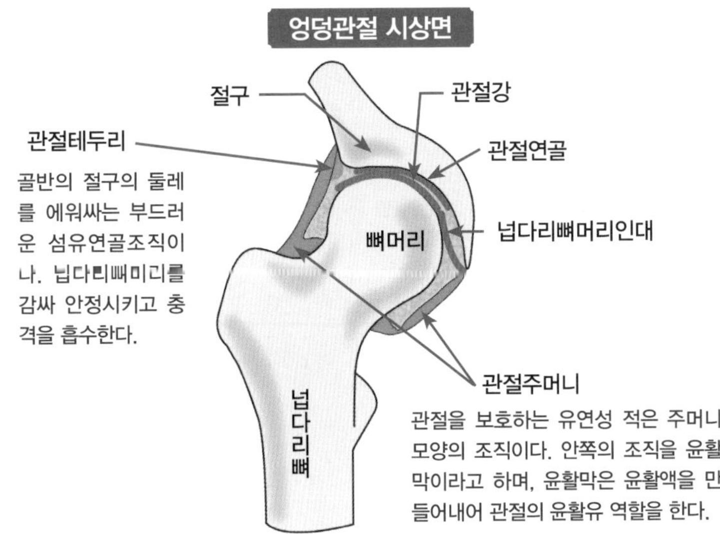
절구
관절강
관절테두리
골반의 절구의 둘레를 에워싸는 부드러운 섬유연골조직이다. 넙다리뼈머리를 감싸 안정시키고 충격을 흡수한다.
관절연골
뼈머리
넙다리뼈머리인대
관절주머니
관절을 보호하는 유연성 적은 주머니 모양의 조직이다. 안쪽의 조직을 윤활막이라고 하며, 윤활막은 윤활액을 만들어내어 관절의 윤활유 역할을 한다.
넙다리뼈

## ■ 엉치엉덩관절

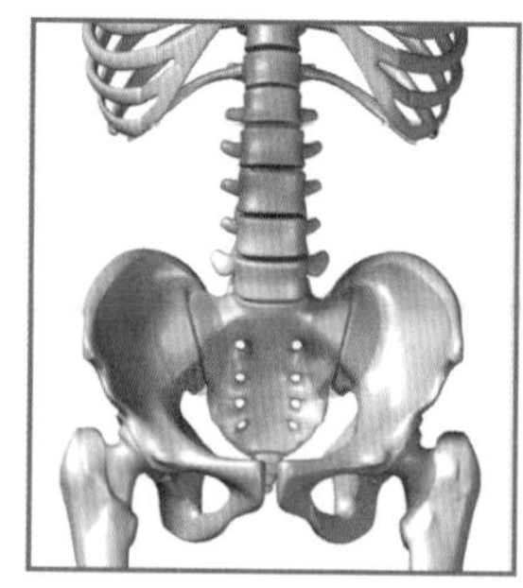

골반의 엉치뼈와 엉덩뼈 사이에 있는 관절이다. 엉치뼈 옆면의 귓바퀴면과 볼기뼈의 귓바퀴면이 붙는 다리와 몸을 연결하는 중요한 관절로, 상반신의 무게를 지지하고 지면에서의 충격을 흡수하기 위해 주위는 튼튼한 인대로 여러 겹 덮여있다. 엉치뼈와 엉덩뼈의 접촉면은 섬유연골로 덮여있으며, 보통 가동범위가 좁다고 알려져 남녀노소를 불문하고 허리통증을 유발하는 부위 중 하나라고 알려져 있다.

**골반 위 정면**

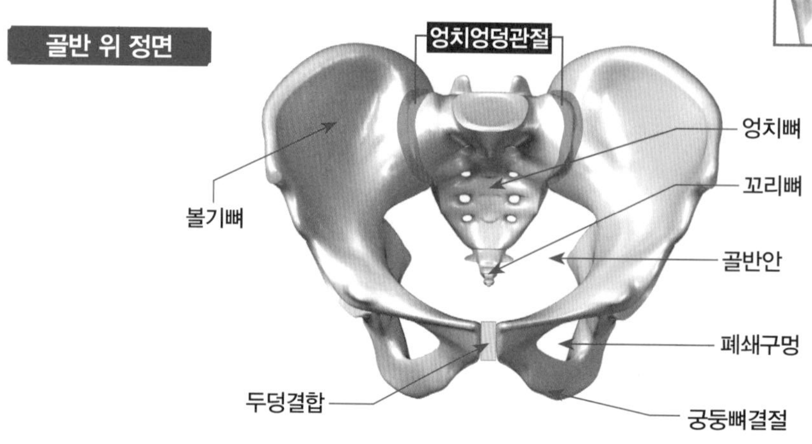
엉치엉덩관절
엉치뼈
꼬리뼈
볼기뼈
골반안
폐쇄구멍
두덩결합
궁둥뼈결절

## ■ 엉덩관절의 인대

엉덩관절과 그것을 지지하며 둘러싸고 있는 인대는 최대·최강이다. 엉덩관절은 뼈머리의 3분의 2가 절구 속에 감싸여 들어가고, 관절주머니는 강인한 인대로 보강된다. 우리 몸의 안정성 유지와 체중 지지에 중요한 역할을 하고 있다.

**골반 뒷면**

**가시위인대**
7번 목뼈가시돌기에서 엉치뼈까지의 가시돌기 선단 사이를 연결하는 강한 섬유모양 인대다.

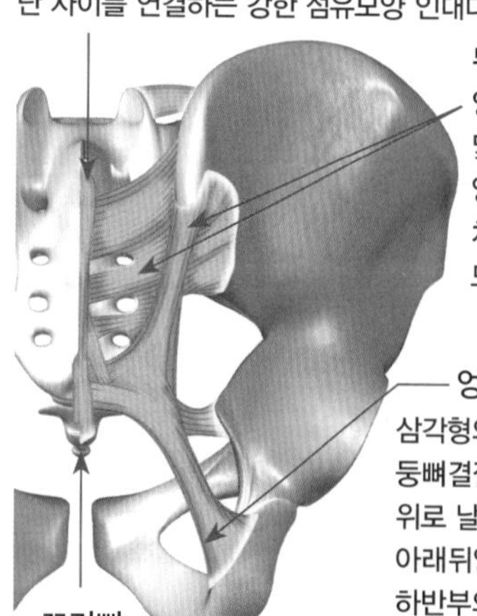
꼬리뼈

**뒤엉치엉덩인대**
엉치뼈거친면의 뒷부분 및 가쪽 엉치뼈능선에서 엉덩뼈의 엉치골반면 근처의 모서리를 달리는 띠 모양의 섬유다발이다.

**엉치결절인대**
삼각형의 강대한 인대로 궁둥뼈결절에서 일어나 안쪽 위로 날개 모양으로 펼쳐져 아래뒤엉덩뼈가시, 엉치뼈 하반부의 가쪽모서리에 붙는다.

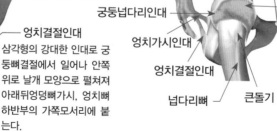

**엉덩관절 가쪽면(오른쪽)**

뒤엉치엉덩인대
엉덩뼈능선
궁둥넙다리인대
엉치가시인대
엉치결절인대
넙다리뼈
큰돌기

**샅고랑인대**
골반의 두덩뼈 · 두덩결절에서 엉덩뼈 · 위앞엉덩뼈가시로 주행하는 인대다. 이 샅고랑 인대와 두덩뼈 · 엉덩뼈 사이에는 넙다리동 · 정맥, 림프관, 넙다리신경 등이 지나간다.

**엉덩뼈넙다리인대**
아래앞엉덩뼈가시 및 볼기뼈절구 위모서리에서 일어나 돌기사이선에 이르는 삼각형의 강한 섬유다발이다. 우리 몸에서 가장 큰 인대로, 상반신이 엉덩관절보다 뒤로 기울어지는 것을 막는 역할을 한다.

## ■ 무릎관절

무릎관절은 넙다리뼈와 정강뼈, 무릎뼈로 구성되어 있는 우리 몸에서 가장 큰 경첩관절로, 보행과 계단의 오르내림, 일어나고 앉는 등 일상생활 동작에 매우 중요한 역할을 한다.

### ◆ 넙다리정강관절

넙다리뼈와 정강뼈로 구성된 관절로, 넙다리뼈 하단의 볼록한 부분의 안·가쪽융기와 정강뼈 상단의 평탄한 안·가쪽융기가 관절을 이루어 각각 관절면을 연골이 덮고 있다. 골성(骨性)의 지지는 낮지만 반달연골이라 불리는 섬유성 연골조직에 의해 접촉면적을 늘려 하중의 분산과 안정성의 향상을 도모한다.

무릎관절에 관여하는 부위(뒷면)

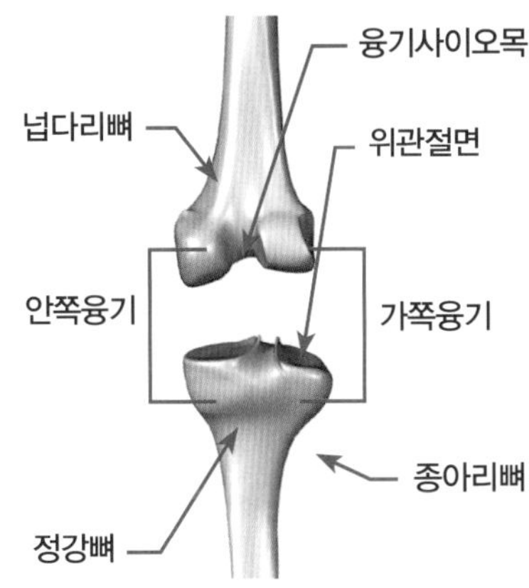
융기사이오목
넙다리뼈
위관절면
안쪽융기
가쪽융기
종아리뼈
정강뼈

무릎관절면의 종류

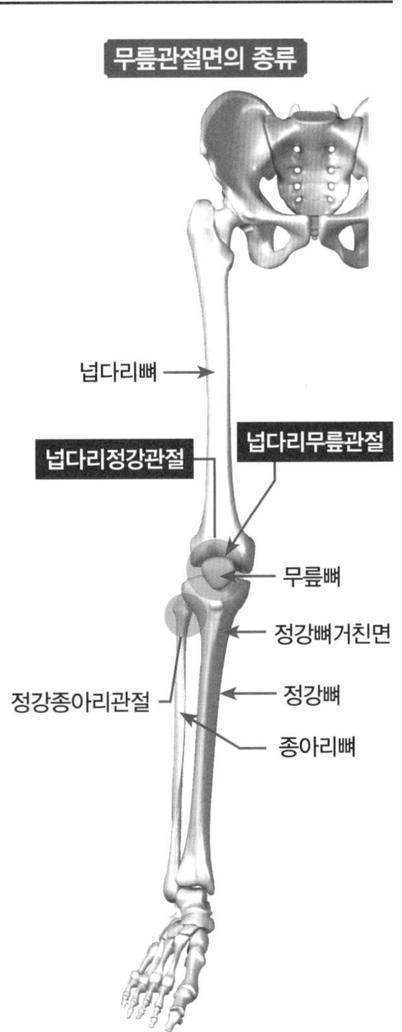
넙다리뼈
넙다리정강관절
넙다리무릎관절
무릎뼈
정강뼈거친면
정강종아리관절
정강뼈
종아리뼈

### ◆ 넙다리무릎관절

넙다리뼈융기사이오목과 무릎뼈관절면에 의한 관절로 넙다리네갈래근, 넙다리네갈래근힘줄, 무릎뼈, 무릎인대, 정강뼈거친면과 함께 '무릎폄 기구'를 구성한다. 또 무릎관절에는 포함되지 않지만 무릎의 움직임에 직접 관여하지 않는 종아리에 있는 종아리뼈와 정강뼈가 접하는 정강종아리관절은 무릎관절에 관여하는 인대와 근육의 부착부로서 중요한 역할을 한다.

무릎의 폄 메커니즘

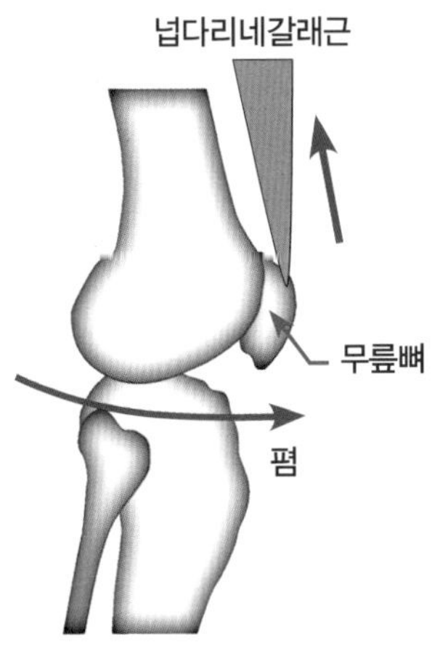
넙다리네갈래근
무릎뼈
폄

### ◆ 무릎의 폄 메커니즘

'무릎의 접시'라 불리는 무릎뼈는 무릎을 굽혔다 폈다(굽힘, 폄)하는 움직임을 조절하는데 꼭 필요한 역할을 담당한다. 즉 넙다리무릎관절의 운동은 넙다리네갈래근이 수축해 무릎뼈를 들어올리고, 무릎인대를 견인해 무릎관절을 편다. 무릎뼈가 있어서 무릎아래인대가 정강뼈를 견인하는 힘을 운동으로 바꾸는 데 더 효율적이라고 알려져 있다. 무릎뼈가 없을 경우 20% 이상 강한 수축이 필요하다고 한다.

## ■ 무릎관절의 인대

무릎관절이란 넙다리뼈, 정강뼈, 무릎뼈, 3개의 뼈로 구성되어 있다. 이러한 뼈의 관절면은 평탄하며 불안정하다. 그것을 보충하기 위해 몇 개의 인대가 있다. 특히 가·안쪽곁인대가 중요한 역할을 한다.

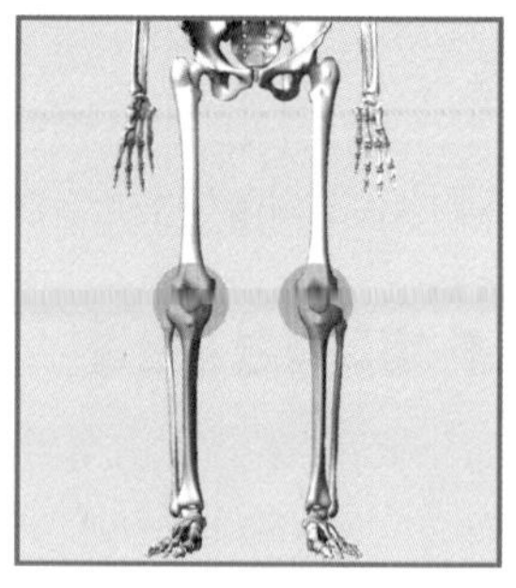

### 무릎관절 뒷면(오른다리)

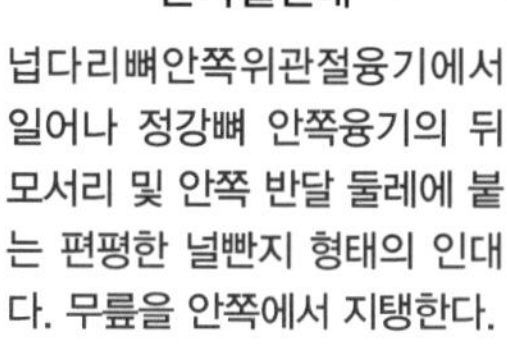
안쪽곁인대
넙다리뼈안쪽위관절융기에서 일어나 정강뼈 안쪽융기의 뒤모서리 및 안쪽 반달 둘레에 붙는 편평한 널빤지 형태의 인대다. 무릎을 안쪽에서 지탱한다.

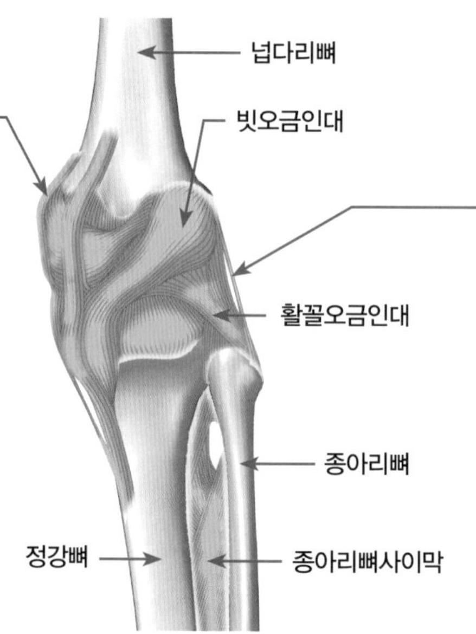
넙다리뼈
빗오금인대
활꼴오금인대
종아리뼈
정강뼈
종아리뼈사이막

가쪽곁인대

넙다리뼈 가쪽위융기에서 일어나 종아리뼈머리에 붙는 원기둥 모양의 섬유다발로, 무릎의 가쪽을 보강한다. 아랫부분은 관절주머니에서 떨어져 그 사이를 오금근힘줄, 넙다리두갈래근힘줄의 일부가 지나간다.

### 무릎관절 가쪽면(오른다리)

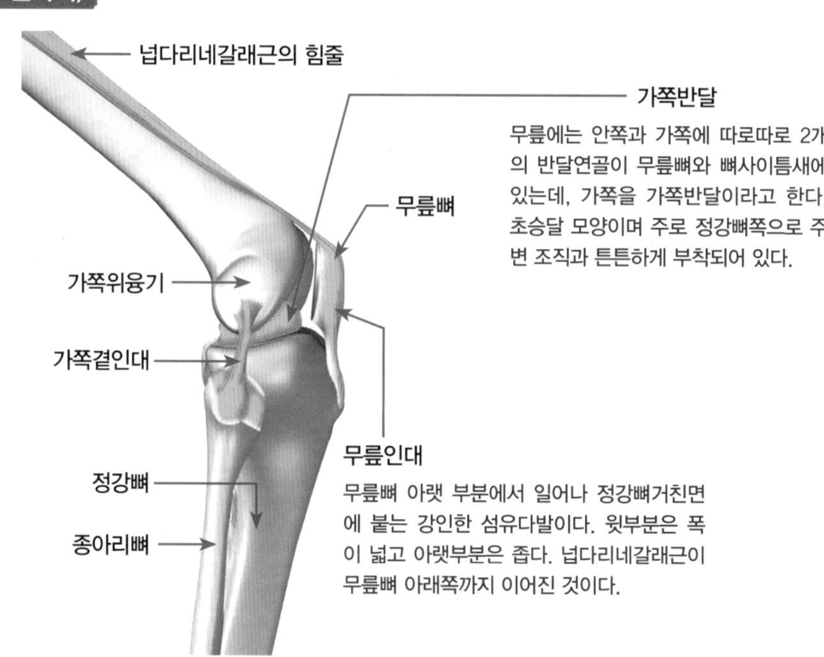
넙다리네갈래근의 힘줄
가쪽반달
무릎에는 안쪽과 가쪽에 따로따로 2개의 반달연골이 무릎뼈와 뼈사이틈새에 있는데, 가쪽을 가쪽반달이라고 한다. 초승달 모양이며 주로 정강뼈쪽으로 주변 조직과 튼튼하게 부착되어 있다.
무릎뼈
가쪽위융기
가쪽곁인대
정강뼈
종아리뼈
무릎인대
무릎뼈 아랫 부분에서 일어나 정강뼈거친면에 붙는 강인한 섬유다발이다. 윗부분은 폭이 넓고 아랫부분은 좁다. 넙다리네갈래근이 무릎뼈 아래쪽까지 이어진 것이다.

# 발관절과 인대

발에는 7개의 발목뼈와 5개의 발허리뼈, 14개의 발가락뼈로 구성된 많은 관절이 있다. 크게 목말종아리관절과 목말밑관절로 구분한다.

그밖에 가로발목뼈관절(목말발배관절과 발꿈치입방관절), 발목뼈와 발허리뼈 사이에 있는 발목발허리관절, 발허리뼈와 발가락뼈 사이의 관절결합을 발허리발가락마디관절이라 부른다. 다시 엄지발가락의 첫마디뼈와 끝마디뼈, 둘째~다섯째 발가락의 첫마디뼈와 중간마디뼈 및 중간마디뼈와 끝마디뼈 사이에는 발가락마디사이관절이 있다. 이 관절은 가장 전형적인 경첩관절이다.

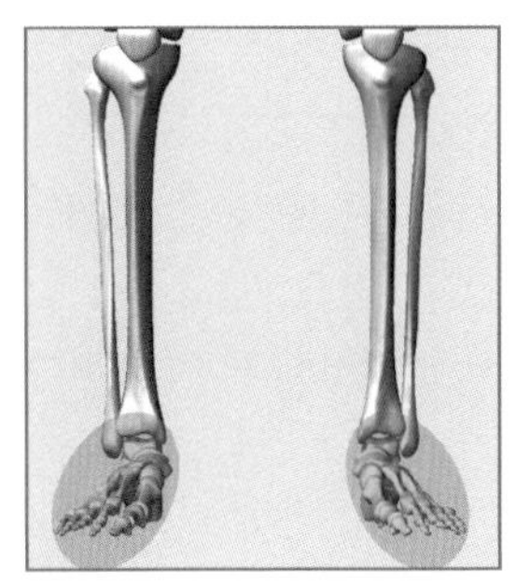

발뼈 안쪽면(오른발)

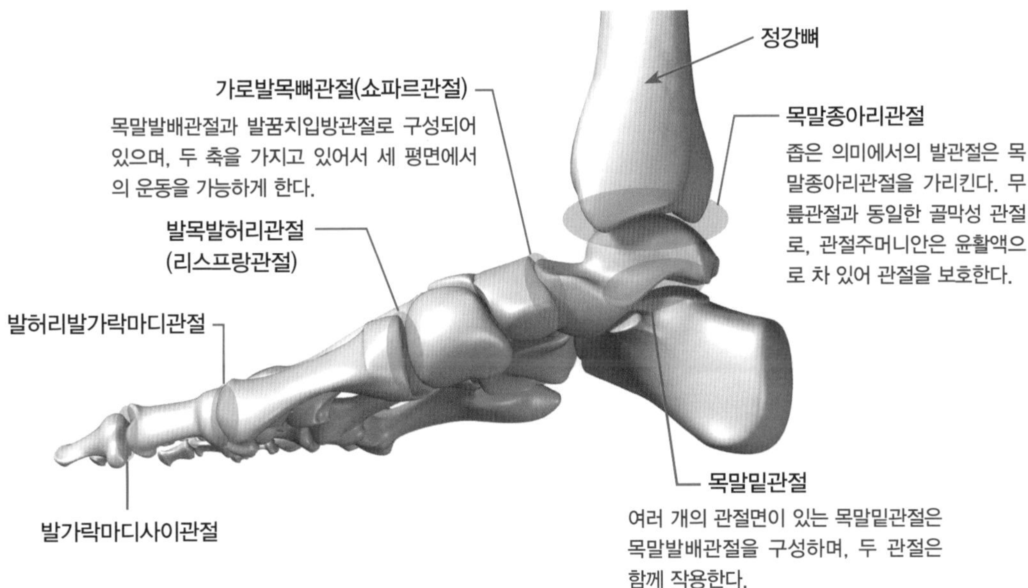
정강뼈
가로발목뼈관절(쇼파르관절)
목말발배관절과 발꿈치입방관절로 구성되어 있으며, 두 축을 가지고 있어서 세 평면에서의 운동을 가능하게 한다.
목말종아리관절
좁은 의미에서의 발관절은 목말종아리관절을 가리킨다. 무릎관절과 동일한 골막성 관절로, 관절주머니안은 윤활액으로 차 있어 관절을 보호한다.
발목발허리관절
(리스프랑관절)
발허리발가락마디관절
목말밑관절
여러 개의 관절면이 있는 목말밑관절은 목말발배관절을 구성하며, 두 관절은 함께 작용한다.
발가락마디사이관절

목말종아리관절의 골격요소

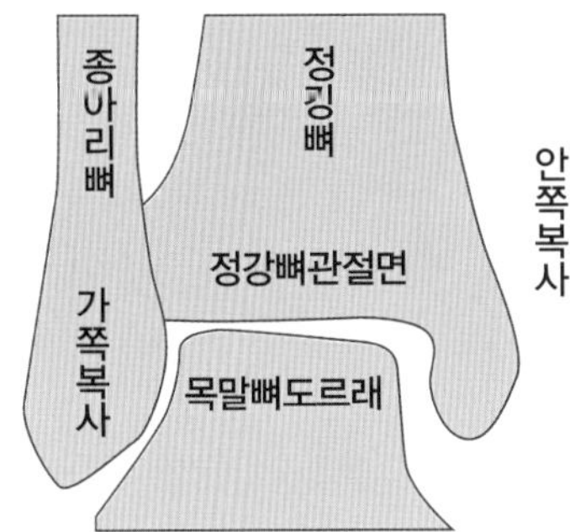
종아리뼈
정강뼈
안쪽복사
정강뼈관절면
가쪽복사
목말뼈도르래

### ◆ 목말종아리관절의 구조

정강뼈 아래관절면과 안쪽복사, 종아리뼈의 가쪽복사가 관절오목이 되고 목말뼈 윗면의 도르래를 관절머리로 하는 경첩관절이다. 문의 경첩과 같이 한 방향으로만 움직이며, 홑축 관절에 가까운 관절로 발관절의 등쪽굽힘과 바닥쪽굽힘에 기여한다.

## ■ 발의 인대

발의 인대는 크게 안쪽과 가쪽, 발등과 발바닥으로 나눌 수 있다. 발목뼈와 발허리뼈를 잇는 발목인대나 발허리뼈를 가로로 연결하는 발허리인대 등은 발등과 발바닥쪽에서 양면으로 관절을 지탱해 보강한다. 발관절의 안쪽에는 세모인대가 있으며 가쪽에는 종아리뼈와 목말뼈에 걸쳐 앞목말종아리인대를 비롯해 많은 인대가 있다. 발관절 가쪽의 인대는 발관절을 안쪽으로 젖힐 때 관절을 지탱하는 역할을 한다. 발의 인대는 안쪽보다 바깥쪽, 발바닥보다 발등의 것이 약하다고 알려져 있다. 인대는 단단한 특성을 살려 관절을 안정시키지만, 신축성이 거의 없기에 큰 힘을 받으면 늘어나거나 파열된다. 발관절에 많은 염좌도 대부분은 가쪽 인대를 손상시킨 안쪽번짐에 따른 것이다.

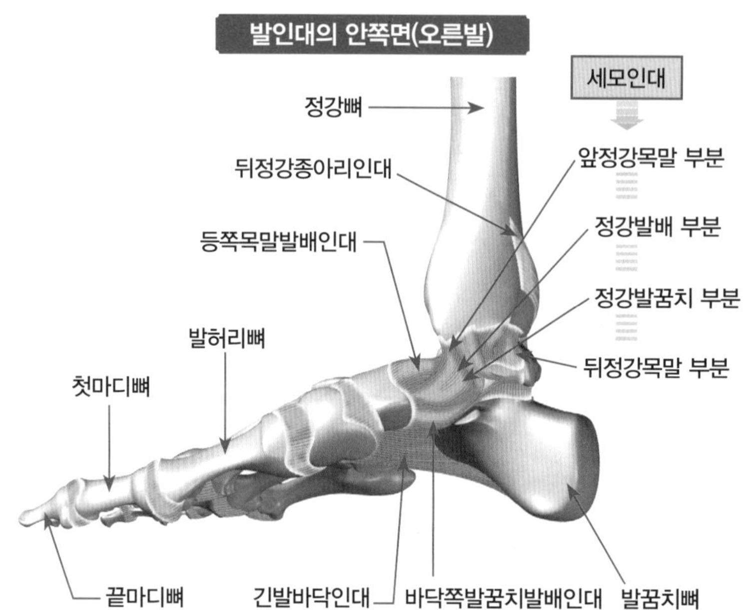
발인대의 안쪽면(오른발)
세모인대
정강뼈
뒤정강종아리인대
앞정강목말 부분
등쪽목말발배인대
정강발배 부분
정강발꿈치 부분
발허리뼈
뒤정강목말 부분
첫마디뼈
끝마디뼈
긴발바닥인대
바닥쪽발꿈치발배인대
발꿈치뼈

발관절의 안쪽에는 정강뼈 안쪽 복사에서 일어나 4개의 발목뼈로 삼각형으로 퍼지는 세모인대가 있다. 세모인대는 부착부에 따라 목말뼈 앞쪽 안쪽에 붙는 앞정강목말 부분(인대), 발배뼈에 붙는 정강발배 부분(인대), 발꿈치뼈의 목말받침돌기에 붙는 정강발꿈치 부분(인대), 목말뼈의 뒤쪽 안쪽에 붙는 뒤정강목말 부분(인대), 4개로 나뉜다. 이들은 발관절의 가쪽번짐 시에 관절을 지지한다.

발인대의 앞면

앞정강종아리인대
세모인대
앞목말종아리인대
등쪽목말발배인대
등쪽발목인대
등쪽발허리인대
발허리발가락마디 관절의 관절주머니

### ◆ 관절주머니와 인대

5개의 발허리뼈와 14개의 발가락뼈가 구성하는 발가락은 손가락만큼 정밀한 조작은 요구되지 않아 이미 퇴화하고 있는 근육이 많다. 뼈와 뼈를 연결하는 관절과 그 주위의 관절주머니, 인대 등의 구조는 같다. 엄지발가락의 첫마디뼈와 끝마디뼈, 둘째~다섯째 발가락의 첫마디뼈와 중간마디뼈 및 중간마디뼈와 끝마디뼈 사이에는 한쪽 발에 9개의 관절이 있으며, 각각 관절주머니와 인대가 붙어있다.

04

# 운동기관II_근육

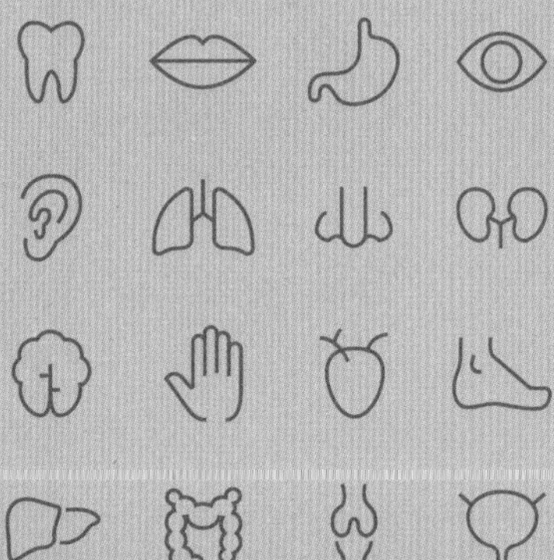

# 우리 몸의 근육

인체에는 크고 작은 근육이 600개 이상 있다고 알려져 있다. 크게 나누면 약 400개와 가장 많이 몸을 움직이는 골격근, 내장을 만드는 민무늬근, 심장을 만드는 심근, 3종류가 있다. 보통 근육이라 불리는 것은 다수의 근섬유(근육다발)로 구성되는데, 이 근육다발이 모인 것을 골격근이라고 한다. 골격근은 수축과 이완을 통해 몸을 움직인다.

## 온몸의 골격근 앞면

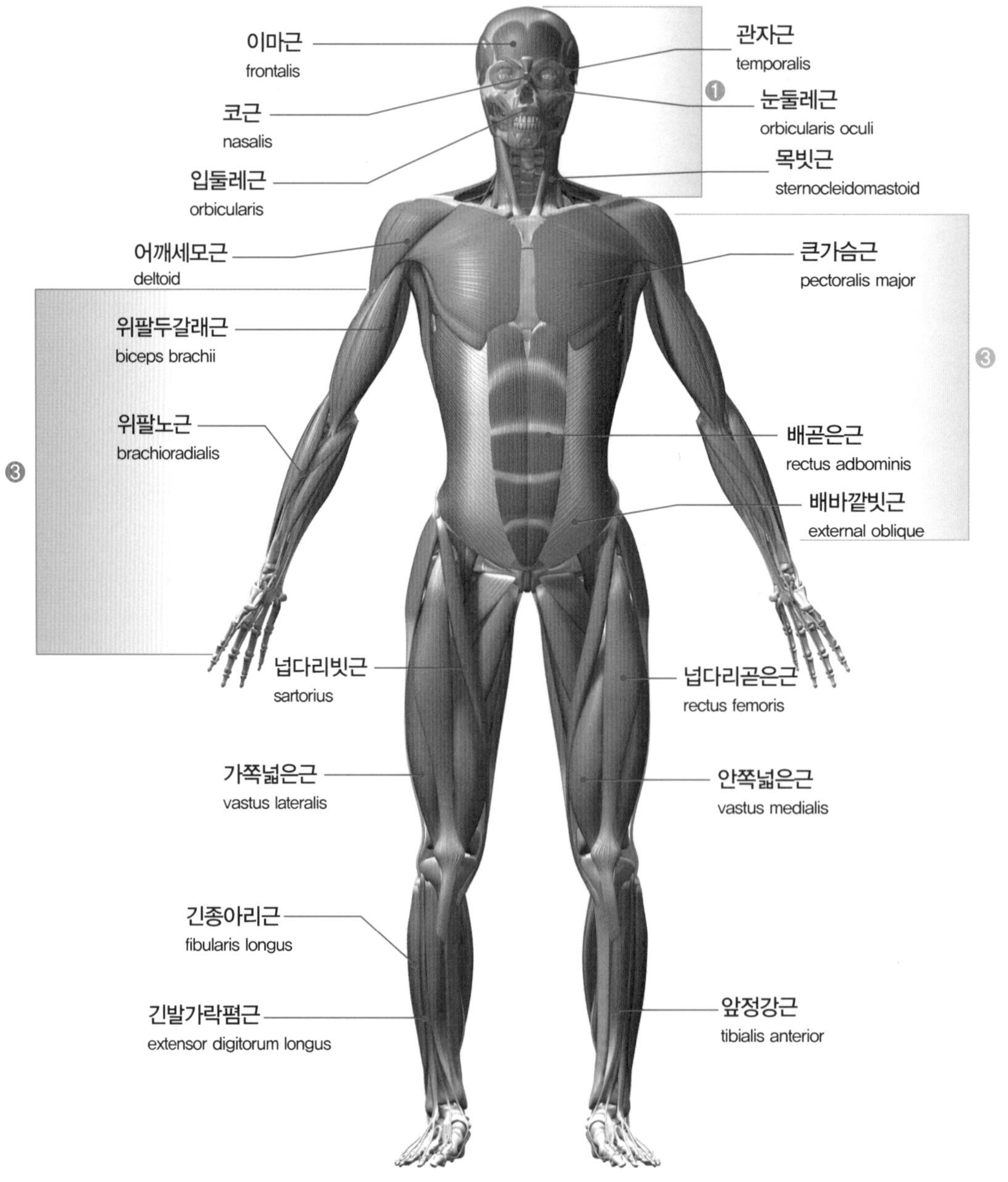

이마근
frontalis
코근
nasalis
입둘레근
orbicularis
어깨세모근
deltoid
위팔두갈래근
biceps brachii
위팔노근
brachioradialis
❸
넙다리빗근
sartorius
가쪽넓은근
vastus lateralis
긴종아리근
fibularis longus
긴발가락폄근
extensor digitorum longus
관자근
temporalis
❶
눈둘레근
orbicularis oculi
목빗근
sternocleidomastoid
큰가슴근
pectoralis major
❸
배곧은근
rectus adbominis
배바깥빗근
external oblique
넙다리곧은근
rectus femoris
안쪽넓은근
vastus medialis
앞정강근
tibialis anterior

❶ 머리 · 목 부위를 움직이는 근육
❷ 팔이음뼈 · 어깨관절을 움직이는 근육
❸ 위팔 · 아래팔 · 손을 움직이는 근육
❹ 몸통을 움직이는 근육
❺ 다리이음뼈 · 넙다리를 움직이는 근육

## 온몸의 골격근 뒷면

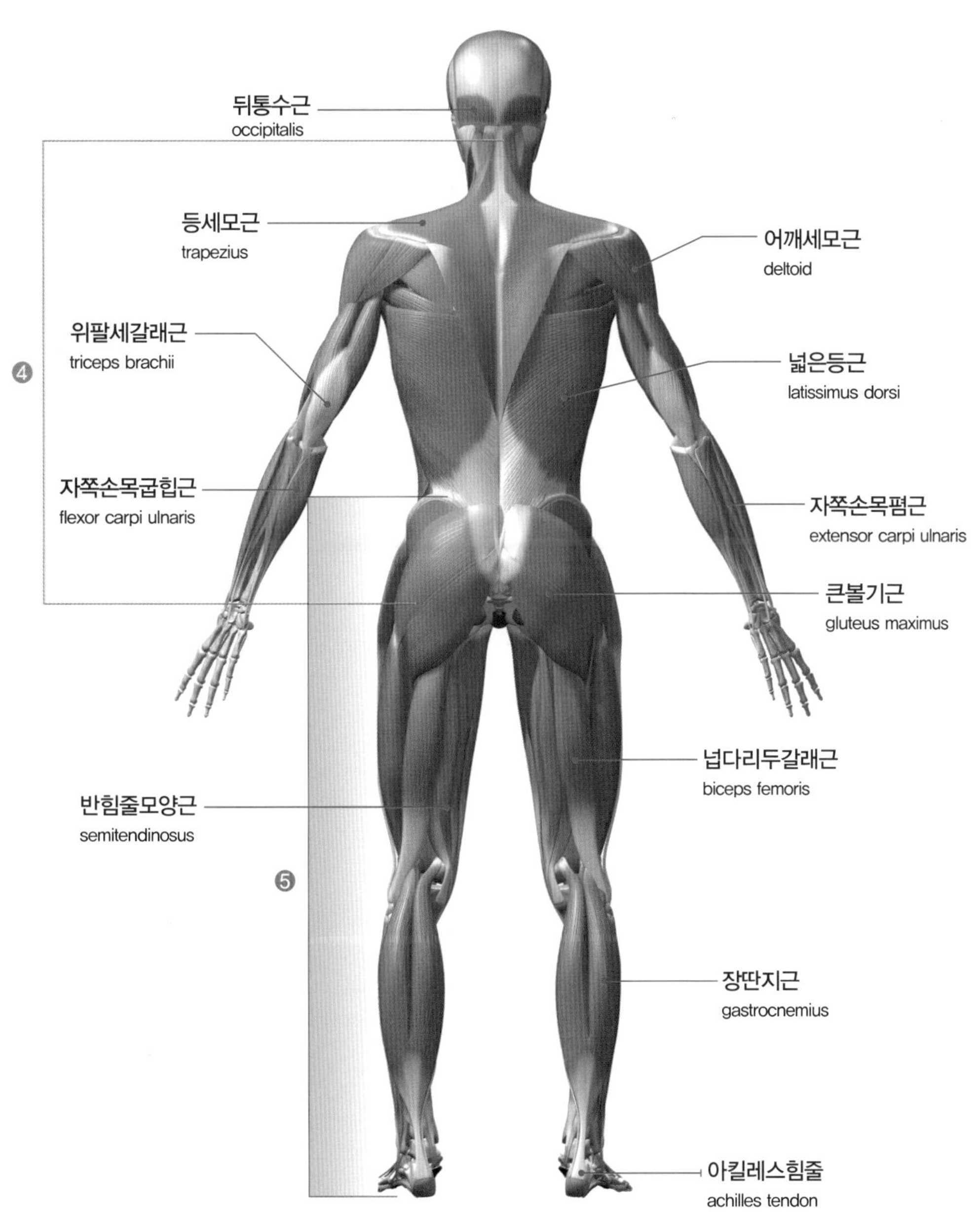
뒤통수근
occipitalis
등세모근
trapezius
어깨세모근
deltoid
위팔세갈래근
triceps brachii
❹
넓은등근
latissimus dorsi
자쪽손목굽힘근
flexor carpi ulnaris
자쪽손목폄근
extensor carpi ulnaris
큰볼기근
gluteus maximus
넙다리두갈래근
biceps femoris
반힘줄모양근
semitendinosus
❺
장딴지근
gastrocnemius
아킬레스힘줄
achilles tendon

# 근육의 역할과 분류

## ■ 뼈의 역할

● **체온 유지**

근육이 운동할 때 지방과 당질을 연소해 열을 만들어내어 체온을 유지한다. 보통 몸에서 내는 열의 40%는 근육에서 만들어낸다고 알려져 있다.

● **자세 유지**

근수축에 따라 관절을 안정시킴으로써 자세를 유지할 수 있다.

● **내장 보호**

내장을 보호하는 뼈가 없는 배 부분에서 각각의 내장이 제 위치에 자리해 정상적인 기능을 할 수 있는 것은 배가로근 등 여러 근육이 복합적으로 작용하기 때문이다.

● **체액순환 보조**

근육의 수축·이완을 반복함으로써 근육이 펌프 역할을 하고, 혈액과 림프 등 체액의 순환을 돕는다. 특히 심장에서 먼 다리까지의 체액 순환은 혈액과 림프를 상반신으로 되돌리는 데 중요한 작용을 한다.

## ■ 근육의 종류

근육은 크게 골격근, 민무늬근, 심장근으로 나뉘며, 움직임에 따라 맘대로근과 제대로근으로 나뉜다.

### ◆ 근섬유에 따른 분류

#### ● 속근섬유(백색근섬유)

빠르게 수축할 수 있는 근육으로 순간의 힘(단시간에 내는 큰 힘)을 발휘할 때 쓰인다. 그러나 큰 힘을 발휘하는 반면 지구력(스태미나)이 없어서 쉽게 피로해지는 근육이다. 색소단백질인 미오글로빈이 적어 하얗게 보여서 백색근섬유라고도 부른다. 흰살 생선 가자미에 비유되며 순발력이 필요한 운동에 적합해 단거리 선수에게 많다.

#### ● 지근섬유(적색근섬유)

천천히 수축하는 근육으로 강한 힘은 발휘하지 못하지만 일정한 힘을 장시간 발휘하는 지구력이 있어 쉽게 피로해지지 않는 근육이다. 백색근섬유보다 미오글로빈이 많고 산소를 많이 축적하고 있어서 붉게 보이기에 적색근섬유라고도 부른다. 붉은살 생선인 참다랑어에 비유되며 지구력이 필요한 마라톤 선수에게 많다.

● 최근에는 적색·백색근섬유의 중간에 위치해 지구력, 순발력을 함께 가지는 분홍근이 주목을 받고 있다. 분홍근육(중간근)은 훈련에 의해 만들어지는 육상선수에게 나타나는 특유의 근육이다.

### ◆ 근육의 형성에 따른 분류

골격근은 관절이 굽는 쪽에 붙는 굽힘근과 그 반대쪽에 붙어 수축되면 근육이 펴지는 폄근으로 나뉜다. 또 그 모양에 따라 다음과 같이 나눌 수 있다.

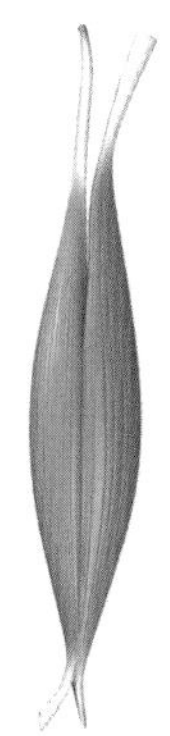

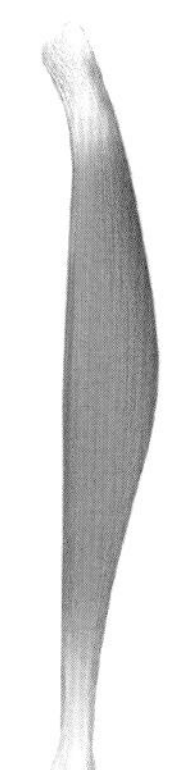

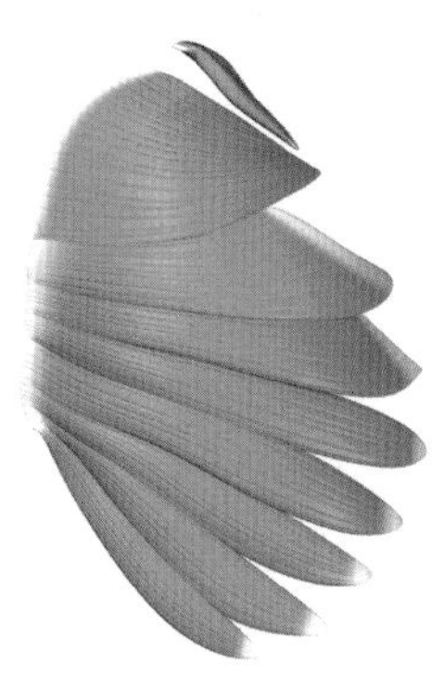

● **방추근**

중앙이 부풀어 있고 힘줄의 양끝이 골격에 연결되어 가늘어지는 방추형 근육이다. 평행근이라고도 부르며 근육의 기본 모양이라 할 수 있다.
: 위팔두갈래근 등

● **깃근**

근육다발이 비스듬히 배열되어 있는 골격근으로, 새 깃 모양이라 붙은 이름이다. 근육다발이 반쪽만 붙은 골격근은 반깃근육이라고 한다.
: 넙다리곧은근 등

● **톱니근**

근육이 톱날처럼 들쭉날쭉하다 하여 붙은 이름이다.
: 앞톱니근 등

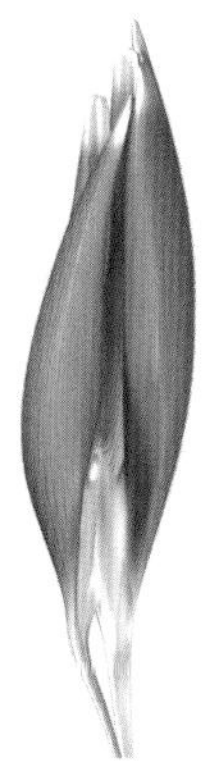

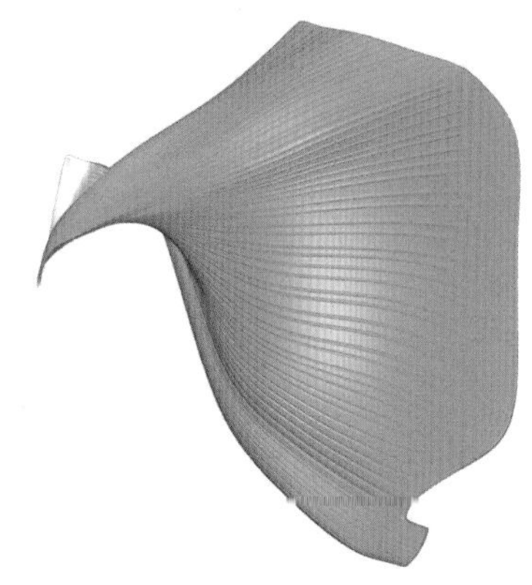

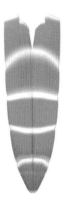

● **뭇갈래근**

근육 갈래가 여러 개 존재한다.
: 위팔세갈래근, 위팔두갈래근 등

● **뭇힘살근**

근육의 중앙부분이 세 개 이상으로 나뉜 것을 말한다.
: 배곧은근 등

● **수렴근**

여러 개의 부착점에서 근섬유가 한 곳으로 모이는 것이다.
: 큰가슴근 등

# 골격근의 구조

골격근은 근세포로 이루어져 있다. 근세포는 가늘고 긴 근섬유와 그 섬유 사이를 메우는 결합조식으로 구성되어 있다. 그 수는 약 300개 정도라고 알려져 있다. 그 대부분이 좌우 대칭으로 존재하기에 약 600개가 되고, 체중의 약 40%를 차지한다. 보통 근육이라고 할 때 이 골격근을 가리킨다.

## ■ 골격근의 구조

체중의 약 40~50%를 차지한다고 알려진 골격근은 근섬유라 불리는 가늘고 긴 근세포가 모여 형성된 것이다. 근세포(근섬유)는 수축 단백질의 모음인 액틴필라멘트와 미오신필라멘트로 구성되는 근원섬유의 집합체로, 가늘고 긴 형태 때문에 섬유라는 이름이 붙었다.

하나의 근섬유는 지름 10~100μm, 수백 수천 개의 근원섬유의 집합체로 이 근섬유가 수십 개 모여 다발을 이룬 것을 근섬유다발(근속)이라고 한다. 근섬유다발의 가쪽은 두툼한 근육다발막에 덮여있으며, 틈새는 근육속막이라는 결합조직으로 메워져있다. 또 이 근섬유다발이 몇 개에서 수십 개씩 모인 것이 골격근인데, 그 가쪽은 튼튼한 근육바깥막으로 덮여있다. 가느다란 근섬유가 하중에도 다발을 이루어 모여 있기에 강하고 유연한 근육을 형성하고 있는 것이다.

## ■ 골격근의 이는 곳과 닿는 곳

뼈의 부착 부분이 고정되어 있거나 움직임이 적은 쪽을 '이는 곳(근머리)', 몸의 중심에서 멀고 움직임이 큰 쪽을 '닿는 곳(근꼬리)'이라고 한다. 이는 곳과 닿는 곳은 근육의 양끝 중 근육이 수축할 때 움직임이 작은 쪽을 이는 곳, 움직임이 큰 쪽을 닿는 곳이라고 정의한다. 또 중앙 부분에 붉은색을 띠는 부드러운 부분을 힘살, 뼈와 이어지는 하얀 부분을 힘줄(건막)이라 부른다.

골격근의 이는 곳과 닿는 곳

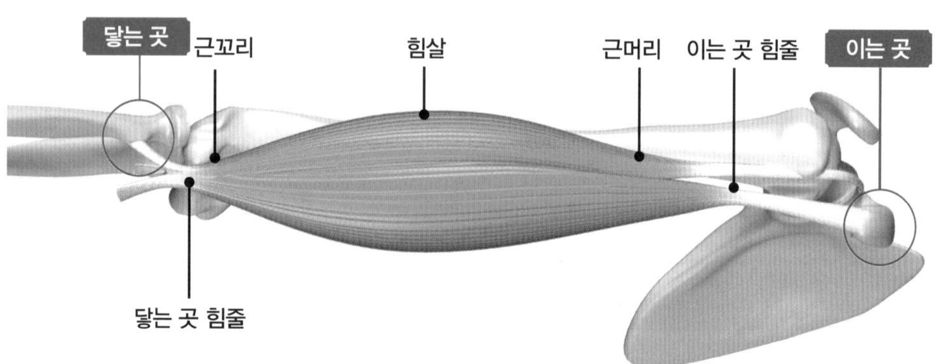
닿는 곳
근꼬리
힘살
근머리
이는 곳 힘줄
이는 곳
닿는 곳 힘줄

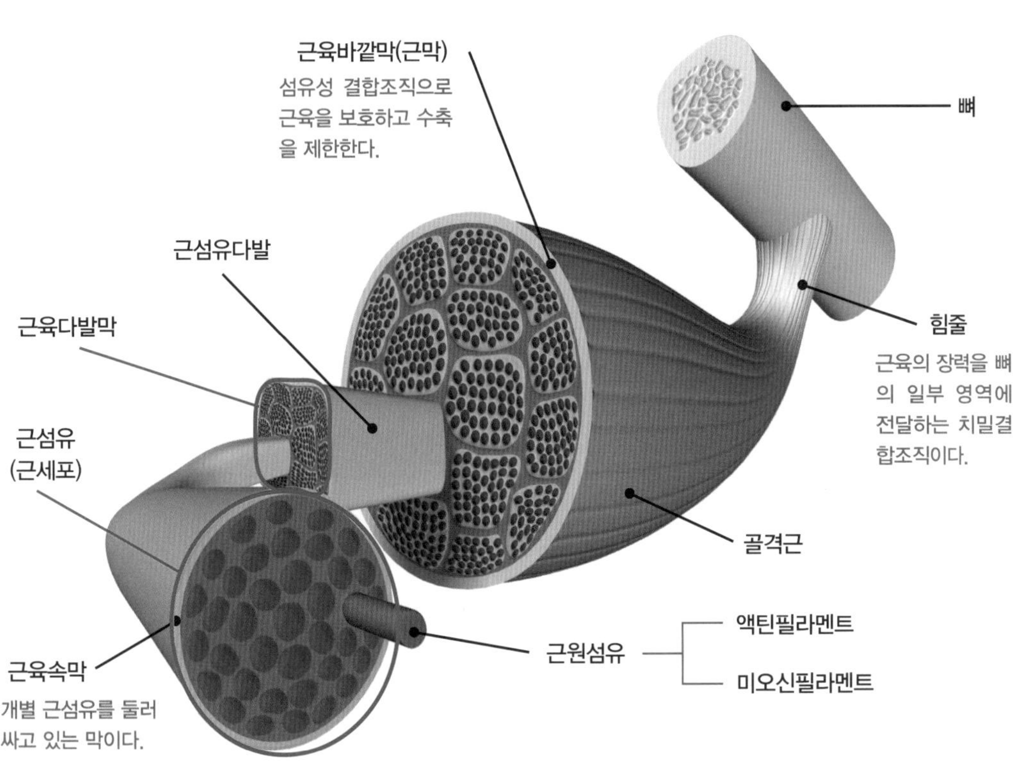
골격근의 구조
근육바깥막(근막)
섬유성 결합조직으로 근육을 보호하고 수축을 제한한다.
뼈
근섬유다발
근육다발막
힘줄
근육의 장력을 뼈의 일부 영역에 전달하는 치밀결합조직이다.
근섬유
(근세포)
골격근
근원섬유
액틴필라멘트
미오신필라멘트
근육속막
개별 근섬유를 둘러싸고 있는 막이다.

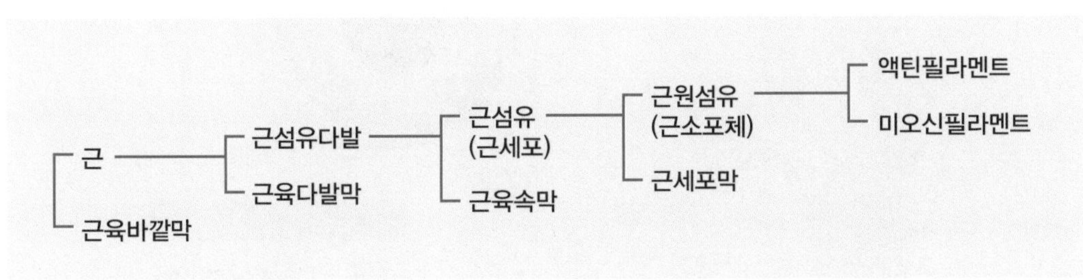
근
근육바깥막
근섬유다발
근육다발막
근섬유
(근세포)
근육속막
근원섬유
(근소포체)
근세포막
액틴필라멘트
미오신필라멘트

● 근세포 하나하나는 근육속막이라 불리는 결합조직에 싸여있는데, 이것이 모여 근섬유다발을 이루고, 그것을 근육다발막이 둘러싼다. 그리고 근섬유다발이 여러 개 모여 근육바깥막에 싸여 하나의 근육을 형성한다. 이들 결합조직은 모두 힘줄과 연결되어 개개의 근섬유에서 발생한 장력이 힘줄로 전달된다.

## ■ 근육의 보조장치

**얕은근막과 깊은근막**

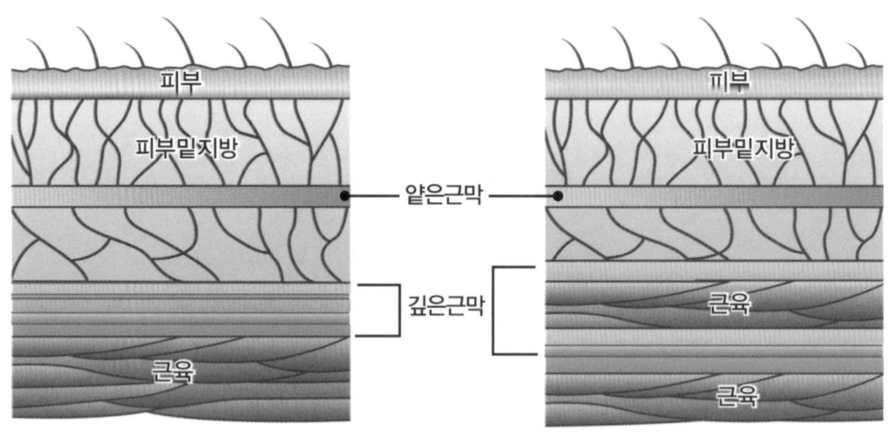
피부
피부밑지방
얕은근막
깊은근막
근육
피부
피부밑지방
근육
근육

손 · 발

가슴 · 배

**근지지띠 · 힘줄집**

힘줄집

근지지띠

힘줄

근육이 뼈에 붙는 부분을 구성하는 튼튼한 조직으로, 치밀 섬유성 결합조직의 하나다.

**근지지띠 · 힘줄집**

힘줄집은 손가락이나 팔다리처럼 긴 힘줄을 묶는 것으로, 힘줄이 움직일 때 마찰을 줄이고 매끄럽게 움직일 수 있도록 한다. 근지지띠는 손목, 발목 등에서 힘줄 수축 시 일어나는 힘줄의 활휨을 억제하는 강인한 결합조직 띠다.

**근육도르래**

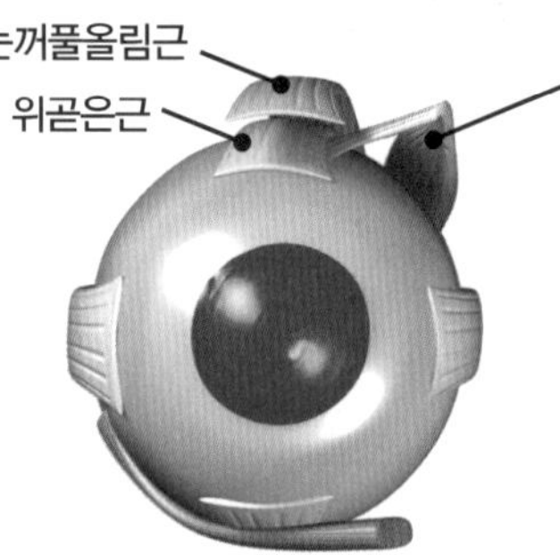
눈꺼풀올림근
위곧은근

근육도르래

힘줄을 걸어 움직이는, 방향을 바꾸는 강인한 결합조직으로 만들어진 고리다.

**윤활액과 종자뼈**

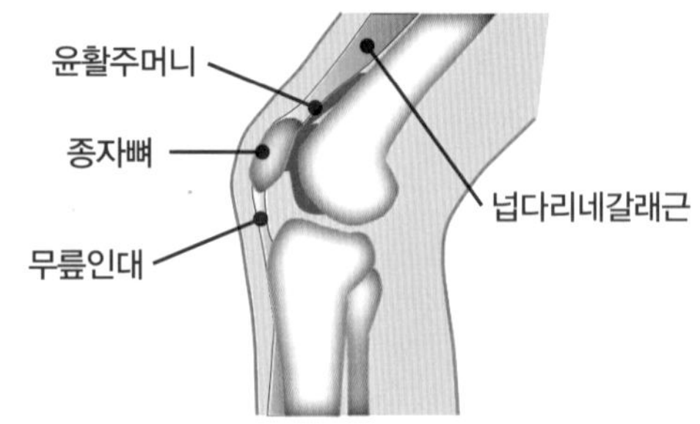
윤활주머니
종자뼈
무릎인대
넙다리네갈래근

윤활주머니

근육이나 힘줄에서 마찰을 줄여 움직임을 원활하게 하기 위한, 윤활액이 들어간 주머니다.

# 근육의 수축과 이완 원리

## ■ 수축과 이완

운동은 근육의 수축과 이완으로 가능해진다. 여기서 말하는 근육의 수축이란 근장력이 발생하는 것을 말하며, 근장력이 없는 중립적인 상태를 이완이라고 한다.

### ◆ 근섬유와 근원섬유

골격근을 구성하는 근섬유는 가로무늬근의 세포이며 맘대로근이다. 이 근섬유는 액틴과 미오신이라는 단백질을 주성분으로 하는 근원섬유로 만들어져 있다. 근원섬유에는 근섬유분절이라는 기본 단위가 있고, 밝게 보이는 밝은띠(I띠)와 어둡게 보이는 어두운띠(A띠)가 교대로 나타나 줄무늬로 보인다. A띠 중앙의 폭이 좁은 부분을 H띠라고 한다. 근섬유분절의 맨 가쪽에는 Z막이 있고, 여기에 가느다란 액틴필라멘트가 결합해 그 사이에 끼인 형태로 굵은 미오신필라멘트가 규칙적으로 배열된다.

근섬유의 구조

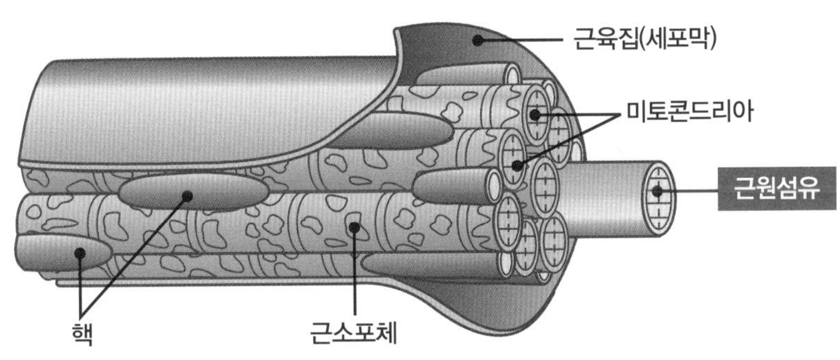
근육집(세포막)
미토콘드리아
근원섬유
핵
근소포체

근원섬유의 구조

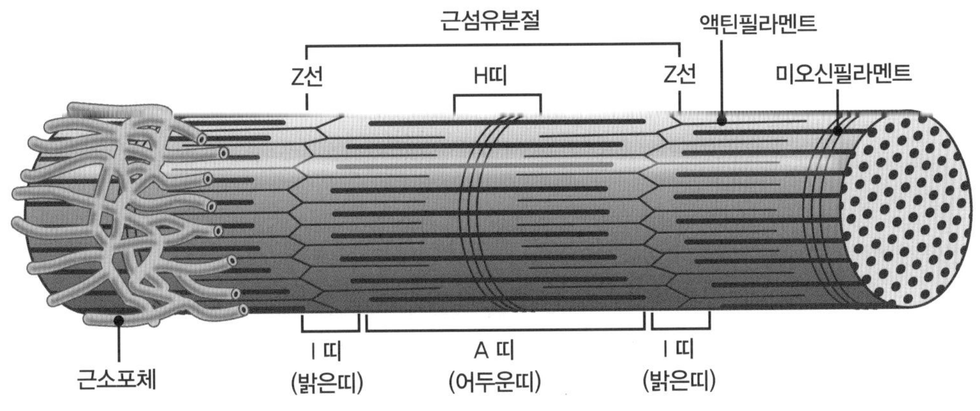
근섬유분절
액틴필라멘트
Z선
H띠
Z선
미오신필라멘트
근소포체
I 띠
(밝은띠)
A 띠
(어두운띠)
I 띠
(밝은띠)

## ■ 근수축의 원리

### ◆ 근육을 수축·이완시키는 정보 전달

먼저 뇌와 척수에서 몸을 움직이라는 명령이 내려지면 그 정보가 해당하는 근육으로 전달된다. 여기서 근육으로 전달하는 임무를 수행하는 것이 신경종말의 시냅스소포에 축적되어 있는 아세틸콜린이다. 아세틸콜린은 골격세포의 근육속막 위에 있는 수용체와 결합한다. 이로써 근세포 내에 있는 근소포체에서 칼슘이온이 방출되고, 방출된 칼슘이온의 액틴필라멘트가 미오신필라멘트와 접촉해 ATP(아데노신3인산)를 분해하여 에너지를 방출한다.

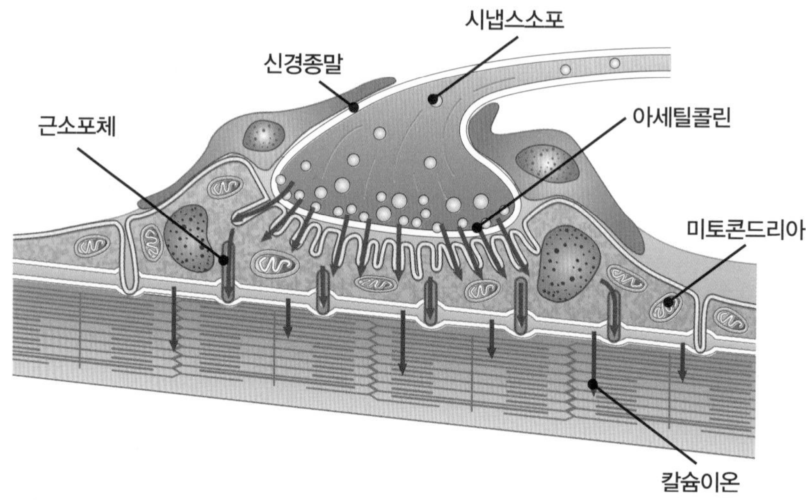
시냅스소포
신경종말
근소포체
아세틸콜린
미토콘드리아
칼슘이온

### ◆ 필라멘트 가동의 원리

에너지에 의해 가느다란 액틴필라멘트가 두꺼운 미오신필라멘트 사이로 미끄러져 들어가(활주), 두 필라멘트의 중첩이 많아져서 근섬유분절이 두껍고 짧아진다. 이를 '필라멘트 활주설'이라고 한다. 신경에서의 자극이 사라지면 칼슘이온이 근소포체로 흡수되어 근육이 이완된다.

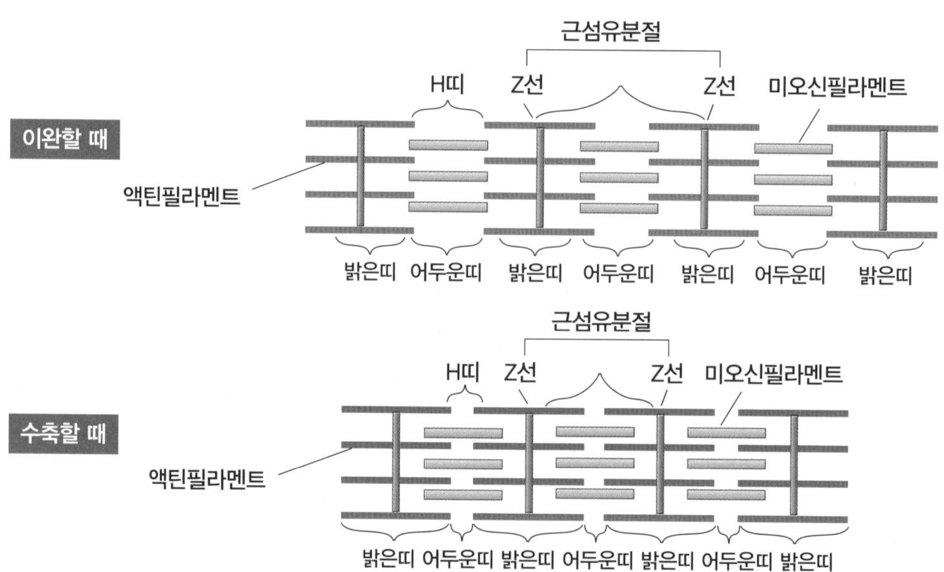
근섬유분절
H띠
Z선
Z선
미오신필라멘트
이완할 때
액틴필라멘트
밝은띠 어두운띠 밝은띠 어두운띠 밝은띠 어두운띠 밝은띠
근섬유분절
H띠
Z선
Z선
미오신필라멘트
수축할 때
액틴필라멘트
밝은띠 어두운띠 밝은띠 어두운띠 밝은띠 어두운띠 밝은띠

## ■ 근육의 상호작용

보통 골격근은 근육의 앞뒤에 서로 길항하는 근육이 존재한다. 예컨대 팔꿈치를 굽히는 운동은 위팔두갈래근이 수축하면 위팔세갈래근이 이완한다. 이때 수축한 상태의 근육을(이때 위팔두갈래근)을 주동근이라고 하고, 이완한 근육(위팔세갈래근)을 길항근이라고 한다. 반대로 팔꿈치를 펴면 위팔세갈래근이 주동근이 되고, 위팔두갈래근이 길항근이 된다. 이처럼 뼈 앞뒷면에 있는 2개의 근육이 쌍을 이루고 있어서 각각 단독으로 작용하는 것이 아니라 함께 움직이거나 또는 목적과 반대되는 운동을 함으로써 결국 목적한 움직임을 달성한다.

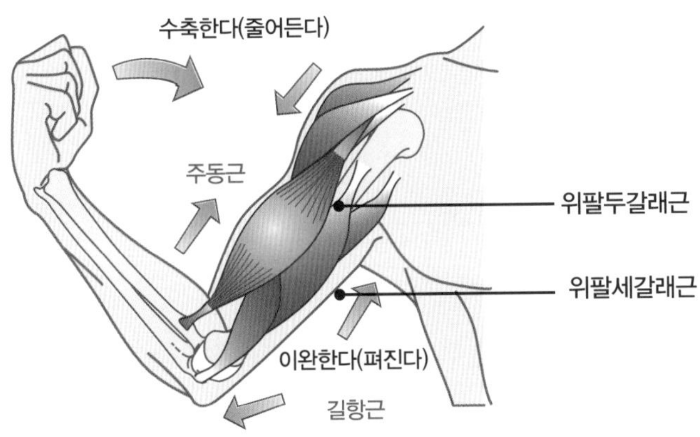
수축한다(줄어든다)
주동근
위팔두갈래근
위팔세갈래근
이완한다(펴진다)
길항근

## ■ 근수축의 종류

사람이 몸을 움직였을 때 여러 가지 근육의 움직임에 동반하는 수축길항근은 그 상태에 따라 세 종류로 분류한다.

❶ **단축성수축**(concentric contraction)
: 근육이 줄어들면서 수축해 힘을 발휘하는 상태에서 동적 수축

❷ **신장성수축**(eccentric contraction)
: 근육이 펴지면서 수축해 힘을 발휘하는 상태에서 동적 수축

❸ **제길이수축**(isometric contraction)
: 근육의 길이에 변화가 없는 상태에서 수축해 힘을 발휘하는 상태에서 관절 동작이 수반되지 않고 주동근과 길항근에 동등한 힘이 가해지는 정적 수축

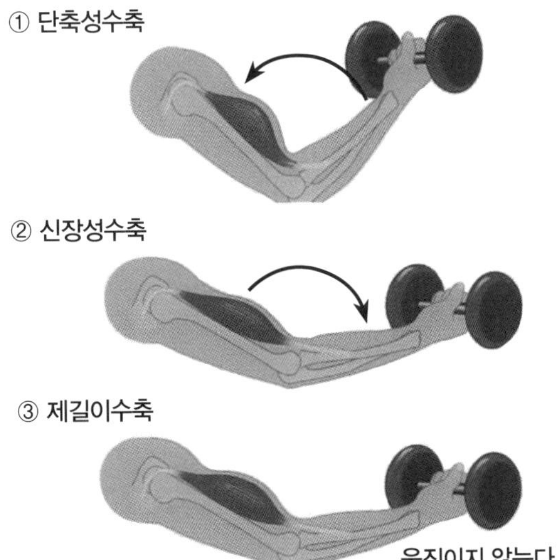
① 단축성수축
② 신장성수축
③ 제길이수축
움직이지 않는다

### ● 근력에 걸리는 부하

**신장성수축 > 제길이수축 > 단축성수축**

## ■ 가동범위

가동범위는 몸의 각 관절이 손상되지 않고 생리적으로 운동할 수 있는 범위를 말한다. 관절 가동범위는 근육·인대·힘줄과 관절주머니 등이 얼마만큼 강고하게 관절을 둘러싸고 있는지에 따라 정해진다. 이것이 느슨하고 유연하면 할수록 크게 움직일 수 있고, 반대로 유연성이 없어 강고할수록 가동범위는 작아진다.

### ◆ 가동범위 재는 법

손바닥을 앞으로 향하고 차렷 자세로 서서 몸통과 팔다리의 위치를 해부학적 자세 0도로 해서, 이 기본자세에서 굽힘과 폄 등 관절이 움직이는 방향으로 가동범위 측정운동을 실시하여 그 결과를 5도 간격으로 잰다.

### ◆ 관절 가동범위 운동의 표현

관절 가동범위 운동에는 관절이 움직이는 방향에 따라 이름이 붙는다. 이것은 '팔을 뻗는다' '무릎을 구부린다' 등 일상적인 표현과는 다르며, 일정한 규칙에 기반해 붙여진 전문 용어다.

● **굽힘·폄(젖힘), 모음·벌림, 안쪽돌림·가쪽돌림, 엎침·뒤침 등**

### ◆ 주요 관절 가동범위 운동(ROM)

● 머리·목 부위

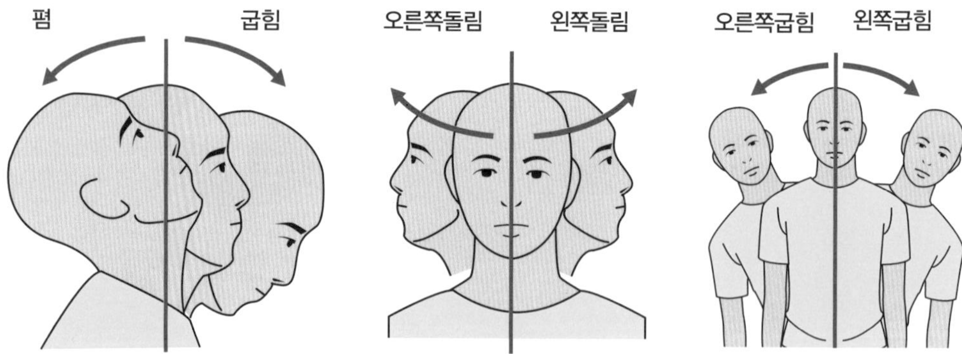
폄
굽힘
오른쪽돌림
왼쪽돌림
오른쪽굽힘
왼쪽굽힘

● 가슴·허리 부위

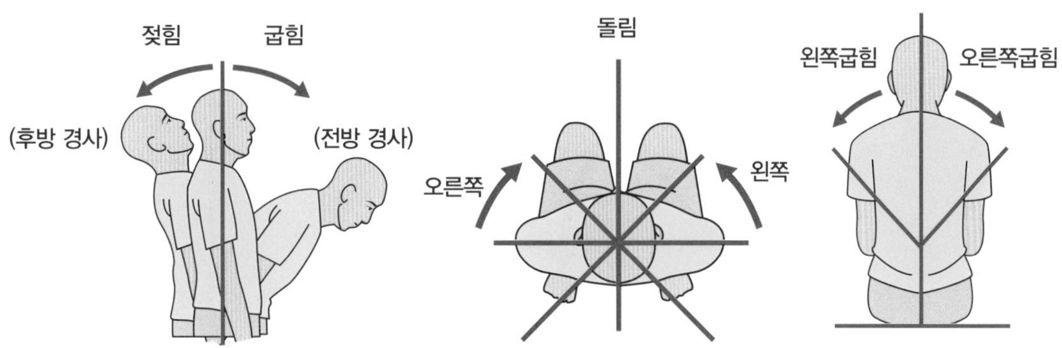
젖힘
굽힘
(후방 경사)
(전방 경사)
돌림
오른쪽
왼쪽
왼쪽굽힘
오른쪽굽힘

● 어깨관절

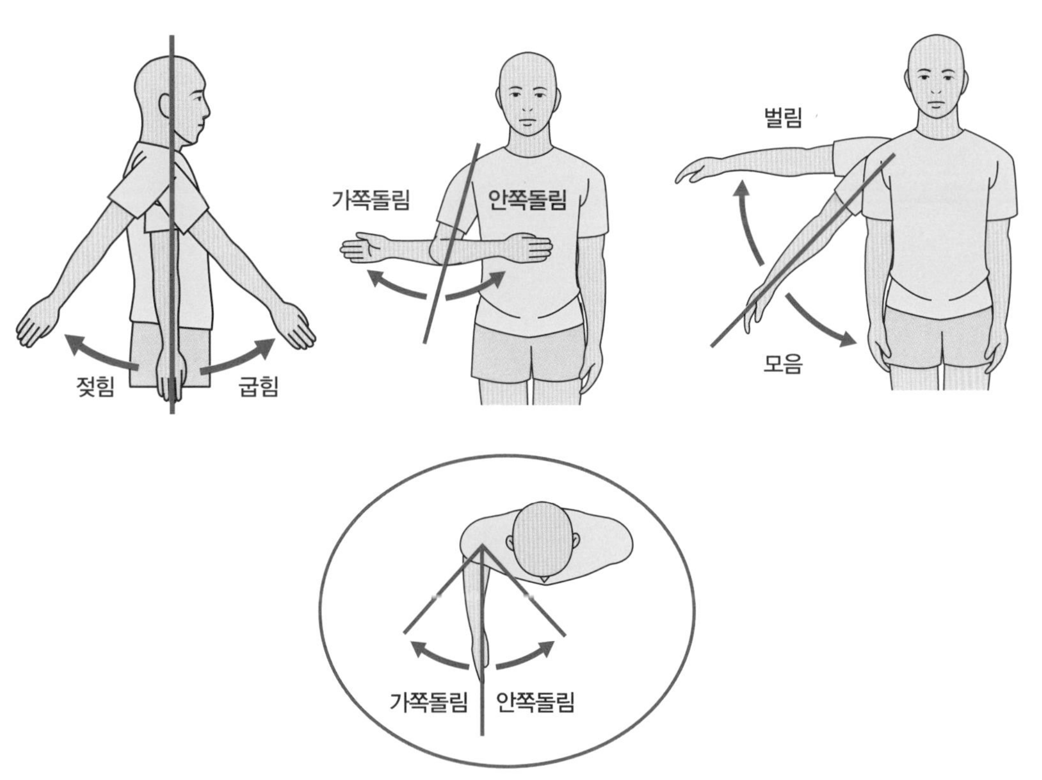
젖힘
굽힘
가쪽돌림
안쪽돌림
벌림
모음
가쪽돌림
안쪽돌림

● 팔꿈치·아래팔

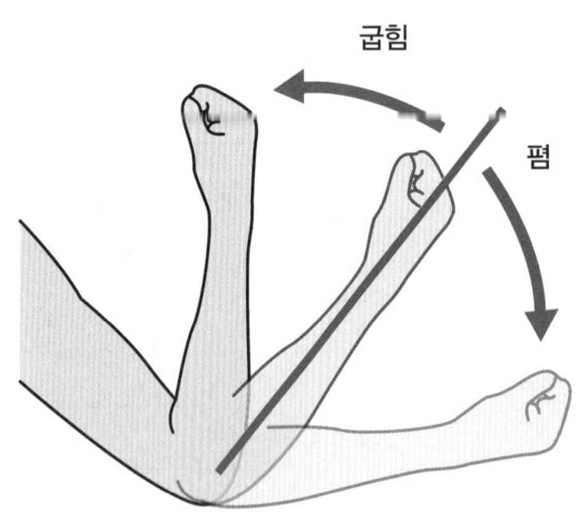
굽힘
폄

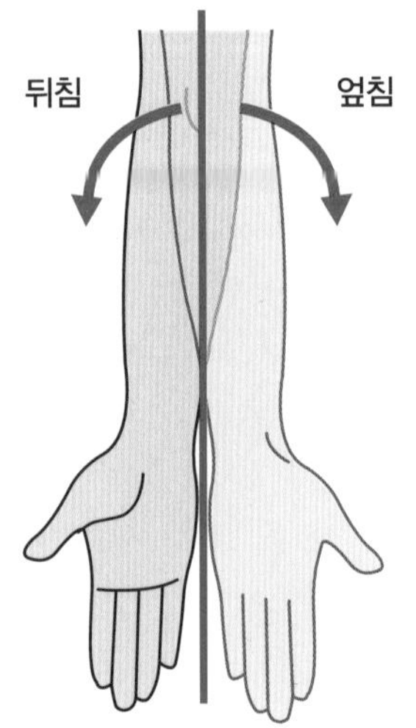
뒤침
엎침

● 골반·엉덩이 부위

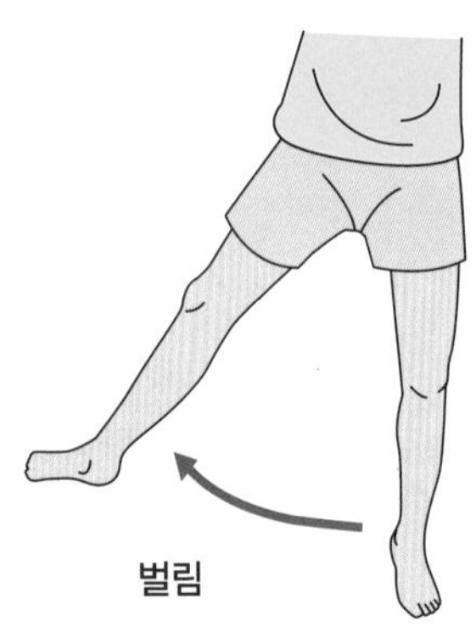
벌림

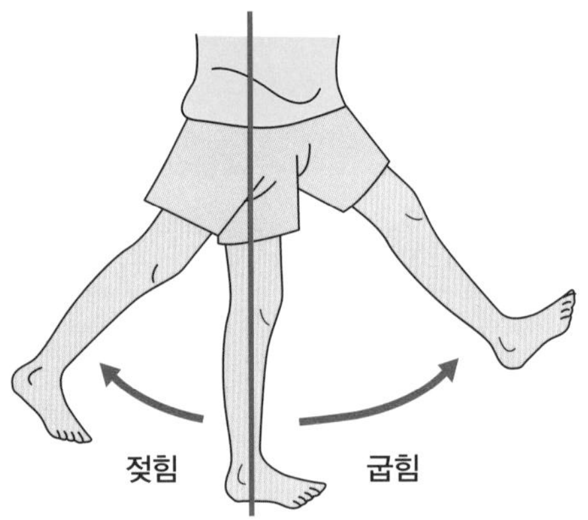
젖힘
굽힘

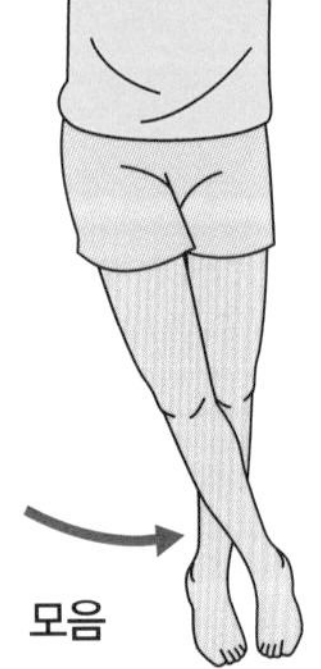
모음

**ROM이란?**

Range of motion의 약어로 각 관절이 운동을 할 때 움직일 수 있는 운동범위를 말한다. 몸에 장애를 입으면 ROM이 제한되어 관절 오그라듦 현상이 생길 수 있다. 주요 원인으로 근육의 오그라듦, 뼈의 병변, 운동부족 등이 있다.

● 손

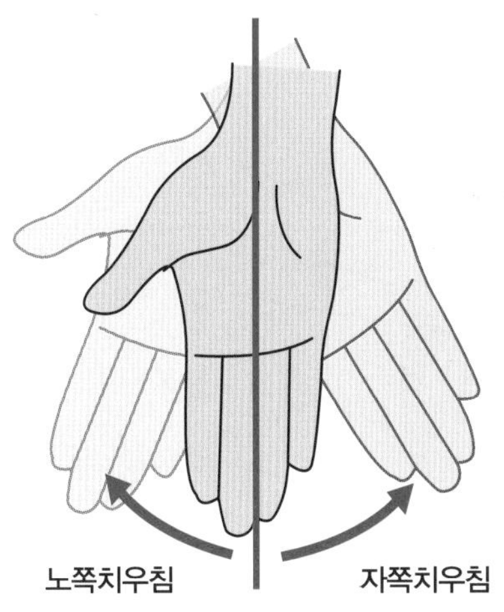
노쪽치우침
자쪽치우침

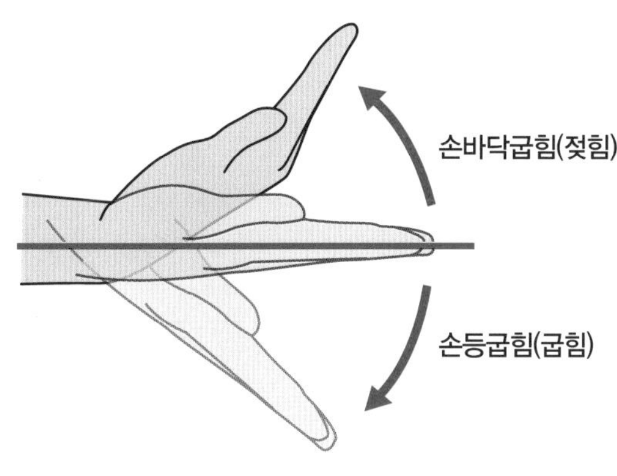
손바닥굽힘(젖힘)
손등굽힘(굽힘)

● 무릎

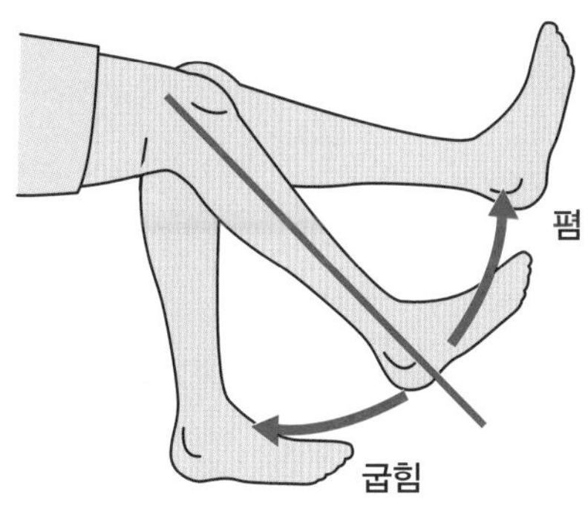
폄
굽힘

● 발

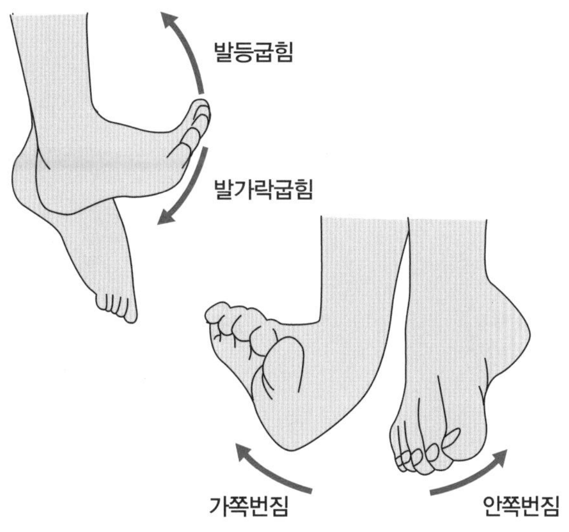
발등굽힘
발가락굽힘
가쪽번짐
안쪽번짐

### ◎ 관절 가동범위 운동의 목적

- 비활성으로 오그라드는 것을 예방 및 개선한다.
- 관절을 움직임으로써 관절기능을 정상화한다.
- 근육의 단축 예방 및 개선한다.
- 일상생활 동작 능력의 개선 등을 한다.

# 머리·목 부위 근육

## 머리근육

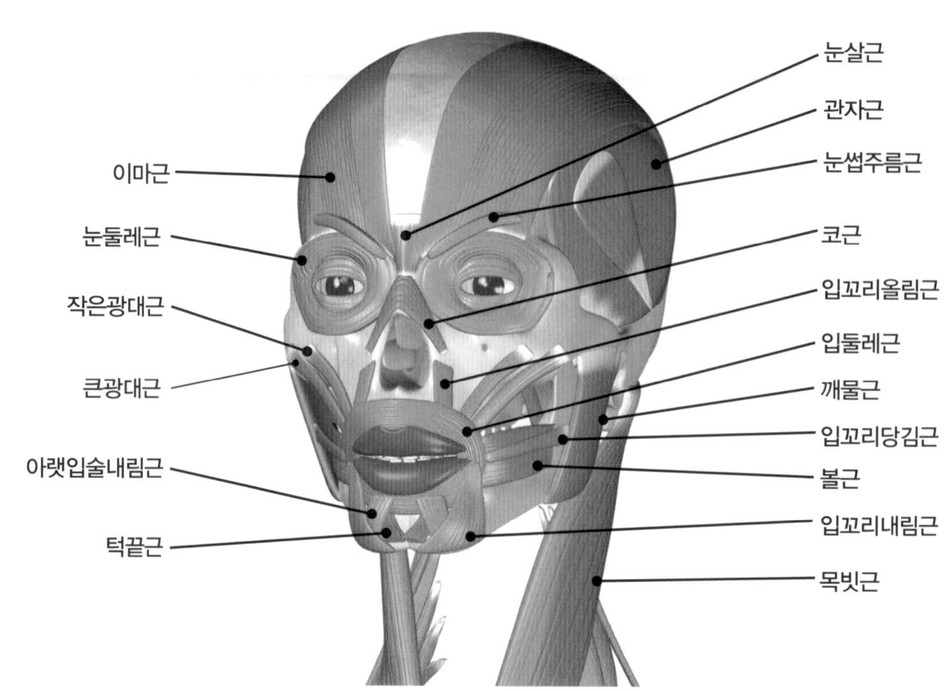
눈살근
관자근
눈썹주름근
이마근
눈둘레근
코근
입꼬리올림근
작은광대근
입둘레근
큰광대근
깨물근
입꼬리당김근
아랫입술내림근
볼근
입꼬리내림근
턱끝근
목빗근

## 목근육

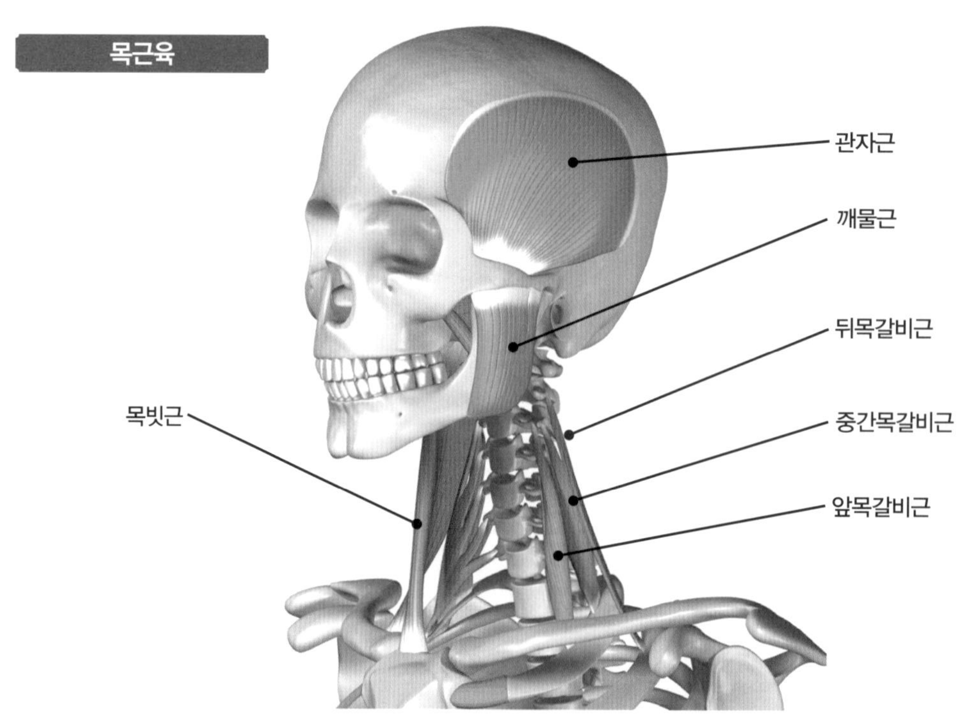
관자근
깨물근
뒤목갈비근
목빗근
중간목갈비근
앞목갈비근

# 목빗근·앞목갈비근

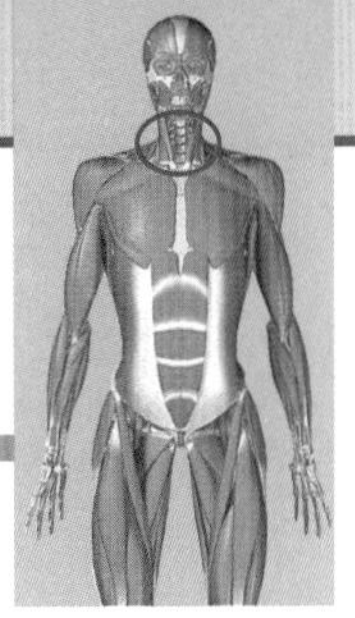

**목빗근** 관자뼈 부위를 비스듬히 주행하며, 이 근육 밑에는 림프가 다수 숨겨져 있다.

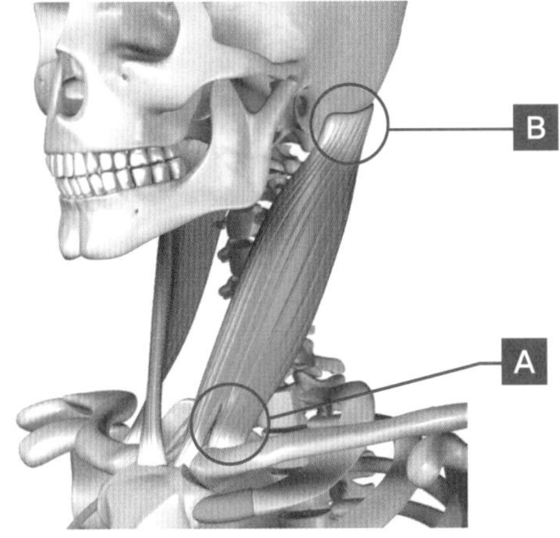
B
A

**[지배신경]** 더부신경·목신경얼기

**A 이는 곳**

복장뼈자루 위모서리, 빗장뼈 안쪽 3분의 1

**B 닿는 곳**

관자뼈의 꼭지돌기

**주요 기능**

머리 부분을 반대쪽으로 비스듬히 돌리는데, 머리를 고정하고 있을 때는 호흡근으로서 작용한다.

**ADL**

잠자는 자세에서 머리를 일으키는 동작 등에 쓰인다.

**앞목갈비근** 목뼈 앞면에 있다. 이 근육과 중간목갈비근 사이를 팔신경과 동맥·정맥이 주행한다.

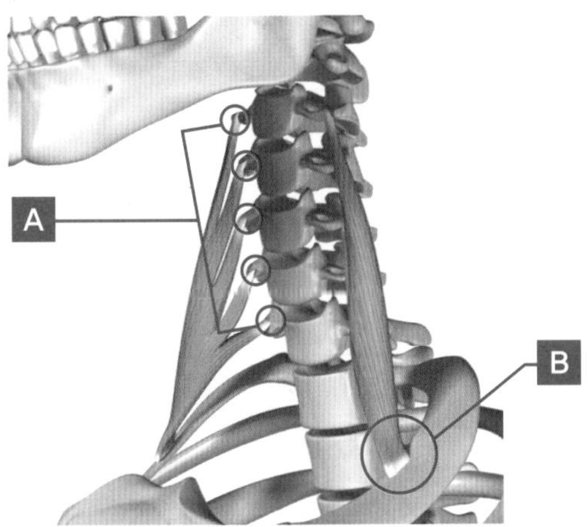
A
B

**[지배신경]** 목신경얼기

**A 이는 곳**

C3~C7 목뼈의 가로돌기 앞결절

**B 닿는 곳**

1번 갈비뼈의 목갈비근결절

**주요 기능**

T1, 1번 갈비뼈를 들어올린다.

**ADL**

격렬한 운동의 들숨을 돕는다.

# 중간목갈비근·뒤목갈비근

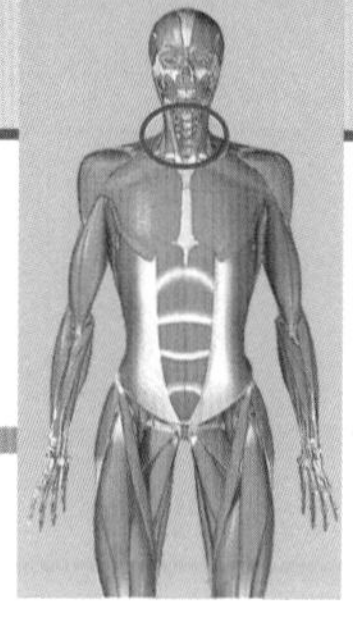

**중간목갈비근** 목뼈의 앞면에 있으며 1번 갈비뼈를 끌어올려 들숨을 돕는다.

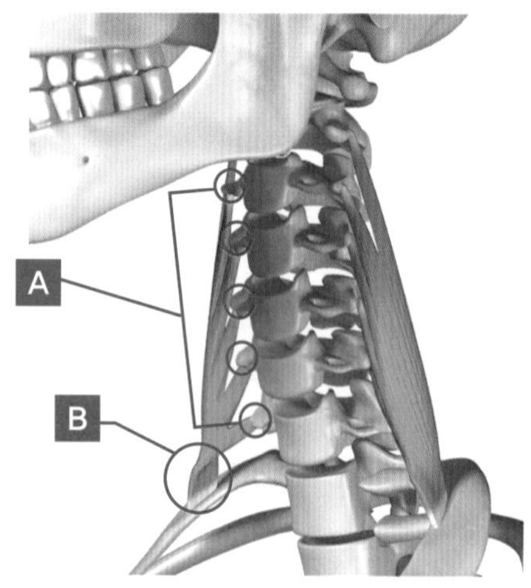

A
B


**[지배신경]** 목신경얼기

**A 이는 곳**
C2~C6 목뼈의 가로돌기

**B 닿는 곳**
1번 갈비뼈의 빗장밑동맥고랑 뒤쪽

**주요 기능**

T1, 1번 갈비뼈를 들어올린다

**ADL**

숨을 크게 들이마실 때 가슴안을 확장해 들숨을 돕는다.

**뒤목갈비근** 2번 갈비뼈를 끌어올려 호흡 운동을 돕는다.

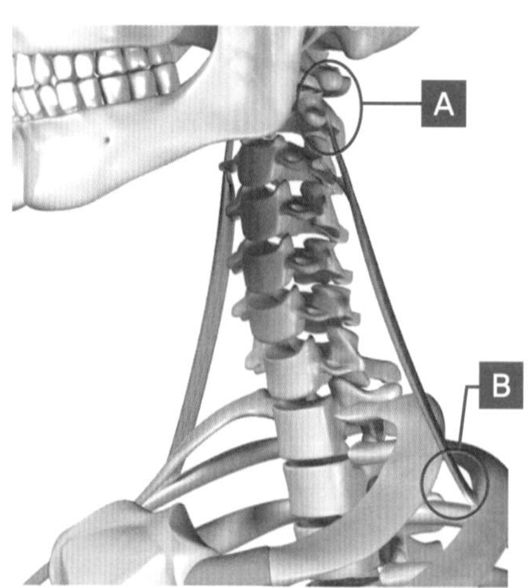

A
B


**[지배신경]** 목신경얼기

**A 이는 곳**
C4~C6 목뼈의 가로돌기 뒤결절

**B 닿는 곳**
2번 갈비뼈 윗면

**주요 기능**

T2, 2번 갈비뼈를 들어올린다.

**ADL**

숨을 크게 들이마실 때 가슴안을 확장해 들숨을 돕는다. 복식호흡을 할 때도 쓰인다.

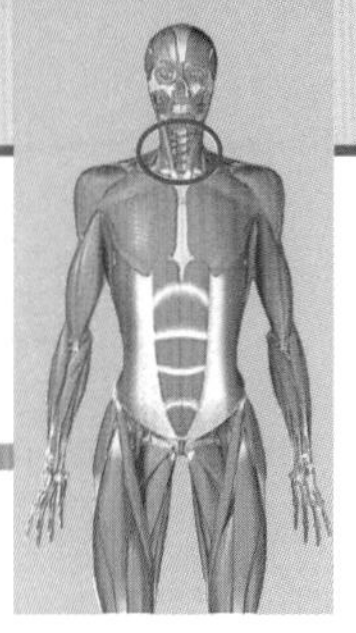

# 깨물근·관자근

## 깨물근

씹기근육 중에서 가장 표면에 있다. 아래턱을 닫는 기능을 한다.

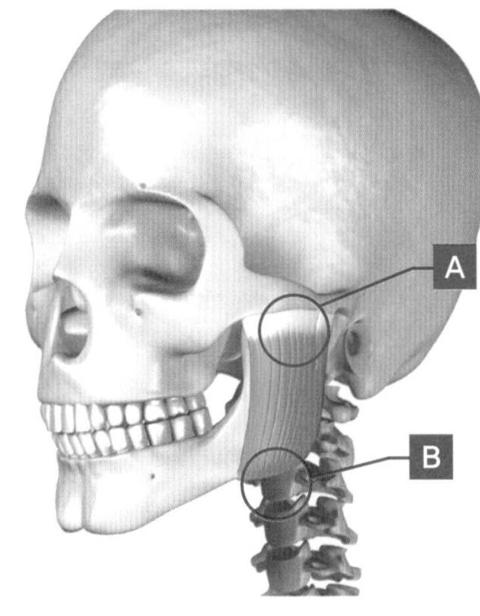
A
B

**[지배신경]** 삼차신경의 셋째가지(아래턱신경)

**A 이는 곳**

① 얕은 부분은 광대활 앞부분에서 중간부분

② 깊은 부분은 광대활 중간부분에서 뒷부분으로, 관자뼈

**B 닿는 곳**

아래턱뼈의 가쪽면

**주요 기능**

아래턱을 들어 올린다, 턱을 닫는다, 무언가를 씹는다.

**ADL**

말을 하거나 음식물을 씹고 삼킬 때 쓰인다.

**씹기근육**

| 깨물근 | 관자근 | 안쪽날개근 | 가쪽날개근 |
|---|---|---|---|

## 관자근

4개의 큰 저작근 중 하나로, 아래턱을 닫을 때(이를 악물 때) 기능한다.

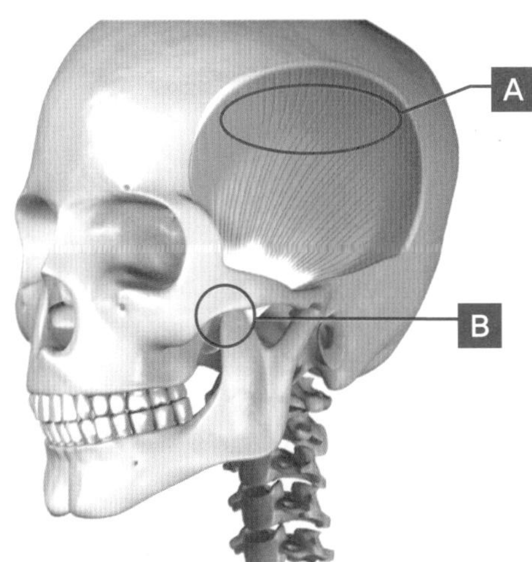
A
B

**[지배신경]** 삼차신경의 셋째가지(아래턱신경)

**A 이는 곳**

관자뼈의 관자우묵, 관자근막의 안쪽면

**B 닿는 곳**

이래딕뻐 이래딕뻐가지의 근육들기

**주요 기능**

아래턱을 들어 올린다, 턱을 다문다.

**ADL**

아래턱을 닫고 음식물을 삼킬 때 쓰인다.

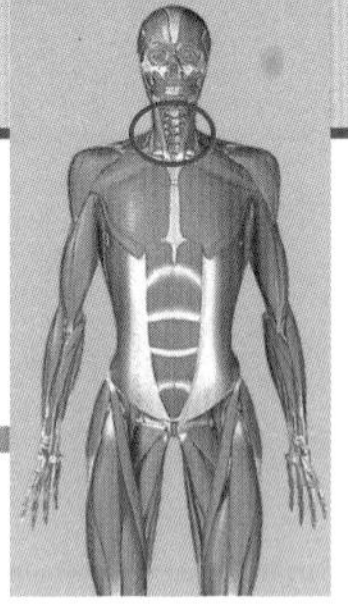

# 가쪽날개근·안쪽날개근

**가쪽날개근** 주로 입을 벌릴 때 쓰이며, 무언가를 으깰 때 효과를 발휘한다.

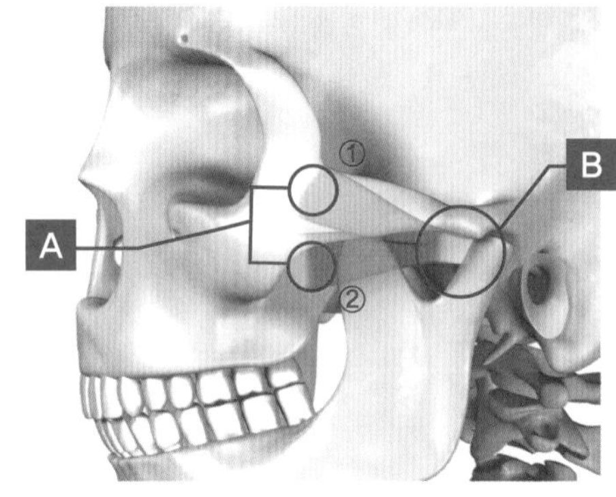

①
②
A
B


**[지배신경]** 삼차신경의 셋째가지(아래턱신경)

**A 이는 곳**

① 윗머리: 나비뼈의 큰날개

② 아랫머리: 위턱뼈의 날개

날개돌기가쪽판

**B 닿는 곳**

아래턱뼈의 날개근오목

**주요 기능**

아래턱을 앞으로 돌출한다. 턱을 벌린다.

**ADL**

턱을 좌우로 움직여 음식물을 씹을 때 쓰인다.

**안쪽날개근** 주로 입을 닫을 때 쓰는데, 무언가를 씹을 때도 효과를 발휘한다.

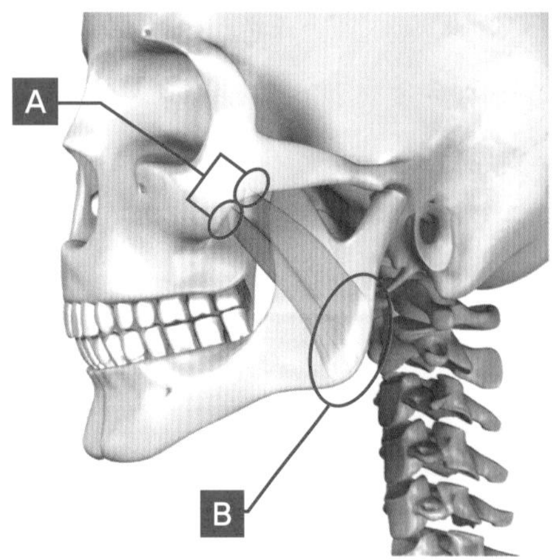

A
B


**[지배신경]** 삼차신경의 셋째가지(아래턱신경)

**A 이는 곳**

나비뼈의 날개오목, 위턱뼈결절

**B 닿는 곳**

아래턱뼈 안쪽면의 날개근거친면

**주요 기능**

아래턱을 들어 올린다, 턱을 닫는다.

**ADL**

아래턱뼈를 앞으로 움직여 음식물을 씹는 데 쓰인다.

# 눈근육

눈의 근육을 움직이는 근육을 바깥눈근육이라고 한다. 안구의 바깥쪽에 있으며 바깥눈 이동근에는 6종류가 있다. 안구운동은 이들 근육이 단독으로 수축하는 것이 아니라 서로 도우며 여러 방향으로 움직이고 있으며 그밖에 눈꺼풀올림근도 바깥눈근육에 속한다.

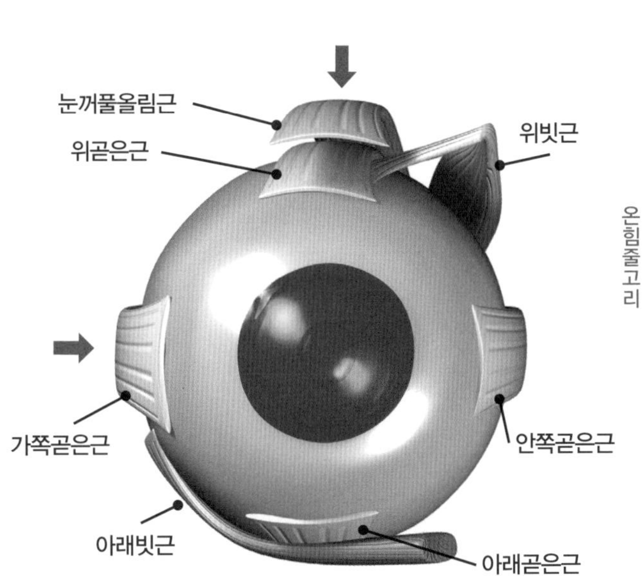
눈꺼풀올림근
위곧은근
위빗근
가쪽곧은근
안쪽곧은근
아래빗근
아래곧은근

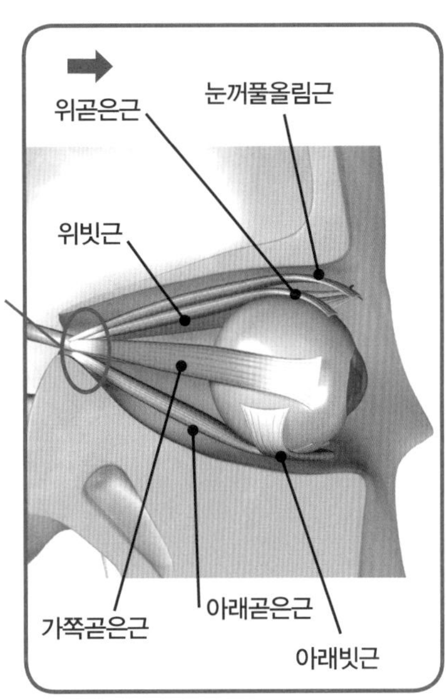
위곧은근
눈꺼풀올림근
위빗근
온힘줄고리
가쪽곧은근
아래곧은근
아래빗근

## 이는 곳과 닿는 곳

- 아래빗근 이외는 온힘줄고리에서 일어나, 모두 안구결막밑 흰자위막에 닿는다
- 눈꺼풀올림근은 시각신경관의 눈구멍 윗면에서 일어나 윗눈꺼풀 및 눈꺼풀판의 위모서리에 닿는다

## 주요 기능

- **위곧은근** 위로 움직인다
- **아래곧은근** 아래로 움직인다
- **안쪽곧은근** 코(안)쪽으로 움직인다
- **가쪽곧은근** 귀(가)쪽으로 움직인다
- **위빗근/아래빗근** 벌린다
- **눈꺼풀올림근** 눈꺼풀을 들어올려 눈을 뜬다

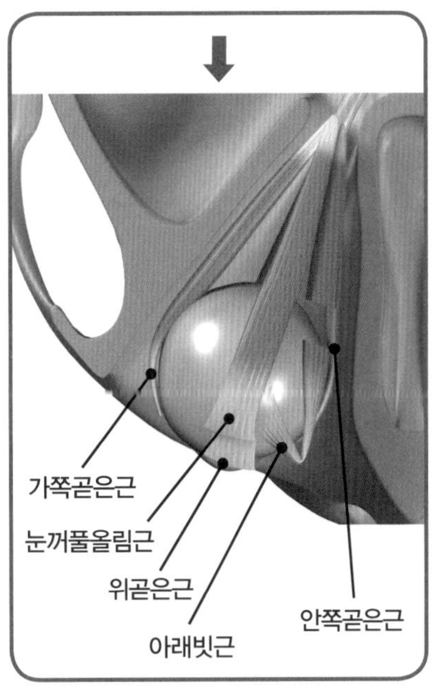
가쪽곧은근
눈꺼풀올림근
위곧은근
아래빗근
안쪽곧은근

# 팔이음뼈·어깨관절 근육

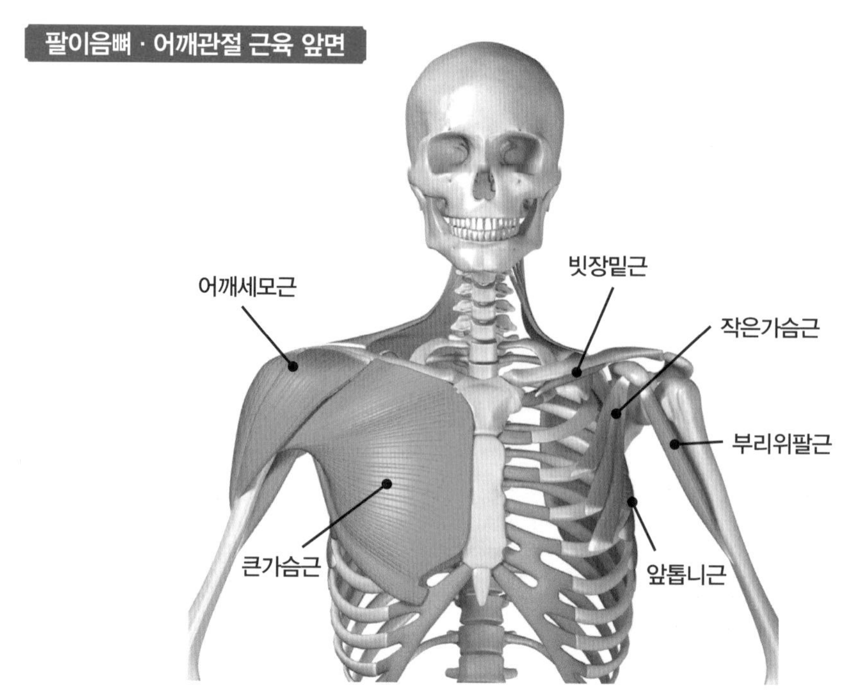
팔이음뼈 · 어깨관절 근육 앞면
어깨세모근
빗장밑근
작은가슴근
부리위팔근
큰가슴근
앞톱니근

어깨 등쪽면
팔이음뼈 · 어깨관절 근육 뒷면

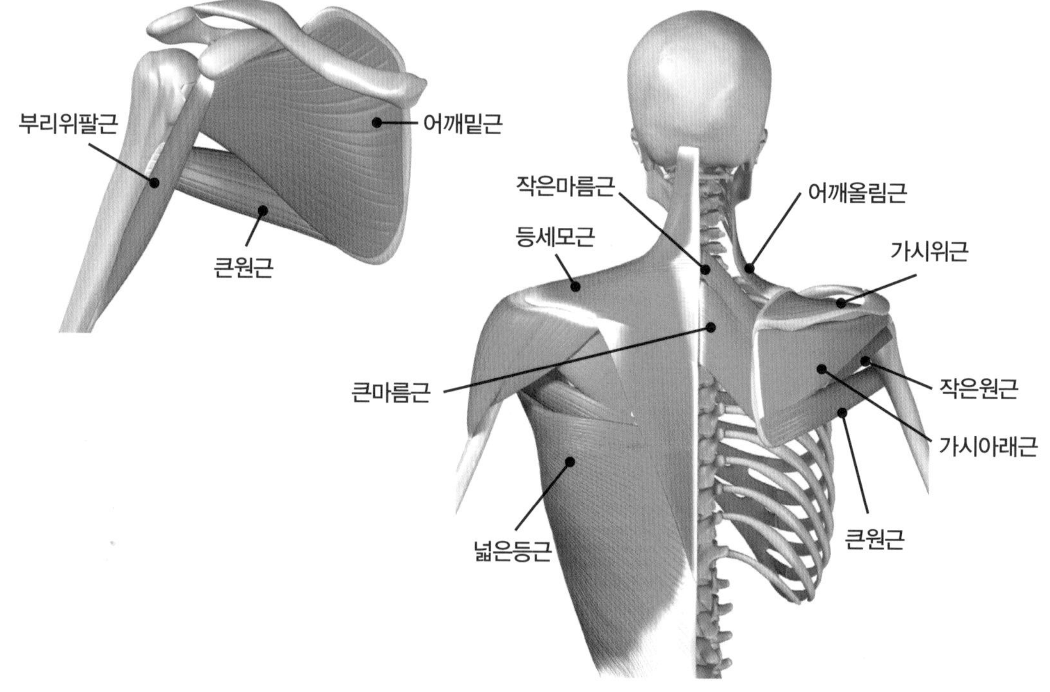
부리위팔근
어깨밑근
큰원근
작은마름근
어깨올림근
등세모근
가시위근
큰마름근
작은원근
가시아래근
넓은등근
큰원근

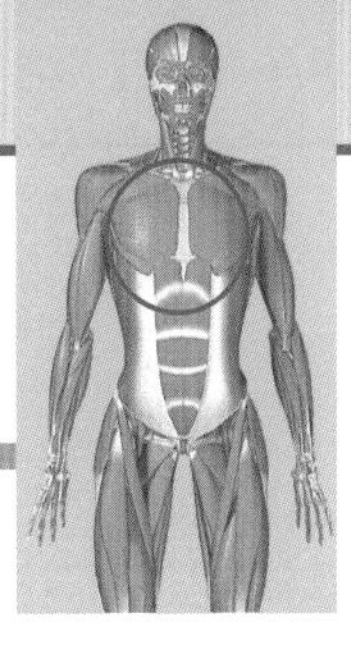

# 앞톱니근·작은가슴근

## 앞톱니근

톱니모양으로 갈비뼈에 부착되어 있어서 붙은 이름이다. 스트레이트 펀치를 할 때 크게 움직여서 '복서 근육'이라고도 부른다.

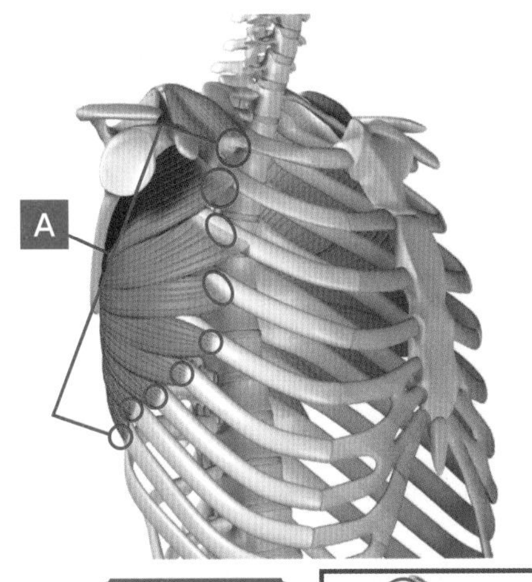
A

**[지배신경]** 긴가슴신경

**A 이는 곳**
1번~8(9)번 갈비뼈의 가쪽면 중앙부

**B 닿는 곳**
어깨뼈의 안쪽모서리 갈비뼈면

**주요 기능**

어깨뼈의 벌림·전진, 갈비뼈의 올림

**ADL**

심호흡을 할 때 이 근육에 의해 갈비뼈가 당겨 올라가 숨을 크게 들이마실 수 있다(갈비뼈의 올림).

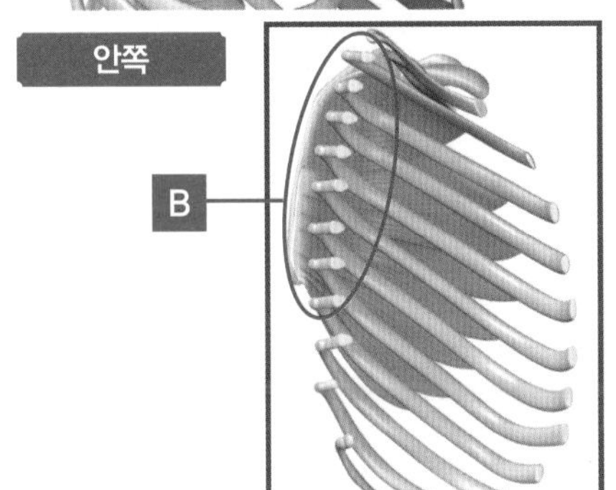
안쪽
B

## 작은가슴근

큰가슴근에 덮여 가려져 있으며, 큰가슴근과 함께 겨드랑(겨드랑이 밑의 오목한 곳)의 앞벽을 구성한다.

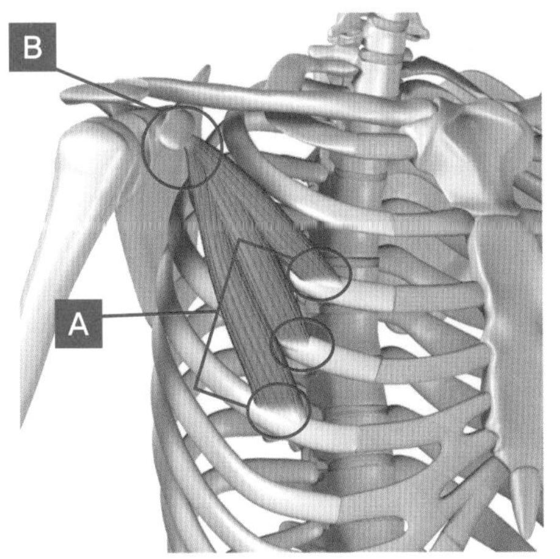
B
A

**[지배신경]** 가슴근신경

**A 이는 곳**
3번~5번 갈비뼈의 앞면

**B 닿는 곳**
어깨뼈의 부리돌기

**주요 기능**

어깨뼈의 내림·아래쪽 돌림·갈비뼈의 올림

**ADL**

어깨뼈를 움직인다. 앞톱니근과 함께 심호흡 시 갈비뼈를 올린다.

# 빗장밑근·어깨올림근

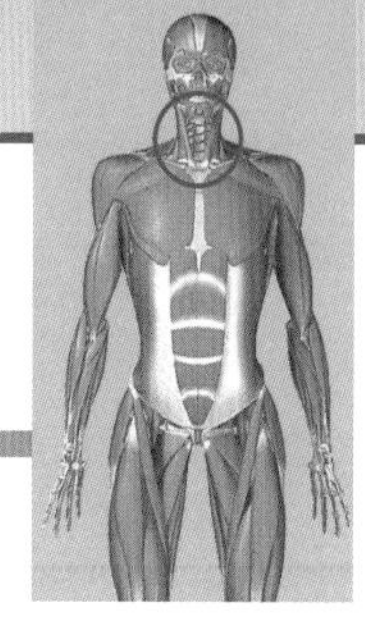

**빗장밑근** 빗장뼈 밑에 위치한 작은 근육으로 촉진할 수는 없다. 빗장가슴근막에 덮여있다.

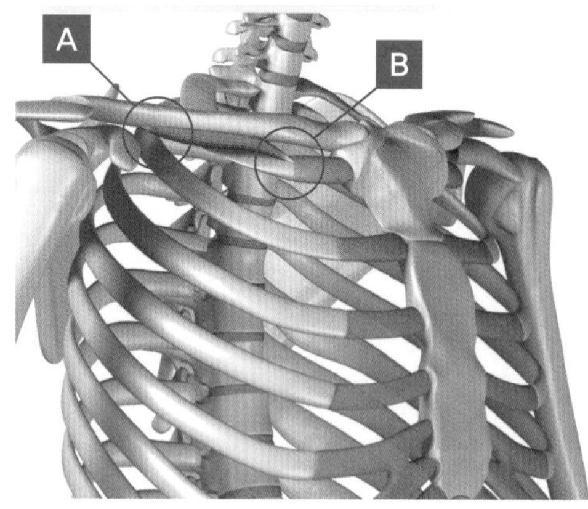
A
B

**[지배신경]** 빗장밑근신경

**A 이는 곳**
1번 갈비뼈 윗면의 갈비연골 접합부

**B 닿는 곳**
빗장뼈 중앙부 아래오목

**주요 기능**

어깨관절의 안쪽돌림

**ADL**

복장빗장관절을 안정시켜 어깨뼈의 움직임을 원활하게 한다.

**어깨올림근** 목빗근과 어깨세모근 사이의 깊은 층 근육이다. 어깨뼈를 위쪽으로 끌어올려 안쪽으로 당기고, 작은마름근과 함께 어깨를 움츠리게 한다.

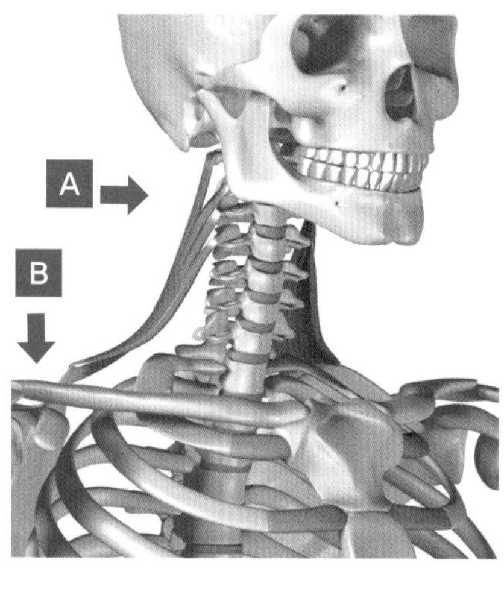
A
B

**[지배신경]** 등쪽어깨신경

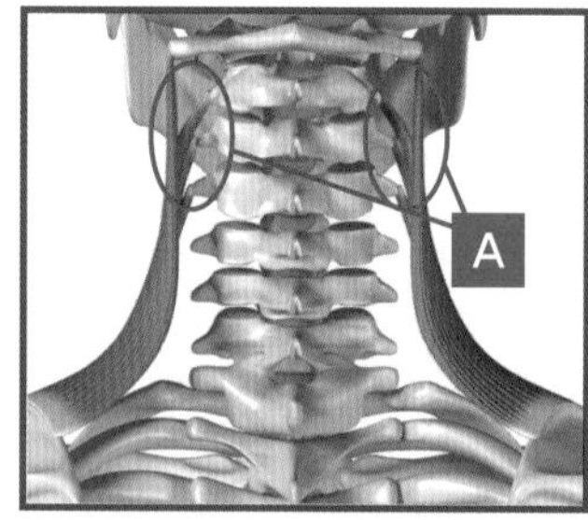
A

**A 이는 곳**
C1~C4 목뼈의 가로돌기

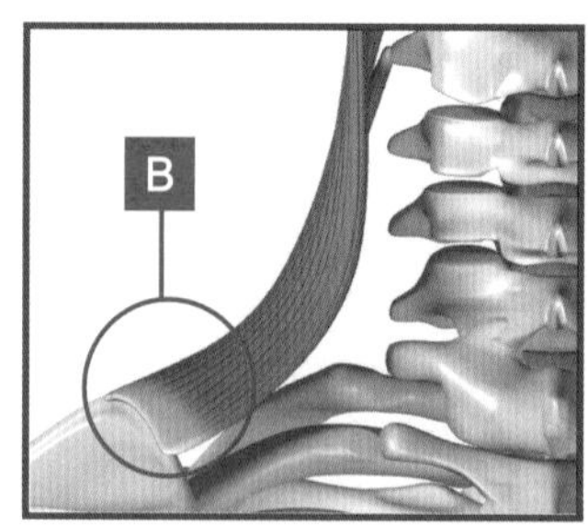
B

**B 닿는 곳**
어깨뼈의 위각·안쪽모서리의 윗부분

**주요 기능**

어깨뼈의 올림·아래쪽돌림

**ADL**

숄더백을 어깨에 메었을 때 부하가 걸리는 근육 중 하나다. 목과 어깨 통증 또는 결림의 원인이 된다.

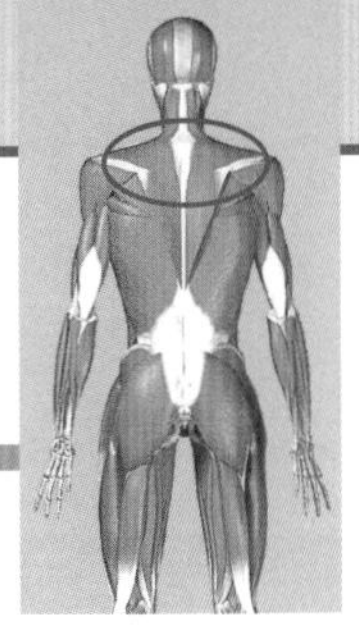

# 작은마름근·큰마름근

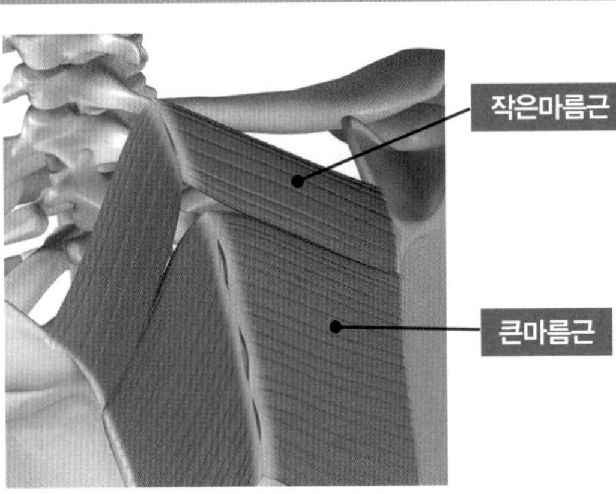
작은마름근
큰마름근

**작은마름근** 어깨세모근에 덮인 얇은 마름모꼴 근육으로, 어깨올림근과 함께 어깨를 움츠릴 때 작용한다.

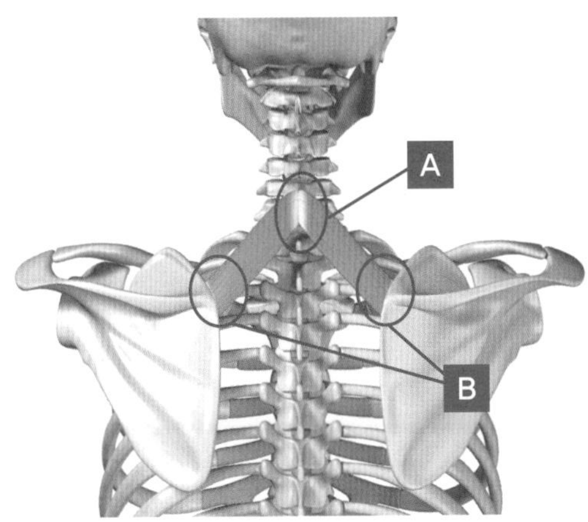
A
B

**[지배신경]** 등쪽어깨신경

**A 이는 곳**
C6·C7 목뼈의 가시돌기

**B 닿는 곳**
어깨뼈의 안쪽모서리 윗부분

**주요 기능**

어깨뼈의 뒤당김·올림·아래쪽돌림

**ADL**

어깨뼈의 뒤당김·아래쪽돌림, 물건을 앞으로 끌 때 쓰인다.

**큰마름근** 작은마름근의 아래에 붙어있다. 지배신경이 작은마름근과 동일해 같은 기능이다.

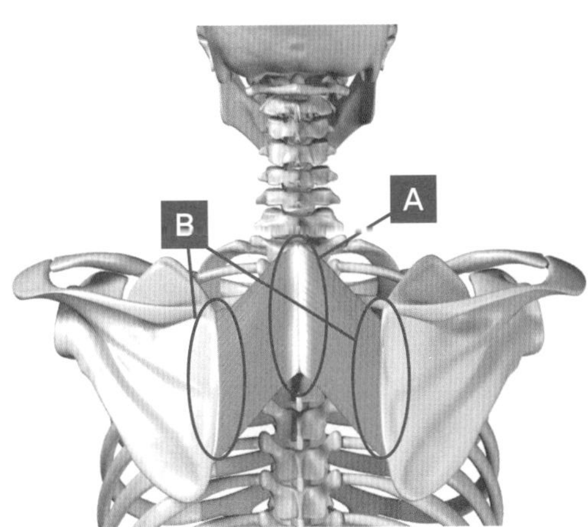
B
A

**[지배신경]** 등쪽어깨신경

**A 이는 곳**
T1~T4 등뼈의 가시돌기

**B 닿는 곳**
어깨뼈의 안쪽모서리 아랫부분

**주요 기능**

어깨뼈의 뒤당김·아래쪽돌림

**ADL**

어깨뼈의 뒤당김·아래쪽돌림·물건을 자신 앞으로 당길 때 쓰인다.

# 등세모근·큰가슴근

**등세모근**

목덜미에서 등부분 얕은 층의 상반신 대부분을 차지한다. 승모근이라고도 부른다. 크게 상부·중부·하부로 나눌 수 있다.

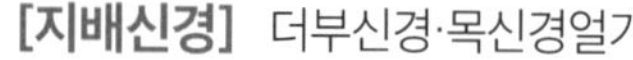

**[지배신경]** 더부신경·목신경얼기

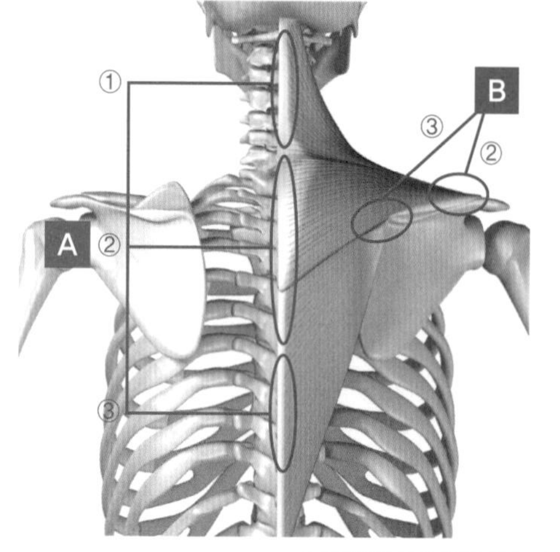
①
B
③
②
A ②
③

**A 이는 곳**

① 상부: 뒤통수뼈, 목덜미인대

② 중부: T1~T6 등뼈의 가시돌기, 가시위인대

③ 하부: T7~T12 등뼈의 가시돌기, 가시위인대

**B 닿는 곳**

① 상부: 빗장뼈의 가쪽 부분

② 중부: 어깨뼈의 어깨봉우리, 어깨뼈가시

③ 하부: 어깨뼈의 어깨뼈가시

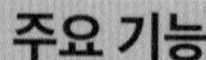

**주요 기능**

① 상부: 어깨뼈의 뒤당김·올림·위쪽돌림

② 중부: 어깨뼈의 뒤당김

③ 하부: 어깨뼈의 뒤당김·내림·위쪽돌림

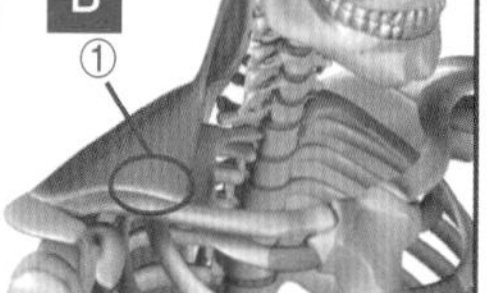
B
①

**ADL**

무거운 물건을 들었을 때 어깨뼈를 갈비뼈에 지지해 내려가는 것을 막는다. 어깨결림의 원인이 되는 근육이다.

**큰가슴근**

가슴 표층의 강력한 근육으로 가슴판을 형성하고 있다. 유방은 이 큰가슴근 위에 있다.

**[지배신경]** 가쪽가슴근신경·안쪽가슴근신경

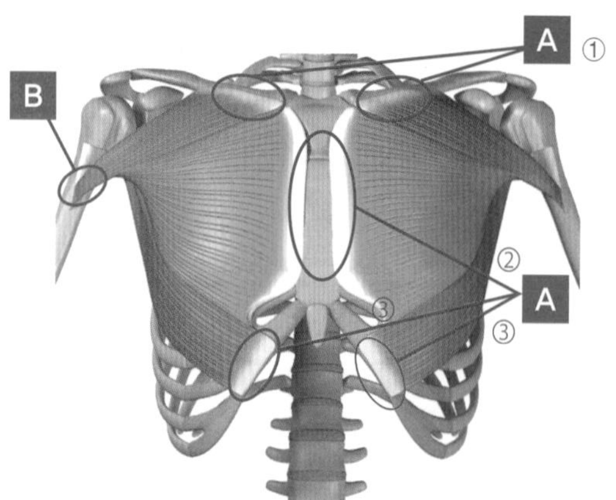
A ①
B
②
A
③
③

**A 이는 곳**

① 빗장뼈 안쪽 2분의 1

② 복장갈비 부분: 복장뼈, 2번~6번 갈비뼈의 갈비연골

③ 배 부분: 배바깥빗근의 널힘줄

**B 닿는 곳**

위팔뼈의 큰결절능선

**주요 기능**

어깨뼈의 모음·안쪽돌림·굽힘·수평굽힘

**ADL**

펀치를 치거나 공을 던질 때 등 팔을 앞으로 뿌릴 때 중요한 역할을 한다.

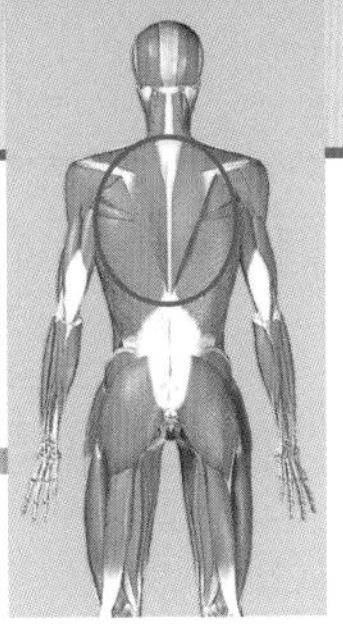

# 넓은등근·어깨세모근

## 넓은등근

등부분 아래 3분의 2에서 가슴부분의 가쪽부분에 이르는 넓은 근육이다. 팔을 허리와 골반에 연결시킨다. 큰원근과 함께 겨드랑 뒤 모서리의 윤곽을 이룬다.

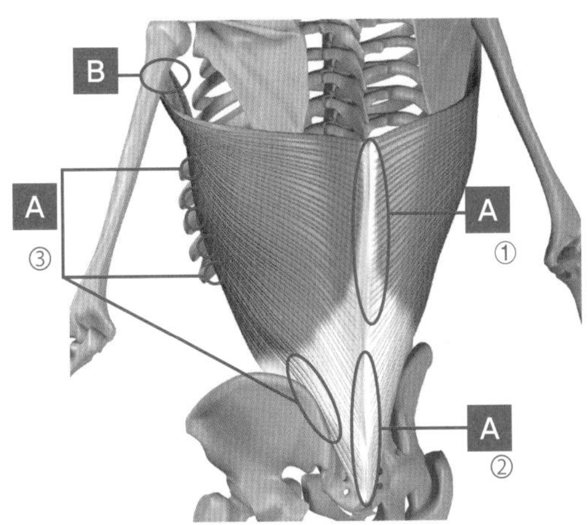
B
A
③
A
①
A
②

**[지배신경]** 가슴등신경

**A 이는 곳**

① T6(7)등뼈~L5허리뼈의 가시돌기

② 엉치뼈의 가시돌기

③ 엉덩뼈능선의 9번~12번 갈비뼈 가시위인대

**B 닿는 곳**

위팔뼈의 작은결절능선

**주요 기능**

어깨뼈의 폄(뒤로 들어 올림)·모음·안쪽돌림

**ADL**

팔로 자신의 몸을 위로 끌어당길 때 쓰인다. 오십견으로 만세 동작을 하지 못하는 큰 원인이 된다.

## 어깨세모근

어깨의 바탕을 결정하는 근육으로 발달하면 어깨가 솟아오른다. 어깨 전체를 덮고 위팔뼈에 도달하는 근육으로 어깨관절을 보호한다.

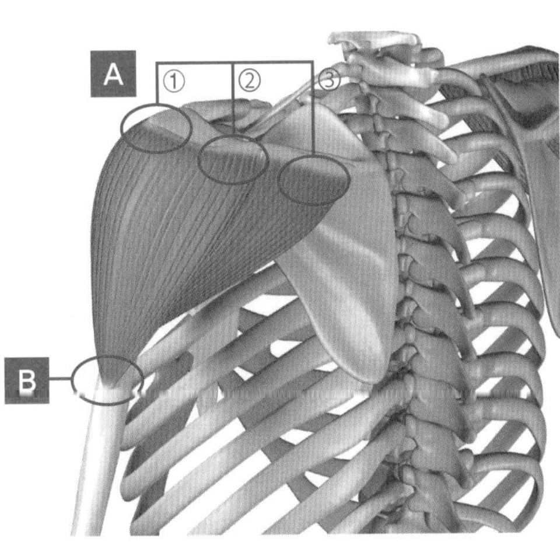
A
①
②
③
B

**[지배신경]** 겨드랑신경

**A 이는 곳**

① 앞부분: 빗장뼈 가쪽 끝 3분의 1

② 중간부분: 어깨뼈의 어깨봉우리

③ 뒷부분: 어깨뼈의 어깨뼈가시 아래모서리

**B 닿는 곳**

위팔뼈의 어깨세모근거친면

**주요 기능**

① 앞부분: 어깨관절의 굽힘·안쪽돌림

② 중간부분: 어깨관절의 벌림

③ 뒷부분: 어깨관절의 가쪽돌림·폄

**ADL**

머리 위로 무언가를 들어 올리거나 손을 내린 상태에서 짐을 들고 있을 때 쓰인다.

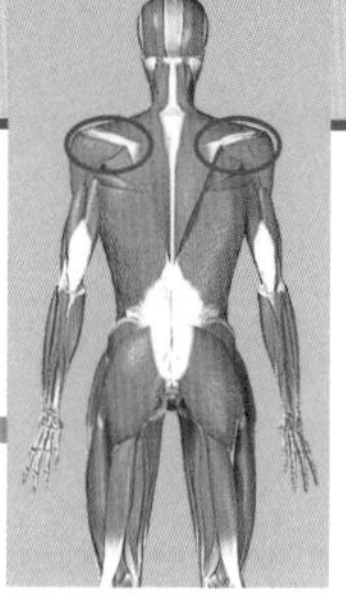

# 가시위근·가시아래근

## 가시위근

돌림근띠 중에서 가장 부담이 크며 손상되기 쉽다. 어깨뼈가시의 윗부분에서 만져진다.

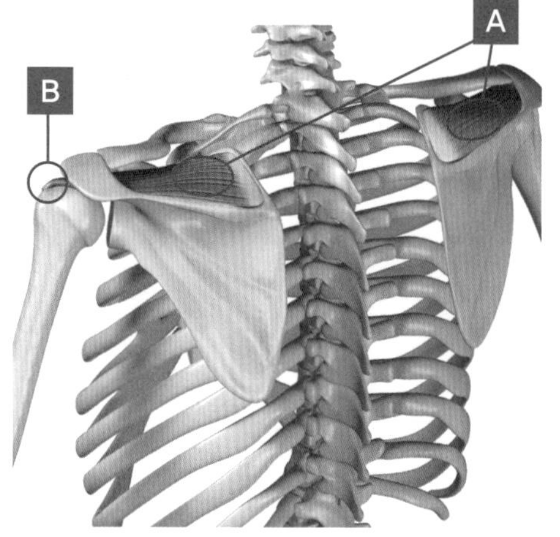

A
B


**[지배신경]** 어깨위신경

**A 이는 곳**
어깨뼈의 가시위오목안쪽

**B 닿는 곳**
위팔뼈의 큰결절상단

### 주요 기능

어깨관절의 벌림

### ADL

팔을 올리는 데 쓰인다. 야구에서 투구를 할 때 등 지나치게 올리면 손상될 가능성이 있다.

| 돌림근띠 | 가시위근 | 가시아래근 | 어깨밑근 | 작은원근 |
|---|---|---|---|---|

## 가시아래근

위팔뼈의 가쪽돌림근으로서는 가장 강력하며, 어깨관절 뒤쪽의 안정에 중요한 근육이다.

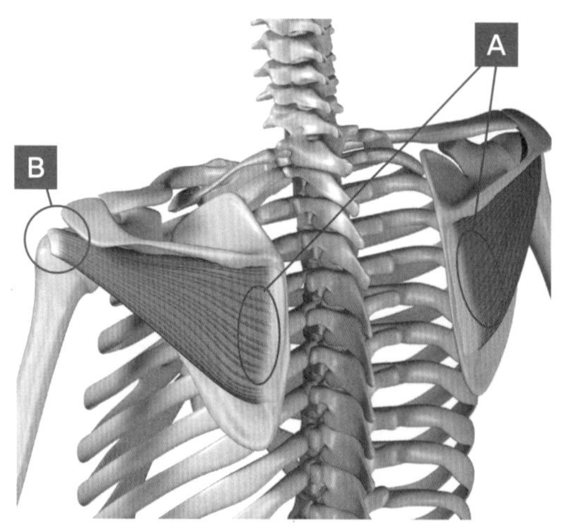

A
B


**[지배신경]** 어깨위신경

**A 이는 곳**
어깨뼈의 가시아래오목

**B 닿는 곳**
위팔뼈의 큰결절

### 주요 기능

어깨관절의 가쪽돌림·폄

### ADL

팔에 힘을 빼고 내린 상태에서 팔 전체를 가쪽으로 비틀 때 쓰인다.

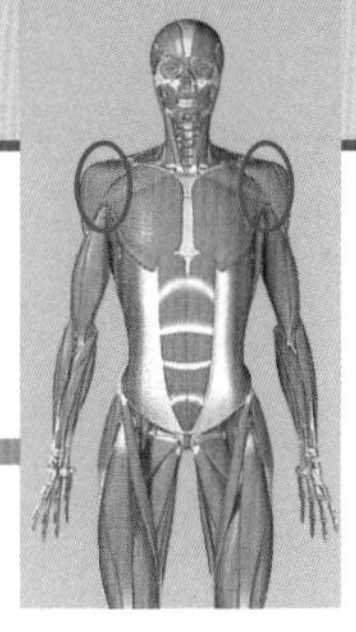

# 작은원근·큰원근

## 작은원근

가시아래근을 돕는 기능을 하며, 2개의 근육은 동시에 작용한다.

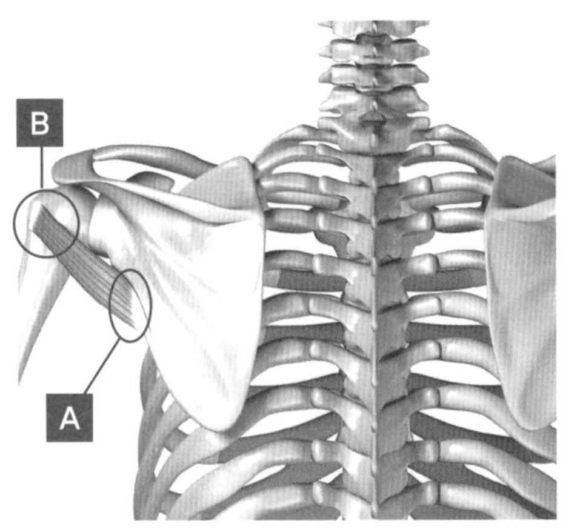
B
A

**[지배신경]** 겨드랑신경

**A 이는 곳**

어깨뼈 뒷면의 가쪽모서리

**B 닿는 곳**

위팔뼈의 큰결절 뒷면

### 주요 기능

어깨관절의 모음·폄·가쪽돌림

### ADL

팔을 가쪽으로 돌릴 때나 옆으로 뻗은 상태에서 뒤로 당길 때 쓰인다.

## 큰원근

넓은등근과는 기능과 닿는 곳이 같아서 '넓은등근의 작은 도우미'라 불리기도 한다.

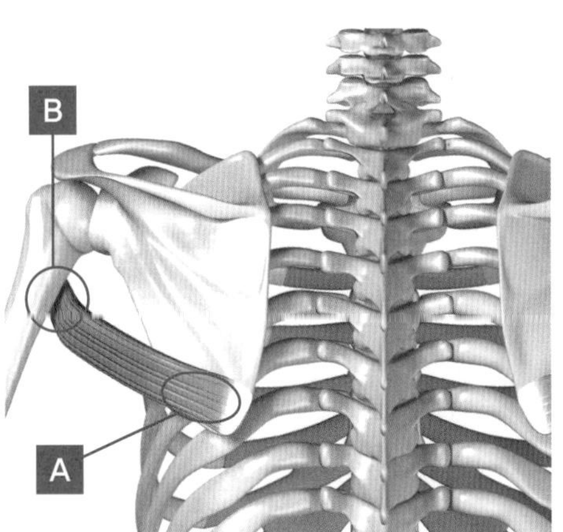
B
A

**[지배신경]** 어깨밑신경

**A 이는 곳**

어깨뼈 뒷면의 가쪽모서리·아래각

**B 닿는 곳**

위팔뼈의 작은결절능선

### 주요 기능

어깨관절의 폄(뒤로 들어 올림)·안쪽돌림·모음

### ADL

팔을 똑바로 앞뒤로 흔들거나 여성의 경우 브래지어 착용 시 쓰인다.

# 어깨밑근·부리위팔근

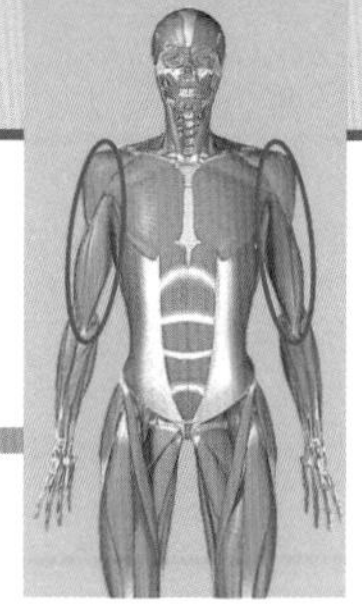

**어깨밑근** 어깨뼈의 뒷면에 붙어있으며 위팔뼈와 어깨뼈를 관절면에서 고정하는 역할을 한다.

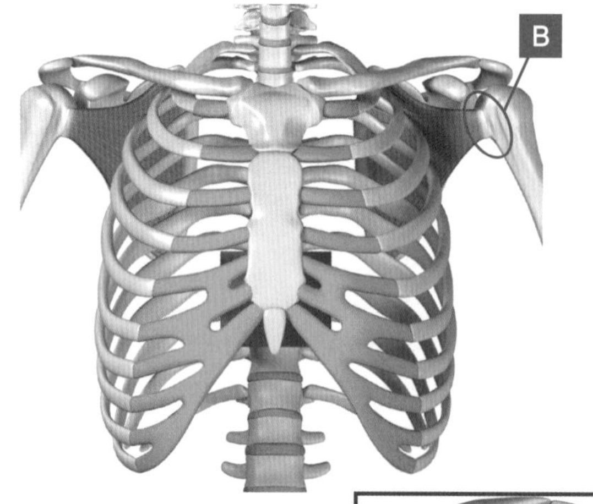
B

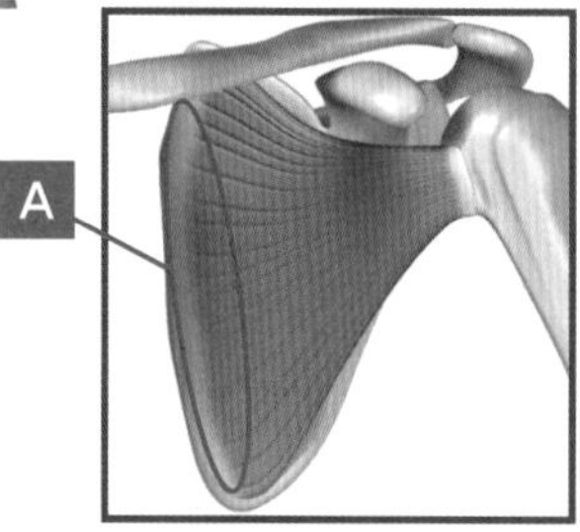
A

**[지배신경]** 어깨밑신경

**A 이는 곳**
어깨뼈의 어깨뼈밑오목

**B 닿는 곳**
위팔뼈의 작은결절

**주요 기능**

어깨관절의 안쪽돌림

**ADL**

팔을 돌리거나 뒷주머니에 손을 넣을 때 쓰인다.

**부리위팔근** 비교적 작은 근육으로 위팔두갈래근과 지배신경이 같으며 그 일부를 이루고 있다.

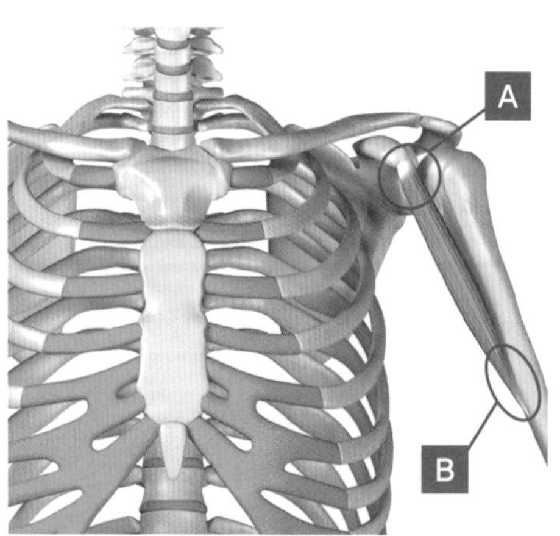
A
B

**[지배신경]** 근육피부신경

**A 이는 곳**
어깨뼈의 부리돌기

**B 닿는 곳**
위팔뼈의 중간부분 안쪽모서리

**주요 기능**

어깨관절의 굽힘·모음

**ADL**

문손잡이를 밀 때 등 보조적으로 쓰인다.

# 위팔·아래팔·손의 근육

**위팔 · 아래팔 · 손의 근육 앞면**

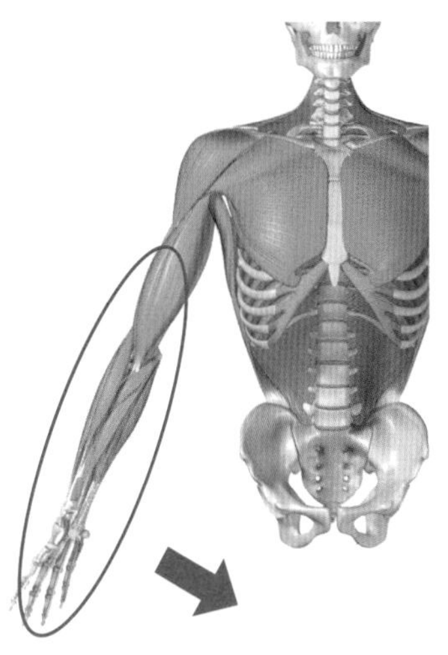

**위팔 · 아래팔 · 손의 근육 뒷면**

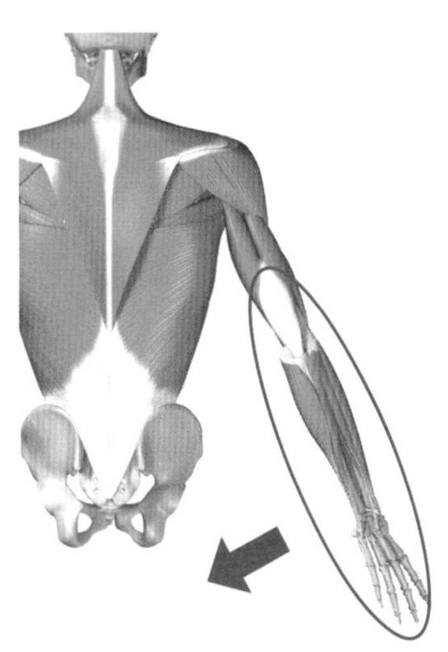

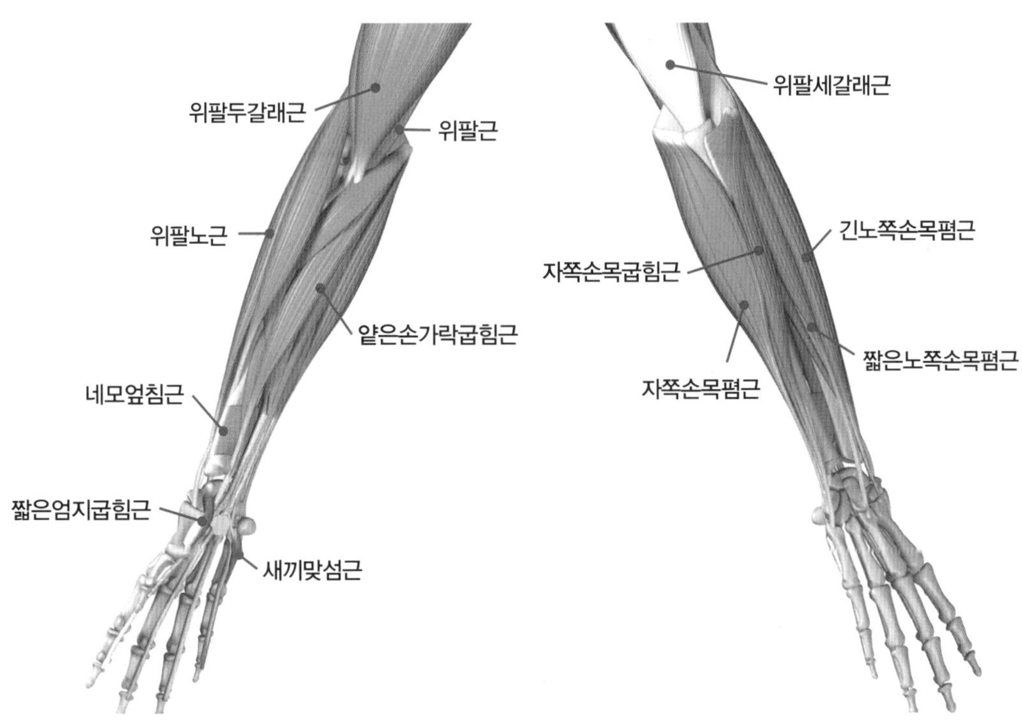
위팔두갈래근
위팔근
위팔노근
얕은손가락굽힘근
네모엎침근
짧은엄지굽힘근
새끼맞섬근
위팔세갈래근
긴노쪽손목폄근
자쪽손목굽힘근
짧은노쪽손목폄근
자쪽손목폄근

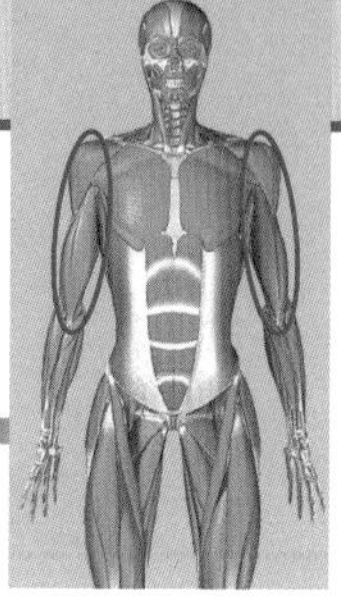

# 위팔두갈래근·위팔세갈래근

**위팔두갈래근** 힘살은 위팔에, 긴·짧은갈래는 모두 어깨뼈에서 일어나 어깨관절과 팔꿈치관절을 지나는 두관절근육이다. 알통을 만드는 근육으로 알려져 있다.

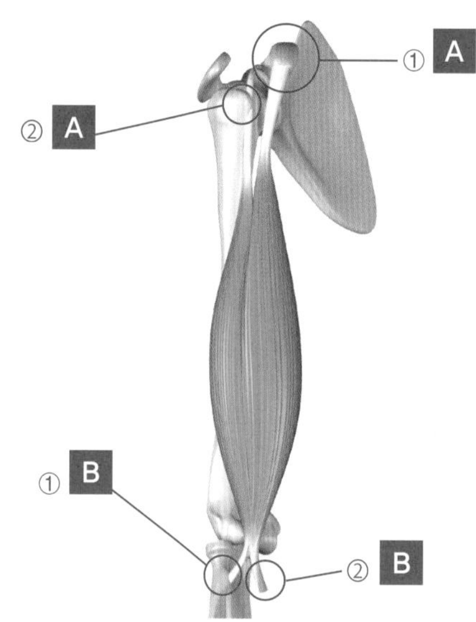
① A
② A
① B
② B

**[지배신경]** 근육피부신경

**A 이는 곳**

① 긴갈래: 어깨뼈의 접시위결절

② 짧은갈래: 어깨뼈의 부리돌기

**B 닿는 곳**

① 긴갈래: 노뼈거친면

② 짧은갈래: 위팔두갈래근 널힘줄을 사이에 두고 아래팔 근막

**주요 기능**

① 긴갈래: 팔꿈치관절의 굽힘·아래팔의 뒤침

② 짧은갈래: 팔꿈치관절의 굽힘·아래팔의 뒤침

**ADL**

팔을 구부리거나 물건을 자기 쪽으로 끌어당길 때 쓰인다. 냉장고를 여는 등 일상생활의 동작에서 쓸 기회가 많다.

**위팔세갈래근** 3개의 근육갈래로 구성되며, 긴갈래만 어깨뼈에 부착되어 어깨관절과 팔꿈치관절을 지나는 두관절근육이다. 팔굽혀펴기에서 팔꿈치를 펼 때 강한 힘을 발휘한다.

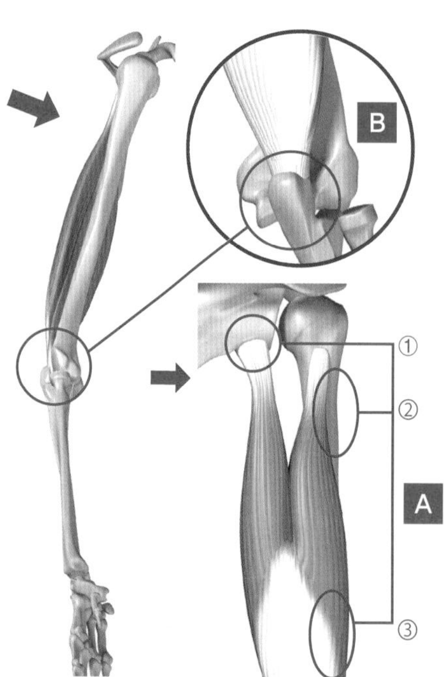
B
①
②
A
③

**[지배신경]** 노신경

**A 이는 곳**

① 긴갈래: 어깨뼈의 접시아래결절

② 가쪽갈래: 위팔뼈뒷면

③ 안쪽갈래: 위팔뼈의 중간~아래 뒷면

**B 닿는 곳**

자뼈의 팔꿈치머리

**주요 기능**

팔꿈치관절의 폄

**ADL**

팔을 뻗고 물건을 밀 때 쓰인다.

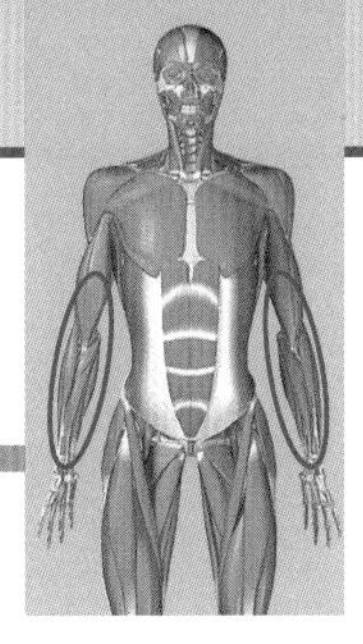

# 위팔근·팔꿈치근

## 위팔근

자뼈에 부착되어 있어 팔꿈치관절의 안정과 지속적인 굽힘에 쓰인다. 위팔두갈래근에 덮여있어서 그 존재를 확인하기 어렵다.

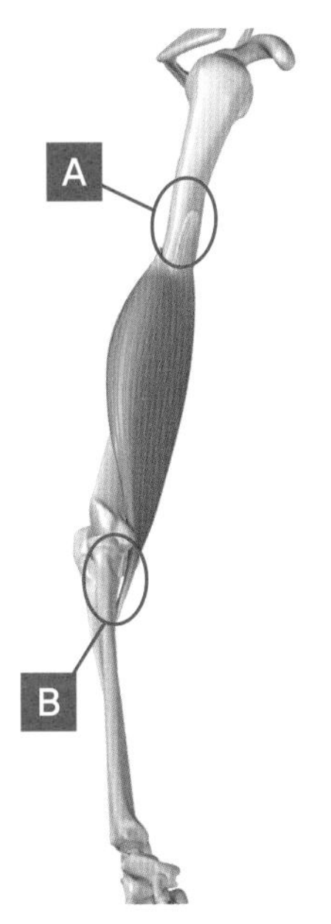
A
B

**[지배신경]** 근육피부신경

**A 이는 곳**
위팔뼈의 먼쪽 3분의 2 앞면

**B 닿는 곳**
자뼈의 거친면

**주요 기능**

팔꿈치관절의 굽힘

**ADL**

아래팔을 구부릴 때 작용한다. 젓가락을 입가로 가져올 때 쓰인다.

## 팔꿈치근

위팔세갈래근의 팔꿈치 폄을 보조하는 작은 근육이다. 관절주머니를 긴장시켜 그것을 통해 폄 운동 시에 관절주머니가 관절에 말려들어가지 않게 한다.

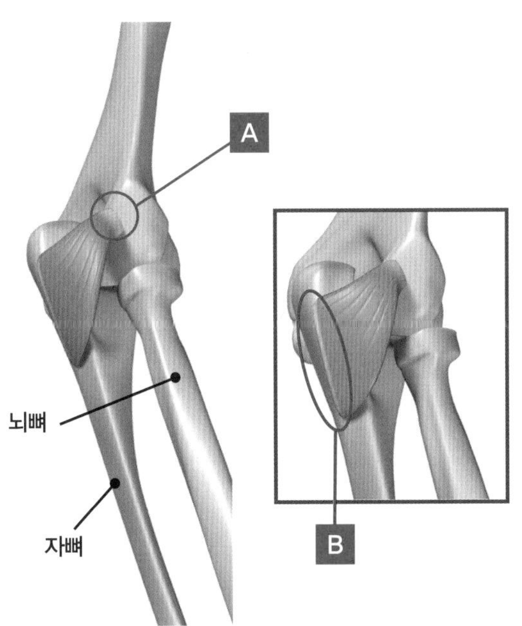
A
뇌뼈
자뼈
B

**[지배신경]** 노신경

**A 이는 곳**
위팔뼈의 가쪽위융기 뒷면

**B 닿는 곳**
자뼈의 팔꿈치머리 가쪽면

**주요 기능**

팔꿈치관절의 폄

**ADL**

위팔세갈래근의 기능을 보조한다.

# 위팔노근·원엎침근

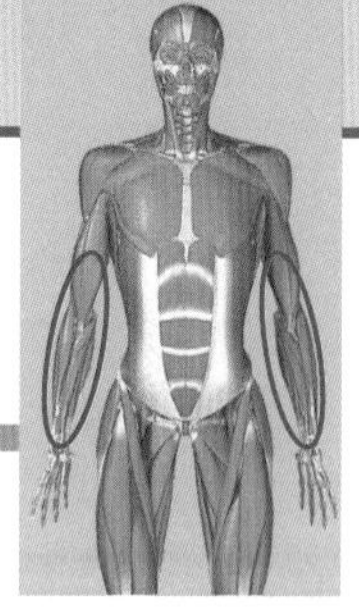

**위팔노근** 아래팔 가쪽 부분을 이룬다. 양 부착 부분이 팔꿈치에서 떨어져 있으며, 지렛대 작용을 하기에 강력하고 효율이 좋은 팔꿈치 굽힘근이다.

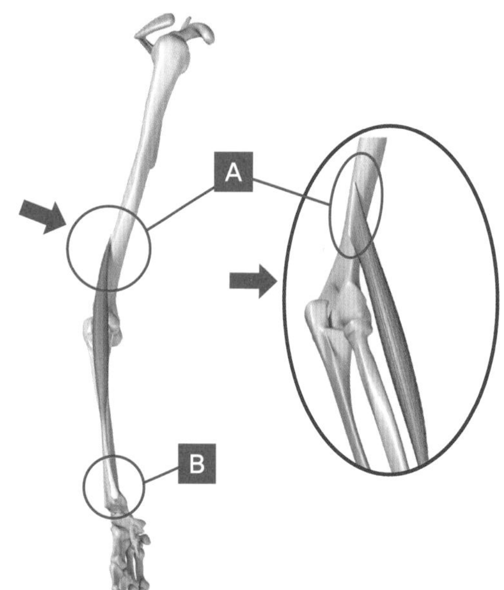

A
B


**[지배신경]** 노신경

**A 이는 곳**

위팔뼈 위융기능선 하부

**B 닿는 곳**

노뼈의 붓돌기

**주요 기능**

팔꿈치관절의 굽힘·아래팔의 엎침(뒤침 상태에서 원래대로 돌림)

**ADL**

주로 아래팔의 회전(손의 회전)이나 팔꿈치를 구부릴 때 쓰인다.

**원엎침근** 뒤침근과 동일한 사이즈의 깊은근으로 아래팔을 엎친다. 이 근육의 과다 사용으로 골프 엘보나 테니스 엘보의 관절통이 생길 수 있다.

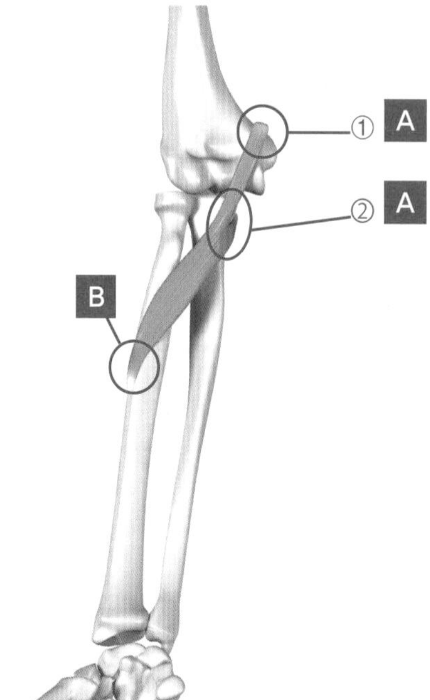

① A
② A
B


**[지배신경]** 정중신경

**A 이는 곳**

① 위팔갈래: 위팔뼈의 안쪽위관절융기

② 자갈래: 자뼈의 갈고리돌기

**B 닿는 곳**

노뼈의 중앙 가쪽면

**주요 기능**

아래팔의 엎침

**ADL**

페트병 용기에서 액체를 쏟을 때 쓰인다.

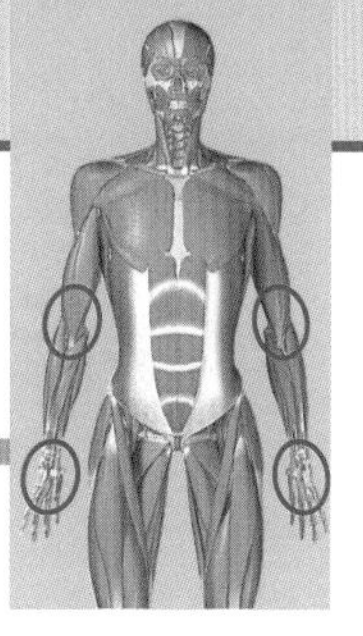

# 뒤침근·네모엎침근

## 뒤침근

위팔두갈래근의 뒤침 기능을 보조한다. 아래팔의 뒤침에 기여하지만 작은 근육이기에 그 힘은 크지 않다.

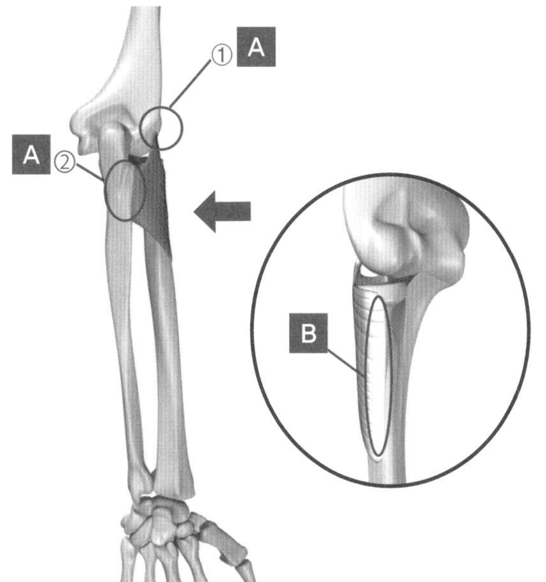
① A
A ②
B

**[지배신경]** 노신경

**A 이는 곳**

① 위팔뼈의 가쪽위융기

② 자뼈의 뒤침근능선

고리인대, 곁인대에 부착

**B 닿는 곳**

노뼈의 몸쪽 가쪽면

### 주요 기능

아래팔의 뒤침

### ADL

시계방향으로 힘을 줄 때나 병뚜껑을 닫을 때 등에 사용된다.

## 네모엎침근

아래팔 앞면에 붙은 납작한 직사각형 또는 마름모꼴 근육이다. 손으로 세밀한 작업을 하거나 아래팔을 엎칠 때 긴장한다.

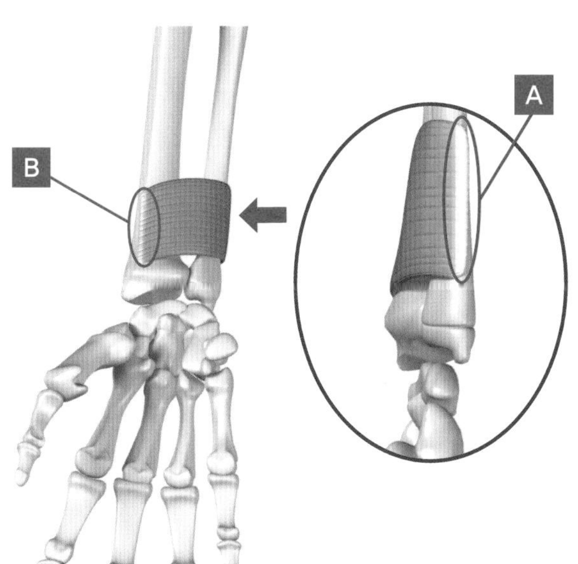
B
A

**[지배신경]** 정중신경

**A 이는 곳**

자뼈 앞면의 먼쪽 4분의 1

**B 닿는 곳**

노뼈 앞면의 먼쪽 4분의 1

### 주요 기능

아래팔의 엎침

### ADL

병뚜껑을 돌리거나 열 때 또는 투수가 슈트(shoot)볼을 던질 때 쓰인다.

# 노쪽손목굽힘근·자쪽손목굽힘근

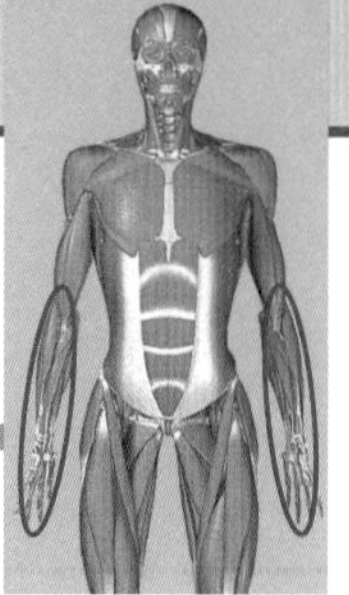

**노쪽손목굽힘근** 손목의 굽힘근 중에서 가장 강한 근육이다. 과도하게 사용하면 안쪽위관절융기와 팔꿈치관절에 이상(골프엘보)을 일으키는 원인이 된다.

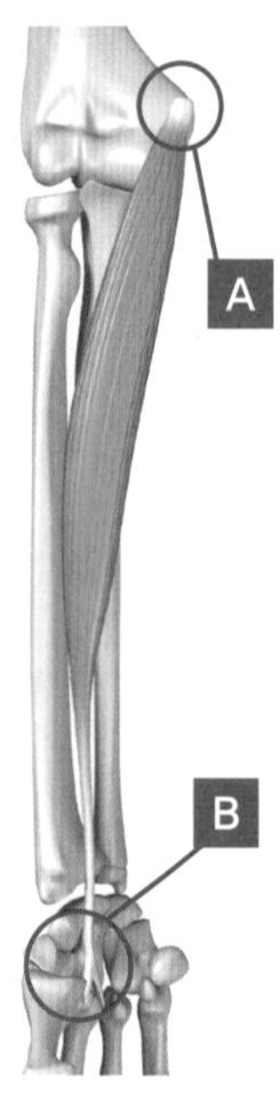

A
B


**[지배신경]** 정중신경

**A 이는 곳**
위팔뼈의 안쪽위관절융기

**B 닿는 곳**
둘째, 셋째 손허리뼈 뼈바닥 앞면

**주요 기능**

손목관절의 바닥쪽굽힘·노쪽치우침

**ADL**

시계방향으로 힘 주어 돌릴 때, 병뚜껑을 닫을 때 등에 쓰인다.

**자쪽손목굽힘근** 손목의 굽힘근 중에서 가장 안쪽에 있는 근육이다. 이 근육의 이상으로 안쪽위관절융기염을 일으키기도 하고 팔꿈치관절에도 문제가 생긴다.

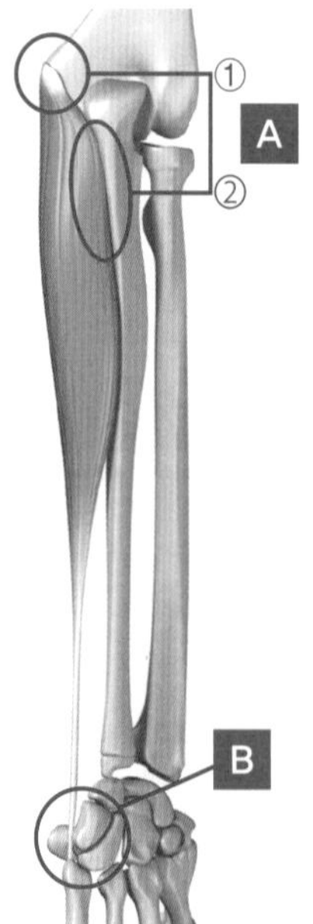

①
A
②
B


**[지배신경]** 자신경

**A 이는 곳**
① 위팔뼈 가쪽위융기
② 자뼈팔꿈치머리·뒷면 윗부분

**B 닿는 곳**
콩알뼈, 콩알손허리인대, 다섯째 손허리뼈의 뼈바닥

**주요 기능**

손목관절의 등쪽굽힘·자쪽치우침

**ADL**

손목에서 끝부분을 새끼손가락쪽에서 잡아당겨올리는 동작을 할 때 쓰인다.

# 긴손바닥근·얕은손가락굽힘근

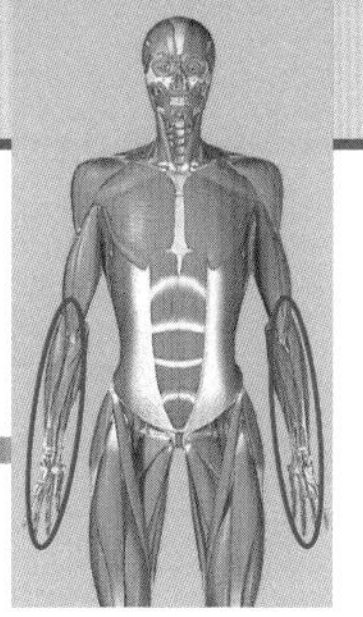

**긴손바닥근** 주먹을 쥐었을 때 손목에 가장 눈에 띄는 힘줄이 긴손바닥근의 힘줄이다. 손을 쥐었을 때 손바닥 널힘줄 밑에 있는 혈관과 신경을 보호한다.

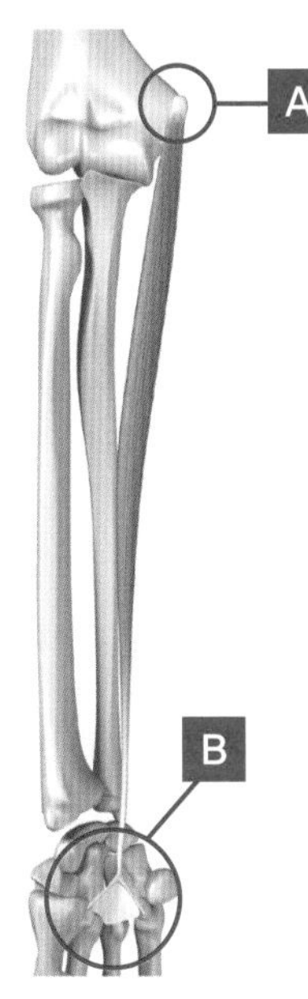
A
B

**[지배신경]** 정중신경

**A 이는 곳**
위팔뼈의 안쪽위관절융기

**B 닿는 곳**
손목의 굽힘근지지띠, 손바닥 널힘줄

**주요 기능**

손목관절의 바닥쪽굽힘, 팔꿈치의 약한 굽힘

**ADL**

손목을 굽힌다(손목의 굽힘과 팔꿈치의 약한 굽힘).

물체를 잡을 때 강력하게 기능한다.

**얕은손가락굽힘근** 아래팔굽힘근 중에서 가장 큰 근육이다. 손가락 굽힘은 이 근육과 깊은손가락굽힘근만이 담당한다.

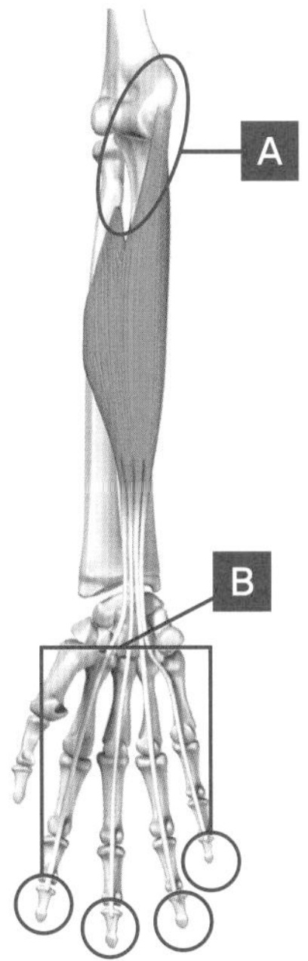
A
B

**[지배신경]** 정중신경

**A 이는 곳**
위팔뼈의 안쪽위관절융기, 자뼈갈고리돌기, 노뼈 가쪽

**B 닿는 곳**
둘째~다섯째 끝마디뼈바닥의 손바닥쪽

**주요 기능**

둘째~다섯째 손가락 관절의 굽힘(PIP관절), 손목관절의 손바닥쪽굽힘

**ADL**

물체를 잡을 때 강력하게 기능한다.

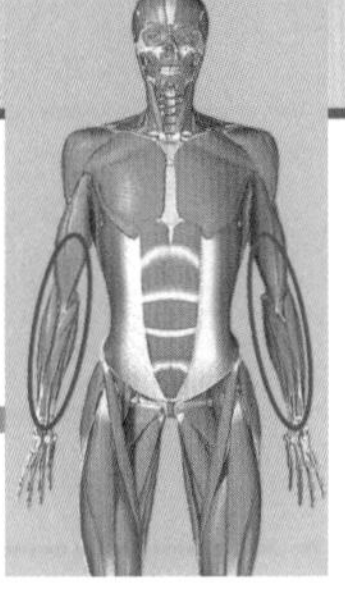

# 긴노쪽손목폄근·짧은노쪽손목폄근

## 긴노쪽손목폄근

손목의 폄에서 노쪽치우침을 담당한다. 이 근육이 끊어지거나 내부가 손상되어 정상적으로 움직이지 못하면 안쪽에 통증이 생긴다.

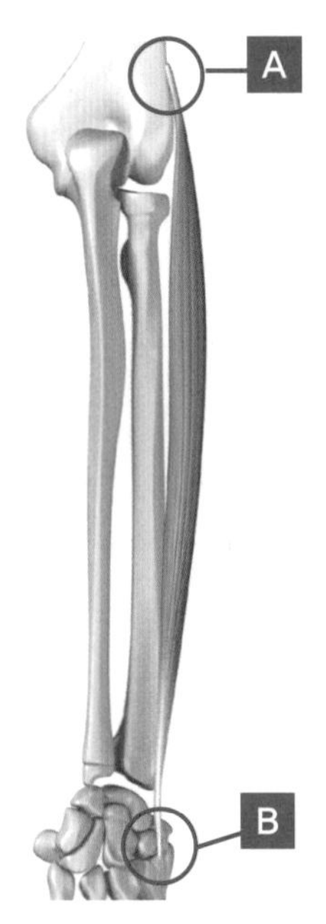
A
B

**[지배신경]** 노신경

**A 이는 곳**
위팔뼈의 가쪽위융기

**B 닿는 곳**
둘째 손허리뼈의 뼈바닥등쪽면

### 주요 기능

손목관절의 등쪽굽힘·노쪽치우침

### ADL

물건을 잡아 들어 올리거나 테니스의 백핸드 동작 시 강한 힘을 발휘한다.

## 짧은노쪽손목폄근

긴노쪽손목폄근과 함께 아래팔의 가쪽모서리를 형성한다. 이 근육도 테니스엘보의 원인으로 알려져 있다.

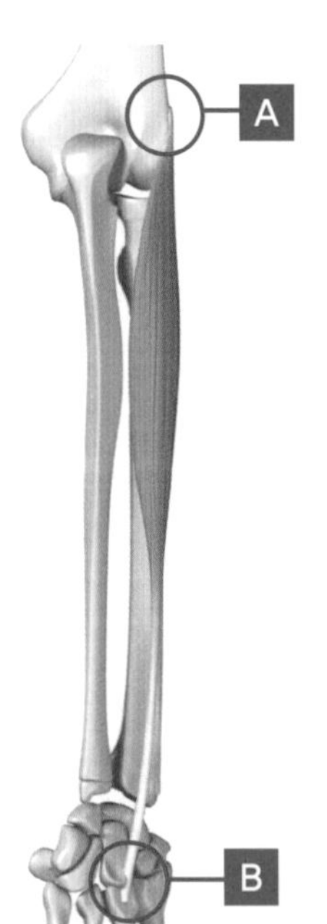
A
B

**[지배신경]** 노신경

**A 이는 곳**
위팔뼈의 가쪽위융기

**B 닿는 곳**
셋째손허리뼈의 뼈바닥등쪽 부분

### 주요 기능

손관절의 등쪽굽힘·노쪽치우침

### ADL

이 근육의 이는 곳이 손상되면 테니스 엘보라 불리는 통증이 발생한다.

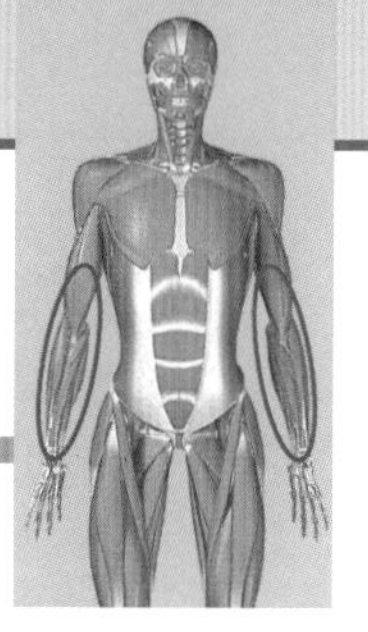

# 자쪽손목폄근·새끼폄근

## 자쪽손목폄근

가늘고 긴 근육이다. 자쪽손목굽힘근과 함께 기능하며 손목의 자쪽치우침에 쓰인다. 이 근육에 이상이 생기면 안쪽위관절융기염이나 팔꿈치관절의 이상이 나타난다.

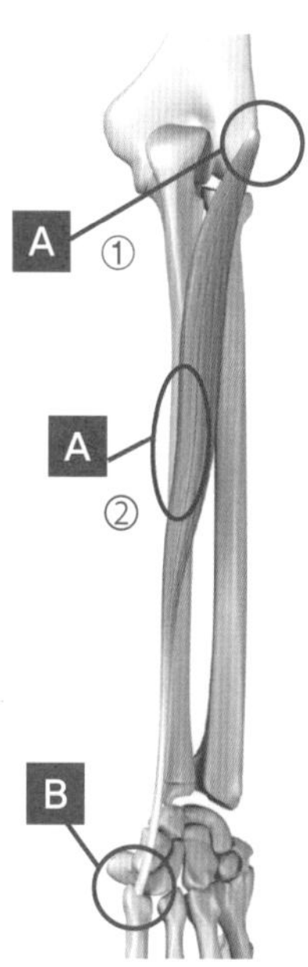
A
①
A
②
B

**[지배신경]** 노신경

**A 이는 곳**

① 위팔뼈머리: 위팔뼈 가쪽위융기

② 자뼈머리: 자뼈의 뒤모서리 중앙 4분의 2

**B 닿는 곳**

다섯째 손허리뼈의 뼈바닥등쪽부분

### 주요 기능

손목관절의 등쪽굽힘·자쪽치우침

### ADL

빵이나 우동의 반죽을 치댈 때 쓰인다.

## 새끼폄근

손가락폄근 전체가 펴지게 하는 것을 돕는다.

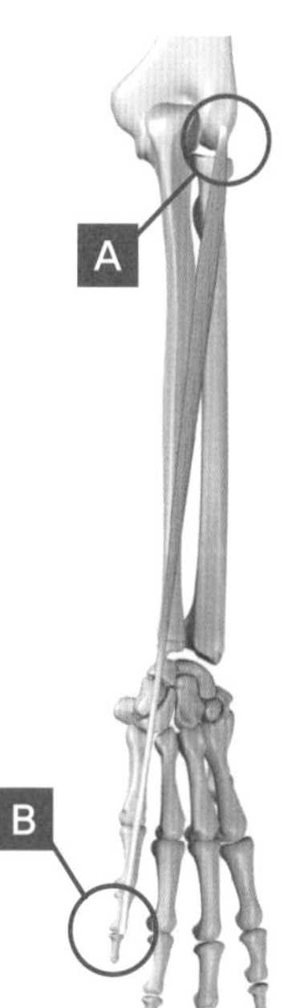
A
B

**[지배신경]** 노신경

**A 이는 곳**

위팔뼈의 가쪽위융기

**B 닿는 곳**

다섯째(새끼)손가락의 중간·끝마디뼈바닥

### 주요 기능

새끼손가락의 폄·벌림

### ADL

새끼손가락을 세우거나 걸 때 쓰인다.

# 긴엄지폄근·긴엄지벌림근

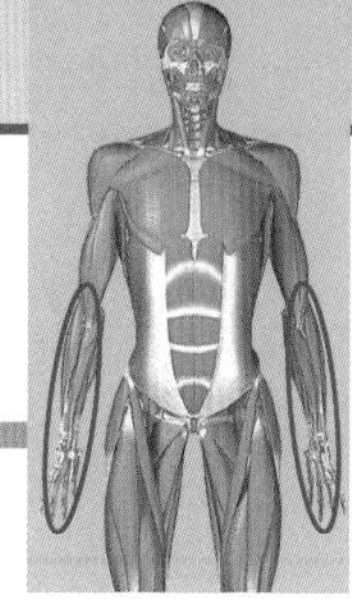

**긴엄지폄근** 아래팔의 뒷면을 비스듬히 달리는 가늘고 긴 근육이다.

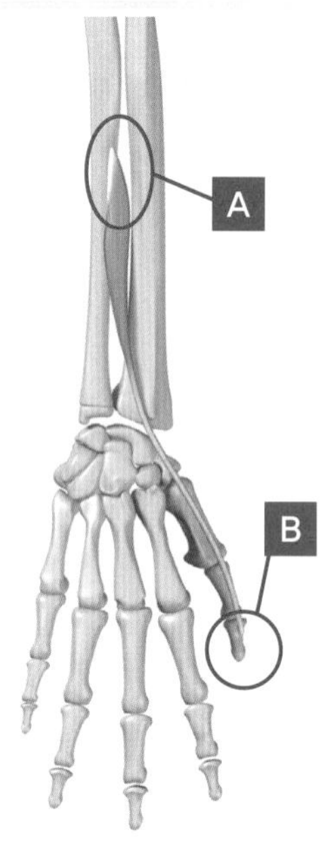
A
B

**[지배신경]** 노신경

**A 이는 곳**
아래팔뼈사이막, 자뼈 중간부분

**B 닿는 곳**
엄지손가락의 등쪽의 끝마디뼈 바닥부분

**주요 기능**

엄지손가락의 폄(IP·MP관절)

**ADL**

엄지손가락을 검지에서 떨어지게 하는(엄지 벌림) 데 관여한다. 지나치게 사용하면 힘줄윤활막염이 생기는 부분이기도 하다.

**긴엄지벌림근** 엄지손가락의 폄근육무리 중에서 강력한 편이며 엄지손가락의 벌림뿐 아니라 손목관절의 벌림에도 관여한다.

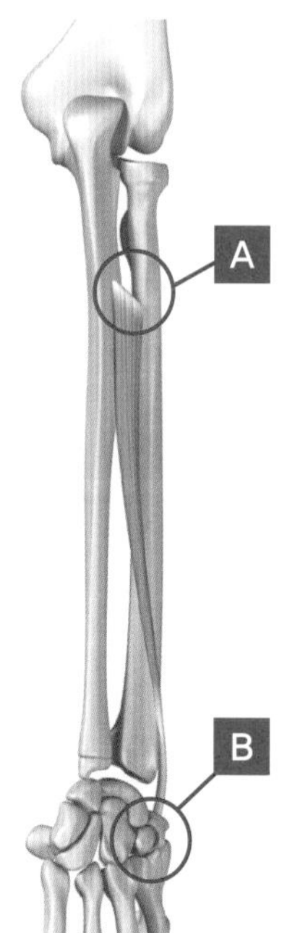
A
B

**[지배신경]** 노신경

**A 이는 곳**
노뼈와 자뼈의 등쪽면·뼈사이막

**B 닿는 곳**
첫째 손허리뼈의 뼈바닥 가쪽

**주요 기능**

엄지손가락의 벌림·폄

**ADL**

엄지손가락을 손바닥에서 멀어지게 한다(벌림).

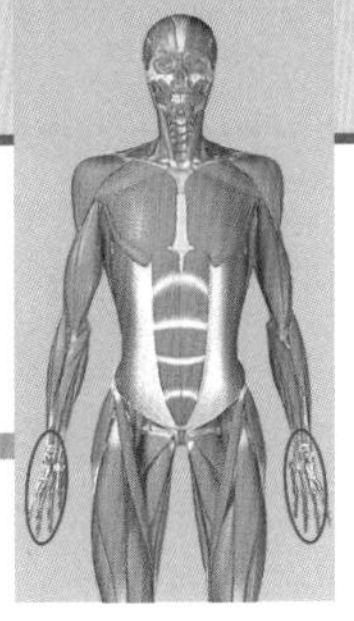

# 엄지맞섬근·새끼맞섬근

## 엄지맞섬근

짧은엄지굽힘근과 함께 엄지두덩(엄지손가락 시작 부위의 부푼 곳)을 형성한다.

손바닥쪽▶

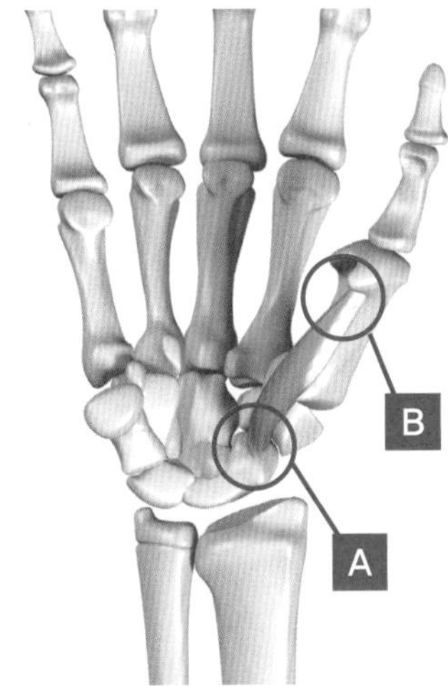
B
A

**[지배신경]** 정중신경

**A 이는 곳**
큰마름뼈결절, 굽힘근지지띠

**B 닿는 곳**
첫째(엄지) 손허리뼈의 노쪽 모서리

### 주요 기능

엄지손가락의 맞섬운동·굽힘

### ADL

물건을 잡거나 들 때 중요한 역할을 한다.

## 새끼맞섬근

새끼두덩의 부푼 곳을 형성하며 새끼손가락이 엄지에 가까워지는 움직임을 보조한다.

손바닥쪽▶

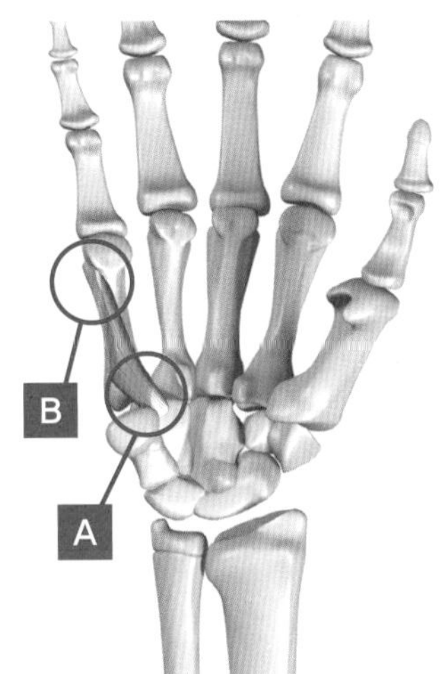
B
A

**[지배신경]** 자신경

**A 이는 곳**
갈고리뼈 굽힘근지지띠

**B 닿는 곳**
다섯째 손허리뼈의 자쪽 모서리

### 주요 기능

새끼손가락의 맞섬운동

### ADL

손바닥으로 물을 뜰 때, 악수를 할 때 쓰인다.

# 짧은엄지폄근·짧은엄지굽힘근

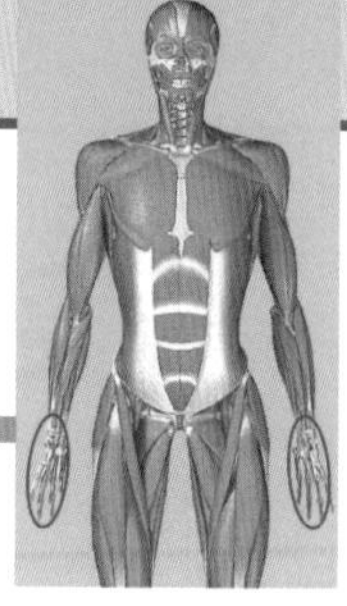

**짧은엄지폄근** 가늘고 긴 근육으로 긴엄지폄근을 보조한다.

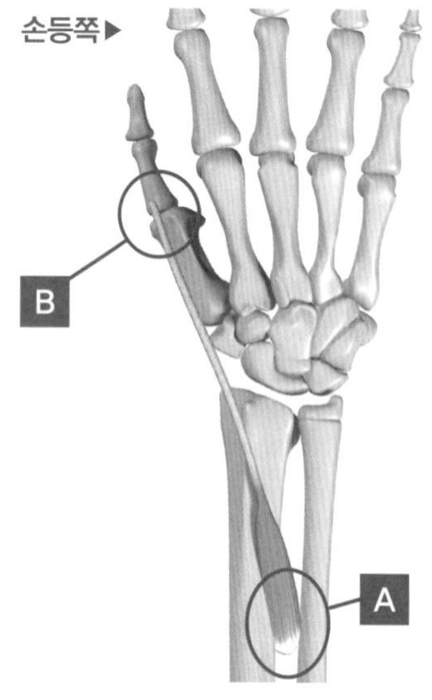
손등쪽▶
B
A

**[지배신경]** 노신경

**A 이는 곳**
노뼈의 등쪽면, 뼈사이막

**B 닿는 곳**
엄지손가락 첫마디뼈바닥의 등쪽

**주요 기능**

엄지손가락의 폄(MP관절)·벌림

**ADL**

엄지손가락의 힘줄윤활막염을 일으키는 근육 중 하나다.

**짧은엄지굽힘근** 손바닥 노쪽의 큰 팽대부, 엄지두덩을 형성한다.

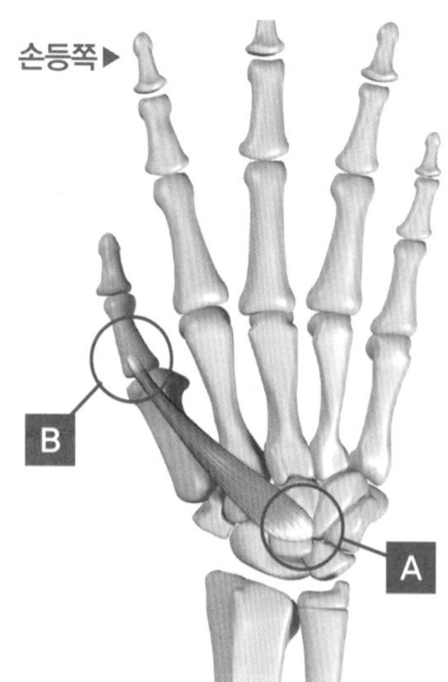
손등쪽▶
B
A

**[지배신경]** ① 얕은부분: 정중신경 ② 깊은부분: 자신경

**A 이는 곳**
① 얕은머리: 굽힘근지지띠
② 깊은머리: 큰·작은마름뼈

**B 닿는 곳**
노쪽 종자뼈를 사이에 두고 엄지손가락의 첫마디뼈 바닥

**주요 기능**

엄지손가락의 굽힘근(MP관절)

**ADL**

배트나 라켓을 쥐는 동작에 크게 기여한다.

# 몸통의 근육

## 몸통의 근육 앞면

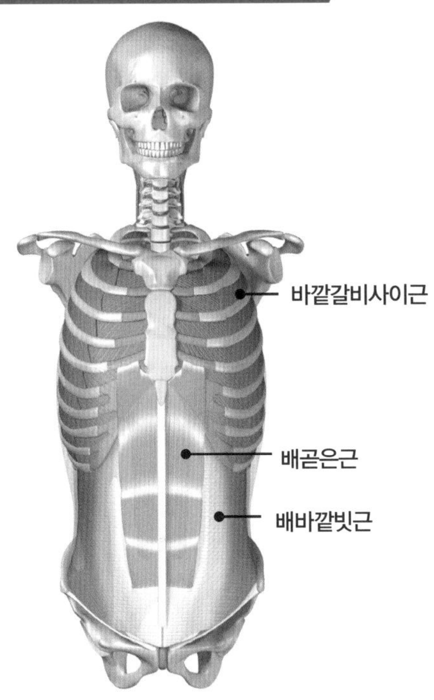

바깥갈비사이근
배곧은근
배바깥빗근


## 몸통의 근육 뒷면

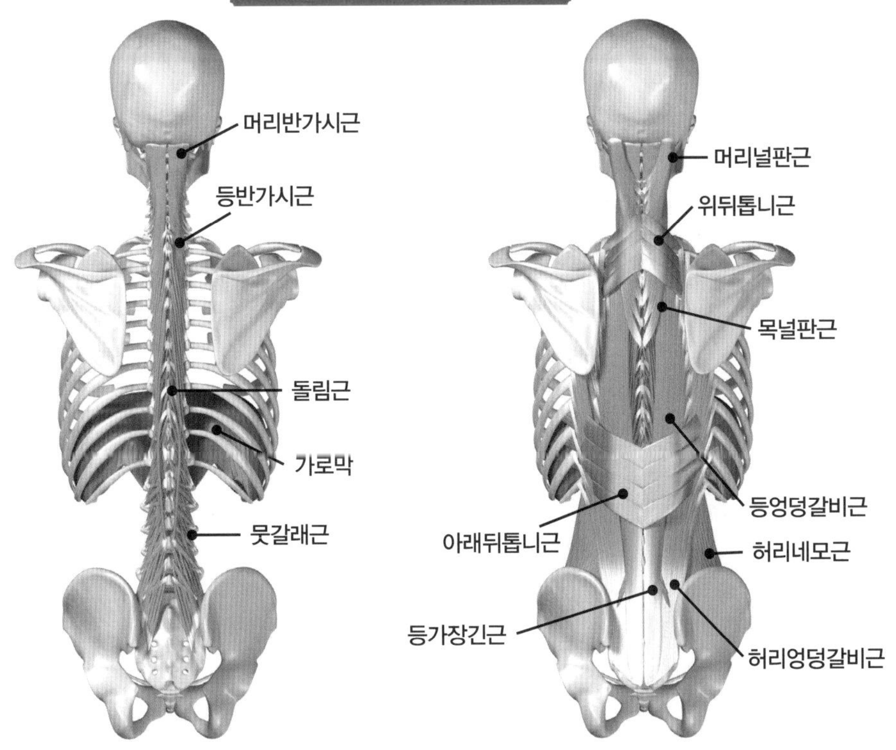

머리반가시근
등반가시근
돌림근
가로막
뭇갈래근
머리널판근
위뒤톱니근
목널판근
등엉덩갈비근
아래뒤톱니근
허리네모근
등가장긴근
허리엉덩갈비근

# 머리널판근·목널판근

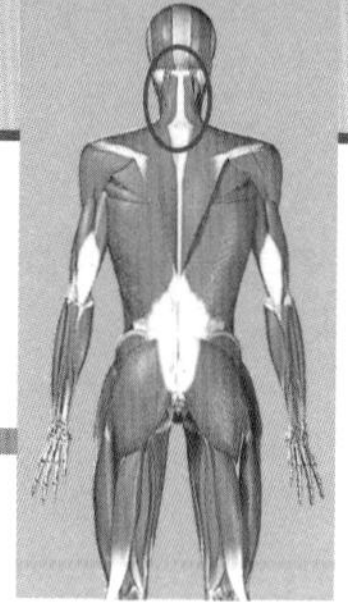

**머리널판근** 가시끝인대와 목덜미인대의 중앙에 있으며 마름근, 어깨세모근에 덮여있다. 뒤통수 하부에 있는 근육에서는 가쪽에 있다.

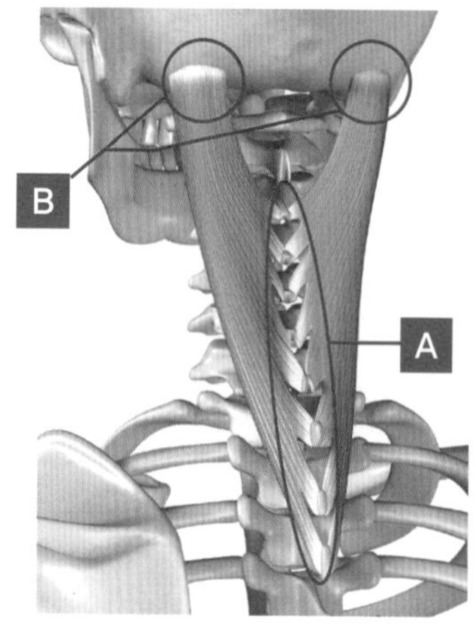

B
A


**[지배신경]** 목신경

**A 이는 곳**
C7 목뼈, T1~T3 등뼈의 가시돌기, 목덜미인대

**B 닿는 곳**
관자뼈 꼭지돌기, 뒤통수뼈의 위목덜미선

**주요 기능**

머리 부위의 젖힘·굽힘·돌림

**ADL**

머리·목 부위를 포함하는 척추의 움직임을 매끄럽게 보조한다.

**목널판근** 머리널판근의 깊은 층에 있는 뒤통수 하부에 부착되어 있다. 가쪽 층에 있다.

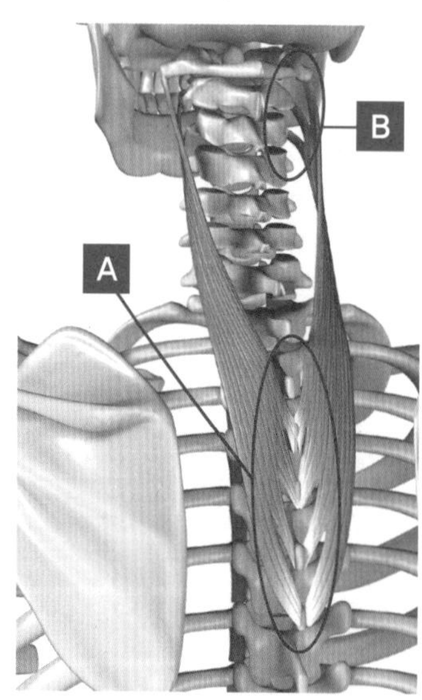

B
A


**[지배신경]** 목신경

**A 이는 곳**
T3~T6 등뼈의 가시돌기, 가시위인대

**B 닿는 곳**
C1~C3 목뼈의 가로돌기의 뒤결절

**주요 기능**

머리·목 부위의 젖힘·굽힘·돌림

**ADL**

머리널판근과 함께 목을 뒤로 젖히거나 바로 옆으로 무너뜨릴 때 쓰인다.

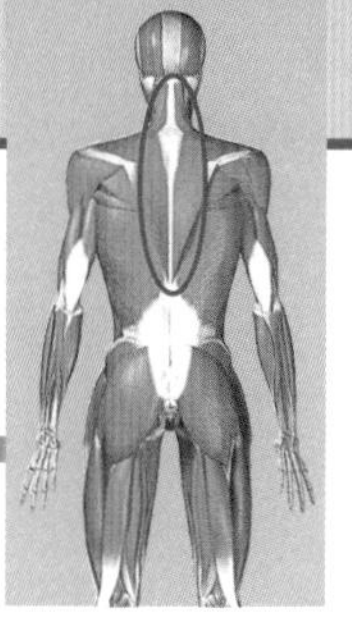

# 목가시근·등가시근

## 목가시근

척주세움근의 가장 안쪽 층에 있으며 목 부위에서 가슴 부위에 이르는 근육이다.

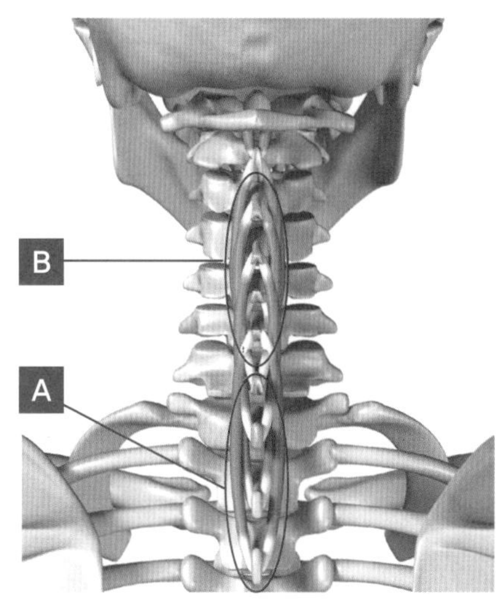
B
A

**[지배신경]** 목신경

**A 이는 곳**
C5(6) 목뼈, T1·T2 등뼈의 가시돌기

**B 닿는 곳**
C2~C4 목뼈의 가시돌기

### 주요 기능

목뼈의 젖힘·돌림

### ADL

척추뼈·척수신경을 보호하는 기능을 한다. 척주세움근 중 하나다. 목가시근의 이상은 척추뼈의 측만, 또는 통증의 원인이 될 수 있다.

## 등가시근

척주세움근의 가장 안쪽 층에 있으며 상부 허리뼈에서 하부 등뼈에 이르는 근육이다. 생활 속에서 척추뼈를 매끄럽게 움직이는 기능을 한다.

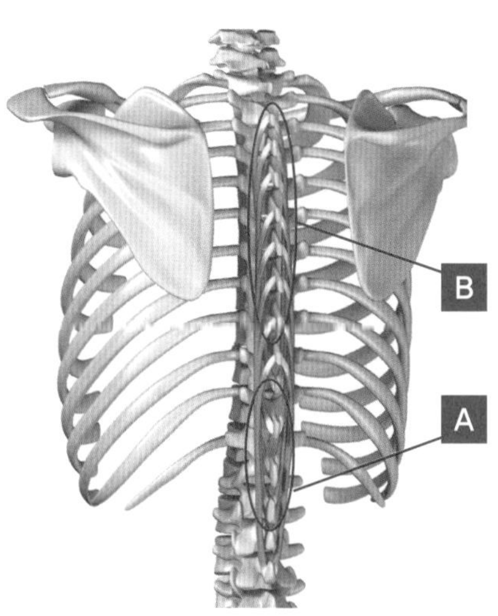
B
A

**[지배신경]** 가슴신경·허리신경

**A 이는 곳**
L1~L2 허리뼈, T11~T12 등뼈의 가시돌기

**B 닿는 곳**
T2~T8 등뼈의 가시돌기

### 주요 기능

척주의 폄·돌림

### ADL

척주세움근 중 하나로, 등가시근은 척추뼈·척수신경을 보호한다.

# 목가장긴근·등가장긴근

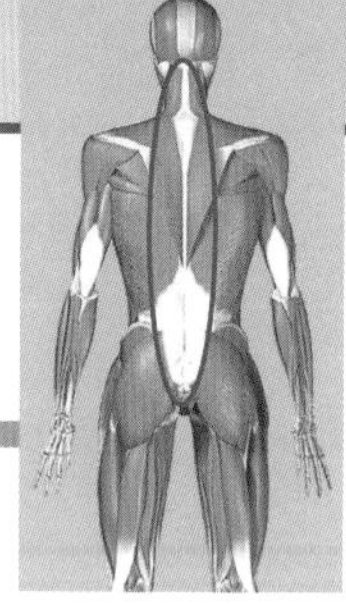

**목가장긴근** 반가시근의 상부, 엉덩갈비근의 하부 근처에 있는 척주세움근의 하나다. 이 근육은 목에서 가슴 부분의 척추뼈를 안정시켜 정상적인 만곡을 유지한다.

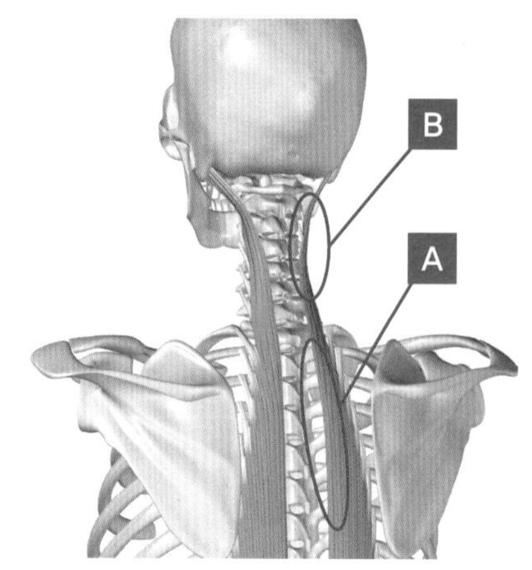
B
A

**[지배신경]** 목신경·가슴신경

**A 이는 곳**
T1~T5 등뼈의 가로돌기

**B 닿는 곳**
C2~C5(6) 목뼈의 가로돌기뒤

**주요 기능**

목뼈의 폄·옆굽힘

**ADL**

척추뼈·척수신경을 보호하는 척주세움근의 하나다. 이 근육에 문제가 생기면 목과 등 부위의 통증, 또는 어깨결림을 일으킬 수 있다.

● **척주세움근 : 가시근·가장긴근·엉덩갈비근 세 근육으로, 머리뼈에서 골반에 걸쳐 주행하는 근육의 총칭**

**등가장긴근** 엉덩갈비근의 하부에 있는 척주세움근 중 하나로, 올바른 자세를 유지한다. 이 근육에 문제가 생기면 허리 부분의 통증 또는 어깨결림을 일으킬 수 있다.

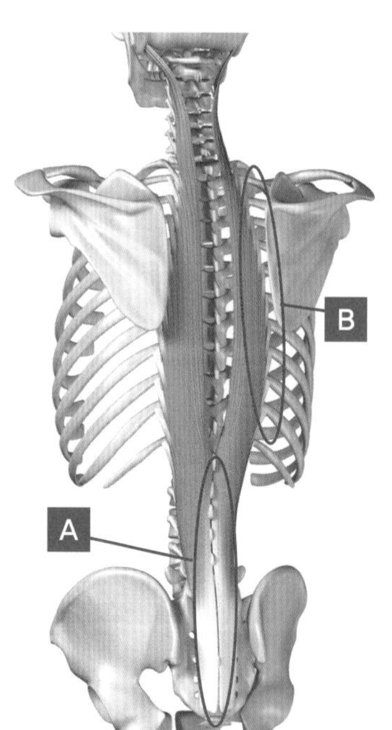
B
A

**[지배신경]** 가슴신경·허리신경

**A 이는 곳**
엉치뼈 등쪽면, L1~L5 허리뼈의 가로돌기

**B 닿는 곳**
온갈비뼈의 갈비뼈각과 갈비뼈결절 사이, 등뼈가로돌기, L1~L3 덧돌기

**주요 기능**

척주의 폄·굽힘

**ADL**

이 근육은 엉치뼈 부분에서 등허리 부분의 척추뼈를 안정시키는 역할을 담당하는 근육이기도 하다.

# 등엉덩갈비근·허리엉덩갈비근

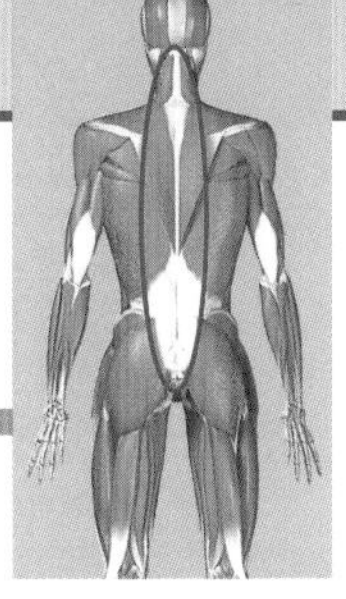

**등엉덩갈비근** 등엉덩갈비근은 엉덩갈비근의 등부분에 있는 근육이다. 척추뼈 위에 솟아오른 척주세움근의 가장 가쪽에 있는 근육 중 하나다. 척추뼈를 움직이는 기능을 한다.

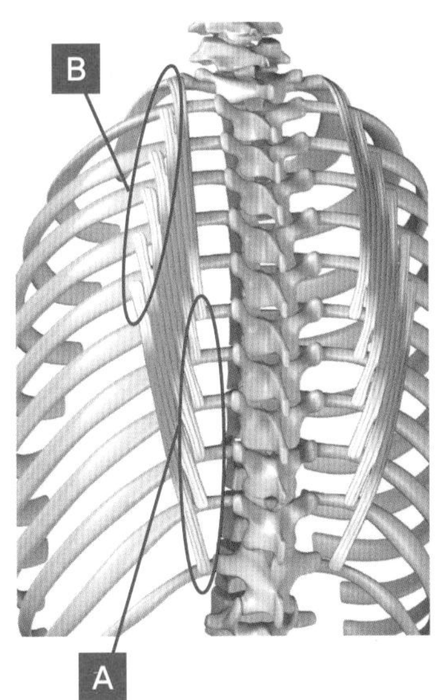
B
A

**[지배신경]** 가슴신경

**A 이는 곳**
7번~12번 갈비뼈각의 안쪽

**B 닿는 곳**
1번~6번 갈비뼈의 갈비뼈각

**주요 기능**

등뼈의 폄·굽힘

**ADL**

척주의 만곡을 유지하고 올바른 자세를 유지한다. 보행 등 일상 동작에 쓰인다.

**허리엉덩갈비근** 엉치뼈에서 갈비뼈 가운데~아래쪽에 있는 척주세움근 중 하나로 맨 가쪽에 있다. 척추뼈를 움직이는 기능을 한다.

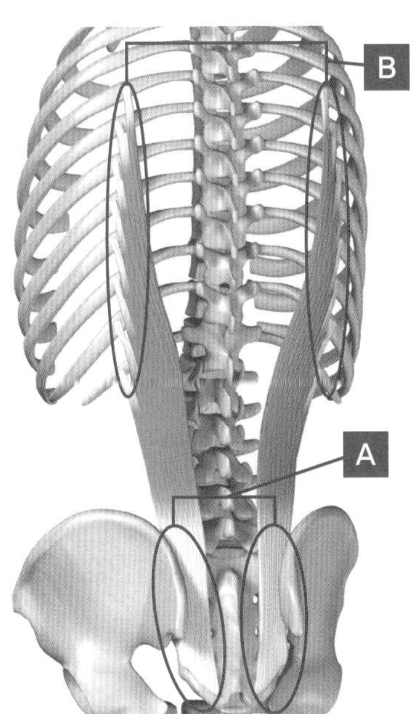
B
A

**[지배신경]** 가슴신경·허리신경

**A 이는 곳**
엉덩뼈능선, 엉치뼈 등쪽면

**B 닿는 곳**
6번~12번 갈비뼈의 갈비뼈각 아래모서리

**주요 기능**

허리뼈의 폄·굽힘

**ADL**

척주의 만곡을 유지하고 올바른 자세를 유지한다. 보행 등의 일상 동작에 쓰인다.

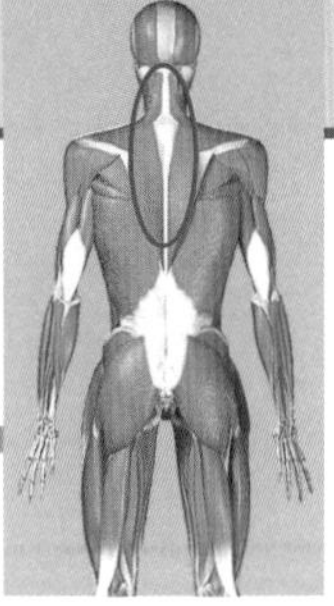

# 머리반가시근·목반가시근

## 머리반가시근

후부경근 무리의 깊은 층 근육(속근육)이다. 머리가시근보다 강력하게 기능한다.

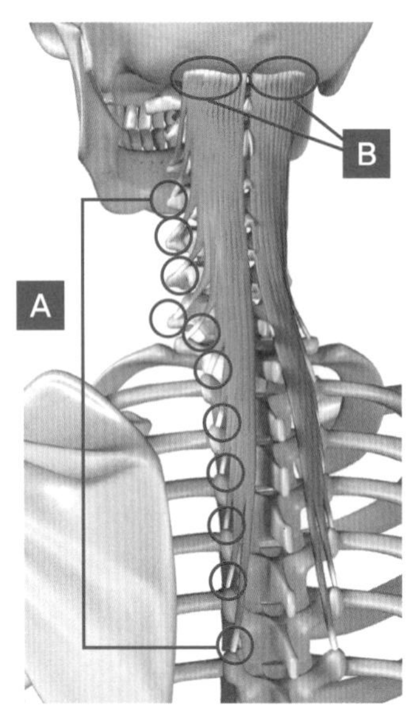

B
A


**[지배신경]** 목신경

**A 이는 곳**
C7 목뼈, T1~T6 등뼈의 가로돌기, C4~C6 목뼈의 관절돌기

**B 닿는 곳**
뒤통수뼈위 위목덜미선과 아랫목덜미선의 사이

### 주요 기능

머리부분의 폄·돌림

### ADL

머리를 뒤로 젖힐 때 쓰이는데, 그 움직임에 군더더기가 없고 강력하다. 또 머리를 돌려 뒤쪽을 볼 때도 작용한다.

## 목반가시근

뒷목근육 무리의 깊은 층(속근육)이다. 긴 근육다발은 구부릴 때 강력하게 기능하고, 짧은 근육다발은 돌리는 움직임에 효과를 발휘한다.

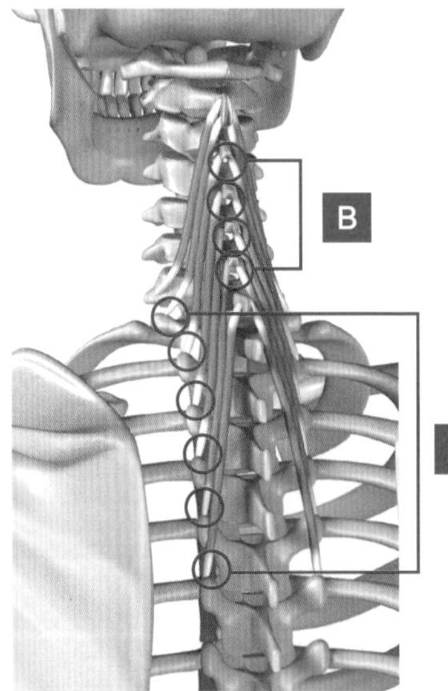

B
A


**[지배신경]** 목신경·가슴신경

**A 이는 곳**
T1~T5(6) 등뼈의 가로돌기

**B 닿는 곳**
C2~C5 목뼈의 가시돌기

### 주요 기능

목뼈의 폄·돌림

### ADL

럭비, 미식축구, 레슬링 등에서 스크럼·태클을 할 때 쓰인다. 척추뼈와 척수를 확실하게 보호한다.

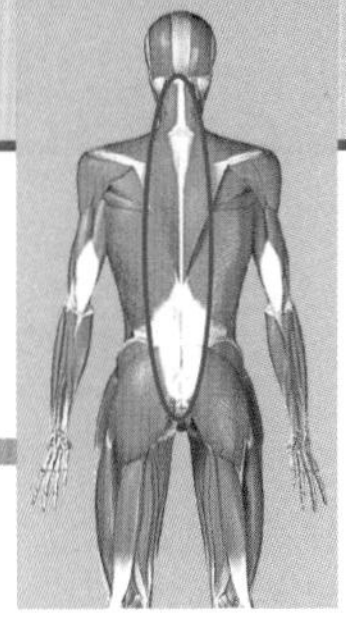

# 등반가시근·뭇갈래근

## 등반가시근

뒷목근육 무리, 깊은 층 근육(속근육) 중 하나다. 척주의 상반부에 있기에 반가시근이라고 불린다.

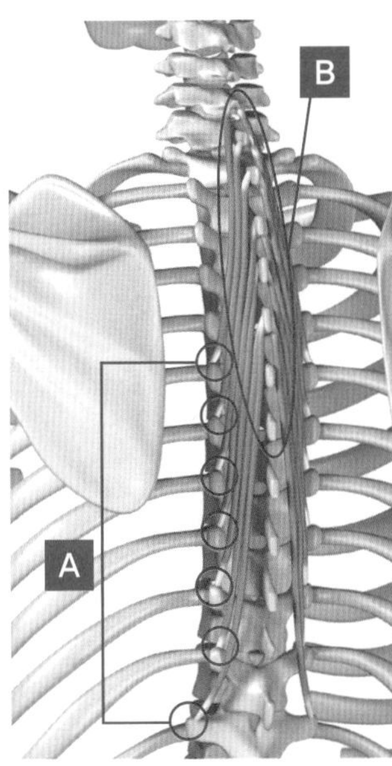
B
A

**[지배신경]** 목신경·가슴신경

**A 이는 곳**

T6(7)~T11(12) 등뼈의 가로돌기

**B 닿는 곳**

C5~C7 목뼈, T1~T4 등뼈의 가시돌기

### 주요 기능

척주의 폄·돌림

### ADL

위를 올려다보거나 뒤를 볼 때 쓰인다. 또 목반가시근과 함께 척추뼈·척수를 보호한다.

## 뭇갈래근

척주세움근·반가시근보다 깊은 층에 있는 가로돌기 무리의 일부다. 몸통을 형성하는 4개의 근육(배가로근·골반바닥근·가로막·뭇갈래근) 중 하나다.

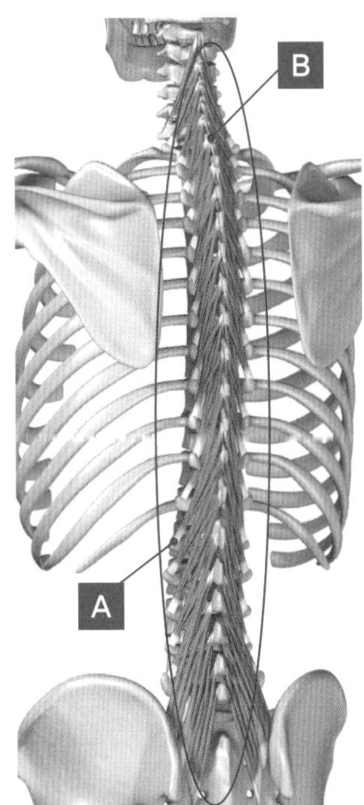
B
A

**[지배신경]** 목신경·가슴신경·허리신경

**A 이는 곳**

C4~C7목뼈의 관절돌기, 등뼈의 가로돌기, 허리뼈, 엉치뼈, 엉덩뼈

**B 닿는 곳**

이는 곳보다 2~4개 척추뼈 위의 모든 가시돌기

### 주요 기능

척주의 돌림·폄·옆굽힘

### ADL

여러 가지 운동에서의 자세와 척주의 유지 안정을 꾀한다.

# 등돌림근·바깥갈비사이근

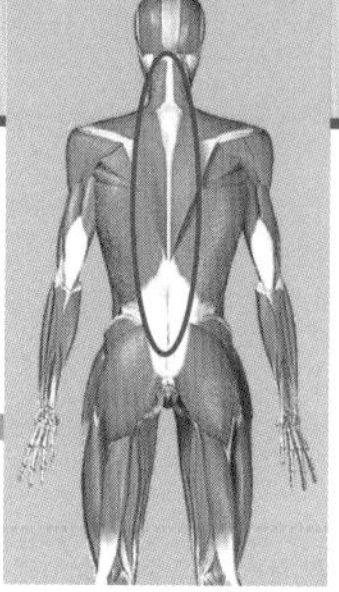

**등돌림근** 작은 근육무리로 가로돌기근 무리의 가장 깊은 층에 있는 근육이다.

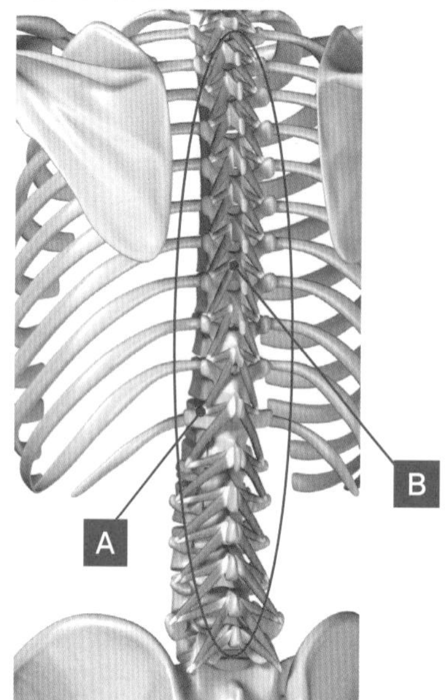

B
A


**[지배신경]** 목신경·가슴신경·허리신경

**A 이는 곳**
척추뼈의 가로돌기

**B 닿는 곳**
인접한 척추뼈 1개(2개) 위쪽의 가시돌기

**주요 기능**

척주의 돌림

**ADL**

자세와 척주의 유지, 안정을 꾀한다

**바깥갈비사이근** 갈비연골 부위에서 섬유성 막이 된다. 가슴 부위의 근육을 형성하고 갈비뼈를 척추뼈로 이어준다.

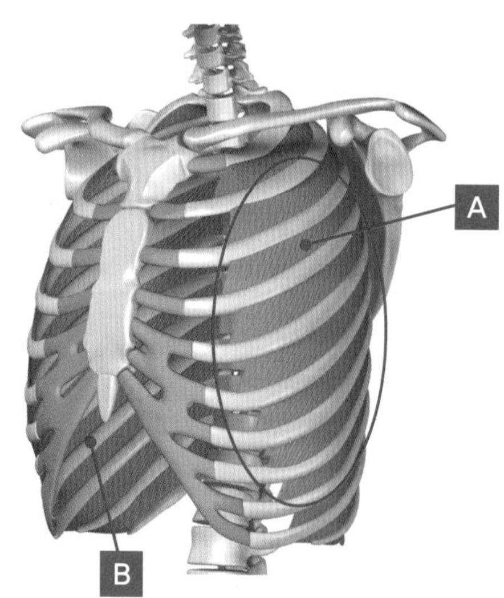

A
B


**[지배신경]** 갈비사이신경

**A 이는 곳**
1번~11번 갈비뼈의 아래모서리

**B 닿는 곳**
2번~12번 갈비뼈의 위모서리

**주요 기능**

들숨 때 갈비뼈를 들어 올려 가슴안을 확대

**ADL**

들숨의 안정된 작용을 유지한다. 또 격렬한 운동을 할 때 활발하게 쓰인다.

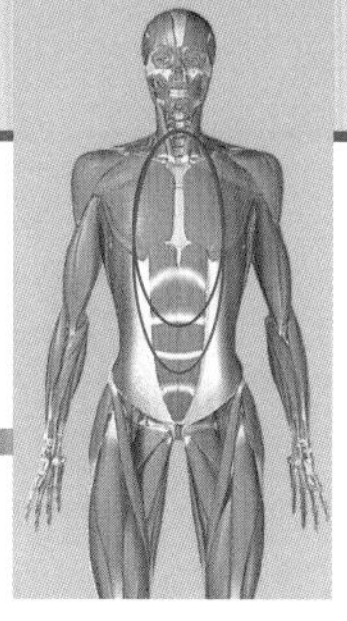

# 속갈비사이근·허리네모근

## 속갈비사이근

바깥갈비사이근과 마찬가지로 섬유성 막이다. 바깥갈비사이근 등과 함께 가슴부분의 근육을 형성한다.

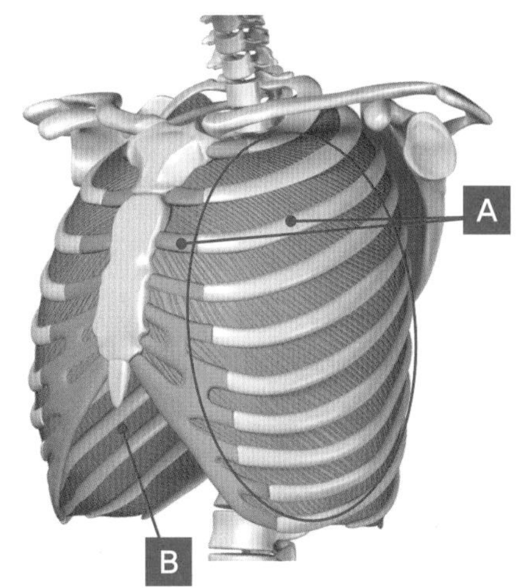
A
B

**[지배신경]** 갈비사이신경

**A 이는 곳**
1~11번 갈비뼈의 안쪽면 모서리, 갈비연골

**B 닿는 곳**
2번~12번 갈비뼈의 위모서리

### 주요 기능

날숨 시에 갈비뼈 사이를 수축

### ADL

갈비뼈를 끌어내려 가슴우리를 좁히고 숨을 내뱉는다.

## 허리네모근

척주세움근과 마찬가지로 허리뼈의 등허리널힘줄 앞부분에 있는 네모난 근육이다.

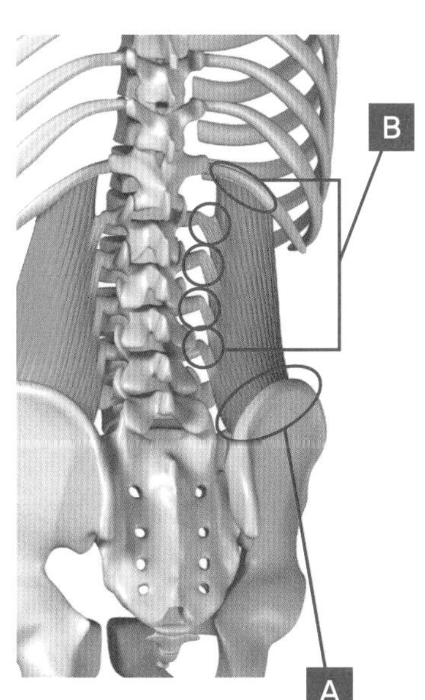
B
A

**[지배신경]** 가슴신경·허리신경

**A 이는 곳**
엉덩뼈능선, 엉덩허리인대

**B 닿는 곳**
12번 갈비뼈, L1~L4 허리뼈의 가로돌기

### 주요 기능

허리뼈의 굽힘·옆굽힘, 12번 갈비뼈의 내림

### ADL

몸을 옆 방향으로 구부리거나 물건을 주워 올릴 때 기능한다.

# 위뒤톱니근·아래뒤톱니근

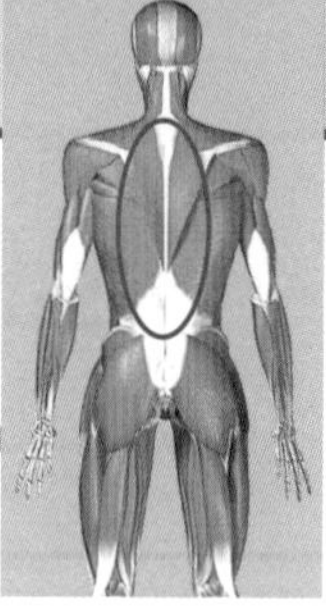

**위뒤톱니근** 어깨세모근 아래 가려져 있는 납작한 사각형 근육이다. 톱니근은 톱날처럼 생겨서 붙여진 이름이다. 갈비뼈를 척추뼈에 연결시킨다.

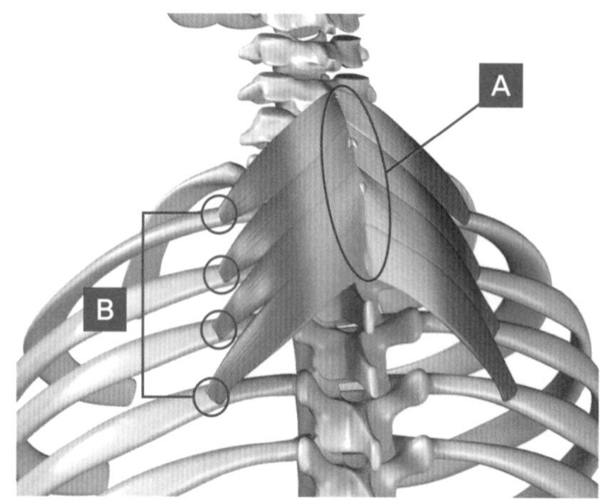
A
B

**[지배신경]** 갈비사이신경

**A 이는 곳**
C7 목뼈·T1~T3 등뼈가시돌기

**B 닿는 곳**
2번~5번 갈비뼈 위모서리

**주요 기능**

들숨 때 갈비뼈를 들어 올림

**ADL**

2번~5번 갈비뼈를 끌어올려 들숨을 보조한다.

**아래뒤톱니근** 흉부에서 허리부분으로 가는 도중에 있다. 갈비뼈를 척추뼈에 이어 붙인다.

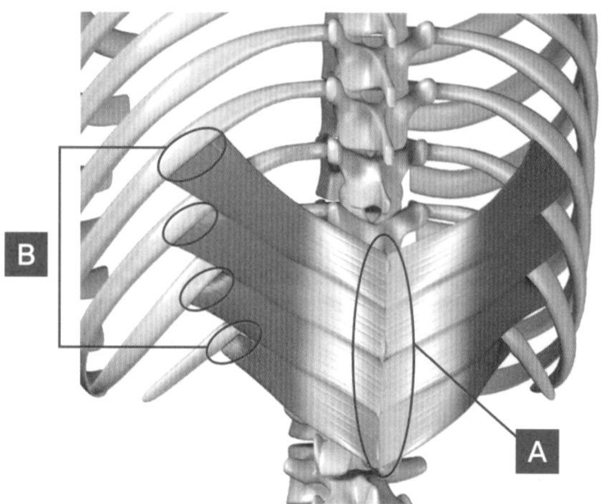
B
A

**[지배신경]** 갈비사이신경

**A 이는 곳**
T11~T12 등뼈, L1~L2 허리뼈의 가시돌기

**B 닿는 곳**
9~12번 갈비뼈 아래모서리

**주요 기능**

갈비뼈의 날숨 시 내림

**ADL**

9~12번 갈비뼈를 들어 올려 날숨을 보조한다.

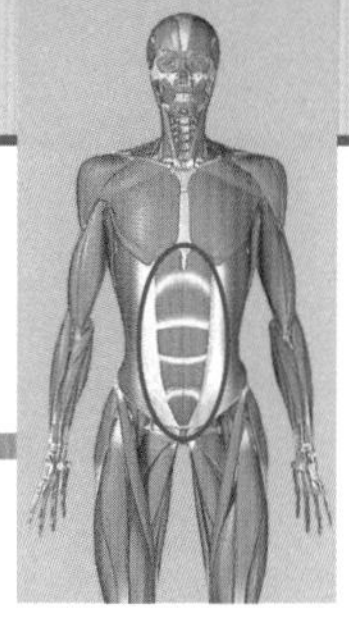

# 배바깥빗근·배속빗근

## 배바깥빗근

옆복근의 가장 가쪽 층에 있으며, 뒤쪽의 근섬유다발은 넓은등근으로 덮여있다.

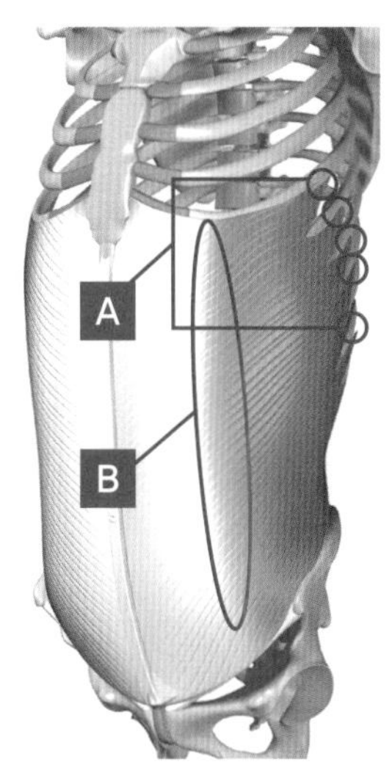

A
B


**[지배신경]** 갈비사이신경

**A 이는 곳**
5~12번 갈비뼈 가쪽면

**B 닿는 곳**
엉덩뼈 가쪽테두리, 샅고랑인대, 배곧은근집 앞엽

### 주요 기능

몸통의 굽힘·옆굽힘, 반대쪽 돌림

### ADL

배변과 배뇨를 도우며 내장을 안정시킨다. 배 부위의 조임에 최적화되어 있다.

## 배속빗근

배가로근의 얕은 층에 있으며 배바깥빗근에 덮여있다.

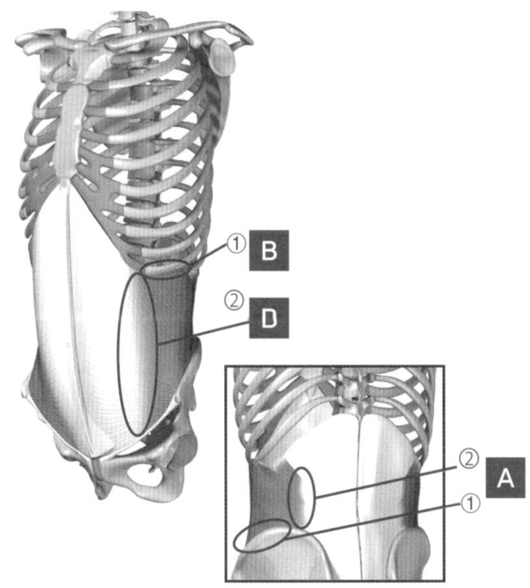

① B
② D
② A
①


**[지배신경]** 갈비사이신경·허리신경

**A 이는 곳**
① 엉덩뼈능선
② 등허리근막 심엽

**B 닿는 곳**
① 10~12번 갈비뼈
② 배곧은근집

### 주요 기능

몸통의 굽힘·옆굽힘·같은쪽 돌림

### ADL

배변, 배뇨, 재채기 및 분만 등을 보조한다.

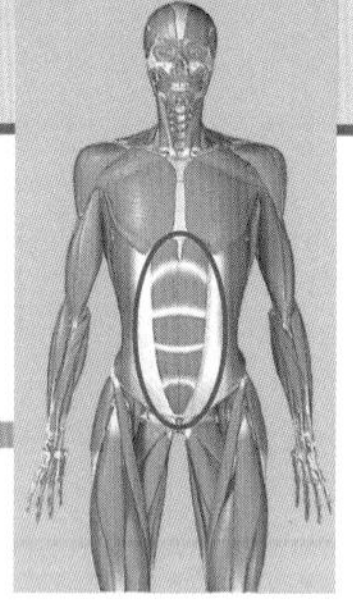

# 배가로근·가로막

**배가로근** 배바깥빗근, 배속빗근과 함께 배안의 내압을 높이는 기능을 한다.

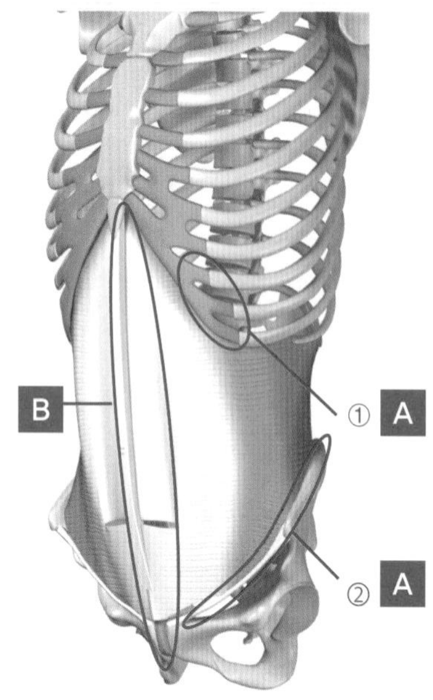

B
① A
② A


**[지배신경]** 갈비사이신경, 엉덩아랫배신경, 엉덩샅굴신경

**A 이는 곳**

① 7번~12번 갈비연골, 허리근막

② 엉덩뼈능선, 샅고랑인대

**B 닿는 곳**

칼돌기, 백색선, 두덩뼈

**주요 기능**

배안 내압을 높임

**ADL**

배변, 배뇨를 도와 내장의 안정을 꾀한다.

**가로막** 배호흡을 담당하는 주력 호흡근으로, 내려오면 가슴우리가 열려 들숨이 충분히 이루어진다.

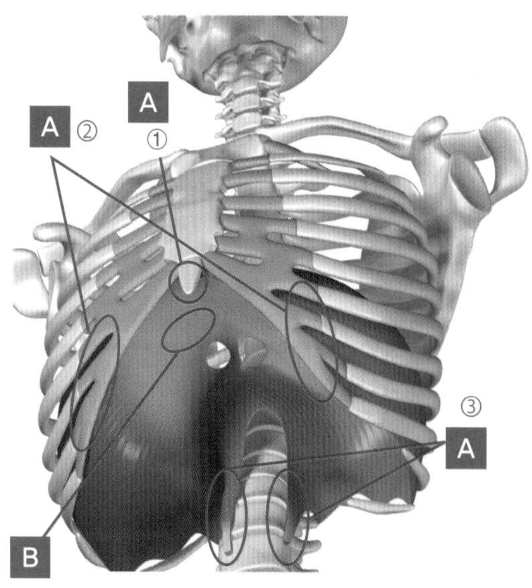

A ②
A
①
③
A
B


**[지배신경]** 가로막신경

**A 이는 곳**

① 복장뼈 부분: 칼돌기 뒷면

② 갈비뼈 부분: 7번~12번 갈비뼈·갈비연골의 안쪽면

③ 허리뼈 부분: L1~L3 허리뼈의 안쪽과 가쪽

**B 닿는 곳**

중심널힘줄

**주요 기능**

배호흡의 주요 근육

**ADL**

호흡운동에서 들숨일 때 쓰인다. 배변, 배뇨를 보조한다.

# 다리이음뼈·넙다리의 근육

## 다리이음뼈 · 넙다리의 근육 앞면

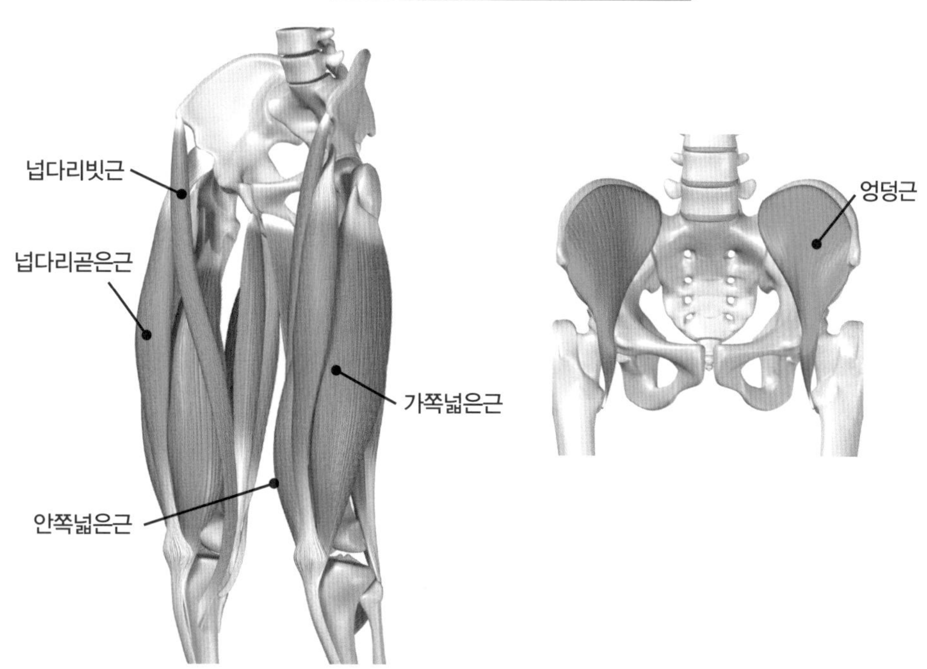

넙다리빗근
넙다리곧은근
가쪽넓은근
안쪽넓은근
엉덩근


## 다리이음뼈 · 넙다리의 근육 뒷면

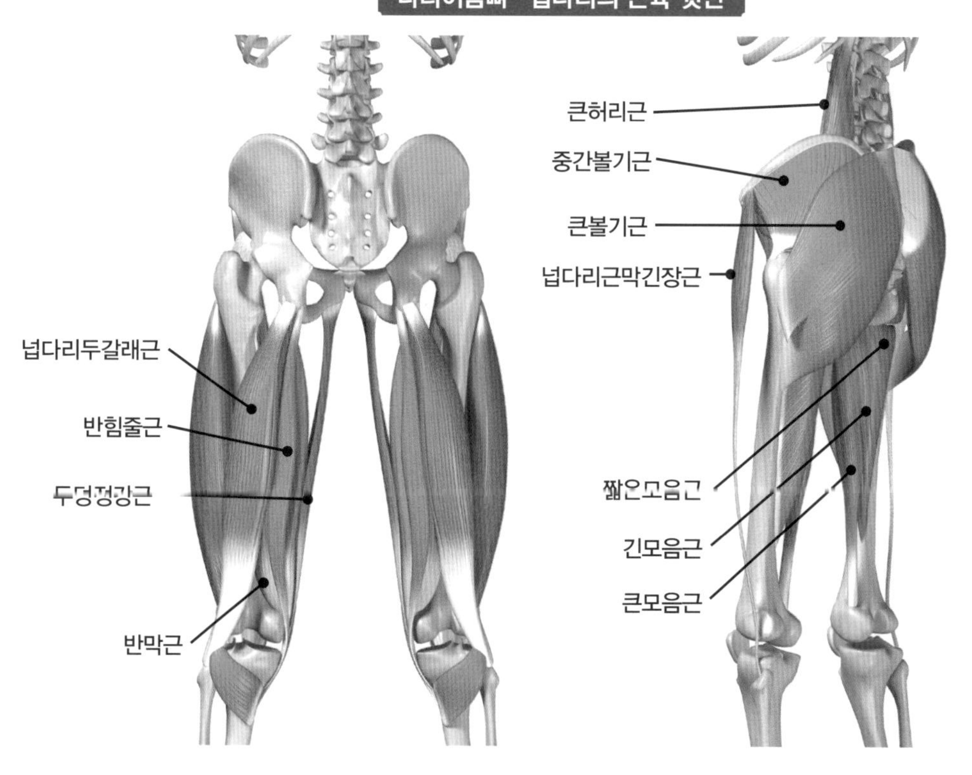

넙다리두갈래근
반힘줄근
두덩정강근
반막근
큰허리근
중간볼기근
큰볼기근
넙다리근막긴장근
짧은모음근
긴모음근
큰모음근

# 엉덩근·큰허리근

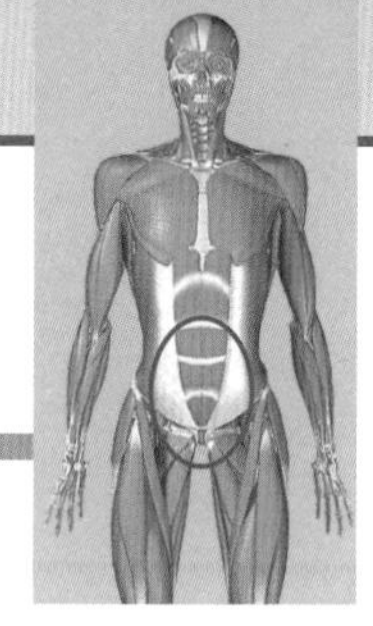

**엉덩근** 엉덩뼈 안쪽면에 있는 세모 난 근육으로, 창자 등 내장을 보호하고 복근운동을 할 때 힘을 발휘한다. 엉덩관절굽힘의 주력근이다.

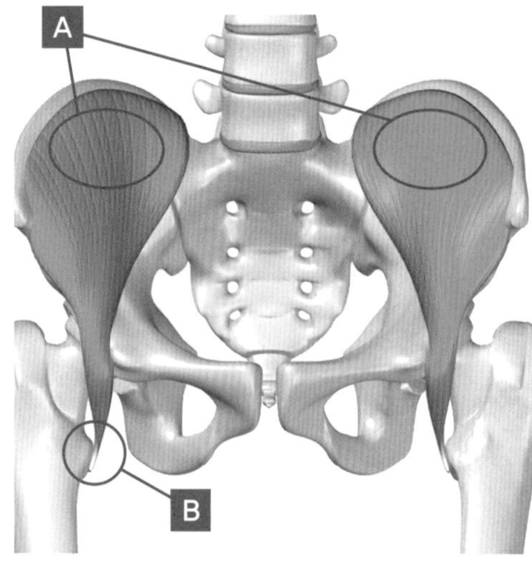
A
B

**[지배신경]** 허리신경얼기·넙다리신경

**A 이는 곳**
엉덩뼈의 엉덩뼈오목

**B 닿는 곳**
넙다리뼈의 작은돌기

**주요 기능**

엉덩관절의 굽힘·가쪽돌림, 척주의 굽힘

**ADL**

계단을 오를 때, 달릴 때, 다리를 올리는 동작과 자세를 유지하는 데 쓰인다.

**큰허리근** 엉덩근과 함께 엉덩관절 굽힘의 주력근으로, 자세를 올바로 유지하기 위해 중요한 근육이다. 엉덩관절의 속근육이라고 알려져 있다.

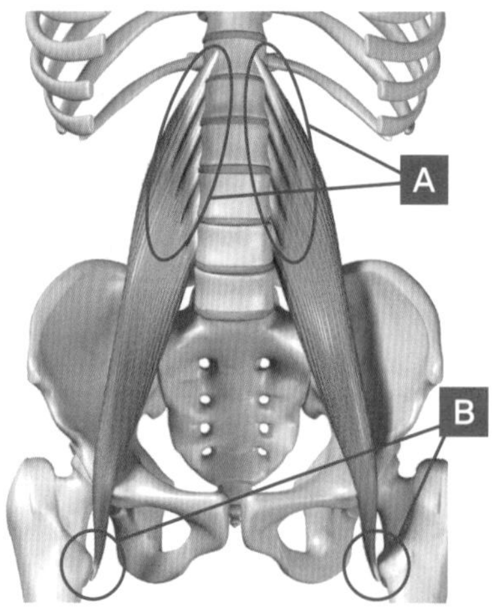
A
B

**[지배신경]** 허리신경얼기

**A 이는 곳**
T12 등뼈, L1~L5 허리뼈가로돌기

**B 닿는 곳**
넙다리뼈의 작은돌기

**주요 기능**

엉덩관절의 굽힘·가쪽돌림, 척주의 굽힘

**ADL**

이 근육의 강화는 거동하지 못하는 상태나 대사증후군을 방지하는 데 효과적이다.

| 엉덩허리근 | 엉덩근 | 큰허리근 | 작은허리근 |
|---|---|---|---|

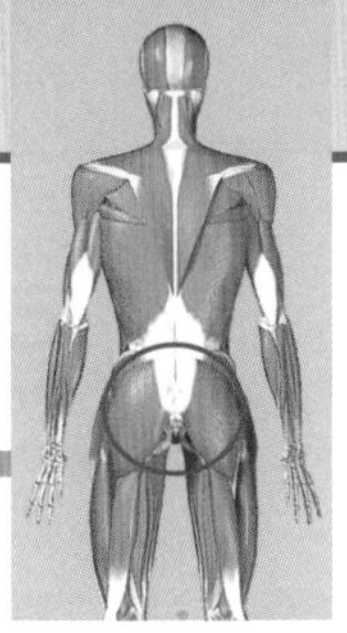

# 작은허리근·큰볼기근

## 작은허리근

큰허리근의 앞부분에 있는 근육으로, 엉덩관절의 굽힘과 관계없이 척주의 굽힘을 보조한다. 고유의 기능이 없어 약 절반의 사람은 이 근육을 가지고 있지 않다.

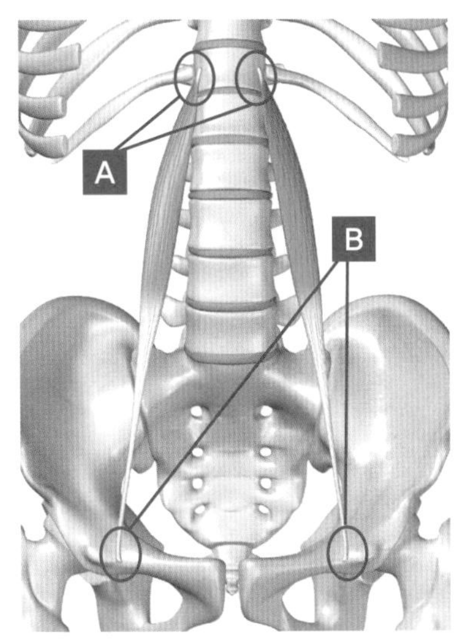
A
B

**[지배신경]** 허리신경얼기

**A 이는 곳**

T12 등뼈, L1 허리뼈의 가쪽면

**B 이는 곳**

엉덩두덩융기와 부근의 근막

### 주요 기능

척주의 굽힘을 보조

### ADL

척추뼈에 부착되어 있지 않아서 순수하게 다리를 올리는 기능을 한다.

## 큰볼기근

우리 몸에서 가장 무거운 근육이다. 보행할 때는 별로 움직이지 않지만 뛰거나 오르기 등 엉덩관절의 폄, 가쪽돌림 운동에 쓰인다.

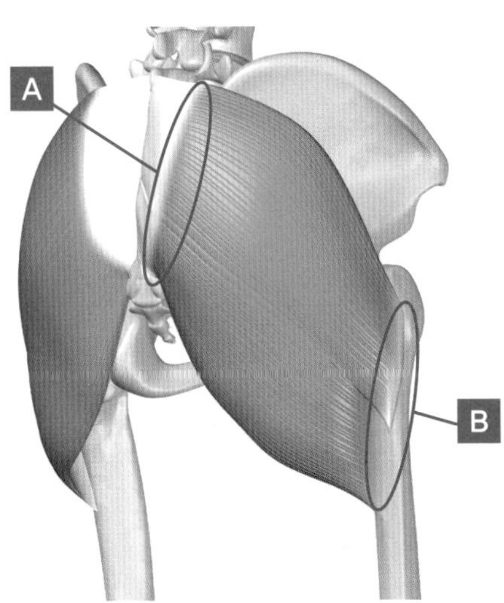
A
B

**[지배신경]** 아래볼기신경

**A 이는 곳**

엉덩뼈 뒤볼기근선, 엉치뼈, 꼬리뼈 뒷면 모서리, 엉치결절인대

**B 이는 곳**

넙다리근막의 엉덩정강띠, 넙다리뼈의 볼기근 거친면

### 주요 기능

엉덩관절의 폄·가쪽돌림

### ADL

앉은 상태에서 일어설 때, 달리기, 스킵이나 점프 따위의 운동을 할 때 쓰인다.

# 중간볼기근·작은볼기근

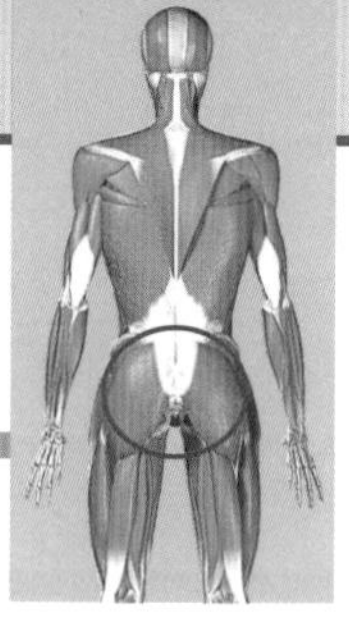

**중간볼기근** 위가쪽부분 이외에는 큰볼기근에 덮여있다. 힘살은 튼튼한 근막을 가지고 있다.

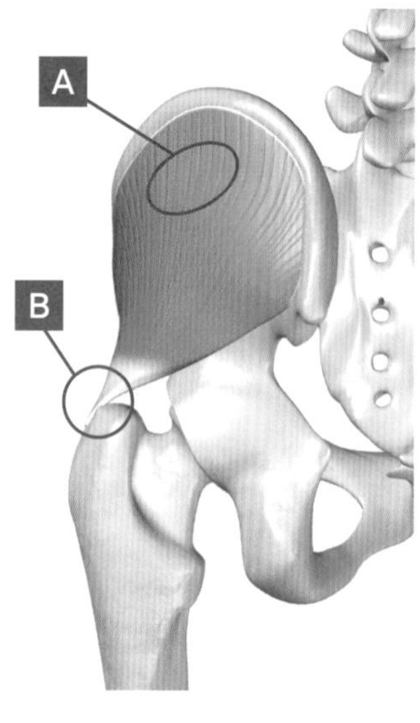

A
B


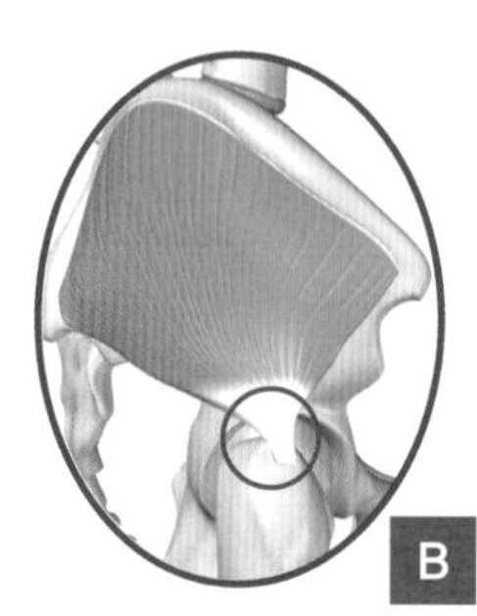

B


**[지배신경]** 위볼기신경

**A 이는 곳**

엉덩뼈 날개 가쪽면에서 앞볼기근선과 뒤볼기근선의 사이

**B 닿는 곳**

넙다리뼈의 큰돌기 가쪽면

**주요 기능**

엉덩관절의 벌림·안쪽돌림

**ADL**

보행 중 골반이 땅을 딛지 않은 다리 쪽으로 쳐지는 것을 막아 안정시킨다.

**작은볼기근** 큰볼기근의 심부에 중간볼기근이, 더 안쪽이 작은볼기근이다. 작은볼기근은 날개 모양을 하고 있으며, 중간볼기근의 속근육이다.

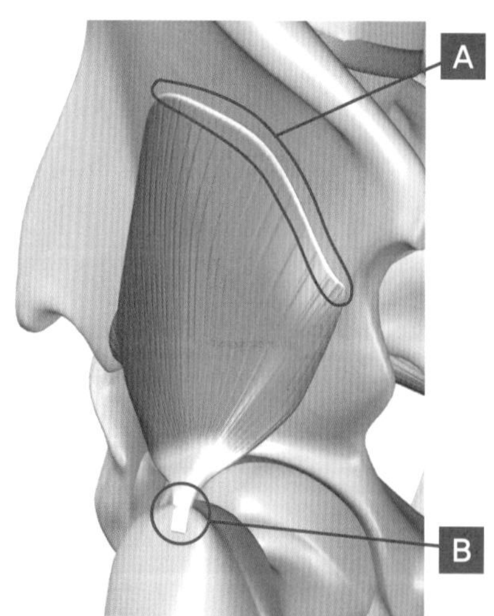

A
B


**[지배신경]** 위볼기신경

**A 이는 곳**

엉덩뼈 날개 가쪽면에서 바깥볼기근선과 아래볼기근선의 사이

**B 닿는 곳**

넙다리뼈의 큰돌기

**주요 기능**

엉덩관절의 벌림 안쪽돌림

**ADL**

중간볼기근을 보조한다. 작은·중간볼기근이 약하면 한발서기가 불안정하다. 보행에 크게 관여한다.

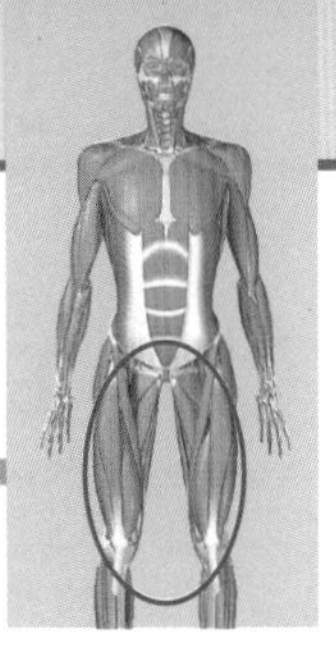

# 넙다리근막긴장근·궁둥구멍근

**넙다리근막긴장근** 중간볼기근 앞에 위치하며, 넙다리 근육을 덮는 넙다리가쪽 부분에 근막 형태로 존재한다.

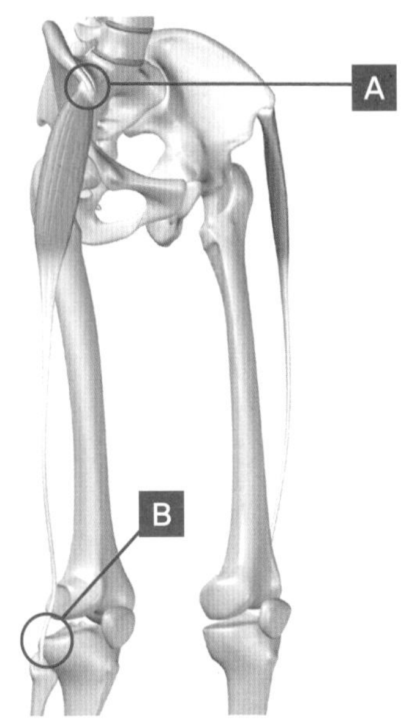
A
B

**[지배신경]** 위볼기신경

**A 이는 곳**
엉덩뼈의 위앞엉덩뼈가시, 엉덩뼈 능선

**B 닿는 곳**
엉덩정강띠를 사이에 두고 정강뼈 가쪽 위모서리

**주요 기능**

넙다리의 굽힘·벌림·안쪽돌림

**ADL**

넙다리의 움직임을 보조해, 보행 중 다리를 앞으로 똑바로 나가게 하는 역할을 한다.

**궁둥구멍근** 서양배와 같은 모양을 한 근육으로 엉덩관절의 움직임에 크게 관여한다.

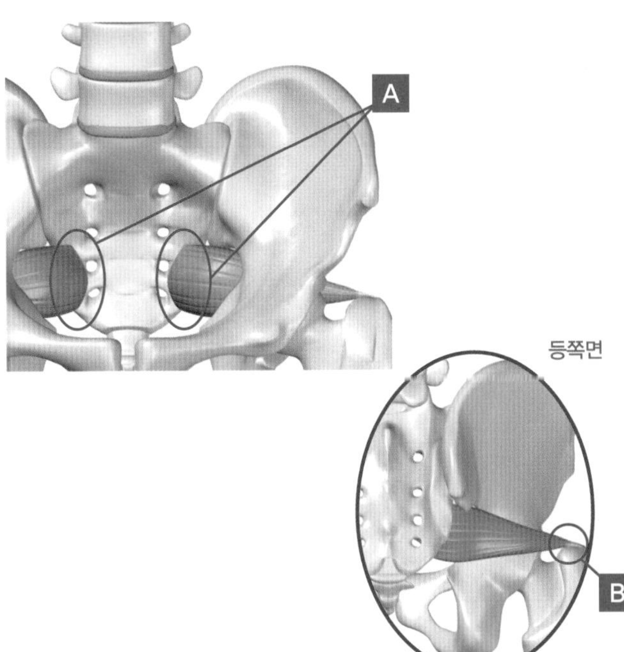
A
등쪽면
B

**[지배신경]** 궁둥신경얼기

**A 이는 곳**
엉치뼈 앞면, 큰궁둥파임

**B 닿는 곳**
넙다리뼈 큰돌기의 앞쪽끝

**주요 기능**

엉덩관절의 가쪽돌림

**ADL**

평영 등에서 다리를 움직일 때 쓰인다. 궁둥신경통의 원인이 되기도 한다.

# 넙다리네모근·큰모음근

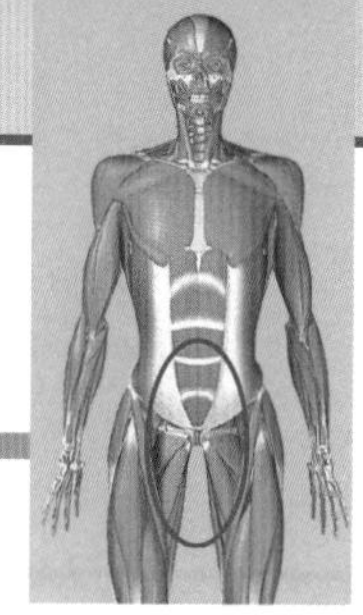

**넙다리네모근** 네모 모양의 편평하고 두꺼운 근육이다. 깊은 층 가쪽돌림근육 6개 중에서는 강력한 근육이다.

등쪽면

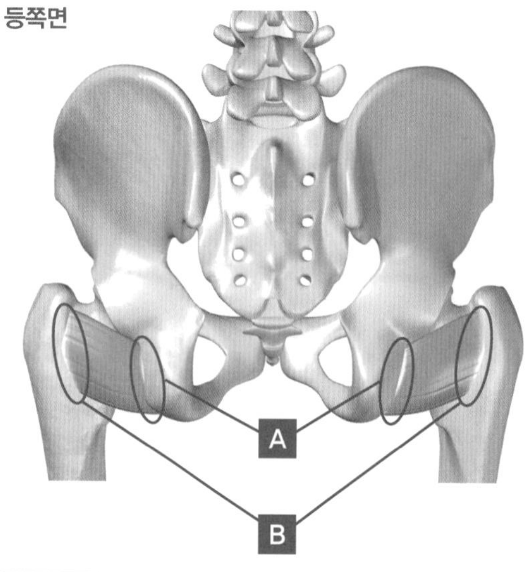

A
B


**[지배신경]** 엉치신경얼기

**A 이는 곳**
궁둥뼈의 궁둥뼈결절

**B 닿는 곳**
넙다리뼈의 돌기사이능선

**주요 기능**

엉덩관절의 가쪽돌림

**ADL**

평영 등에서 다리를 움직일 때 쓰인다.

| 깊은층가쪽돌림근육 6개 | 궁둥구멍근 | 속 · 바깥폐쇄근 | 위 · 아래쌍둥이근 | 넙다리네모근 |
|---|---|---|---|---|

**큰모음근** 모음근무리 중에서 가장 크고 강한 근육이다. 여성에 비해 남성의 근육이 더 단단하다.

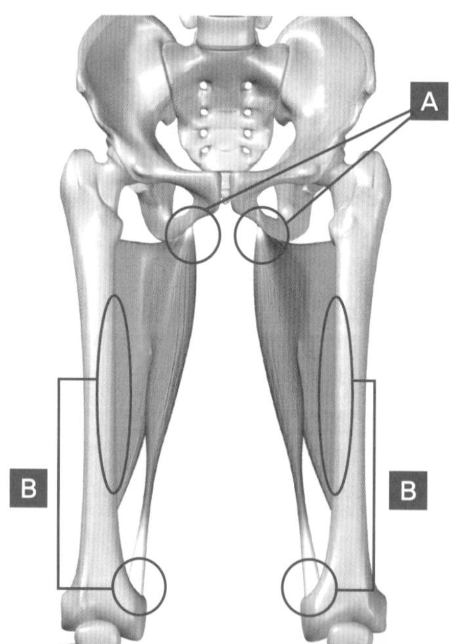

A
B
B


**[지배신경]** ① 얕은 부분: 정강신경
② 깊은 부분: 폐쇄신경

**A 이는 곳**
두덩뼈아래가지, 궁둥뼈결절

**B 닿는 곳**
넙다리뼈거친선의 안쪽테두리, 모음근결절

**주요 기능**

엉덩관절의 모음·폄

**ADL**

승마나 평영에서 다리를 움직일 때 쓰인다.

# 긴모음근·짧은모음근

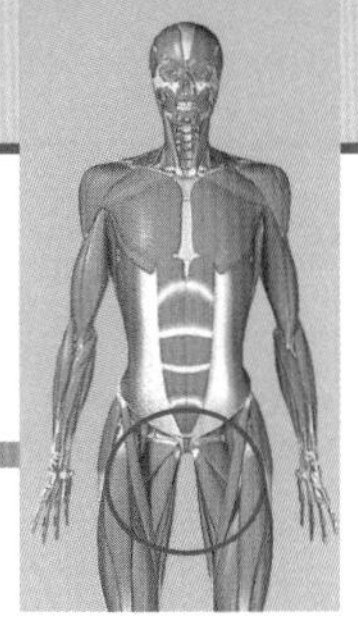

**긴모음근** 모음근무리 중에서 앞쪽두덩근의 하부에 위치한다. 양 넙다리를 끌어당겨 닫는 운동을 한다.

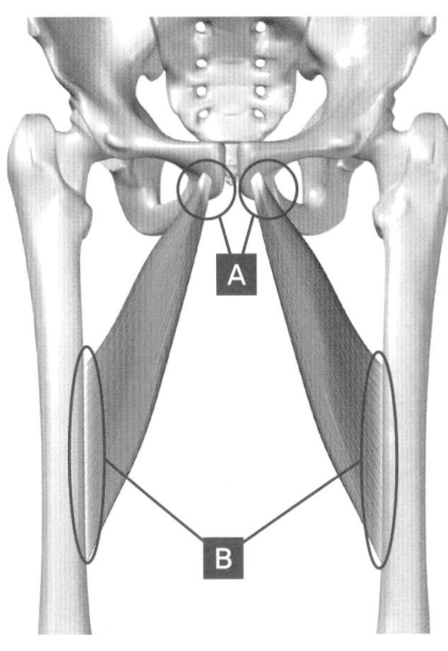
A
B

**[지배신경]** 폐쇄신경

**A 이는 곳**
두덩결합 및 두덩뼈능선

**B 닿는 곳**
넙다리뼈거친선 안쪽테두리 중앙 3분의 1

### 주요 기능

엉덩관절의 모음·굽힘·안쪽돌림

### ADL

이 근육이 약해지면 넙다리 안쪽의 늘어짐과 오(O)다리의 원인이 된다.

**짧은모음근** 긴모음근, 큰모음근과 함께 작용하며 양 넙다리를 끌어당기는 동작을 담당한다.

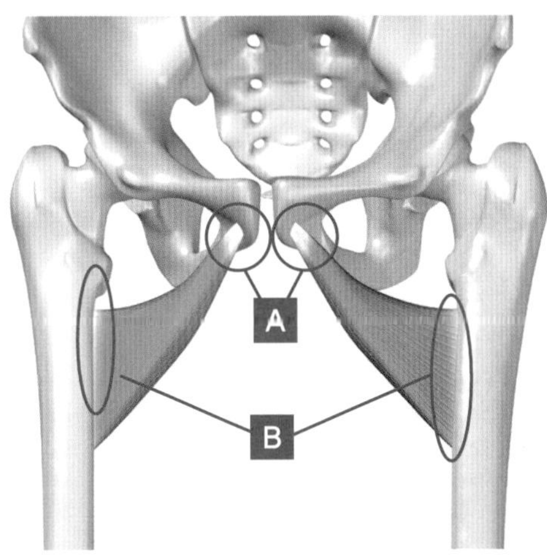
A
B

**[지배신경]** 폐쇄신경

**A 이는 곳**
두덩뼈의 두덩뼈아래가지

**B 닿는 곳**
넙다리뼈거친선 안쪽테두리의 위쪽 3분의 1

### 주요 기능

엉덩관절의 모음·굽힘·안쪽돌림

### ADL

운동할 때 옆으로 이동하는 움직임에서 힘을 발휘한다.

# 바깥폐쇄근·속폐쇄근

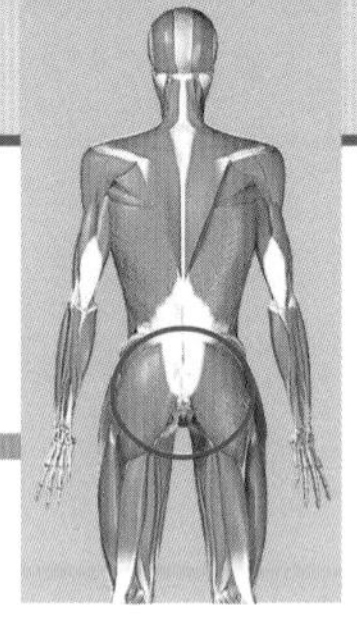

**바깥폐쇄근** 엉덩관절에서 넙다리뼈의 가쪽돌림근육으로, 가장 깊은 층에 있는 약한 모음근이기도 하다.

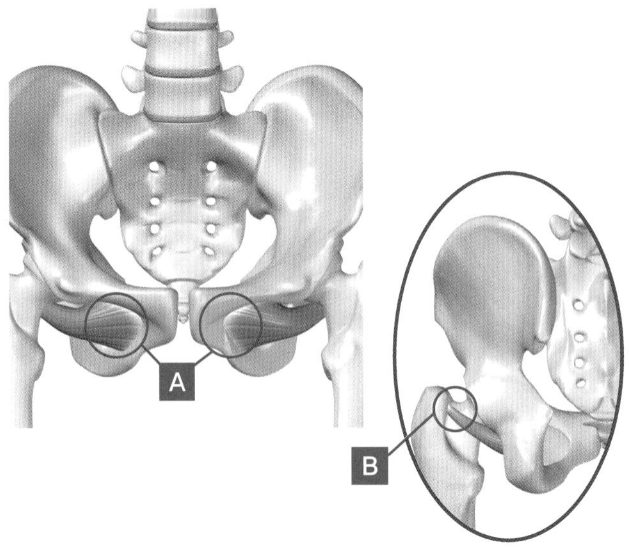

A
B


**[지배신경]** 폐쇄신경

**A 이는 곳**
두덩뼈의 폐쇄구멍 모서리. 폐쇄막의 가쪽면

**B 닿는 곳**
넙다리뼈의 돌기오목

**주요 기능**

엉덩관절의 가쪽돌림

**ADL**

보행할 때 자세를 유지하는 기능을 한다.

**속폐쇄근** 엉덩관절의 가쪽돌림 동작에 관여하는 깊은 층 가쪽돌림근육 6개 중에서 가장 강력한 근육이다.

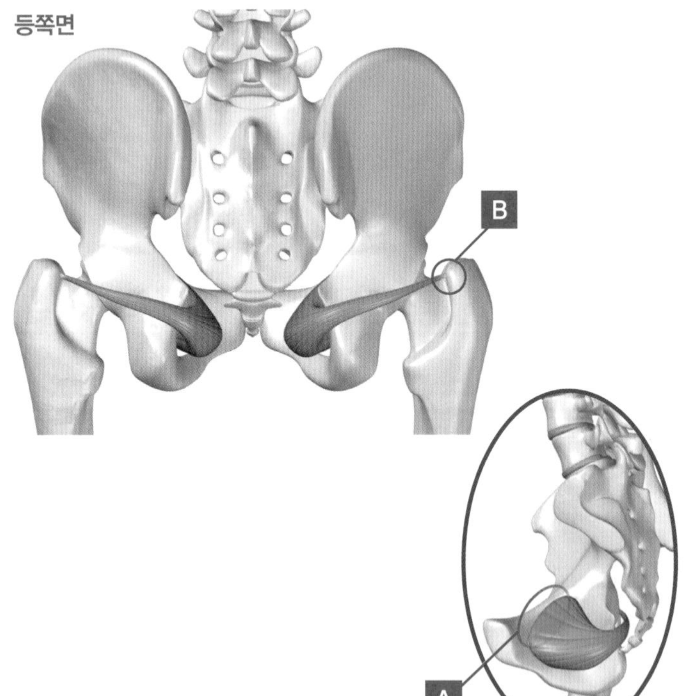

등쪽면
B
A


**[지배신경]** 엉치신경

**A 이는 곳**
궁둥뼈·두덩뼈의 폐쇄구멍모서리, 폐쇄막 안쪽면

**B 닿는 곳**
넙다리뼈 큰돌기의 돌기오목

**주요 기능**

엉덩관절의 가쪽돌림

**ADL**

평영 등에서 다리를 움직일 때 쓰인다.

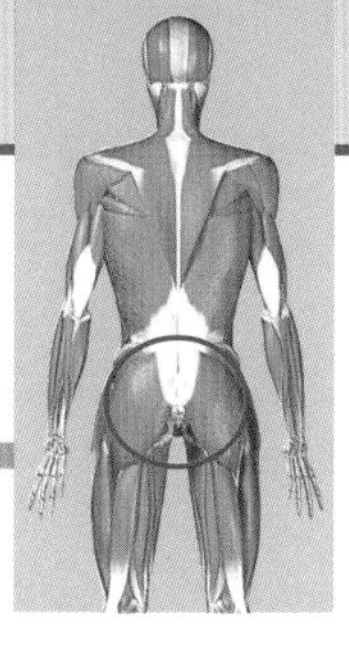

# 위쌍둥이근·아래쌍둥이근

**위쌍둥이근** 궁둥구멍근과 속폐쇄근 사이에 있는 엉덩관절의 가쪽돌림근육이다.

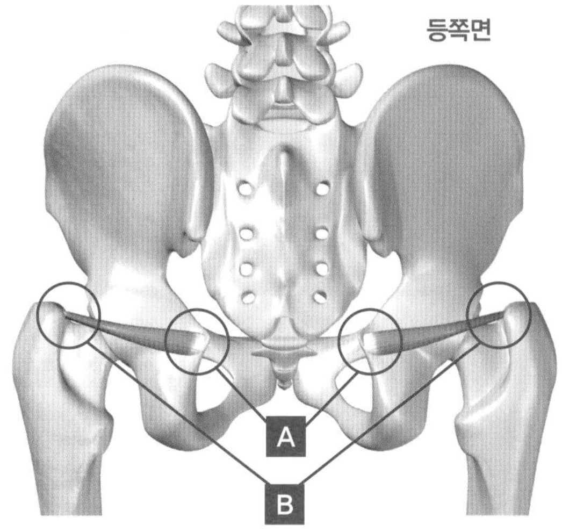
등쪽면
A
B

**[지배신경]** 엉치신경얼기

**A 이는 곳**
궁둥뼈의 궁둥뼈가시

**B 닿는 곳**
넙다리뼈 큰돌기의 돌기오목

**주요 기능**

엉덩관절의 가쪽돌림

**ADL**

오토바이나 자전거 등 탈것에서 내릴 때 쓰인다.

**아래쌍둥이근** 속폐쇄근 하부에 있는 작은 근육으로 속폐쇄근을 보조한다.

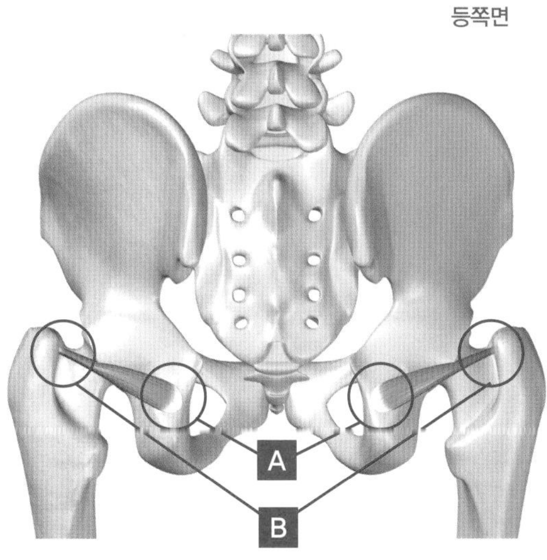
등쪽면
A
B

**[지배신경]** 엉치신경얼기

**A 이는 곳**
궁둥뼈의 궁둥뼈결절

**B 닿는 곳**
넙다리뼈 큰돌기의 돌기오목

**주요 기능**

엉덩관절의 가쪽돌림

**ADL**

야구공을 던질 때, 뒤를 돌아볼 때 쓰인다.

# 넙다리곧은근·중간넓은근

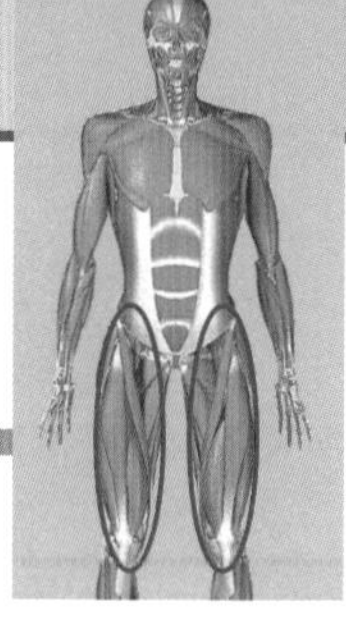

**넙다리곧은근** 넙다리네갈래근 중 하나로 가장 주력이 되는 근으로, 엉덩관절과 무릎관절을 지나는 두관절근육이다.

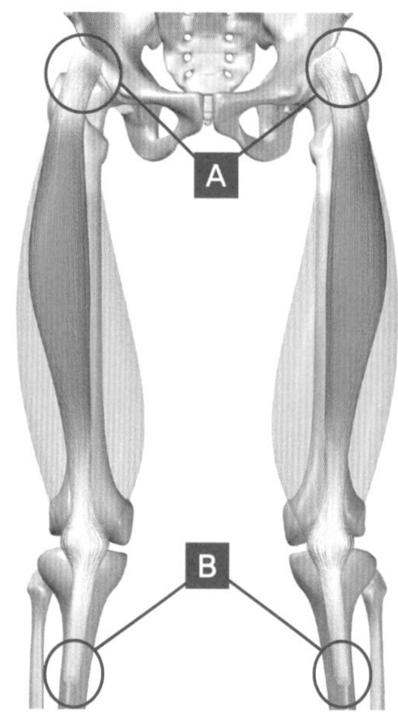

A
B


**[지배신경]** 넙다리신경

**A 이는 곳**
아래앞엉덩뼈가시, 볼기뼈 절구의 위모서리

**B 닿는 곳**
정강뼈거친면

**주요 기능**

무릎관절의 폄, 엉덩관절의 굽힘

**ADL**

무릎을 꿇은 자세에서 일어날 때, 또는 보행·주행 시 무릎을 펴게 한다.

**중간넓은근** 넙다리네갈래근의 중간에 위치한다. 엉덩관절을 굽힐 때 무릎관절의 폄 기능을 한다.

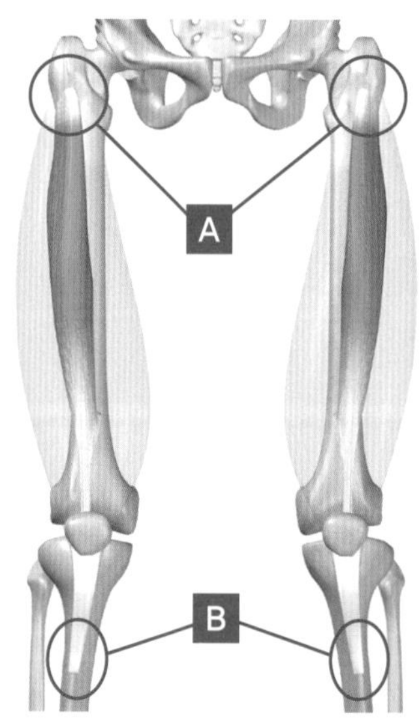

A
B


**[지배신경]** 넙다리신경

**A 이는 곳**
넙다리뼈 몸통 앞면

**B 닿는 곳**
정강뼈거친면

**주요 기능**

무릎관절의 폄

**ADL**

엉덩관절을 안정시키고 무릎을 똑바로 유지하는 기능을 한다.

**넙다리네갈래근** 넙다리곧은근 | 중간넓은근 | 가쪽넓은근 | 안쪽넓은근

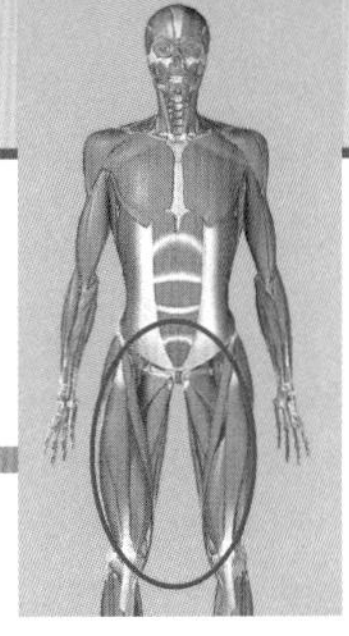

# 가쪽넓은근·안쪽넓은근

## 가쪽넓은근

넙다리의 앞 가쪽의 근육부분으로, 앉을 때 다리의 움직임을 제어한다.

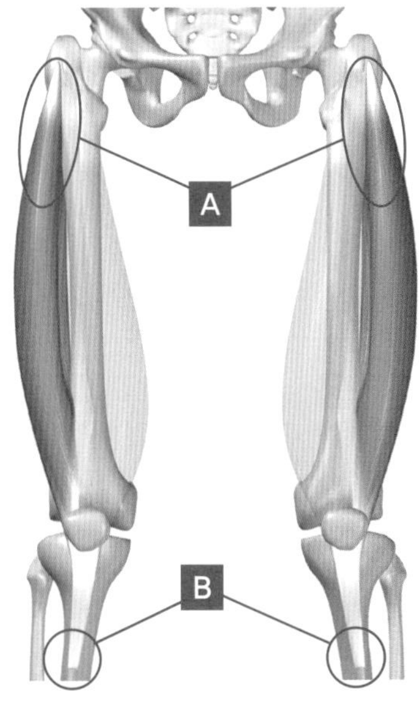
A
B

**[지배신경]** 넙다리신경

**A 이는 곳**

넙다리뼈거친선의 가쪽테두리, 큰돌기 가쪽면, 볼기근거친면

**B 닿는 곳**

정강뼈거친면

### 주요 기능

무릎관절의 폄

### ADL

보행 시 등에 무릎을 똑바로 유지하는 기능을 한다.

## 안쪽넓은근

넙다리앞 안쪽 부분에 위치하는 근육이다. 무릎관절 폄 종말의 10~20도 사이에서 가장 강하게 작용한다.

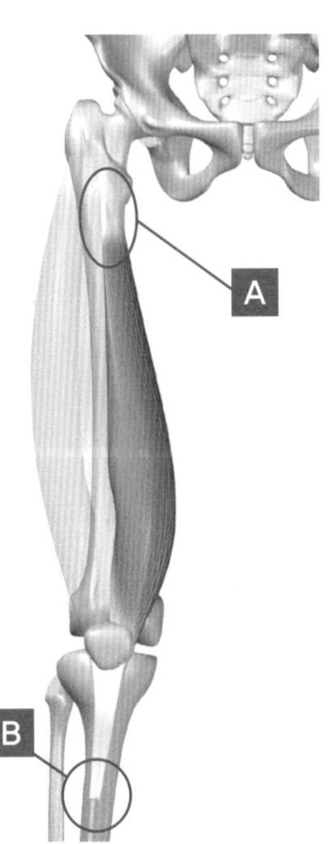
A
B

**[지배신경]** 넙다리신경

**A 이는 곳**

넙다리뼈거친선의 안쪽테두리

**B 닿는 곳**

정강뼈거친면

### 주요 기능

무릎관절의 폄

### ADL

계단을 오르거나 앉았다가 일어설 때 쓰인다. 잘 앉을 수 있도록 균형을 잡는 기능도 한다.

# 넙다리빗근·두덩정강근

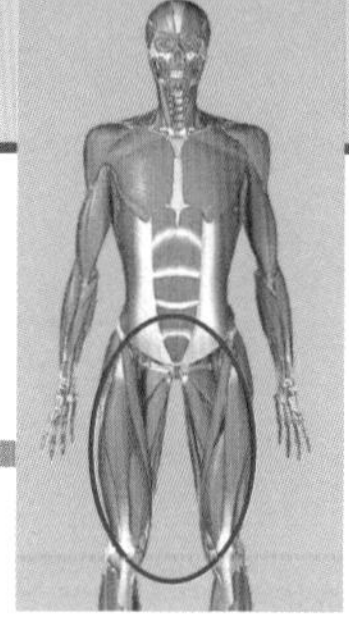

**넙다리빗근** 우리 몸에서 가장 긴 띠 모양 근육으로, 엉덩관절과 무릎관절의 근육이다.

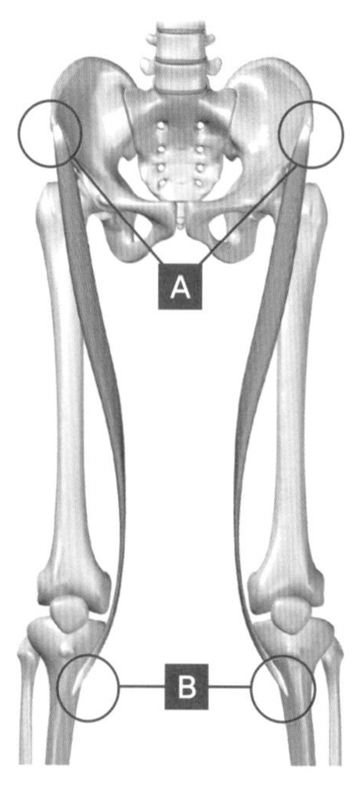

A
B


**[지배신경]** 넙다리신경

**A 이는 곳**
위앞엉덩뼈가시

**B 닿는 곳**
정강뼈거친면의 안쪽면

**주요 기능**

엉덩관절의 굽힘·벌림·가쪽돌림, 무릎관절의 굽힘

**ADL**

책상다리를 할 때 넙다리네갈래근을 돕는다.

**두덩정강근** 넙다리안쪽을 달리는 가늘고 긴 근육으로 모음근무리 중 유일하게 두관절근육이다.

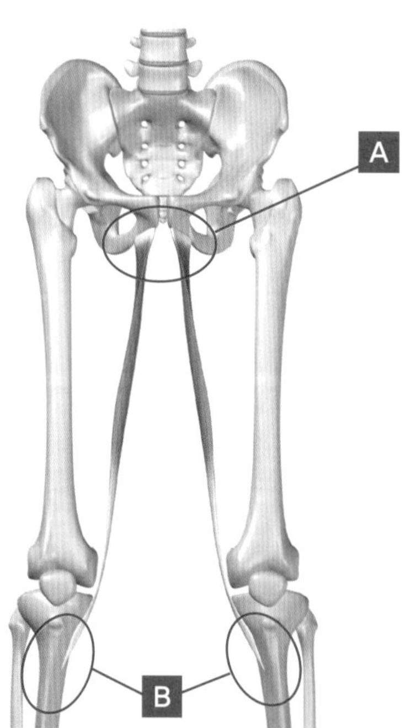

A
B


**[지배신경]** 폐쇄신경

**A 이는 곳**
두덩결합의 가쪽모서리

**B 닿는 곳**
정강뼈거친면 윗부분의 안쪽면

**주요 기능**

엉덩관절의 모음·무릎관절의 굽힘, 다리의 안쪽돌림

**ADL**

양 무릎을 굽히고 앉을 때, 승마, 평영 등의 운동 동작에 쓰인다.

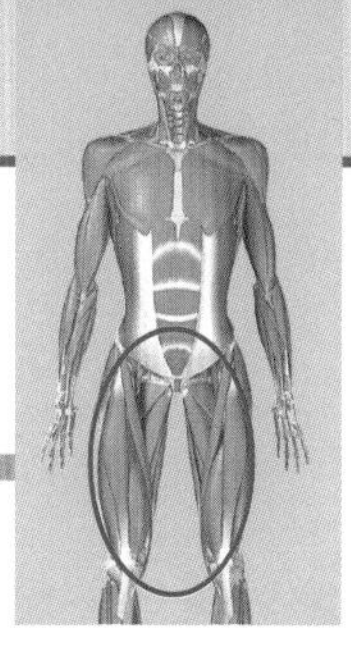

# 넙다리두갈래근·두덩근

**넙다리두갈래근** 긴갈래·짧은갈래 2개의 근육 머리로 이루어져 있으며, 가쪽 햄스트링이라고도 부른다. 짧은갈래만 관절 1개의 굽힘에 관여한다.

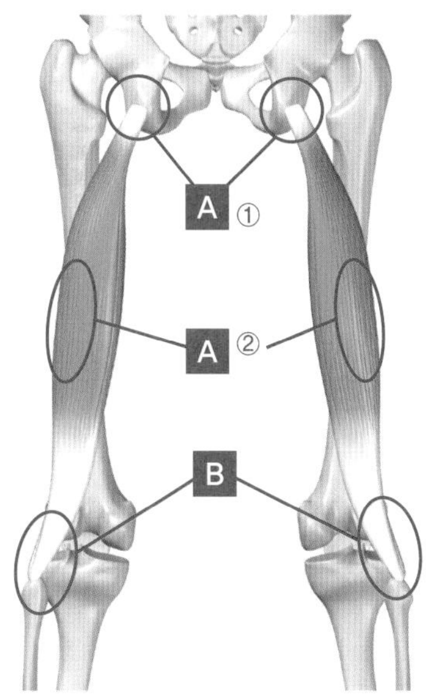
A ①
A ②
B

**[지배신경]** ① 긴갈래: 정강신경
② 짧은갈래: 온종아리신경

**A 이는 곳**
① 긴갈래: 궁둥뼈의 궁둥결절
② 짧은갈래: 넙다리뼈거친선 가쪽테두리

**B 닿는 곳**
종아리뼈의 종아리뼈머리

**주요 기능**

엉덩관절의 폄·가쪽돌림, 무릎관절의 굽힘

**ADL**

엉덩관절의 안정을 유지하는 기능을 한다.

**두덩근** 모음근무리 가운데 가장 윗부분에 위치한 네모난 근육이다.

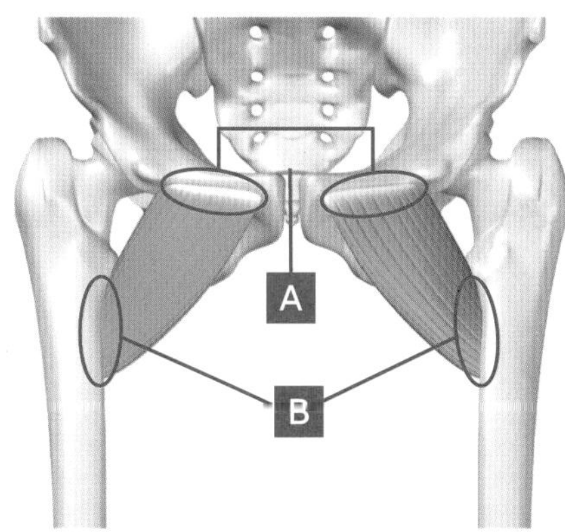
A
B

**[지배신경]** 폐쇄신경·넙다리신경

**A 이는 곳**
두덩뼈의 두덩빗

**B 닿는 곳**
넙다리뼈의 두덩근선

**주요 기능**

엉덩관절의 모음·굽힘을 보조

**ADL**

똑바로 걸을 때 힘을 발휘한다.

| 햄스트링 | 넙다리두갈래근 | 반막근 | 반힘줄근 |
|---|---|---|---|

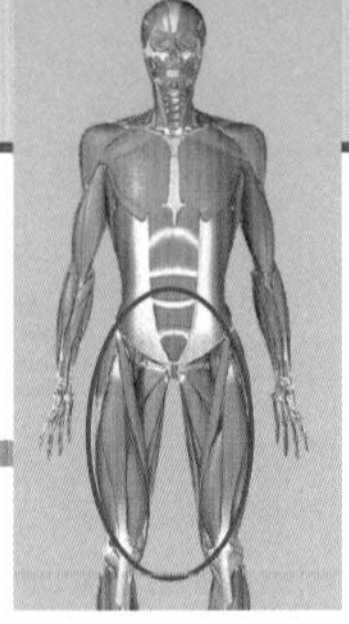

# 반막근·반힘줄근

## 반막근

안쪽햄스트링이라고 한다. 반힘줄근과 밀접하게 연관되어 기능한다.

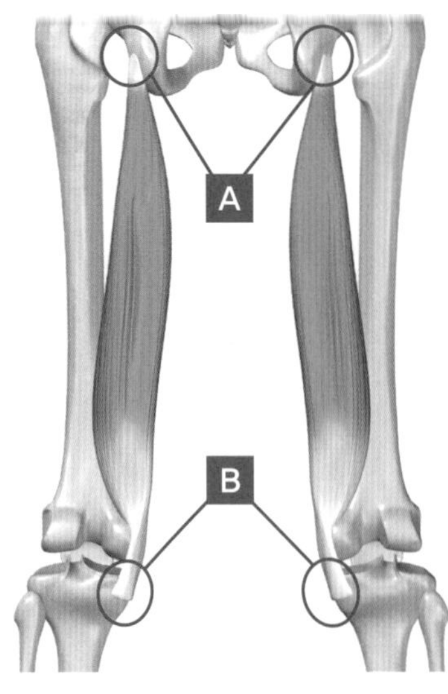

A
B


**[지배신경]** 정강신경

**A 이는 곳**
궁둥뼈의 궁둥결절

**B 닿는 곳**
정강뼈 안쪽관절융기

### 주요 기능

엉덩관절의 폄·안쪽돌림, 무릎관절의 굽힘·안쪽돌림

### ADL

달릴 때 다리를 앞으로 내디딘 다음 몸통이 굽혀지지 않게 한다.

## 반힘줄근

가늘고 긴 근육으로 반막근과 같이 안쪽햄스트링이라 부른다. 단거리 선수에게 잘 발달된 근육이다.

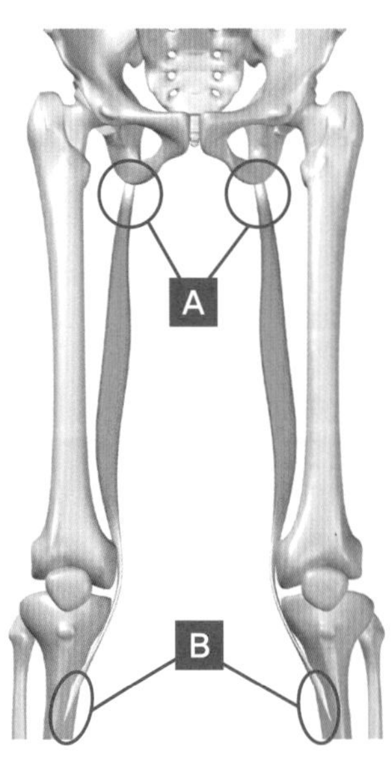

A
B


**[지배신경]** 정강신경

**A 이는 곳**
궁둥뼈결절

**B 닿는 곳**
정강뼈 상부의 안쪽면

### 주요 기능

엉덩관절의 폄·안쪽돌림, 무릎관절의 굽힘·안쪽돌림

### ADL

책상다리나 무릎을 꿇고 앉았다가 일어서는 동작을 할 때 쓰인다.

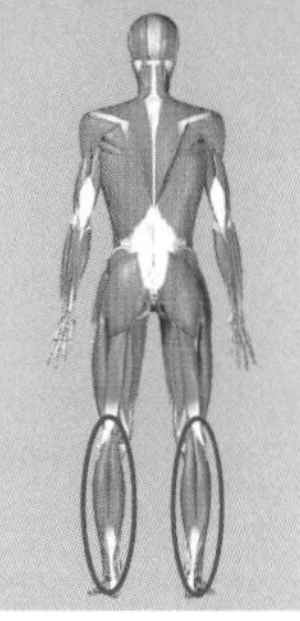

# 장딴지근·가자미근

## 장딴지근

강력한 근육으로 발꿈치까지 벋어 가자미근과 함께 아킬레스힘줄을 형성한다.

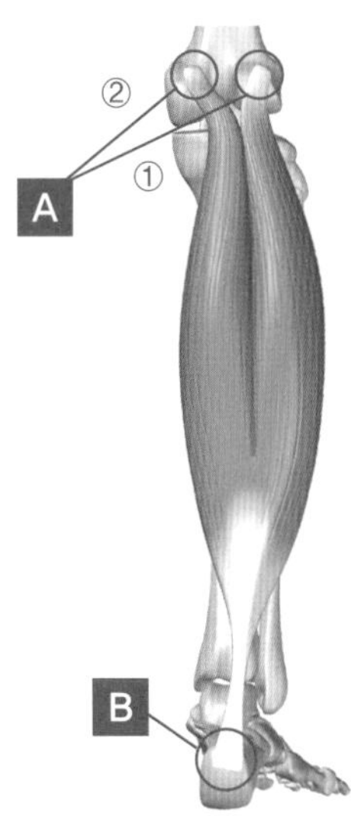
②
①
A
B

**[지배신경]** 정강신경

**A 이는 곳**
① 가쪽갈래: 넙다리뼈 가쪽위관절융기
② 안쪽갈래: 넙다리뼈 안쪽위관절융기

**B 닿는 곳**
발꿈치뼈융기

### 주요 기능

발관절의 바닥쪽굽힘, 무릎관절의 굽힘

### ADL

발끝으로 서기나 달리기·점프를 할 때 강한 힘을 발휘한다.

## 가자미근

장딴지근 안쪽에 위치하며 대부분이 장딴지근에 덮여있다. 최종적으로 아킬레스힘줄이 되어 발꿈치에 부착한다.

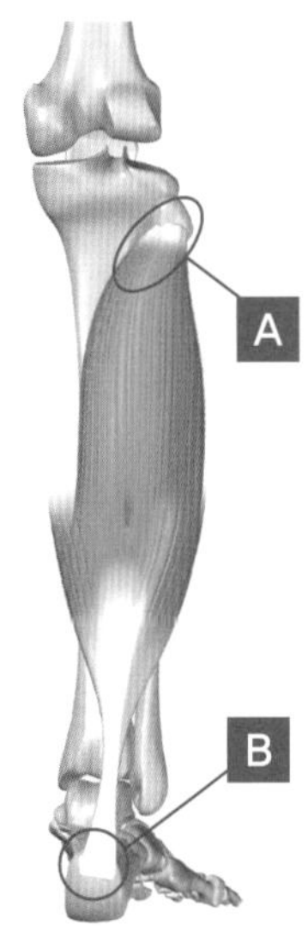
A
B

**[지배신경]** 정강신경

**A 이는 곳**
정강뼈 뒷면의 가자미근선, 종아리뼈머리, 종아리뼈 뒷면 상부

**B 닿는 곳**
발꿈치뼈융기(아킬레스힘줄이 닿는다)

### 주요 기능

발관절의 바닥쪽굽힘

### ADL

똑바로 섰을 때 종아리를 지지한다. 경보나 마라톤을 할 때 중요하게 쓰인다.

장딴지세갈래근 | 장딴지근 | 가자미근

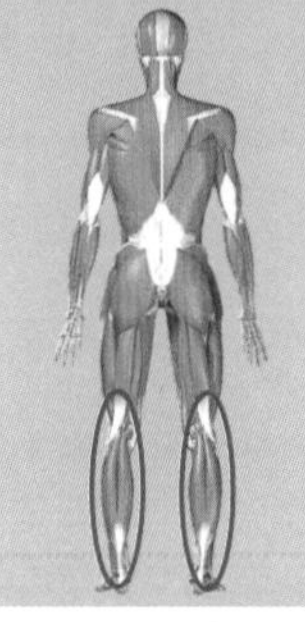

# 발바닥근·오금근

**발바닥근** 장딴지근과 가자미근 사이에 있는 가늘고 긴 근육으로, 퇴화되고 있다고 알려져 있다.

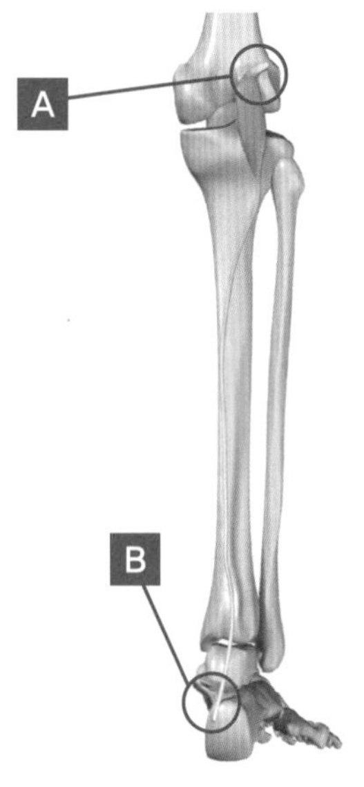
A
B

**[지배신경]** 정강신경

**A 이는 곳**
넙다리뼈의 가쪽위융기

**B 닿는 곳**
아킬레스힘줄 안쪽모서리

**주요 기능**

발관절의 바닥쪽굽힘

**ADL**

장딴지근과 가자미근의 기능을 돕는다.

**오금근** 무릎관절 뒤에 있는 작고 편평한 근육으로, 안쪽햄스트링의 보조적 역할을 한다.

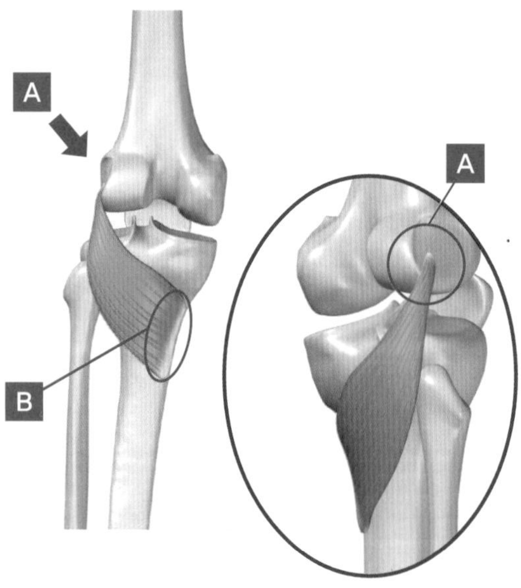
A
B
A

**[지배신경]** 정강신경

**A 이는 곳**
넙다리뼈의 가쪽위융기

**B 닿는 곳**
정강뼈 상부의 뒷면

**주요 기능**

무릎관절의 굽힘

**ADL**

무릎을 구부릴 때 뒤십자인대를 보조한다.

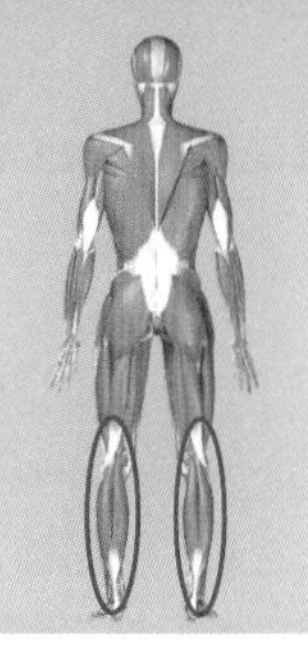

# 긴종아리근·짧은종아리근·셋째종아리근

## 긴종아리근

종아리 앞면에 있는 길고 가장 잘 만져지는 근육으로, 외피근육으로서 기능한다.

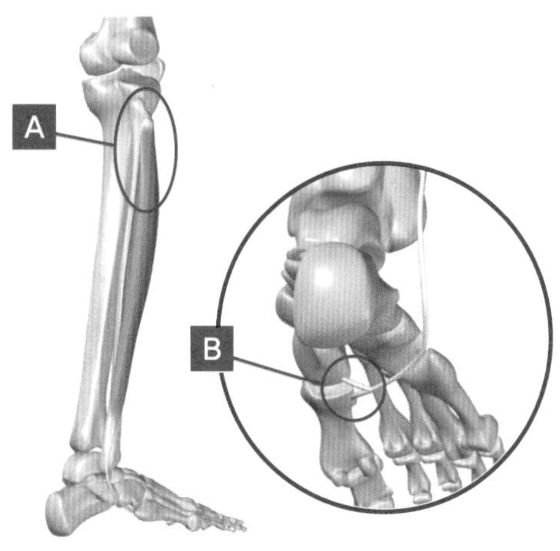
A
B

**[지배신경]** 얕은종아리신경

**A 이는 곳**

종아리뼈의 가쪽면 윗부분, 종아리뼈머리

**B 닿는 곳**

안쪽쐐기뼈, 첫째 발허리뼈의 바닥 부분

### 주요 기능

발관절의 가쪽번짐·바닥쪽굽힘

### ADL

이 근육을 강화하려면 맨발로 발 안쪽에 집중적으로 체중이 실리게 하여 걷는다. 발바닥의 장심을 유지한다.

## 짧은종아리근

가쪽으로 들 때 주동근으로, 발바닥의 세로 아치를 유지한다.

**[지배신경]** 얕은종아리근

**A 이는 곳**

종아리뼈 하부의 가쪽면

**B 닿는 곳**

다섯째 발허리뼈의 바닥 부분

### 주요 기능

발관절의 가쪽번짐·바닥쪽굽힘

### ADL

울퉁불퉁한 도로를 걸을 때 강한 힘을 발휘한다

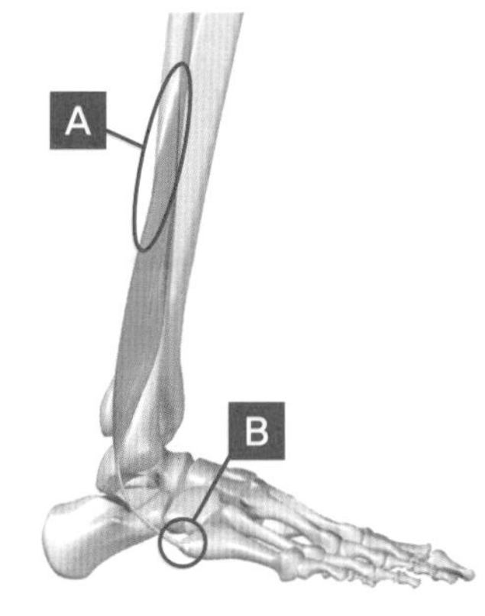
A
B

## 셋째종아리근

긴발가락폄근 가쪽면 일부의 근육다발이 갈라진 것이다.

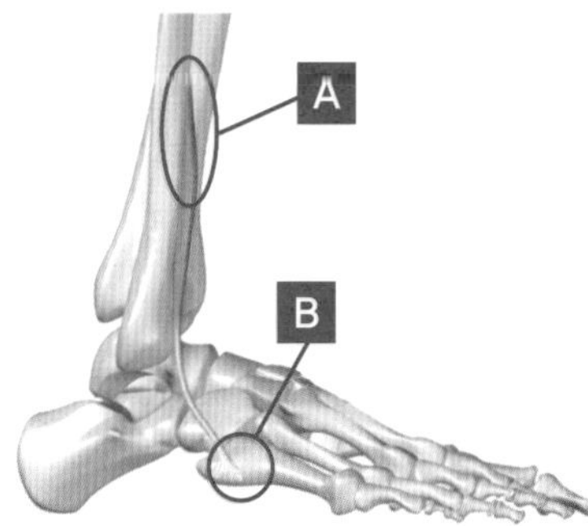
A
B

**[지배신경]** 깊은종아리신경

**A 이는 곳**

종아리뼈의 앞면 하부

**B 닿는 곳**

다섯째 발허리뼈 바닥 부분

### 주요 기능

발관절의 등쪽굽힘·가쪽번짐

### ADL

좌우로 기울어진 면 위에서 균형을 잡으면서 똑바로 서는 작용을 한다.

# 앞정강근·뒤정강근

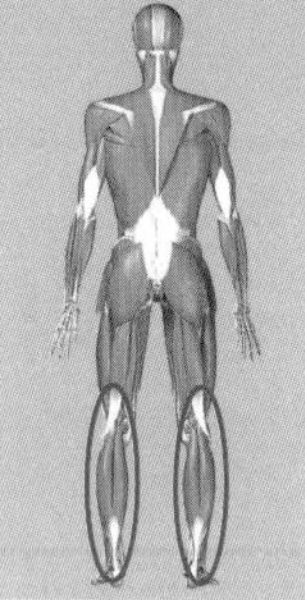

**앞정강근** 종아리 앞면에 있는 길고 가장 잘 만져지는 근육으로, 발관절의 등쪽굽힘을 일으키는 근육 중에서 가장 강하다.

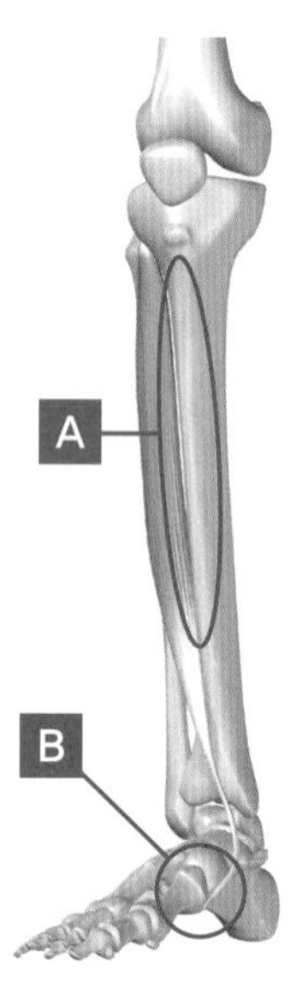
A
B

**[지배신경]** 깊은종아리신경

**A 이는 곳**

정강뼈의 가쪽면, 종아리뼈사이막

**B 닿는 곳**

안쪽쐐기뼈, 엄지발가락 발허리뼈의 바닥 부분

**주요 기능**

발관절의 등쪽굽힘, 안쪽번짐, 발바닥 아치의 유지

**ADL**

스키나 스케이트를 탈 때처럼 앞으로 기울인 자세로 보행할 때, 발 바깥쪽으로 체중을 실을 때 강한 힘을 발휘한다.

**뒤정강근** 종아리 중심을 지나 긴발가락굽힘근에 덮인 깊은 층에 있는 근육이다. 앞정강근·긴발가락폄근에서 함께 나타나는 염증을 신스프린트(shin splint)라고 한다.

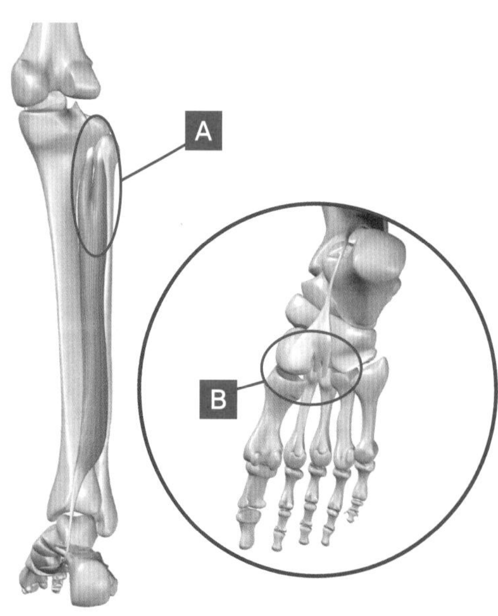
A
B

**[지배신경]** 정강신경

**A 이는 곳**

정강뼈·종아리뼈의 뒷면

**B 닿는 곳**

발배뼈, 3개의 쐐기뼈, 입방뼈, 둘째~넷째 발허리뼈 바닥 부분

**주요 기능**

발관절의 안쪽번짐, 바닥쪽굽힘

**ADL**

발끝으로 서기나 자전거 페달을 밟는 동작을 할 때 쓰인다.

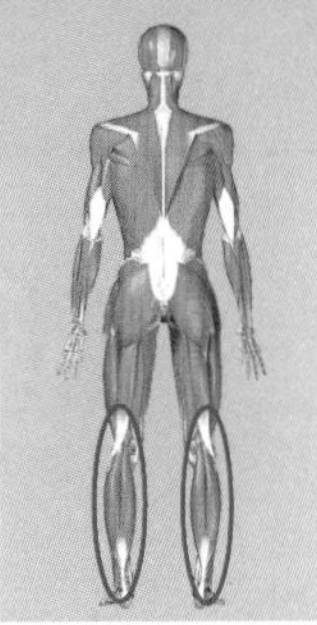

# 긴발가락폄근·긴발가락굽힘근

## 긴발가락폄근

발바닥굽힘과 발등굽힘의 균형을 유지하는 데 중요하다. 아래 가쪽은 몇 가닥으로 나뉘며, 일부는 셋째종아리근이 된다.

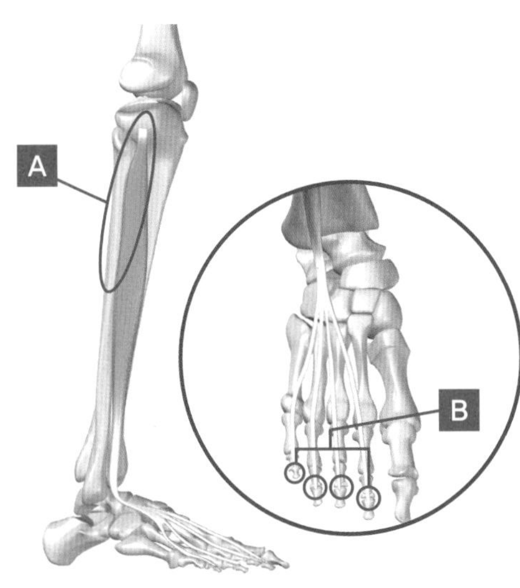
A
B

**[지배신경]** 깊은종아리신경

**A 이는 곳**
정강뼈가쪽면, 종아리뼈앞모서리, 종아리뼈사이막

**B 닿는 곳**
둘째~다섯째 중간·끝마디뼈의 등쪽면

### 주요 기능

둘째~다섯째 발가락의 폄(MP·PIP관절)

### ADL

계단을 오를 때 발끝이 잘 올라가도록 돕는다.

## 긴발가락굽힘근

정강뼈의 뒷부분에 있으며 장딴지근과 가자미근 등의 주력근에 가려져 있다. 발바닥에서 갈라져 네 발가락의 끝마디뼈에 이른다.

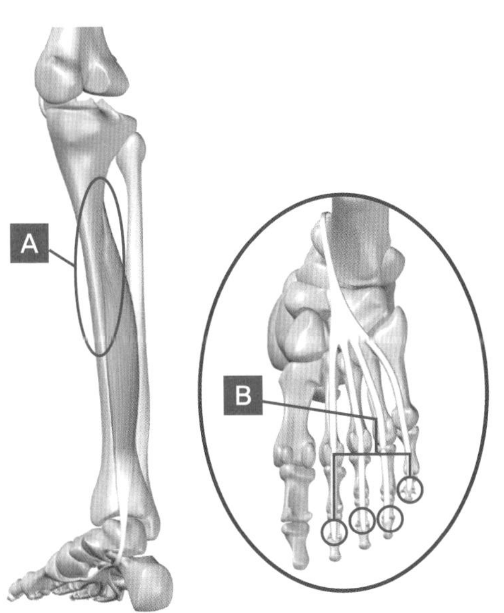
A
B

**[지배신경]** 정강신경

**A 이는 곳**
정강뼈 뒷면의 중앙부

**B 닿는 곳**
둘째~다섯째 발가락의 끝마디뼈 바닥

### 주요 기능

둘째~다섯째 발가락의 굽힘(MP·PIP·DIP관절)

### ADL

등산이나 체조경기의 평균대 동작 등을 할 때 기능한다.

# 긴엄지폄근·긴엄지굽힘근

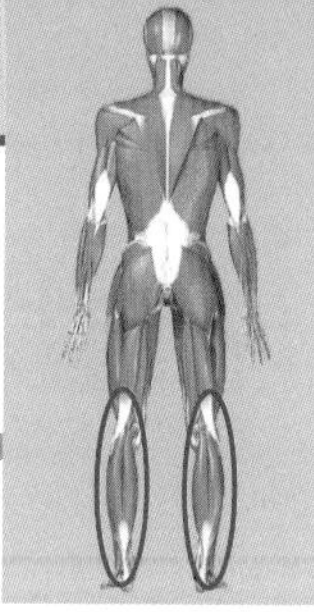

## 긴엄지폄근

종아리뼈의 중앙에서 뻗은 힘살은 양쪽 근육에 덮여 엄지발가락 바닥 부분에 이른다.

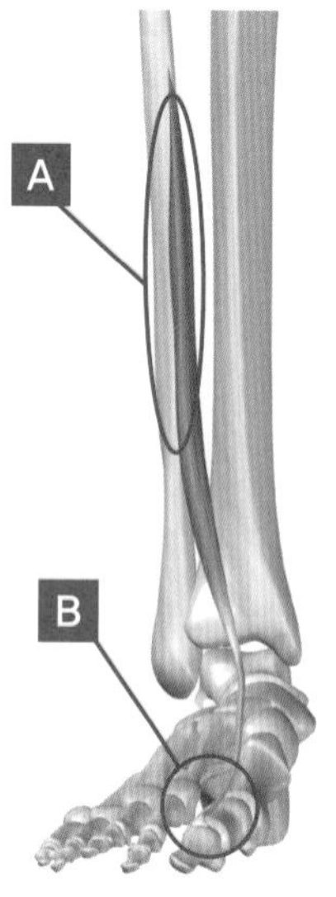
A
B

**[지배신경]** 깊은종아리신경

**A 이는 곳**
종아리뼈 및 종아리뼈사이막의 앞면

**B 닿는 곳**
엄지발가락 끝마디뼈의 등쪽면

### 주요 기능

엄지발가락의 폄(IP관절)

### ADL

계단을 오를 때 발끝이 잘 올라가도록 돕는다.

## 긴엄지굽힘근

장딴지세갈래근 안쪽에 있는 강한 깊은 층 근육으로, 무지외반증이 되지 않게 기능한다.

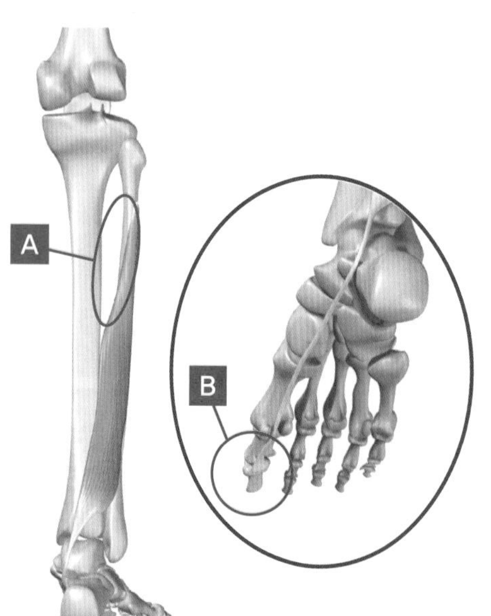
A
B

**[지배신경]** 정강신경

**A 이는 곳**
종아리뼈의 뒷면 하부

**B 닿는 곳**
엄지발가락의 끝마디뼈 바닥

### 주요 기능

엄지발가락의 굽힘(IP관절)

### ADL

보행할 때 기능하며 달리기, 점프 등에도 다른 근육과 함께 쓰인다.

# 짧은엄지폄근·짧은엄지굽힘근

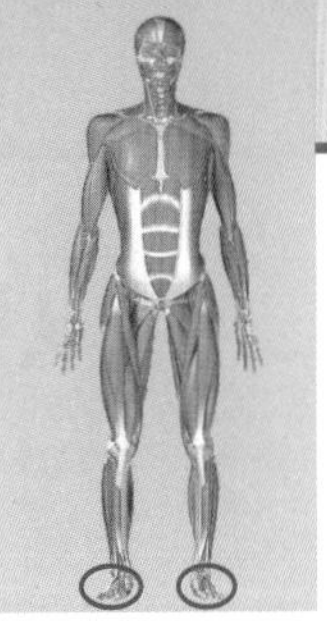

**짧은엄지폄근** 방추형의 근육으로 뼈에 부착되어 있어 직접 엄지발가락(MP관절)을 펴게 한다.

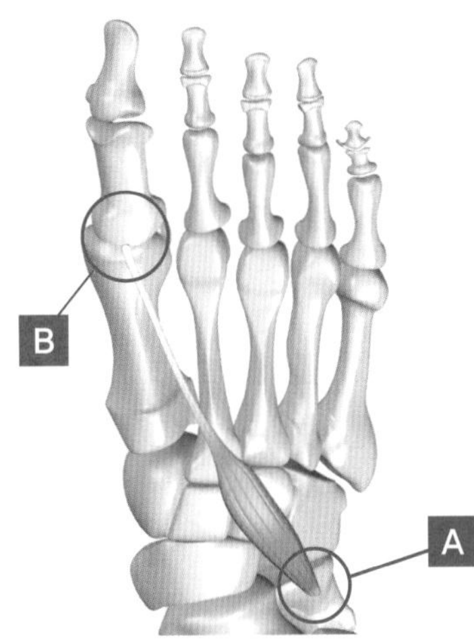
B
A

**[지배신경]** 깊은종아리신경

**A 이는 곳**
발꿈치뼈의 등쪽면

**B 닿는 곳**
엄지발가락의 첫마디뼈 바닥

**주요 기능**

엄지발가락의 폄(MP관절)

**ADL**

힘줄을 과도하게 쓰면 힘줄윤활막염을 일으키기 쉬운 부위다.

**짧은엄지굽힘근** 엄지발가락 벌림근에 덮여있는 깊은 층의 근육이다.

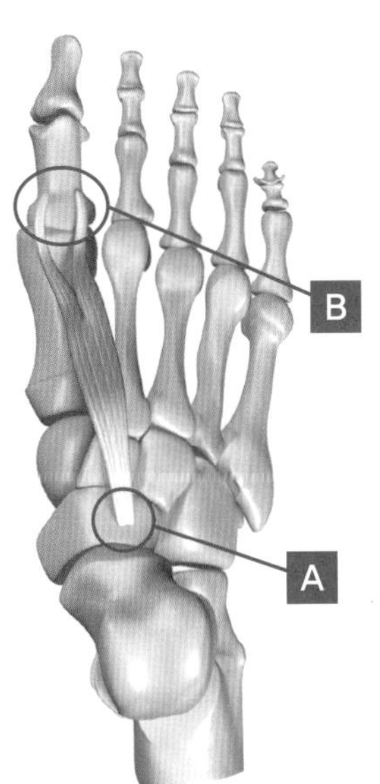
B
A

**[지배신경]** 가쪽발바닥신경·안쪽발바닥신경

**A 이는 곳**
입방뼈, 쐐기뼈

**B 닿는 곳**
엄지발가락 첫마디뼈 바닥의 양쪽

**주요 기능**

엄지발가락의 굽힘(MP관절)

**ADL**

긴엄지발가락굽힘근과 함께 엄지발가락 굽힘의 균형을 잡는다.

# 새끼벌림근·엄지벌림근

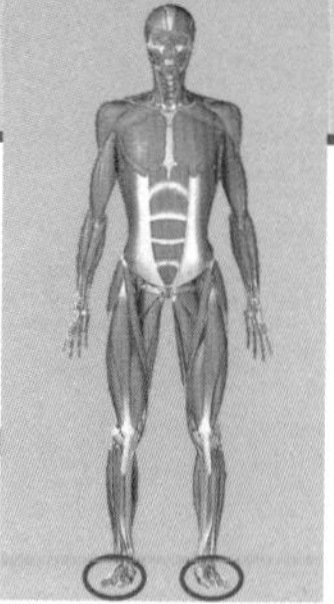

**새끼벌림근** 발가쪽 모서리에 있는 표층근으로, 발의 가쪽모서리를 부풀린다.

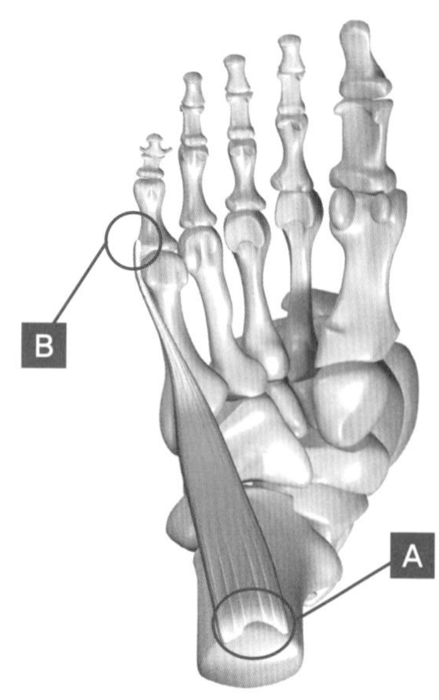

B
A


**[지배신경]** 가쪽발바닥신경

**A 이는 곳**

발꿈치뼈융기, 안쪽융기

**B 닿는 곳**

새끼발가락의 첫마디뼈 바닥의 가쪽

**주요 기능**

새끼발가락의 벌림·굽힘

**ADL**

발의 가쪽 세로아치를 유지한다.

**엄지벌림근** 엄지발가락 안쪽(발바닥의 얕은 층)에 있으며 첫째발허리뼈머리를 고정한다.

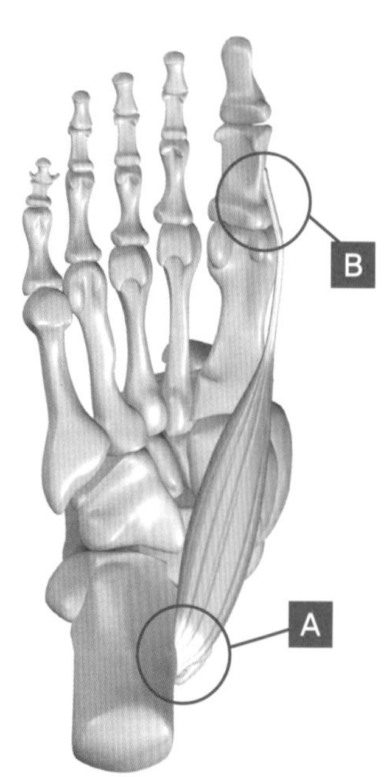

B
A


**[지배신경]** 안쪽발바닥신경

**A 이는 곳**

발꿈치뼈융기, 굽힘근지지띠, 발바닥널힘줄

**B 닿는 곳**

엄지발가락 기저골 안쪽

**주요 기능**

엄지발가락의 벌림

**ADL**

발의 안쪽 세로아치를 유지한다.

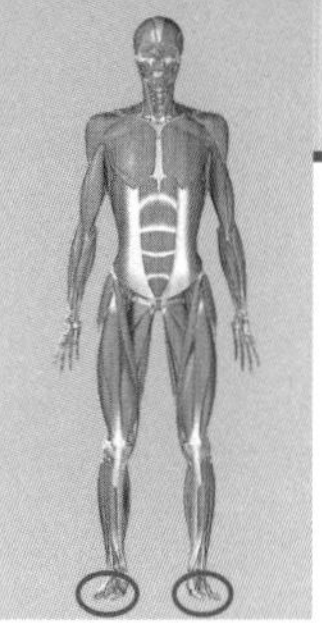

# 짧은발가락폄근·짧은발가락굽힘근

**짧은발가락폄근** 짧은엄지폄근과 등쪽뼈사이근과 마찬가지로 발등을 지나는 근육이다. 둘째~넷째발가락을 편다.

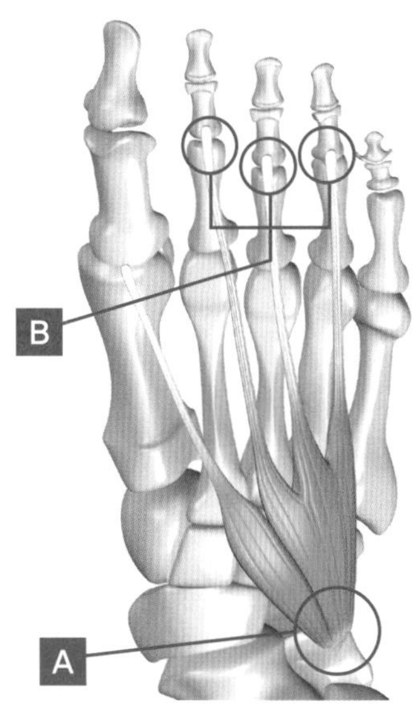
B
A

**[지배신경]** 깊은종아리신경

**A 이는 곳**
발꿈치뼈의 등쪽

**B 닿는 곳**
둘째~넷째 발가락의 긴발가락폄근힘줄

### 주요 기능

둘째~넷째 발가락의 폄

### ADL

등쪽굽힘 시 둥글게 부푼다. 발끝으로 서는 동작에 관여한다.

**짧은발가락굽힘근** 발의 근육 중 가장 발바닥의 표층, 중앙부에 위치하며 발바닥널힘줄로 덮여있다.

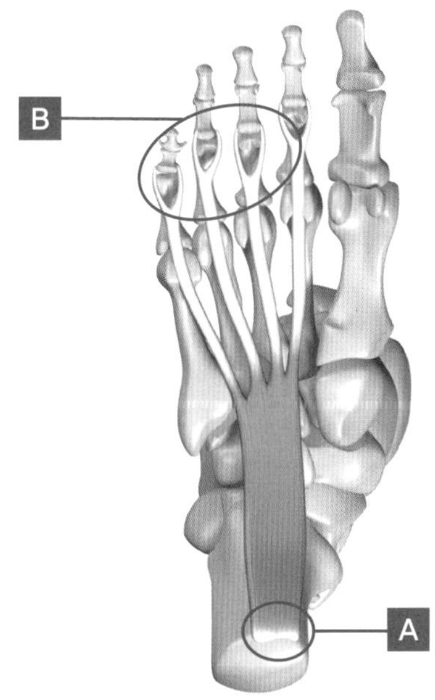
B
A

**[지배신경]** 안쪽발바닥신경

**A 이는 곳**
발꿈치뼈 안쪽 결절 및 발바닥널힘줄

**B 닿는 곳**
둘째~다섯째 발가락뼈의 중간마디뼈

### 주요 기능

둘째~다섯째 발가락 굽힘(PIP관절)

### ADL

이 근육이 약해지면 갈퀴발가락이라 불리는 가쪽발가락 변형 증상이 나타난다.

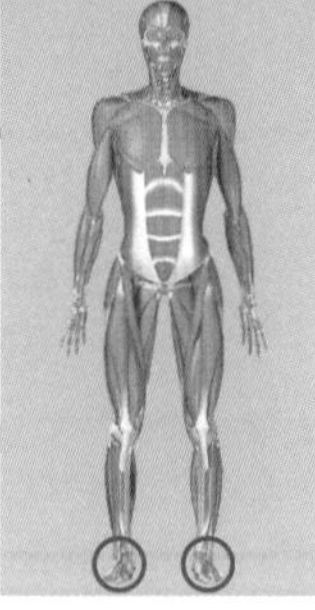

# 벌레근·발바닥네모근

**벌레근** 발바닥네모근과 함께 가운데층에 위치한 작은 근육으로 촉진이 어렵다.

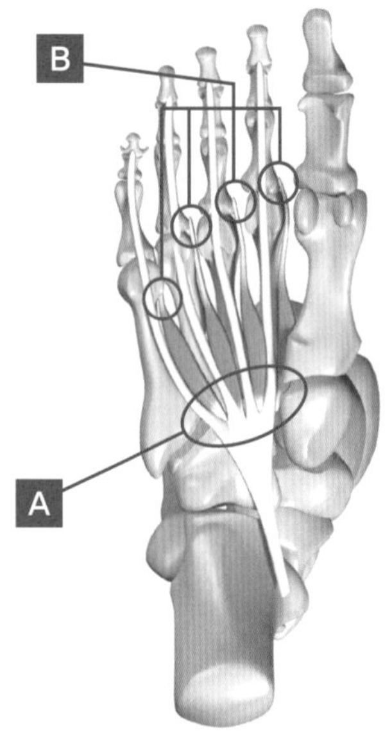

B
A


**[지배신경]** 가쪽발바닥신경·안쪽발바닥신경

**A 이는 곳**
긴엄지굽힙근힘줄

**B 닿는 곳**
둘째~다섯째 발가락의 긴발가락폄근힘줄

**주요 기능**

둘째~다섯째 발가락의 굽힘(MP관절)

**ADL**

일상생활에서 물건을 발끝으로 쥐거나, 발가락을 편 채 발허리발가락관절 부위만 구부리는 움직임에 쓰인다.

**발바닥네모근** 발 가쪽모서리 깊은 층에 위치하며, 안·가쪽갈래로 구성된 두갈래근이다.

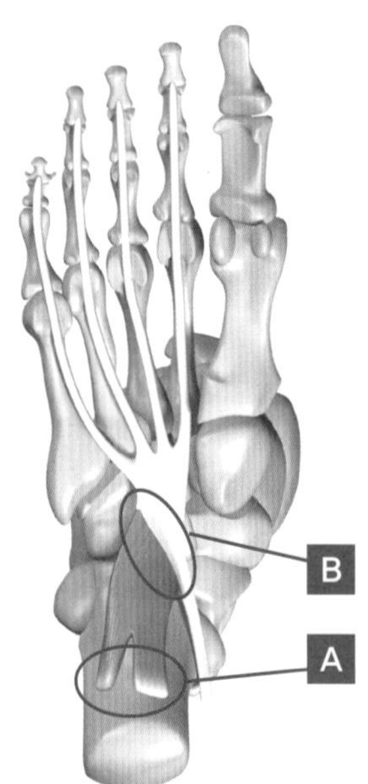

B
A


**[지배신경]** 가쪽발바닥신경

**A 이는 곳**
발꿈치 아랫면의 가쪽모서리, 안쪽모서리

**B 닿는 곳**
긴발가락굽힘근힘줄

**주요 기능**

긴발가락굽힘근의 보조

**ADL**

발가락굽힘보조근이라고도 불린다. 이 근육이 약해지면 근막동통증후군이 생긴다.

05

# 순환기·림프 계통

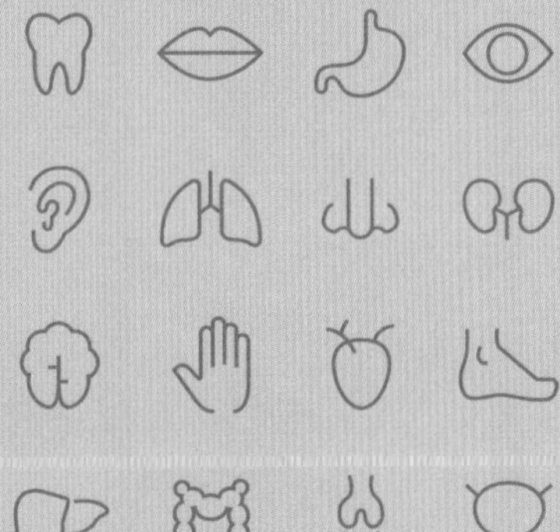

# 순환기 계통의 구조와 기능

혈액과 림프 등 액체를 온몸으로 순환시키기 위한 기관을 순환기 계통이라고 한다. 순환기 계통은 크게 혈관계와 림프계로 나뉜다.

## ■ 온몸의 혈관과 그 기능

혈액은 심장을 중심으로 온몸을 돌아 영양과 호르몬, 산소 등 몸에 필요한 물질을 각 조직으로 운반하고, 이산화탄소를 비롯해 세포나 조직에서 나온 불필요한 물질을 수거하는 중요한 역할을 하고 있다. 혈액의 양은 성인의 경우 몸무게의 12분의 1에서 13분의 1(약 8%)에 해당하는 무게를 차지한다. 혈관은 혈액을 몸의 각 부위로 보내는 통로인데, 심장에서 나온 혈관은 대동맥, 동맥(중소동맥), 미세동맥, 모세혈관으로 분지되어 몸의 구석구석까지 도달한다. 거꾸로 몸을 순환해 심장으로 돌아온 혈액을 정맥이라고 한다.

온몸의 혈액순환

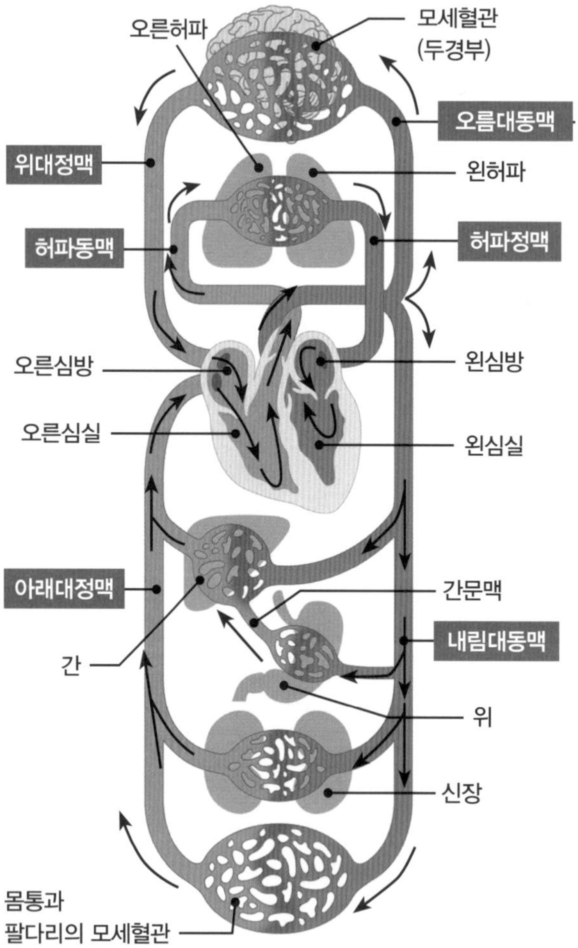

오른허파
모세혈관 (두경부)
오름대동맥
위대정맥
왼허파
허파동맥
허파정맥
오른심방
왼심방
오른심실
왼심실
아래대정맥
간문맥
내림대동맥
간
위
신장
몸통과 팔다리의 모세혈관

## ■ 순환기 계통의 구조

온몸에 혈액을 순환시키는 혈관계는 동맥과 정맥, 모세혈관으로 구성된 혈관과 혈액을 내보내는 펌프 기능을 하는 심장으로 구성되어 있다. 혈액은 혈관 속을 이동하다가 특정한 물질만 모세혈관 벽을 통과해 가스교환이 이루어진다. 동맥과 정맥은 가느다란 모세혈관에 의해 이어져있으며 닫힌 폐쇄혈관계를 형성하고 있다. 혈액이 심장에서 나가는 2개의 동맥(대동맥과 허파동맥)을 동맥계, 심장을 향해 흐르는 정맥(위 아래대정맥, 허파정맥)을 정맥계라 부른다. 이들은 분지를 거듭하여 최종적으로 모세혈관이 되어 온몸에 분포한다. 또 모세혈관이 합류해 정맥이 된 뒤에 다시 분지가 이루어져 2개의 모세혈관에 끼인 혈관을 문맥이라고 한다.

## ■ 혈액의 두 가지 순환경로<체순환·허파순환>

심장에서 내보낸 혈액이 몸속을 순환하는 혈액순환에는 두 경로가 있다. 체순환과 허파순환이다. 혈액은 이 두 경로를 교차해 순환하면서 몸에 필요한 에너지를 내보내고 불필요한 것은 회수한다.

### ◆ 체순환

혈액이 몸속을 돌면서 세포에 산소와 영양소를 전달하고 불필요한 이산화탄소나 노폐물을 회수하기 위한 순환이다. 심장의 왼심실에서 내보낸 산소가 풍부한 동맥혈이 갈라져 온몸에 분포하는 동맥으로 보내지고, 다시 말초에 있는 모세혈관을 통해 가스 교환을 한다. 이후 이번에는 모세혈관이 모여 서서히 굵은 정맥이 되고, 산소가 적은 정맥혈이 이곳을 지나 오른심방으로 되돌아온다. 심장에서 나온 혈액이 되돌아오기까지 1회 체순환에는 약 20초가 소요된다.

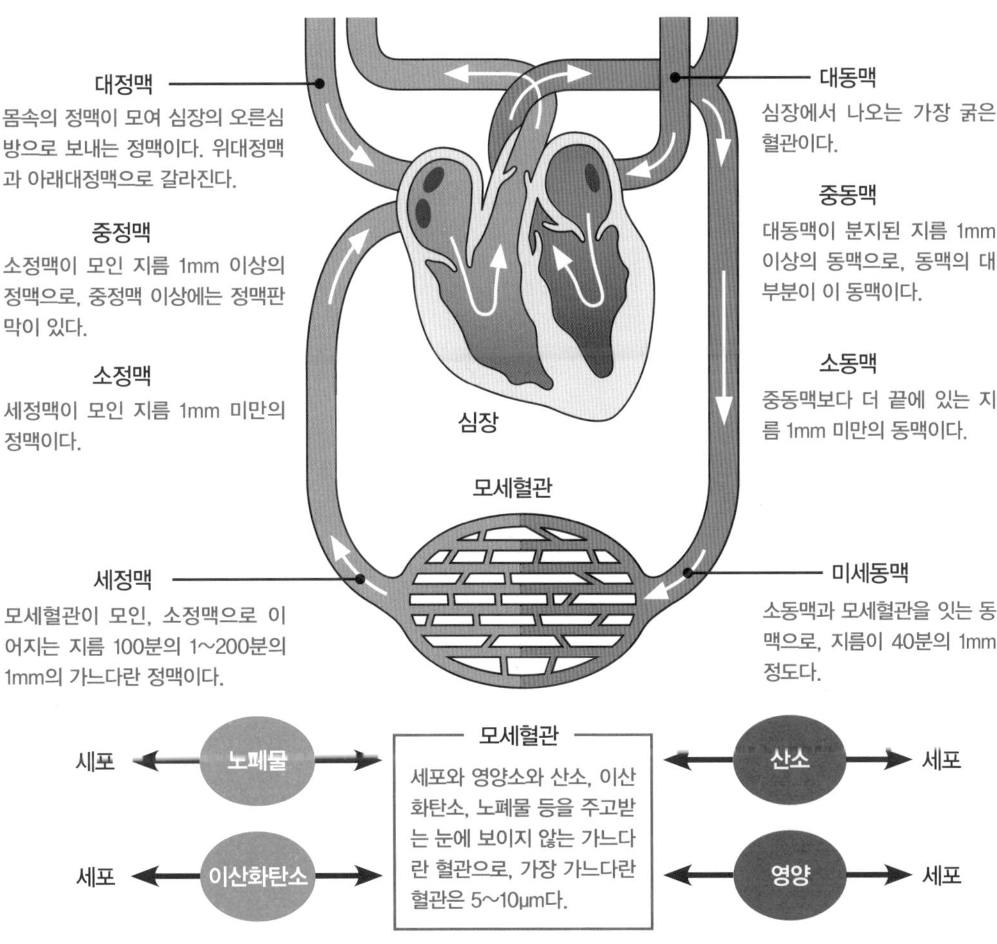
대정맥
몸속의 정맥이 모여 심장의 오른심방으로 보내는 정맥이다. 위대정맥과 아래대정맥으로 갈라진다.
중정맥
소정맥이 모인 지름 1mm 이상의 정맥으로, 중정맥 이상에는 정맥판막이 있다.
소정맥
세정맥이 모인 지름 1mm 미만의 정맥이다.
세정맥
모세혈관이 모인, 소정맥으로 이어지는 지름 100분의 1~200분의 1mm의 가느다란 정맥이다.
대동맥
심장에서 나오는 가장 굵은 혈관이다.
중동맥
대동맥이 분지된 지름 1mm 이상의 동맥으로, 동맥의 대부분이 이 동맥이다.
소동맥
중동맥보다 더 끝에 있는 지름 1mm 미만의 동맥이다.
미세동맥
소동맥과 모세혈관을 잇는 동맥으로, 지름이 40분의 1mm 정도다.
심장
모세혈관
세포
노폐물
세포
이산화탄소
모세혈관
세포와 영양소와 산소, 이산화탄소, 노폐물 등을 주고받는 눈에 보이지 않는 가느다란 혈관으로, 가장 가느다란 혈관은 5~10μm다.
산소
세포
영양
세포

### ◆ 허파순환

온몸을 돌며 산소를 소모한 혈액이 산소를 흡수하고 이산화탄소를 배출하는 가스교환(302쪽 참조)을 하기 위한 순환이다. 체순환에서 되돌아와 오른심방에서 오른심실로 보내진 정맥혈은 허파동맥을 통해 좌우 허파로 보내진다. 이때 허파꽈리와 허파꽈리를 에워싸고 있는 모세혈관 사이에서 가스교환이 일어난다. 허파꽈리에서 산소를 흡수하고 이산화탄소를 배출한 혈액은 좌우 허파에서 허파정맥을 통해 왼심방으로 되돌아가고, 왼심실에서 다시 온몸으로 내보내진다. 1회의 허파순환에 걸리는 시간은 4~6초 정도다. 허파순환에서는 심장에서 나오는 허파동맥에 산소가 적은 정맥혈이 흐르고, 허파정맥을 지나 돌아올 때는 산소가 풍부한 동맥혈이 된다. 이처럼 허파순환은 몸순환의 동·정맥혈의 흐름과 크게 다르다.

**체순환과 허파순환의 경로 차이**

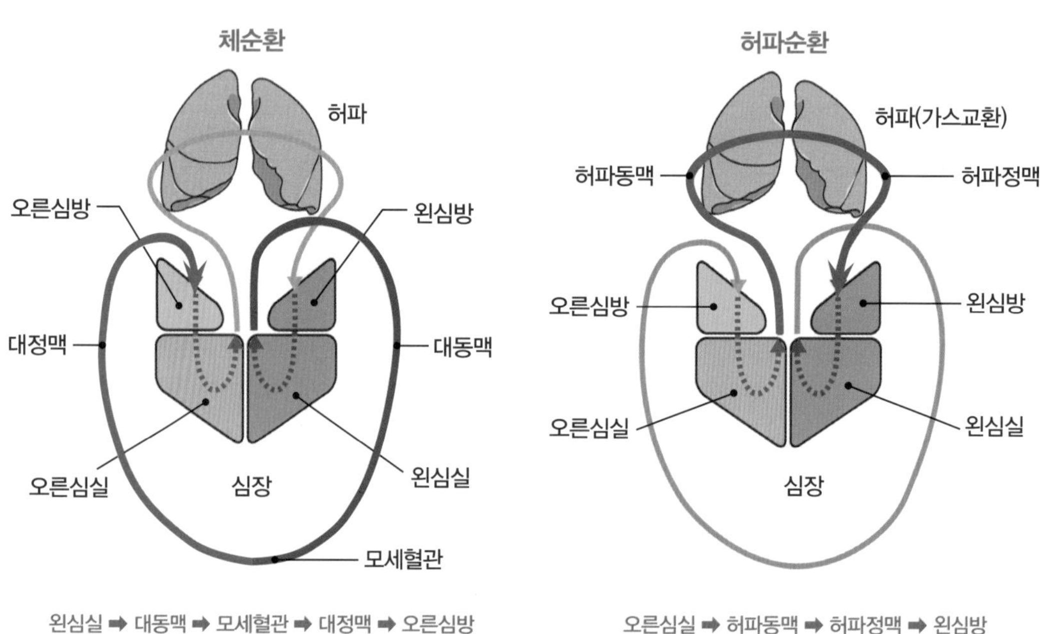

체순환
허파
오른심방
왼심방
대정맥
대동맥
오른심실
심장
왼심실
모세혈관
허파순환
허파(가스교환)
허파동맥
허파정맥
오른심방
왼심방
오른심실
왼심실
심장


왼심실 ➡ 대동맥 ➡ 모세혈관 ➡ 대정맥 ➡ 오른심방

오른심실 ➡ 허파동맥 ➡ 허파정맥 ➡ 왼심방

**◎ 척추동물의 심장 구조 차이**

| 어류 | 양서류 | 파충류 | 포유류·조류 |
|---|---|---|---|
| 1심방 1심실 | 2심방 1심실 | 2심방 2심실(불완전) | 2심방 2심실 |
| 모두 정맥 | 심실에서 정맥과 동맥이 섞임 | 심실이 불완전하게나마 나뉘어 있음 | 정맥과 동맥이 섞이지 않음 |

# 혈관의 구조

혈액이 흐르는 혈관의 벽은 속막, 중간막, 바깥막의 세 층으로 구성되어 있는데, 동맥과 정맥에서는 속을 흐르는 혈액의 압력 등이 달라 구조적으로도 차이가 있다. 동맥에서는 중간막이 발달해 두껍고 탄력이 있다. 반면 정맥은 중간막이 얇고 탄력이 떨어진다.

## ■ 혈관의 구조와 특징

기본적인 혈관의 벽은 동맥과 정맥 모두 안쪽부터 속막·중간막·외막의 3층으로 이루어져 있다. 속막은 내피세포와 바닥막, 중간막은 혈관민무늬근, 바깥막은 섬유아세포와 교원섬유, 탄력섬유 등으로 구성된 다발성 결합조직으로 되어 있다. 몸의 중심에서 말초로 갈수록 좁아지며 이에 따라 각 층은 조금씩 얇아지고, 중도에 민무늬근으로 구성되는 중간막이 사라지며, 모세혈관에서는 바깥막도 소실되어 내피세포와 바닥막만 남는다.

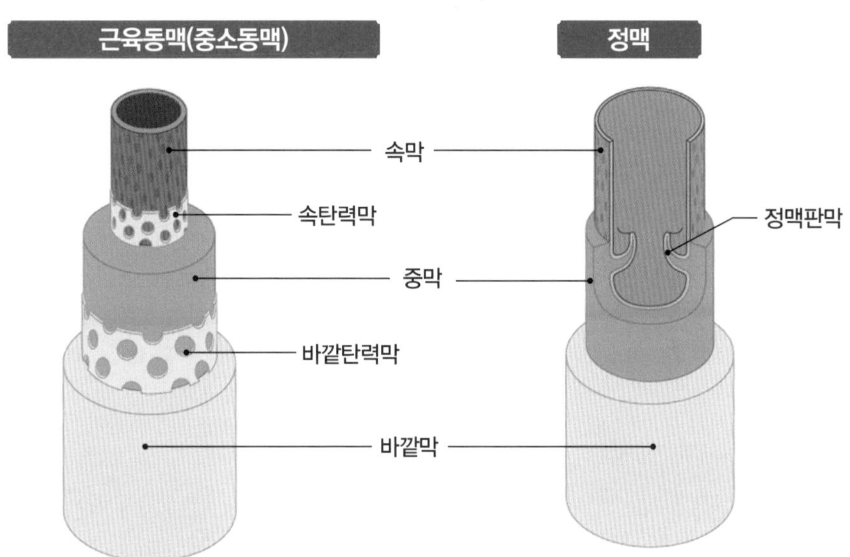
근육동맥(중소동맥)
정맥
속막
속탄력막
정맥판막
중막
바깥탄력막
바깥막

### ◆ 근육동맥(중소동맥)

중간 정도의 동맥은 근육동맥이라 불리는데, 중간막에 민무늬근 세포가 발달해 있다. 속막과 중간막 사이에는 속탄력막, 중간막과 바깥막 사이에는 바깥탄력막이라는 탄력섬유층이 있는데, 탄력섬유는 탄력동맥에 비해 적다. 중간막에 민무늬근이 발달해 있는데, 이는 말초까지 혈액을 내보내기 위한 것이다.

### ◆ 정맥

동맥에 비해 내압이 낮아 혈류를 조정할 필요가 없다. 그래서 똑같이 3층 구조이지만 전체적으로 동맥보다 얇다. 특히 속막과 중간막이 얇아 바깥막이 더 두껍게 형성되어 있다. 또 속막에는 군데군데 반달 모양의 정맥판막이 형성되어 내압이 낮아도 혈액이 역류하지 않는 구조로 되어 있다. 특히 다리에서 많이 볼 수 있다.

## ■ 모세혈관의 구조와 특징

동맥이 분지를 거듭해 차츰 가늘어져, 가장 가늘어진 부분이 모세혈관이다. 모세혈관은 지름 5~10μm, 적혈구가 겨우 지나갈 정도의 두께로 눈에는 보이지 않는다. 하지만 온몸의 조직에 그물처럼 둘러쳐져 모세혈관그물을 형성한다. 모세혈관에는 연속모세혈관, 굴모세혈관, 창모세혈관, 3종류가 있다.

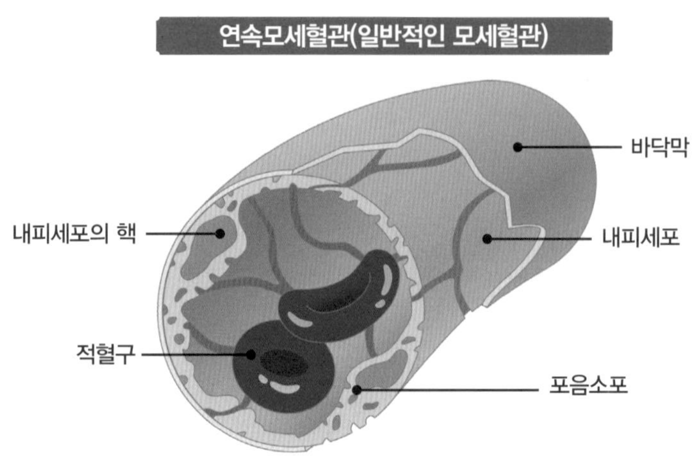
연속모세혈관(일반적인 모세혈관)
바닥막
내피세포의 핵
내피세포
적혈구
포음소포

내피세포가 내벽을 틈새 없이 덮고, 바깥쪽에 바닥막을 가지는 일반적인 모세혈관을 연속모세혈관이라고 한다. 모세혈관의 벽은 내피세포 한 층으로만 구성되어 있으며 매우 얇아서 액체나 물질이 출입하기 쉽게 되어 있다. 이를 통해 가스교환과 영양분의 배달과 노폐물의 회수를 할 수 있는 것이다.

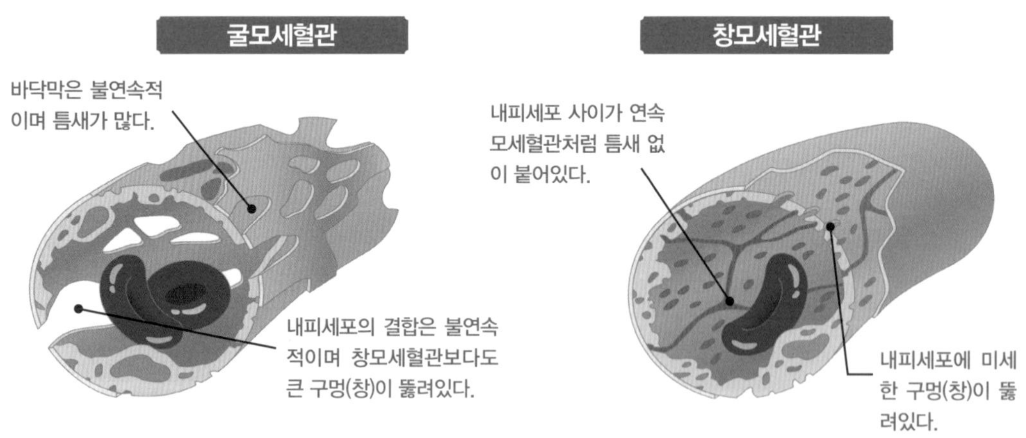
굴모세혈관
창모세혈관
바닥막은 불연속적이며 틈새가 많다.
내피세포의 결합은 불연속적이며 창모세혈관보다도 큰 구멍(창)이 뚫려있다.
내피세포 사이가 연속모세혈관처럼 틈새 없이 붙어있다.
내피세포에 미세한 구멍(창)이 뚫려있다.

내피세포의 결합이 불연속적이며 많은 구멍이 뚫려있다. 바닥판도 불연속적이다. 간의 굴모양혈관 따위에 많이 존재하며, 단백질 등의 비교적 큰 분자도 통과할 수 있다.

내피세포 사이가 틈새 없이 붙어 있지만, 군데군데 작은 구멍이 나있고 결합도 느슨하다. 콩팥의 토리나 내분비샘 등의 기관에서 볼 수 있다.

# 혈액 성분과 혈액의 기능

혈액은 크게 혈장이라는 액체 성분과 적혈구, 백혈구, 혈소판으로 구성된 세포(혈구) 성분으로 나눌 수 있다. 이들 성분은 각각 고유의 기능을 통해 혈액 속에서 생명을 유지하기 위한 여러 가지 역할을 수행하고 있다.

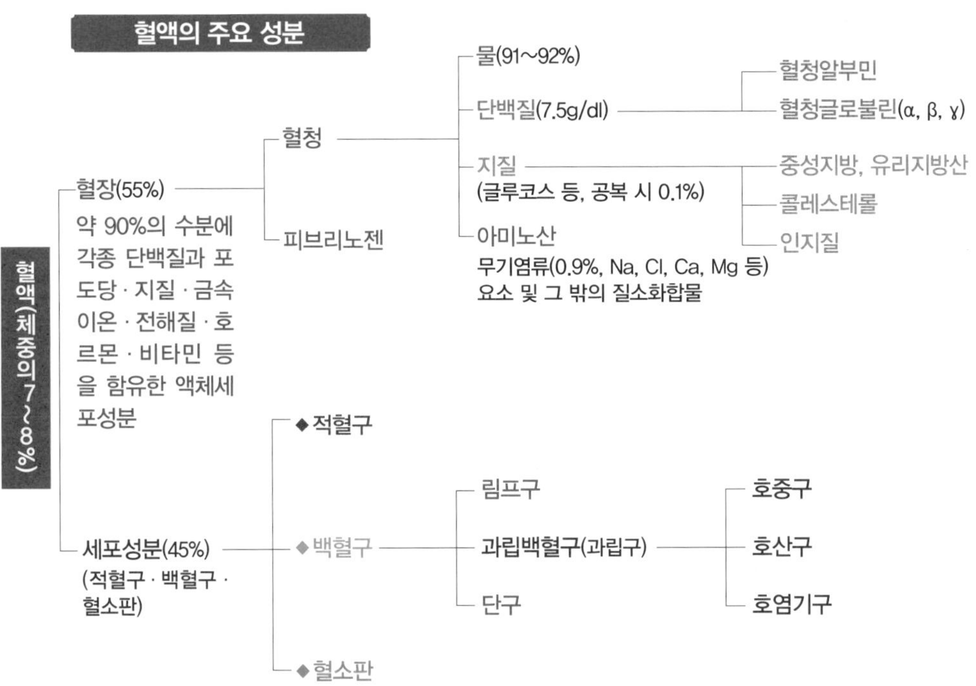
혈액의 주요 성분
혈액(체중의 7~8%)
혈장(55%)
약 90%의 수분에 각종 단백질과 포도당 · 지질 · 금속이온 · 전해질 · 호르몬 · 비타민 등을 함유한 액체세포성분
혈청
피브리노젠
물(91~92%)
단백질(7.5g/dl)
지질
(글루코스 등, 공복 시 0.1%)
아미노산
무기염류(0.9%, Na, Cl, Ca, Mg 등)
요소 및 그 밖의 질소화합물
혈청알부민
혈청글로불린(α, β, γ)
중성지방, 유리지방산
콜레스테롤
인지질
세포성분(45%)
(적혈구 · 백혈구 · 혈소판)
◆적혈구
◆백혈구
◆혈소판
림프구
과립백혈구(과립구)
단구
호중구
호산구
호염기구

## ◆ 적혈구

세포 성분의 대부분을 차지하고(약 96%), 붉은색소를 가진 헤모글로빈을 함유하고 있다. 그 수는 온몸에 20~25조 개에 이른다. 적혈구에는 핵이 없으며 형태를 쉽게 바꿀 수 있기에 좁은 모세혈관 속을 통과할 수 있다.

## ◆ 백혈구

세포 안에 핵을 가지고 있으며 혈액 외에 림프샘과 지라, 온몸의 조직 속에도 존재하다, 과립구, 림프구, 단구 등 세 가지 유형으로 나뉜다. 과립구는 다시 호중구, 호산구, 호염기구로 나눌 수 있다. 혈액 속에서는 호중구가 백혈구의 60~70%를 차지하고, 이어서 림프구가 20~30%를 차지한다.

## ◆ 혈소판

골수 안의 거핵구라는 세포의 세포질 조각으로 핵이 없다. 모양도 일정하지 않으며 일반 세포보다 작다.

## ■ 혈액의 여러 가지 기능

혈액은 산소와 영양을 온몸에 보내고 이산화탄소와 노폐물을 회수해 배설기관으로 보낸다. 산소는 적혈구 속의 헤모글로빈과 결합하고, 이산화탄소는 대부분 중탄산이온($HCO_3^-$)이 되어 3분의 2는 혈장으로, 3분의 1은 적혈구 속에 녹아 운반된다. 그밖에 혈장 속 알부민이 혈액의 삼투압 유지나 여러 가지 물질의 운반에 큰 역할을 한다. 또 백혈구에는 몸속에 침입해 들어온 세균과 바이러스 등으로부터 몸을 보호하는 면역 기능이 있다. 그밖에 따뜻한 혈액을 온몸에 보내 체온을 유지하고, 몸속의 수분과 염분, 미네랄 등의 양을 조정한다.

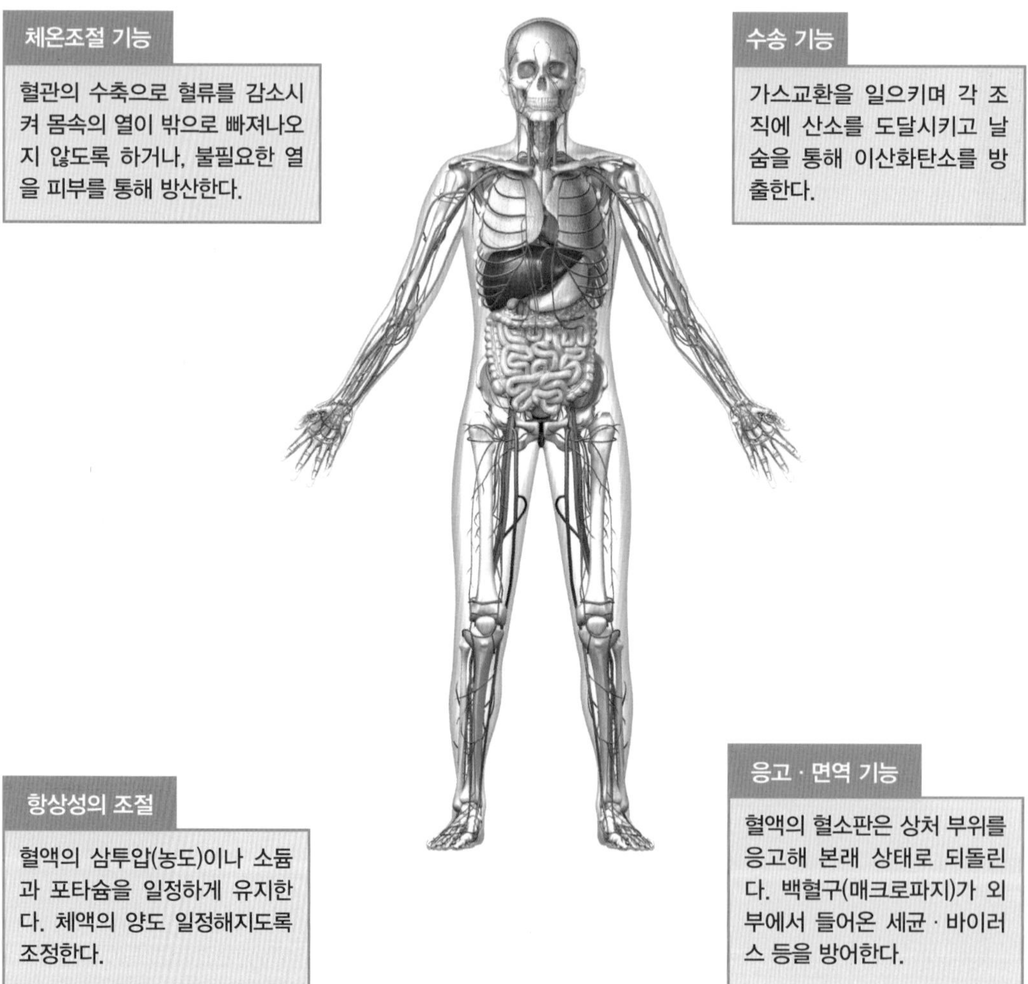

체온조절 기능
혈관의 수축으로 혈류를 감소시켜 몸속의 열이 밖으로 빠져나오지 않도록 하거나, 불필요한 열을 피부를 통해 방산한다.
수송 기능
가스교환을 일으키며 각 조직에 산소를 도달시키고 날숨을 통해 이산화탄소를 방출한다.
항상성의 조절
혈액의 삼투압(농도)이나 소듐과 포타슘을 일정하게 유지한다. 체액의 양도 일정해지도록 조정한다.
응고 · 면역 기능
혈액의 혈소판은 상처 부위를 응고해 본래 상태로 되돌린다. 백혈구(매크로파지)가 외부에서 들어온 세균 · 바이러스 등을 방어한다.

## ◆ 혈액이 응고되는 원리

상처가 나서 혈관이 찢어지면 흘러나온 혈액이 응고되어 상처 입구를 막아준다. 혈액응고에는 혈소판이 결합해 상처 입구를 막는 1차 지혈과, 혈액응고인자인 피브리노젠이 피브린으로 전환되어 혈액을 응고시키는 2차 지혈이 있다.

### 혈액응고 원리

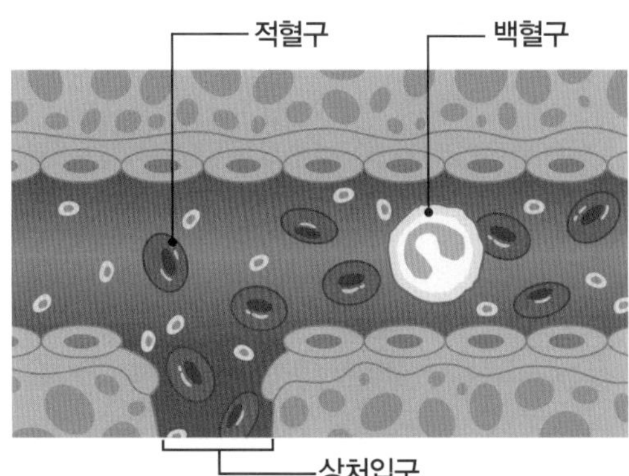
적혈구
백혈구
상처입구

I 혈관에 상처가 나서 혈액이 혈관 밖으로 새어 나오면, 주위 혈관벽이 수축해 혈류를 부드럽게 한다.

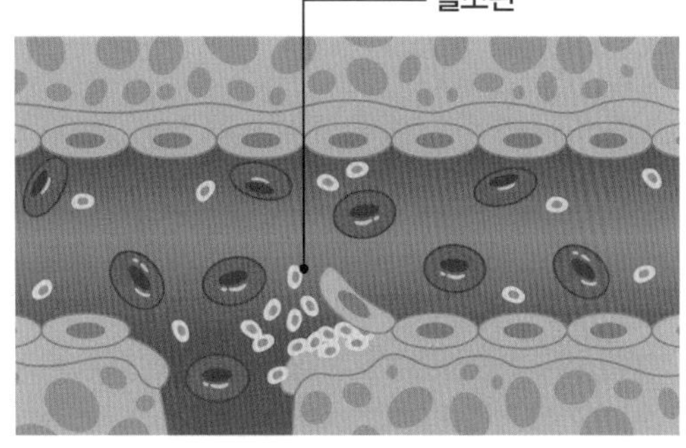
혈소판

II 혈소판이 공기에 접촉해 활성화함과 동시에 응고인자라 불리는 단백질이 차례차례 활성화하는 연쇄반응을 일으킨다.

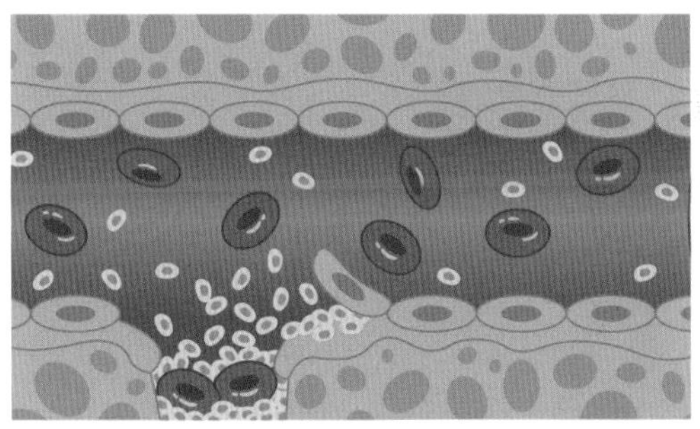

III 응고인자의 작용으로 혈소판이 결합하고, 혈소판 혈전을 만들어 지혈한다. 혈소판만으로 상처가 메워지지 않을 때는 혈장 속 피브리노젠이 분해되어 섬유 모양의 피브린 덩이가 된다.

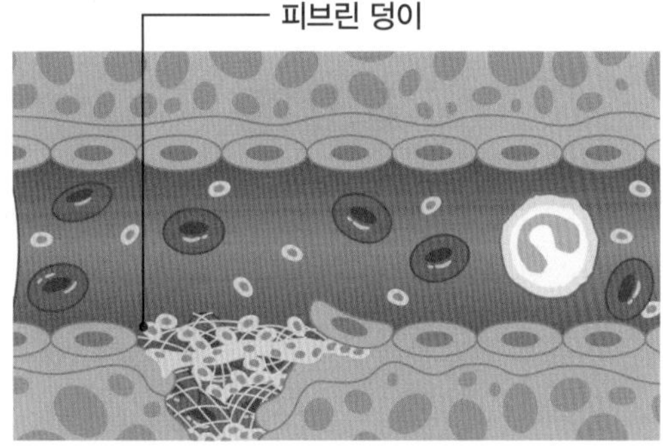
피브린 덩이

IV 피브린 덩이가 혈소판 혈전 주위에 적혈구와 합해 붉은 응고 덩어리를 만들면 지혈이 완성된다.

#### ◎ 헤모글로빈의 구조

적혈구에는 약 2억 8천만 개나 되는 헤모글로빈이 있다. 철을 함유한 색소(헴)와 단백질인 글로빈으로 구성된 서브유닛이 4개 결합된 것으로, 온몸에 산소를 도달하게 하는 중요한 역할을 담당하고 있다.

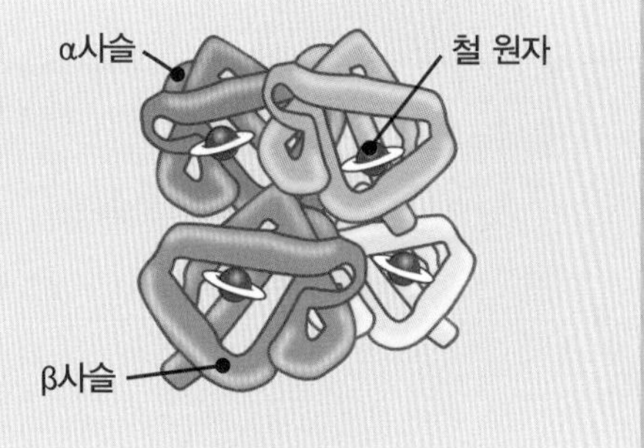
α사슬
철 원자
β사슬

# 심장의 구조와 기능

심장은 온몸으로 혈액을 보내는 펌프 기능을 하며, 생명유지에 꼭 필요한 심장은 주먹만 한 크기로 가로무늬근(맘대로근)이면서 민무늬근(제대로근)과 같은 작용을 하는 심장근육으로 이루어져 있다. 주위는 세 겹의 심장막(심낭)이 싸고 있어서 심장의 적절한 운동을 지탱해준다.

## ■ 심장의 구조

심장은 흉곽 안에서 좌우를 허파에 둘러싸인 거의 가슴 중앙, 조금 왼쪽으로 기울어져 있다. 위 가장자리는 셋째 갈비연골, 아래 가장자리의 좌단은 다섯째 갈비연골에 접해 있다. 크기는 꽉 쥔 주먹 크기 정도로 무게는 남성이 280~340g, 여성은 230~280g 정도다. 상부의 둥근 부분은 심장 바닥이라고 하며, 큰 혈관이 드나들고, 왼쪽 아래를 향해 살짝 튀어나온 부분을 심장꼭대기라고 한다.

심장바닥과 심장꼭대기를 엮는 축은 왼쪽 대각선 아래쪽에 50~60도 정도 기울어져 있어서, 정면에서 보면 오른심방과 오른심실이 전면에 있고, 왼심방과 왼심실이 후방에 감추어져 있다. 이 좌우 심방과 심실을 통해 심장은 혈액을 온몸에 보내는 펌프 기능을 수행하고 있다. 또 심장 표면은 심장에 양분을 보내는 심장동맥이 주행하고 있다.

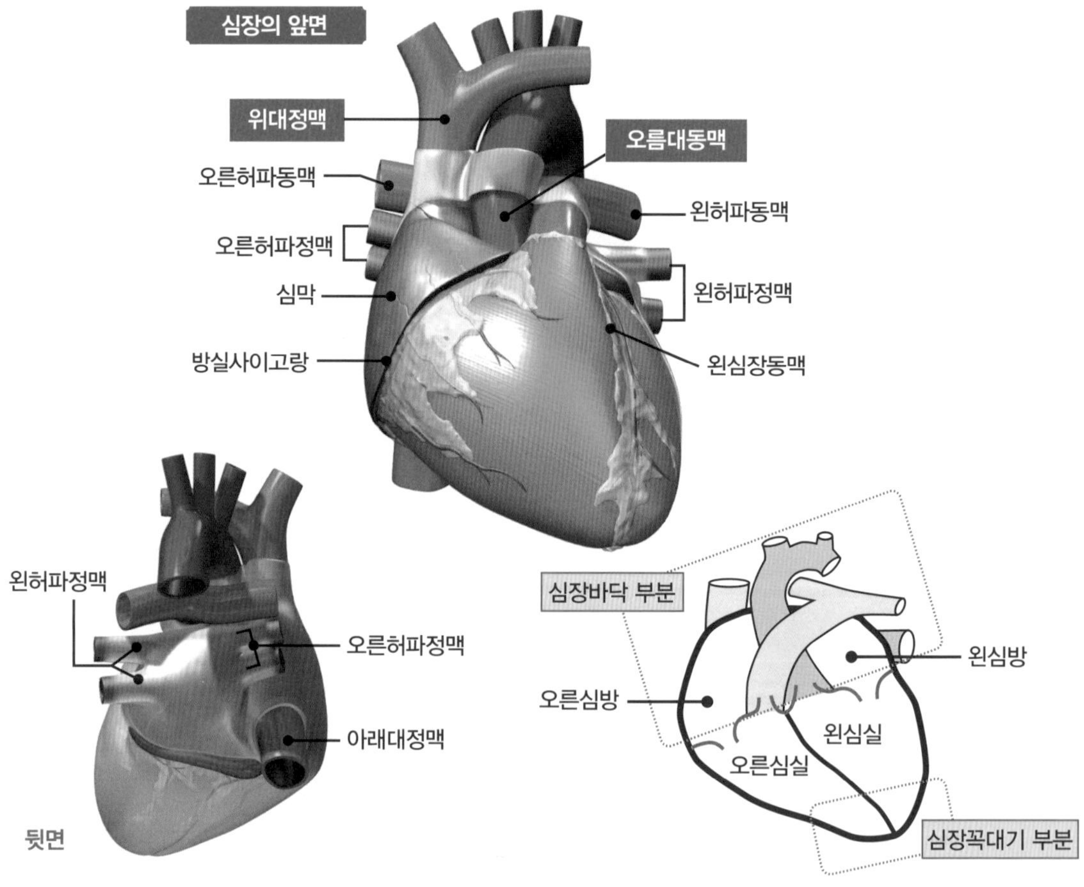
심장의 앞면
위대정맥
오름대동맥
오른허파동맥
왼허파동맥
오른허파정맥
왼허파정맥
심막
방실사이고랑
왼심장동맥
왼허파정맥
오른허파정맥
아래대정맥
뒷면
심장바닥 부분
왼심방
오른심방
왼심실
오른심실
심장꼭대기 부분

## ■ 심막의 구조

심장은 심낭이라고도 불리는 심막으로 덮여있어, 그것이 다른 장기와의 사이에서 칸막이 역할을 한다. 심막은 장막심장막과 섬유심장막의 두 종류 막으로 구성된 이중구조인데, 심장 바깥쪽을 덮고 있는 것은 단단한 결합조직으로 이루어진 탄력 있고 강인한 섬유심장막이다. 섬유심장막의 뒷면에는 장막심장막이 붙어있어서 막을 보강해주어 이 두 장의 막이 벽쪽심장막을 이룬다.

또 장막심장막은 대동맥 등 혈관부분에서 꺾어 심장근의 표면을 덮어 장쪽심장막이 된다. 주머니 형태를 한 내장심장막과 벽쪽심장막 사이에는 심장막안이라는 공간이 생기고, 이곳에는 심막에서 분비된 소량의 심막액(장액)이 들어온다. 이 심장막안과 심막액은 확장과 수축을 반복하는 심장의 충격을 완화해주는 작용을 한다.

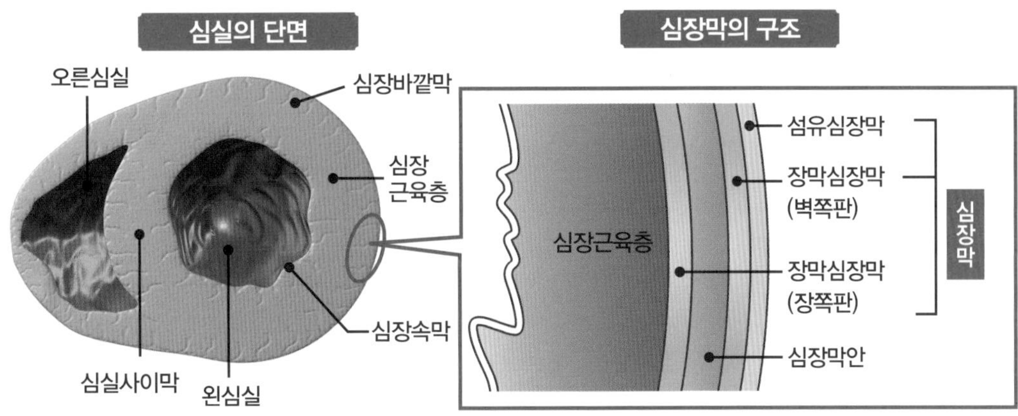

심실의 단면
오른심실
심장바깥막
심장
근육층
심장속막
심실사이막
왼심실
심장막의 구조
섬유심장막
장막심장막
(벽쪽판)
심장근육층
장막심장막
(장쪽판)
심장막안
심장막


### ◆ 심장바깥막

장막심장막의 장쪽판에 속하며, 심장의 표면에 밀착된 단층상피의 얇은 장막심장막이다. 심장에 영양을 나르는 심장동맥은 이곳을 달리는데, 표면에 지방조직이 발달해 있는 것을 자주 볼 수 있다.

### ◆ 심장근육층

심장근으로 이루어진 두터운 층으로 심장벽의 대부분을 차지한다. 심장근은 골격근과 같은 가로무늬근이지만, 소화기벽 등 민무늬근처럼 자신의 의지로는 움직일 수 없는 제대로근이다. 또 심장의 근육층은 얕은 층과 깊은 층, 2층 구조다. 심실의 근육층은 바깥층, 중간층, 속층으로 구성된 3층 구조이며 심방보다 심실이 더 두껍다.

### ◆ 심장속막

단층편평상피로 구성된 내피와 섬유아세포·교원섬유·탄력섬유 등으로 이루어진 결합조직으로, 심장의 박동을 일으키는 자극전달계 섬유가 주행한다. 심장의 판막도 심장속막에서 발달한 것이다.

# 심방과 심실의 구조

심장에는 혈액이 들어오는 심방과 혈액을 내보내는 심실이 각각 좌우에 한 개씩 있다. 심방과 심실 사이에는 승모판(왼쪽)이라 불리는 왼방실판막과 삼첨판(오른쪽)이라 불리는 오른방실판막, 왼심실과 동맥 사이에는 대동맥판막이, 오른심실의 출구에는 허파동맥판막이라는 4개의 판막이 혈액의 역류를 막아준다.

## ■ 심장 속 4개의 방

심장의 내부는 상하좌우를 심장근이라는 근육으로 4개의 방으로 나누어 위의 2개를 심방, 아래 2개를 심실이라고 부른다. 방의 벽은 심방보다 심실이 두껍고, 왼심방·왼심실이 오른심방·오른심실보다 더 두껍다. 대동맥이 이어지는 왼심실에서는 두께가 1~1.2cm인 반면 가장 얇은 오른심방에서는 두께 3mm 정도다.

온몸을 순환하고 돌아온 혈액은 위대정맥과 아래대정맥에서 오른심방으로 들어가, 오른심실에서 좌우 허파동맥판막을 지나 허파로 보내진다. 한편 허파를 통해 돌아온 혈액은 좌우 허파에서 각각 2개씩 총 4개의 정맥이 되어 왼심방으로 들어오고, 왼심실을 지나 오름대동맥에서 대동맥활을 거쳐 내림대동맥으로 흘러 온몸으로 보내진다.

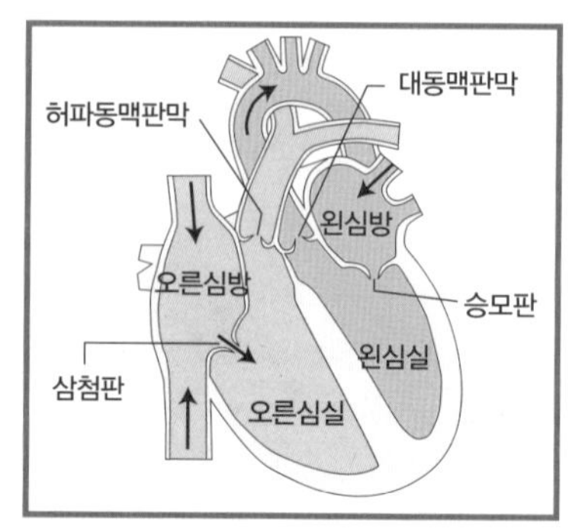
대동맥판막
허파동맥판막
왼심방
오른심방
승모판
왼심실
삼첨판
오른심실

심장의 내부

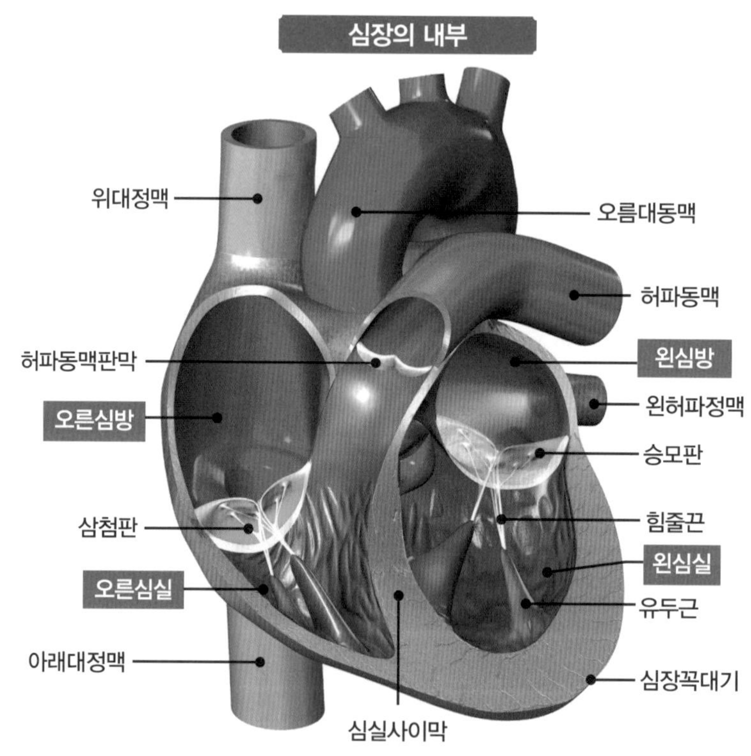
위대정맥
오름대동맥
허파동맥
허파동맥판막
왼심방
오른심방
왼허파정맥
승모판
삼첨판
힘줄끈
왼심실
오른심실
유두근
아래대정맥
심장꼭대기
심실사이막

## ■ 4개 판막의 수축과 확장

심장에는 혈류가 일정한 방향, 즉 정맥 쪽에서 동맥 쪽으로 흐르도록 돕는 4개의 판막이 있는데, 수축과 이완(확장)을 통해 혈액이 역류되는 것을 막는다.

① 심장의 수평단(수축기)

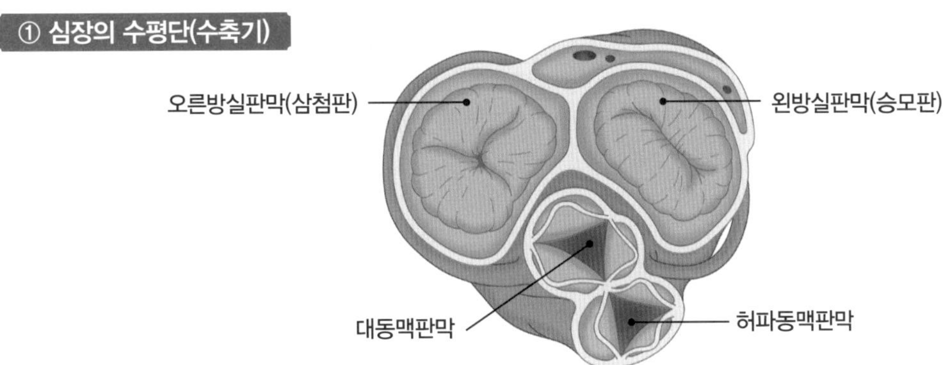
오른방실판막(삼첨판)
왼방실판막(승모판)
대동맥판막
허파동맥판막

② 심장의 수평단(확장기)

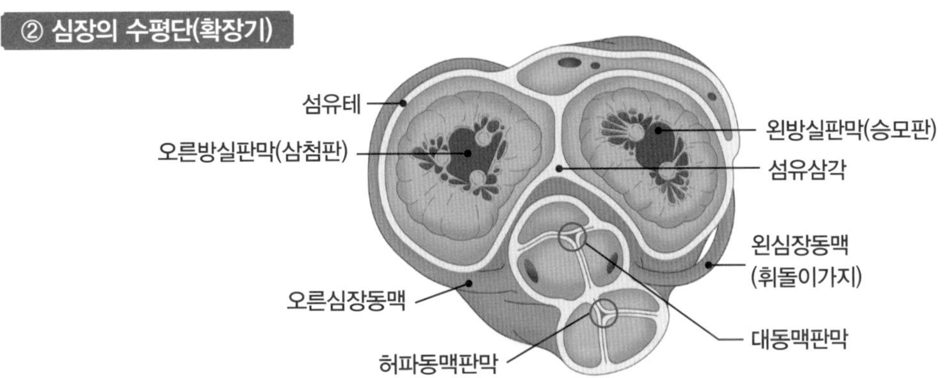
섬유테
오른방실판막(삼첨판)
왼방실판막(승모판)
섬유삼각
왼심장동맥
(휘돌이가지)
오른심장동맥
대동맥판막
허파동맥판막

### ◆ 좌우의 방실판막

심방과 심실 사이에 있는 판막을 방실판막이라고 하는데, 왼방실판막은 승모판(이첨판), 오른방실판막은 삼첨판이라고 부른다. 방실판막은 심방이 수축하면 심실 쪽으로 열려 혈액을 심실로 흘려 넣고, 심실이 수축해 동맥으로 혈액을 내보낼 때는 심방에 역류하지 않도록 뚜껑을 닫는다. 이때 유두근도 함께 수축해 힘줄끈(끈 모양의 결합조직)이 방실판막을 지지해 판막을 확실하게 닫는다.

### ◆ 동맥판막

심실의 출구에는 왼심실에서 대동맥으로 가는 출구에 대동맥판막, 오른심실에서 허파동맥으로 가는 출구에 허파동맥판막이 있다. 2개의 동맥판막은 모두 반달 모양의 반달판막이 3장씩, 동맥으로 내보낸 혈액이 심실로 역류하지 않도록 작용한다. 동맥판막은 심실이 수축해 내압이 높아지면 판막이 열려 심실 안의 혈액을 동맥으로 내보내고(①수축기), 심실이 이완하면 닫아 동맥으로부터 역류되는 것을 막아준다(②확장기).

# 자극전도계와 박동의 원리

## ■ 자극전도계

심장근육이 수축해 혈액을 동맥으로 밀어내고, 확장을 통해 정맥에서 혈액을 받아들이는 심장의 운동을 박동이라고 한다. 1분에 약 60~80회, 일정한 리듬으로 반복되는 박동은 오른심방 위대정맥의 개구부 가까이에 있는 굴방결절(굴결절)을 기점으로 일어난다. 다른 데서 받는 자극 없이 자동적으로 전기자극(전기신호)을 발생시켜 심장을 박동시키기 위한 이러한 흥분 자극의 흐름을 자극전도계라고 한다.

### ◆ 자극전도계의 흐름

굴방결절에서 나온 자극은 좌우의 심방으로 전달되어 오른심방과 왼심방이 거의 동시에 수축한다. 이어서 전기 자극은 방실결절에서 히스다발을 거쳐 심실로 전달되면, 좌우의 다리로 나뉜다. 다시 '푸르키네 섬유'가 되어 잘게 분지되어 그물모양으로 좌우 심실 내벽을 덮고, 전기적 자극이 전달되면 오른심실과 왼심실이 동시에 수축한다.

자극전도계의 구조

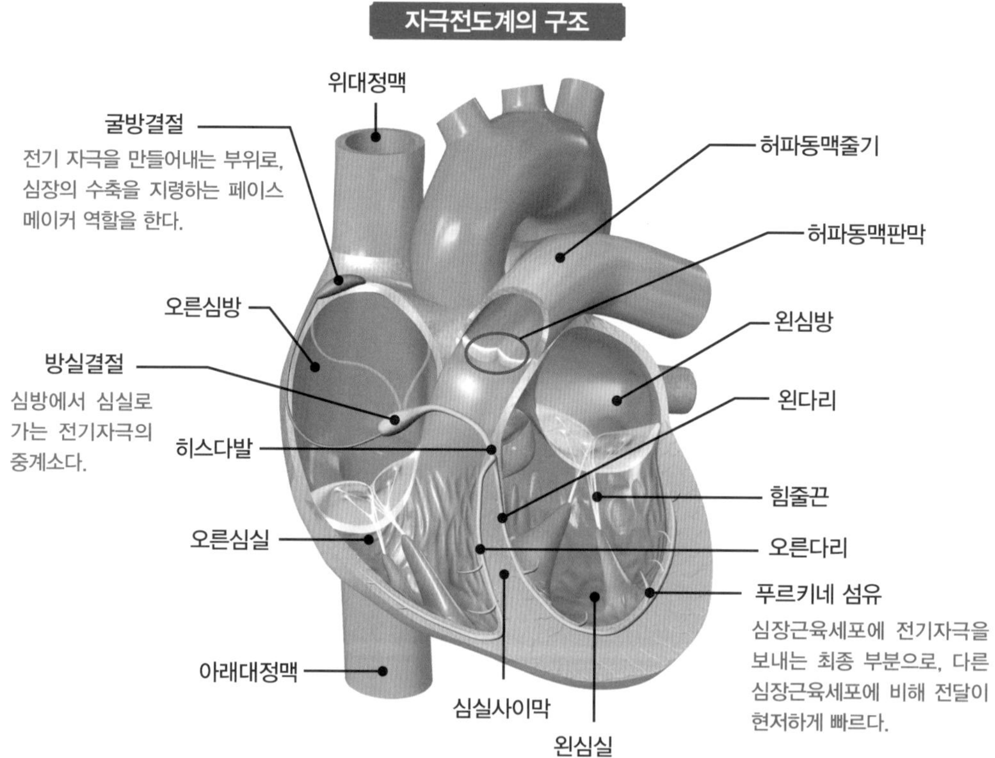
위대정맥
굴방결절
전기 자극을 만들어내는 부위로, 심장의 수축을 지령하는 페이스메이커 역할을 한다.
허파동맥줄기
허파동맥판막
오른심방
왼심방
방실결절
심방에서 심실로 가는 전기자극의 중계소다.
히스다발
왼다리
힘줄끈
오른심실
오른다리
푸르키네 섬유
심장근육세포에 전기자극을 보내는 최종 부분으로, 다른 심장근육세포에 비해 전달이 현저하게 빠르다.
아래대정맥
심실사이막
왼심실

●굴방결절 ➡ 심방 ➡ 방실결절 ➡ 히스다발·좌우다리·푸르키네 섬유 ➡ 심실

## ■ 박동의 구조와 심장주기

심장근육이 규칙적으로 수축과 확장을 반복하는 것을 박동이라고 한다. 1회 박동으로 심방과 심실이 수축하고 확장하기까지의 과정을 심장주기라고 한다. 심장주기는 5단계로 구분한다.

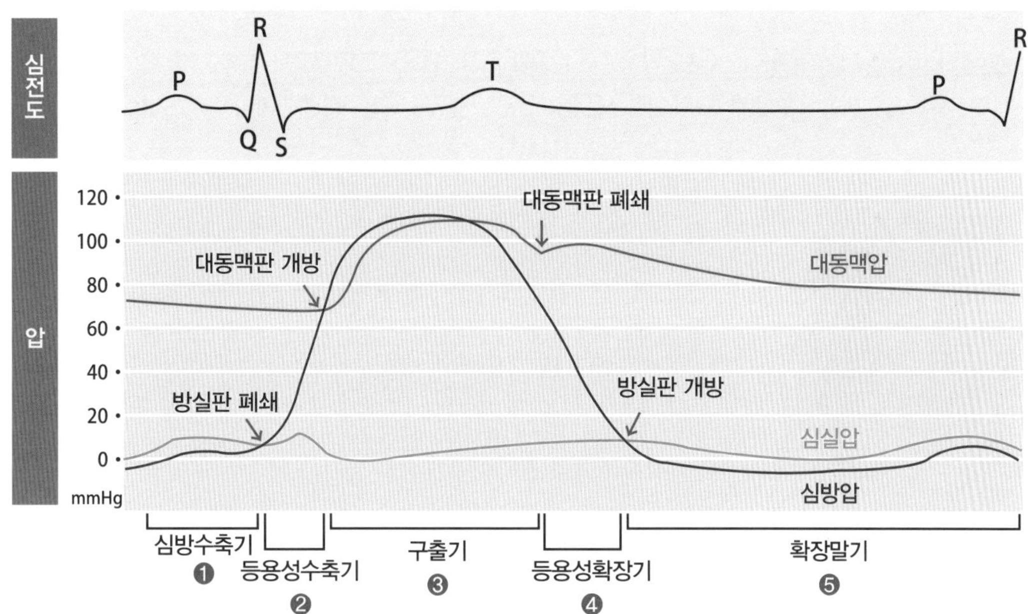
심전도
R
P
T
P
R
Q
S
압
120
100
80
60
40
20
0
mmHg
대동맥판 폐쇄
대동맥판 개방
대동맥압
방실판 개방
방실판 폐쇄
심실압
심방압
심방수축기 ❶
등용성수축기 ❷
구출기 ❸
등용성확장기 ❹
확장말기 ❺

### ◆ 심전도와 심장주기의 관계

심전도는 심장이 발생하는 미약한 전류를 측정해 파형으로 나타낸 것으로, 심장의 동작을 나타내는 데 매우 중요하다. 심장주기의 파형과의 관계는 R의 정점에서 T파의 종료 부근까지가 심실의 수축기고, T파의 종료 부근에서 다음 R파까지가 심실의 확장기에 해당한다.

#### ● P파

심방 흥분 시(수축)에 발생한다.

#### ● QRS파

심실 흥분 시(수축)에 발생한다.

#### ● T파

심실의 흥분 뒤 회복기(확장)에 발생한다. 심장근육에 장애가 있으면 이상이 나타난다.

**◎ 심전도검사로 확인할 수 있는 병**

파형을 관찰해 수축하는 리듬이 일정한지, 심장근육에 혈액이 충분히 공급되지 못하는 허혈의 유무 등에 따라 부정맥·허혈성심장질환·심장비대·심방잔떨림 등의 병을 확인할 수 있다.

## ■ 심장주기의 5단계

심장주기에서는 심실이 수축해있을 때를 수축기, 이완되어있을 때를 이완기라고 한다. 수축기는 다시 심방수축기, 등용성수축기와 박출기, 이완기는 등용성이완기와 확장말기 등 5단계로 나뉜다.

### ❶ 심방수축기

굴방결절에서 생긴 전기적 자극은 오른심방벽에서 왼심방의 심장근육으로 전달되어 수축을 시작한다. 혈액은 심방에서 심실로 밀어내어져 오른심방실의 심장근육으로 전달된 자극은 심실사이막 가까이에 있는 방실결절로 전달된다.

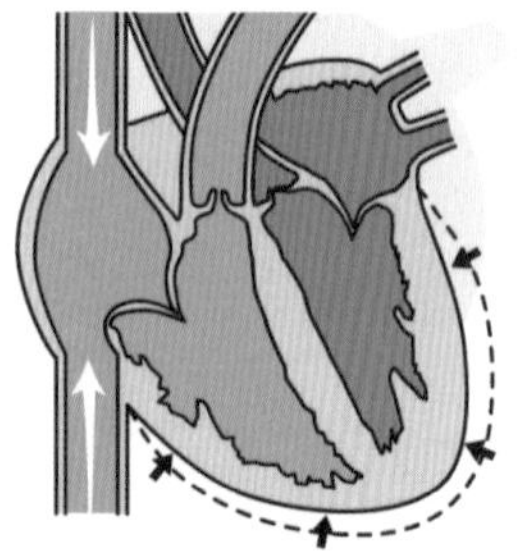

### ❷ 등용성수축기

방실결절에서 자극전도계를 매개로 좌우 심실의 심장근육으로 자극이 전달되어 심실의 수축이 시작된다. 심실의 내압이 심방의 내압보다 높아져 방실판이 닫히고 각 동맥의 판도 닫힌 상태이기에 혈액의 움직임이 없다.

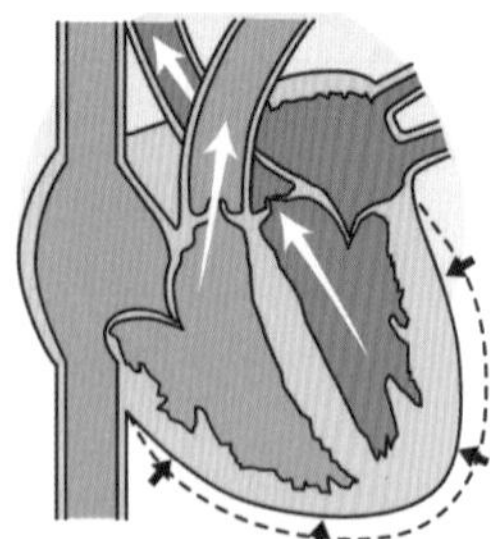

### ❸ 박출기

동맥판이 열리고 심실 안의 혈액이 대동맥으로 밀려나간다. 심실이 수축을 지속해 내압이 높아지면 각 동맥의 판이 열려 혈액이 단숨에 밀려나간다.

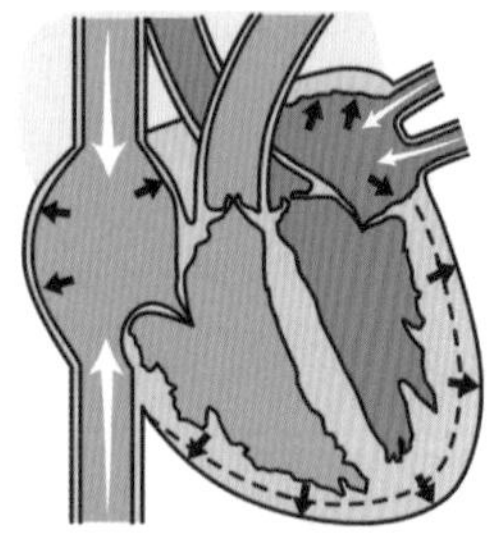

### ❹ 등용성이완기

심실의 수축이 끝나고 심장근육의 이완에 의해 심실의 내압이 낮아진다. 그 결과 동맥판은 닫히는데, 심실의 내압이 심방의 내압보다 높은 상태에서는 방실판이 열리지 않아 심실 속 혈액은 이동하지 않는다.

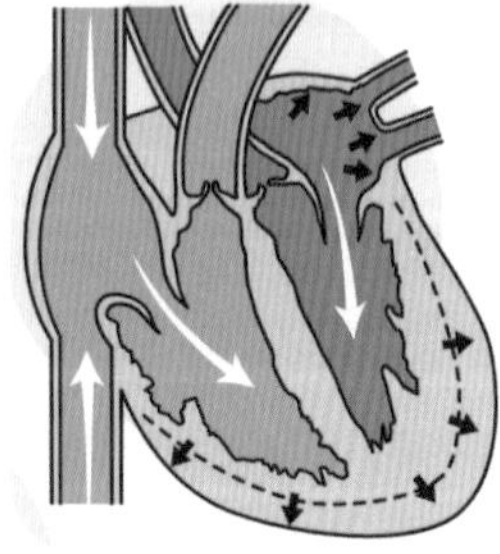

### ❺ 확장말기(급속충만기)

심실의 내압이 심방의 내압보다 낮아지면 방실판이 열려 혈액이 심실로 유입되기 시작한다. 다시 전기 자극이 발생해 다음 주기가 시작된다.

# 심장의 혈관

혈액을 내보내는 심장에는 대동맥이 일어나는 부위에서 나오는 좌우 한 쌍의 심장동맥에 의해 풍부한 산소와 영양이 공급된다. 심장동맥은 심장바깥막의 결합조직 속을 주행하고, 정맥혈은 등쪽에 있는 심장정맥굴로 모여 오른심방으로 들어간다.

## ■ 심장동맥이란

끊임없이 박동하는 심장은 항상 많은 에너지가 요구되는 장기다. 그래서 심장에 산소와 영양분을 보내는 혈관은 독립되어 있는데, 이를 심장동맥이라고 한다. 심장동맥은 대동맥이 왼심실에서 나온 직후 대동맥판의 바로 위쪽에서 좌우로 갈라져 왼심장동맥과 오른심장동맥이 된다.

심장의 앞면(심장동맥)

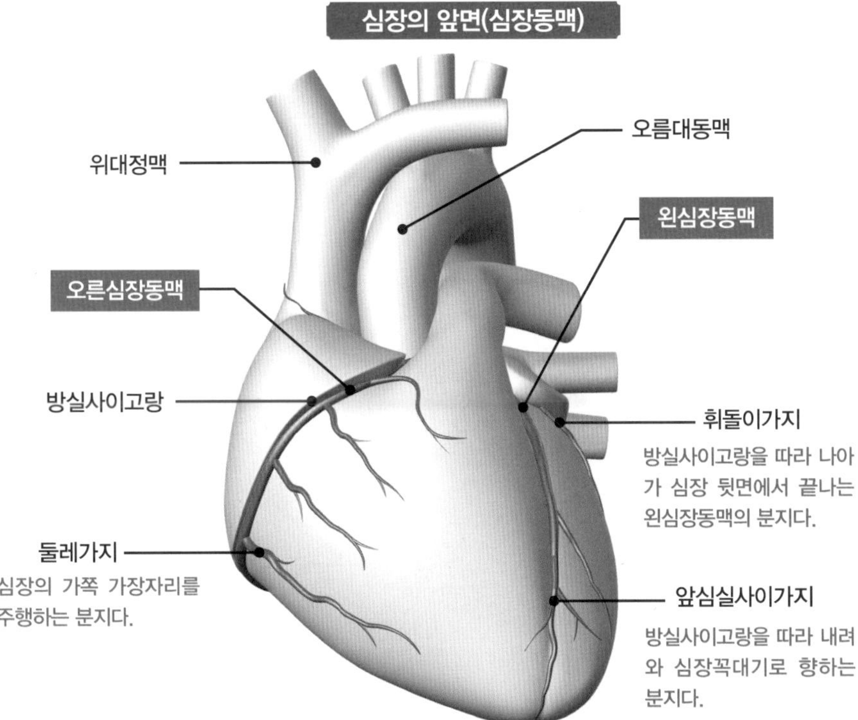
위대정맥
오름대동맥
왼심장동맥
오른심장동맥
방실사이고랑
휘돌이가지
방실사이고랑을 따라 나아가 심장 뒷면에서 끝나는 왼심장동맥의 분지다.
둘레가지
심장의 가쪽 가장자리를 주행하는 분지다.
앞심실사이가지
방실사이고랑을 따라 내려와 심장꼭대기로 향하는 분지다.

### ◆ 왼심장동맥

오른심장동맥보다 조금 두껍다. 심장의 앞면에서 오른심실과 왼심실의 경계에 해당하는 앞심실사이고랑을 내려오는 앞심실사이가지와 심방과 심실 사이를 가르는 방실사이고랑의 왼쪽 앞에서 뒤쪽으로 도는 휘돌이가지로 나뉜다. 그 후 왼앞심실사이가지는 자잘하게 분지하면서 심장의 왼쪽을 중심으로 분포한다.

### ◆ 오른심장동맥

방실사이고랑을 오른쪽 앞에서 뒤쪽으로 돌아 뒤심실사이고랑을 지나는 뒤심실사이가지가 되어, 오른심방·오른심실 및 왼심실의 뒷면에 분포한다.

## ■ 심장정맥이란

심장동맥으로 보내진 혈류는 1분에 약 250㎖ 정도로, 심장에서 박출되는 혈액량의 3~4%에 해당한다. 심장으로 돌아온 정맥의 산소량은 다른 정맥에 비해 매우 적고, 심장이 소비하는 산소량은 온몸에서 소비하는 산소량의 약 10%에나 이른다. 이러한 혈액의 대부분은 최종적으로 뒷면의 왼방실사이고랑에 있는 심장정맥굴에 모여 오른심방으로 들어간다. 심장정맥굴에 모이는 정맥에는 큰심장정맥·왼심실뒤정맥·중간심장정맥 등이 있는데, 일부 혈액은 심장정맥굴을 거치지 않고 직접 오른심방으로 유입된다.

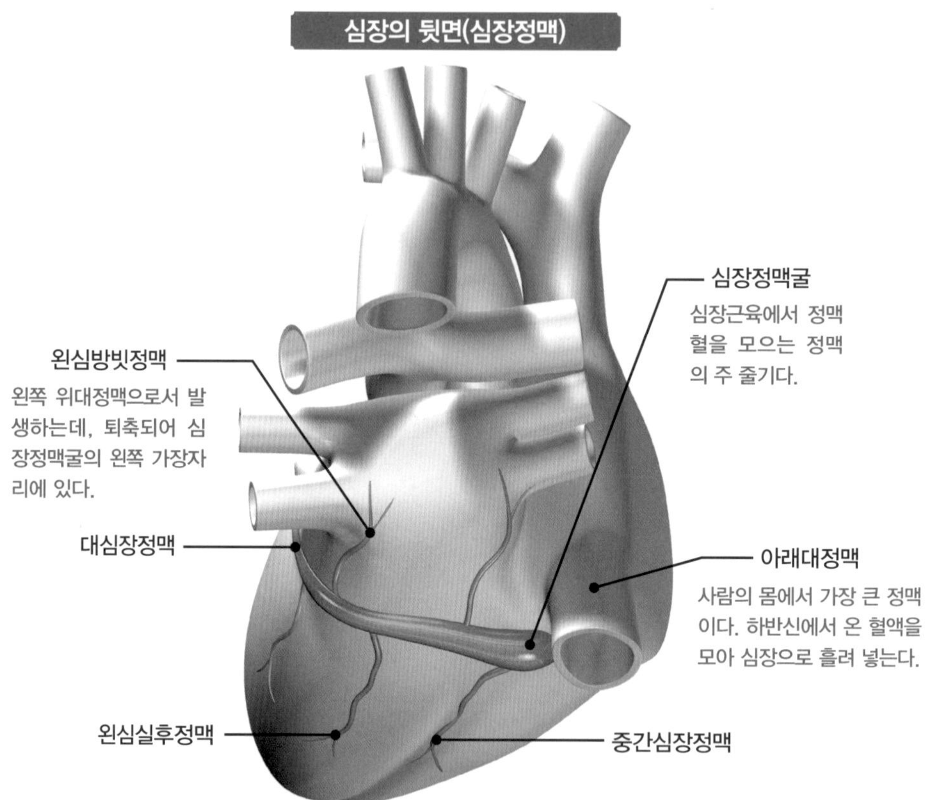
심장의 뒷면(심장정맥)
심장정맥굴
심장근육에서 정맥혈을 모으는 정맥의 주 줄기다.
왼심방빗정맥
왼쪽 위대정맥으로서 발생하는데, 퇴축되어 심장정맥굴의 왼쪽 가장자리에 있다.
대심장정맥
아래대정맥
사람의 몸에서 가장 큰 정맥이다. 하반신에서 온 혈액을 모아 심장으로 흘려 넣는다.
왼심실후정맥
중간심장정맥

### ◆ 큰심장정맥

심장꼭대기 부분에서 시작해 앞심실사이고랑 속을 차츰 두꺼워지면서 진행해, 왼방실사이고랑을 따라 주행하다가 심장정맥굴로 들어간다.

### ◆ 중간심장정맥

뒤심실사이고랑을 따라 동맥의 뒤내림가지와 함께 주행해 심장정맥굴로 들어간다.

### ◆ 왼심실뒤정맥

왼심실의 뒷면을 오르는 정맥으로 심장정맥굴의 시작 부분으로 열린다.

# 몸통의 동맥

몸통의 동맥은 척추를 따라 달리는 내림대동맥을 비롯해 그 대부분은 몸의 심부에 있으며, 생명 활동을 유지하는 내장에 영양을 공급하는 중요한 역할을 담당한다. 모든 동맥은 심장의 왼심실에서 나온 대동맥에서 갈라진다.

## ■ 대동맥과 그 분기

심장의 왼심실에서 나온 대동맥은 위로 올라가 대동맥활에서 팔머리동맥이 되어 왼온목동맥과 왼빗장밑동맥으로 갈라진 뒤, 내려와 가슴대동맥, 배대동맥이라 불리고, 다리로 이어지는 좌우 2개의 온엉덩동맥으로 분기한다. 가슴대동맥에서는 식도동맥·갈비사이동맥 등을 분지, 배대동맥에서는 복강동맥·위장사이막동맥·아래장간막동맥·콩팥동맥·정소동맥(또는 난소동맥), 허리동맥 등으로 분기한다. 대동맥활에서 나온 온목동맥은 머리와 얼굴로 영양을 공급하고, 쇄골밑동맥은 겨드랑동맥, 위팔동맥으로 분기하여 위팔에 이른다. 또 오른심실에서 나와 허파순환을 일으키는 허파동맥도 몸통 부위에 분포하는 중요한 동맥이다.

**몸통 부위의 동맥**

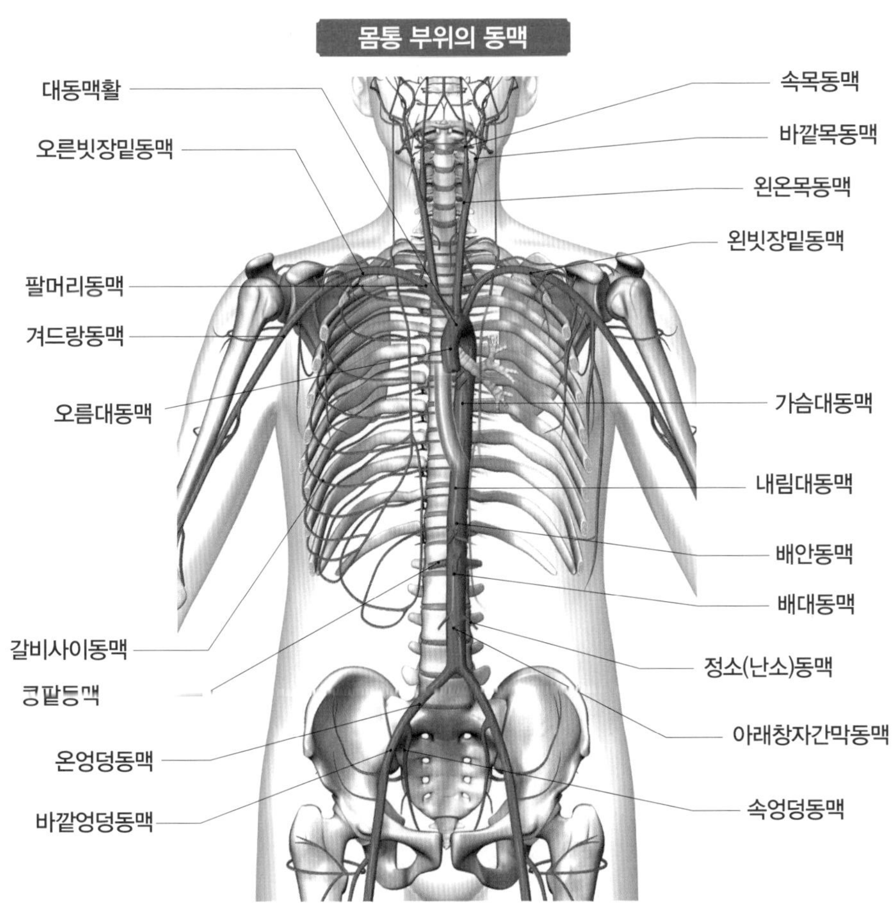
대동맥활
오른빗장밑동맥
팔머리동맥
겨드랑동맥
오름대동맥
갈비사이동맥
콩팥동맥
온엉덩동맥
바깥엉덩동맥
속목동맥
바깥목동맥
왼온목동맥
왼빗장밑동맥
가슴대동맥
내림대동맥
배안동맥
배대동맥
정소(난소)동맥
아래창자간막동맥
속엉덩동맥

# 몸통의 정맥

심장으로 혈액을 되돌리는 정맥은 많은 경우 동명의 동맥을 따라 주행한다. 또 정맥의 경우 맥이 뛰는 위치에 따라 피부밑조직을 달리는 피부정맥과 근막 밑을 달리는 깊은정맥, 이 두 정맥을 잇는 관통정맥으로 나눌 수 있다.

## ■ 대정맥을 잇는 홀정맥 계통

오른심방에는 위아래로 2개의 굵은 정맥이 붙어있는데, 위대정맥은 머리와 팔에서 혈액을 모으고 아래대정맥은 내장과 다리에서의 혈액을 모아 오른심방으로 들어간다. 위·아래대정맥은 대동맥과 같이 직접 이어져 있는 것이 아니라, 그것을 보조하는 홑정맥계통이라 불리는 3개의 정맥이 존재한다. 오른쪽 오름허리정맥에서 시작되는 홑정맥은 우반신의 가슴과 배부분의 뒷벽의 혈액을 모아 위대정맥으로 흘려넣고, 왼쪽의 오름허리정맥에서 시작해 8번 등뼈 높이에서 홑정맥으로 연결되는 반홑정맥, 좌반신 위쪽에서 직접 홑정맥으로 합류하는 덧반홑정맥과 함께 위·아래대정맥을 연결하는 통로를 이룬다.

몸통 부위의 정맥

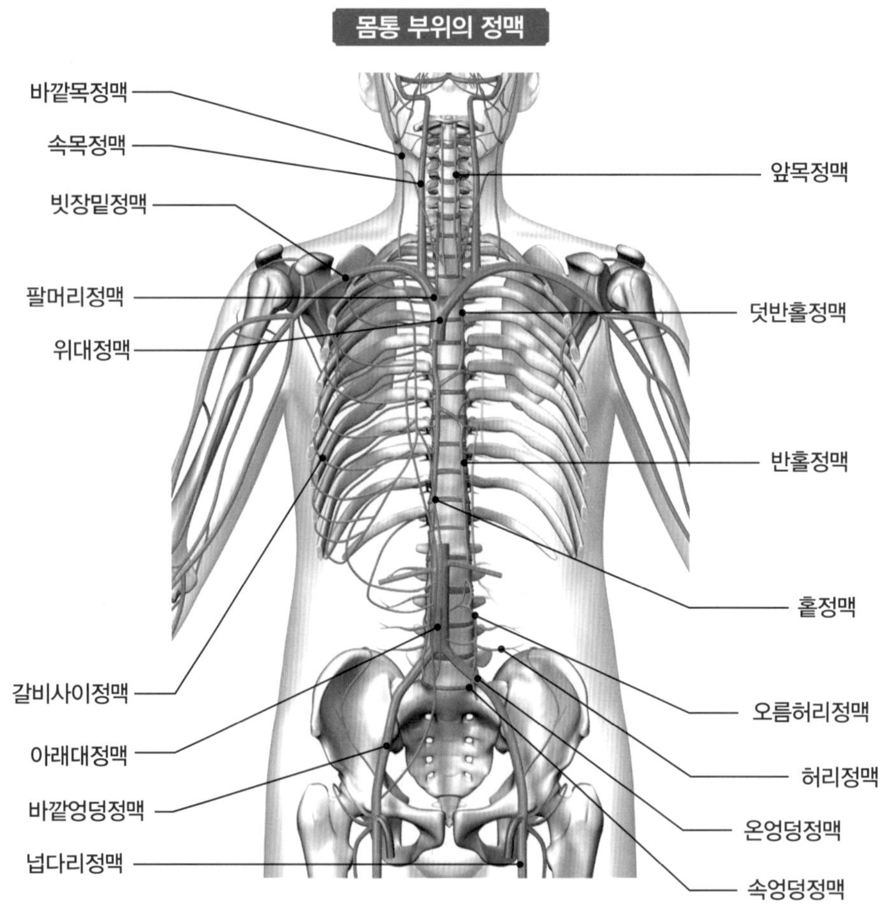
바깥목정맥
속목정맥
빗장밑정맥
팔머리정맥
위대정맥
갈비사이정맥
아래대정맥
바깥엉덩정맥
넙다리정맥
앞목정맥
덧반홑정맥
반홑정맥
홑정맥
오름허리정맥
허리정맥
온엉덩정맥
속엉덩정맥

# 머리·목 부위 동맥

## ■ 머리·목 부위 동맥의 특징

머리·목 부위를 도는 주요 동맥이 좌우의 온목동맥이다. 이 두 동맥에서 갈라진 동맥이 뇌안에 분포한다. 뇌에는 빗장밑동맥에서 나온 척추동맥과 온목동맥에서 분지된 속목동맥이 잘게 분지되어 영양을 공급한다.

척추동맥은 머리뼈내로 들어가면 좌우가 합류해 하나의 뇌바닥동맥이 된다. 뇌안의 전방은 주로 속목동맥이 가지를 뻗어 순환하는데, 후방은 이 뇌바닥동맥에서 갈라져 나온 가지가 다시 좌우로 갈라져 뒤대뇌동맥이 된다. 뇌안의 전방에 뻗은 좌우 속목동맥은 뒤교통동맥이라는 혈관으로 연결된다.

### ◆ 온목동맥과 그 분지

온목동맥에는 대동맥활에서 직접 갈라지는 왼온목동맥과 대동맥활에서 나온 팔머리동맥으로 분기하는 오른온목동맥이 있다. 모두 방패연골 위모서리 높이에서 바깥목동맥과 속목동맥으로 갈라진다.

속목동맥은 기관 식도의 가쪽을 지나 머리뼈안으로 들어간 뒤 눈동맥으로 갈라지고, 다시 거미막밑공간에서 뒤교통동맥과 앞맥락얼기동맥으로 갈라진다. 다시 2개의 굵은 끝가지 앞대뇌동맥과 중간대뇌동맥으로 갈라져 뇌안을 순환한다.

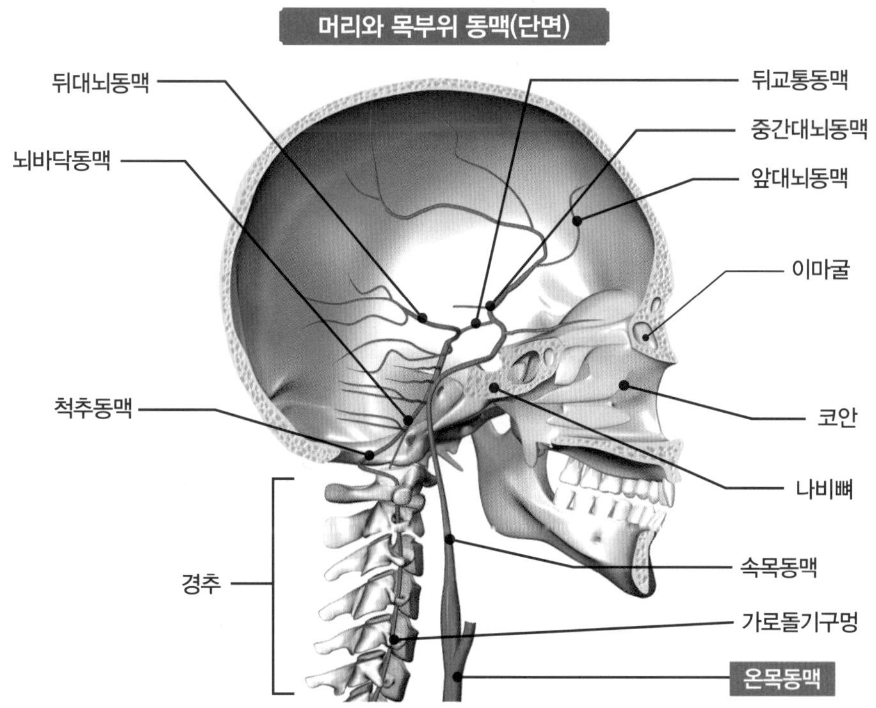
머리와 목부위 동맥(단면)
뒤대뇌동맥
뇌바닥동맥
척추동맥
경추
뒤교통동맥
중간대뇌동맥
앞대뇌동맥
이마굴
코안
나비뼈
속목동맥
가로돌기구멍
온목동맥

# 머리의 정맥

## ■ 머리 정맥의 특징

머리의 정맥은 팔다리의 다른 정맥과 달리 대부분 독립해서 주행한다. 또 혈액의 역류를 방지하기 위한 판이 없다는 것도 머리 정맥의 큰 특징 중 하나다. 뇌에서 나온 대부분의 혈액과 얼굴표층, 목 부분 등을 지나온 혈액은 경질막정맥굴의 표면을 덮는 정맥에서 나온 혈액을 모아 속목정맥으로 보낸다. 그곳에서 팔의 혈액이 모이는 쇄골밑정맥과 합류해 2개의 정맥은 팔머리정맥을 형성하고 오름정맥으로 합류해 오른심방으로 되돌아간다.

### ◆ 경질막정맥굴

머리 부위의 정맥에서 특징적인 것은 경질막정맥굴의 있다는 것이다. 머리뼈와 뇌경질막 사이나 정중앙부에서 좌우 뇌경질막이 합쳐지는 부분에는 일부에서 큰 틈새(굴)가 있는데, 이들을 총칭해 경질막정맥굴이라고 한다. 경질막정맥굴 안쪽면은 혈관과 같은 내피세포로 덮여있다. 경질막정맥굴에는 정중선 밑에서 안쪽으로 나온 대뇌낫 위모서리에 있는 위시상동맥굴과 아래모서리에 있는 아래시상정맥굴 외에 가로정맥굴·구불정맥굴·해면정맥굴과 위바위정맥굴·아래바위정맥굴 등이 있으며, 이들은 뇌의 표면을 덮는 중소 동맥을 지나 모인 혈액을 속목동맥으로 보낸다.

**머리 · 목 부위 정맥(단면)**

위연결정맥
아래연결정맥
위시상정맥굴
위대뇌정맥
아래시상정맥굴
뇌바닥정맥
해면정맥굴
위시상정맥굴
거미막잔기둥
경질막
거미막
연질막
뇌척수막
대동맥
속목정맥
대뇌낫
거미막밑공간
(뇌척수액)

# 팔·다리의 동맥

팔의 동맥은 겨드랑동맥에서 이어지는 위팔동맥에서 분지된 노동맥, 자동맥, 앞뼈사이동맥, 3개로 갈라져 분포한다. 다리동맥은 넙다리동맥에서 시작해 오금동맥, 앞정강동맥, 뒤정강동맥이 되고 발의 발등·발바닥동맥으로 이어진다.

## ■ 팔의 동맥

팔로 향하는 빗장밑동맥은 빗장뼈 밑 둘레에서 겨드랑동맥으로 이름을 바꾸고, 큰가슴근 바깥쪽을 지나면 위팔동맥이라고 부른다. 이 동맥은 위팔뼈의 앞면과 위팔두갈래근 뒤를 내려오면서 팔꿈치 부분에서 엄지손가락쪽을 지나는 노동맥과 새끼손가락 쪽을 지나는 자동맥으로 갈라진다. 노동맥은 수장부에서 주로 깊은손바닥동맥활로, 자동맥은 주로 얕은손바닥동맥활로 이행한다. 이 두 동맥은 서로 합류하여 손이나 손가락으로 가지를 분기한다.

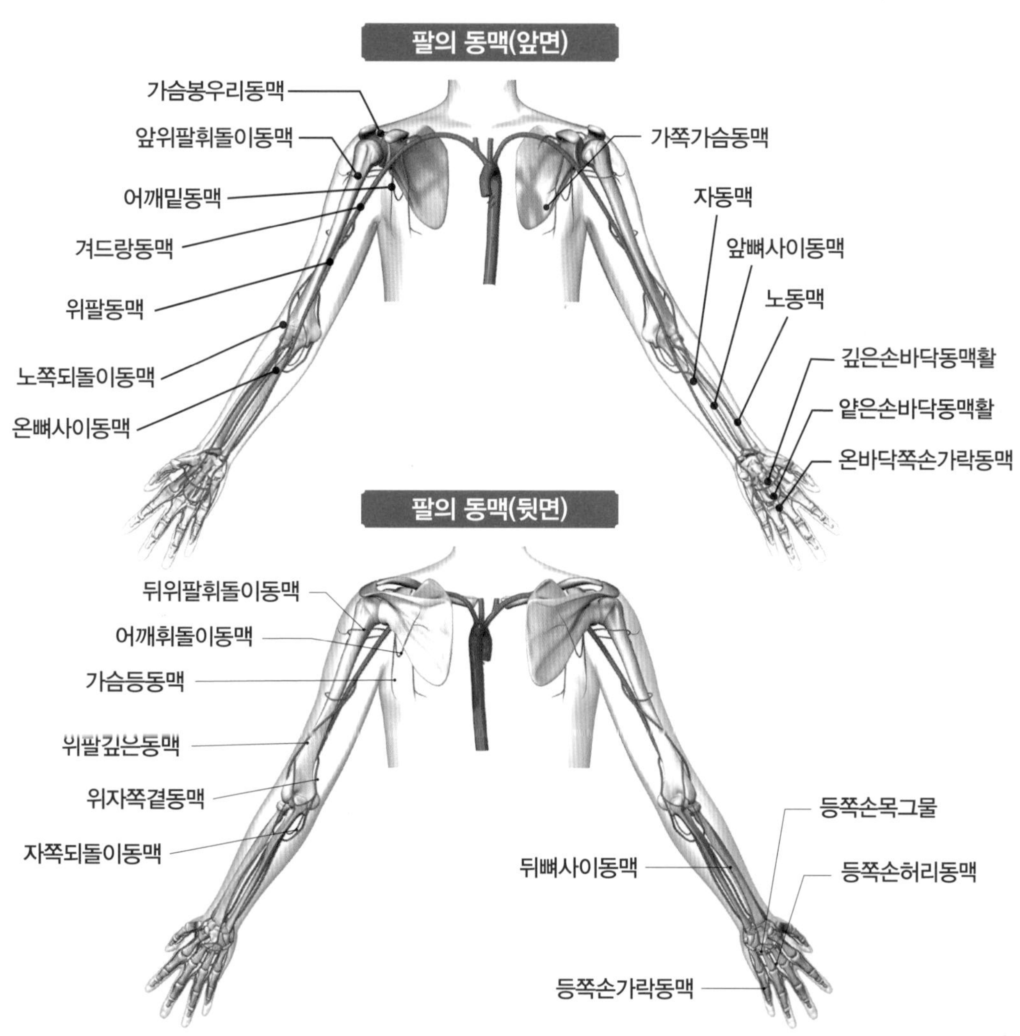
팔의 동맥(앞면)
가슴봉우리동맥
앞위팔휘돌이동맥
어깨밑동맥
겨드랑동맥
위팔동맥
노쪽되돌이동맥
온뼈사이동맥
가쪽가슴동맥
자동맥
앞뼈사이동맥
노동맥
깊은손바닥동맥활
얕은손바닥동맥활
온바닥쪽손가락동맥
팔의 동맥(뒷면)
뒤위팔휘돌이동맥
어깨휘돌이동맥
가슴등동맥
위팔깊은동맥
위자쪽곁동맥
자쪽되돌이동맥
뒤뼈사이동맥
등쪽손목그물
등쪽손허리동맥
등쪽손가락동맥

## ■ 다리의 동맥

다리동맥은 온엉덩동맥에서 나온 넙다리동맥이 갈라져 형성된다. 넙다리동맥은 분지하면서 모음근굴을 통과해 오금동맥이 되고, 다시 종아리앞면을 내려오는 앞정강동맥과 뒷면의 뒤정강동맥이 되어 발등과 발바닥동맥으로 나누어진다. 넙다리 앞면은 넙다리동맥, 뒷면은 깊은넙다리동맥에서 갈라진 관통동맥, 종아리앞면은 앞정강동맥, 뒷면은 뒤정강동맥의 가지를 통해 영양분이 전달된다.

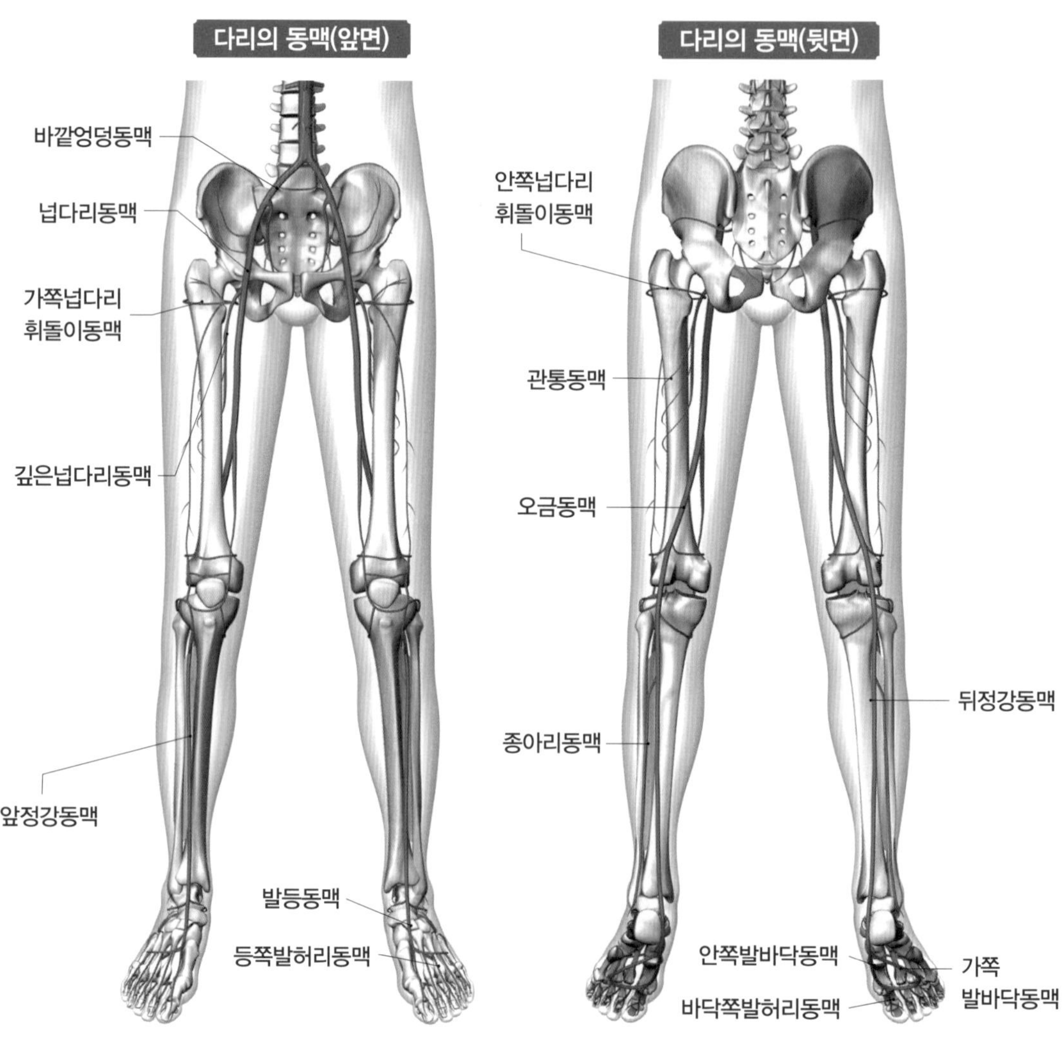
다리의 동맥(앞면)
바깥엉덩동맥
넙다리동맥
가쪽넙다리
휘돌이동맥
깊은넙다리동맥
앞정강동맥
발등동맥
등쪽발허리동맥
다리의 동맥(뒷면)
안쪽넙다리
휘돌이동맥
관통동맥
오금동맥
종아리동맥
뒤정강동맥
안쪽발바닥동맥
바닥쪽발허리동맥
가쪽
발바닥동맥

### ◎ 발의 동맥경화

간헐성 파행 등 보행 장애가 있을 때 증상을 방치하면 심근경색이나 뇌졸중 등 중대한 병으로 진행될 가능성이 있다. 오래 걸으면 한쪽 다리가 아프거나 밤에 다리가 아파 잠을 못 이루는 사람은 한 번쯤 의심해 봐야 한다.

# 팔·다리의 정맥

## ■ 팔의 정맥

손바닥의 정맥얼기에서 일어나 깊은·얕은손바닥정맥활을 통과한 노정맥과 자정맥은 팔꿈치오금에서 합류해 위팔정맥이 되고, 겨드랑정맥으로 들어간다. 한편 피부 밑을 주행하는 피부정맥에는 노쪽피부정맥과 자쪽피부정맥이 있는데, 모두 손등의 정맥그물에서 나와 각각 겨드랑정맥과 위팔정맥으로 들어간다. 2개의 정맥은 팔꿈치 부근에서 팔오금중간정맥을 통해 연락한다.

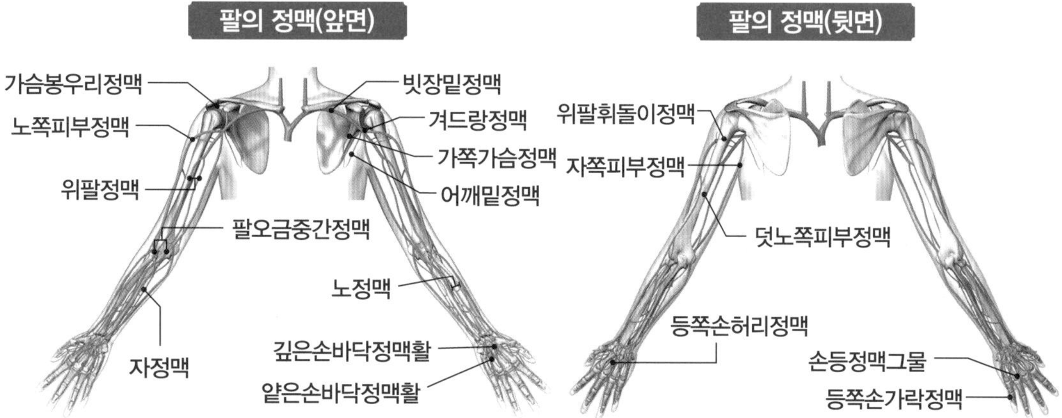
팔의 정맥(앞면)
팔의 정맥(뒷면)
가슴봉우리정맥
노쪽피부정맥
위팔정맥
팔오금중간정맥
자정맥
빗장밑정맥
겨드랑정맥
가쪽가슴정맥
어깨밑정맥
노정맥
깊은손바닥정맥활
얕은손바닥정맥활
위팔휘돌이정맥
자쪽피부정맥
덧노쪽피부정맥
등쪽손허리정맥
손등정맥그물
등쪽손가락정맥

## ■ 다리의 정맥

다리의 정맥은 대략 동명의 동맥과 동반주행하고 심장에서 멀기에, 정맥 중에서도 특히 판막이 많은 것이 특징이다. 또 종아리에는 큰두렁정맥과 작은두렁정맥이라는 큰 피부정맥이 있다. 큰두렁정맥은 발바닥의 정맥그물에서 나와 넙다리 안쪽면을 타고 올라와 넙다리정맥으로, 작은두렁정맥은 발등의 정맥그물에서 나와 종아리뒷면을 타고 올라와 겨드랑정맥에 합류한다.

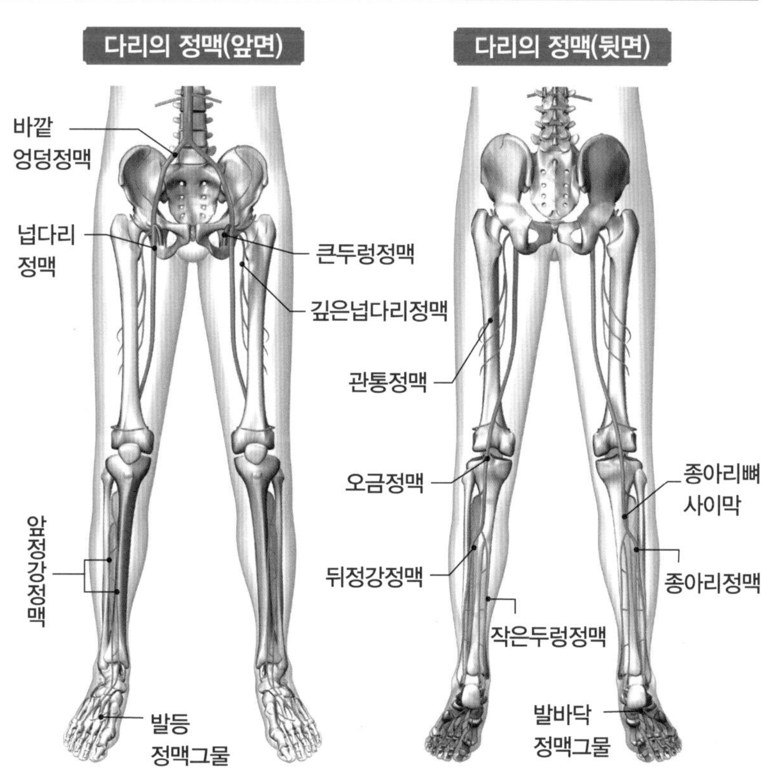
다리의 정맥(앞면)
다리의 정맥(뒷면)
바깥
엉덩정맥
넙다리
정맥
큰두렁정맥
깊은넙다리정맥
앞정강정맥
발등
정맥그물
관통정맥
오금정맥
뒤정강정맥
작은두렁정맥
종아리뼈
사이막
종아리정맥
발바닥
정맥그물

# 온몸 림프 계통의 주행과 기능

우리 몸에 체액을 순환시키는 '순환기 계통'에는 혈액이 순환하는 혈관계통과 림프액이 온몸을 도는 림프계통이 있다. 혈관계는 혈액이 심장을 중심으로 순환해 몸에 산소와 영양을 나른다. 림프계통은 표피 아래에 있는 가느다란 모세림프관에서 심장을 향해 한 방향으로 흐르는데, 림프액은 노폐물과 잉여수분을 회수하고 세균과 이물로부터 몸을 보호하는 기능을 한다. 림프계통은 온몸에 뻗어있는 림프관과 그 속을 흐르는 림프액, 림프관 도중에 있는 림프샘과 가슴샘, 지라 등 림프조직으로 구성되어 있다.

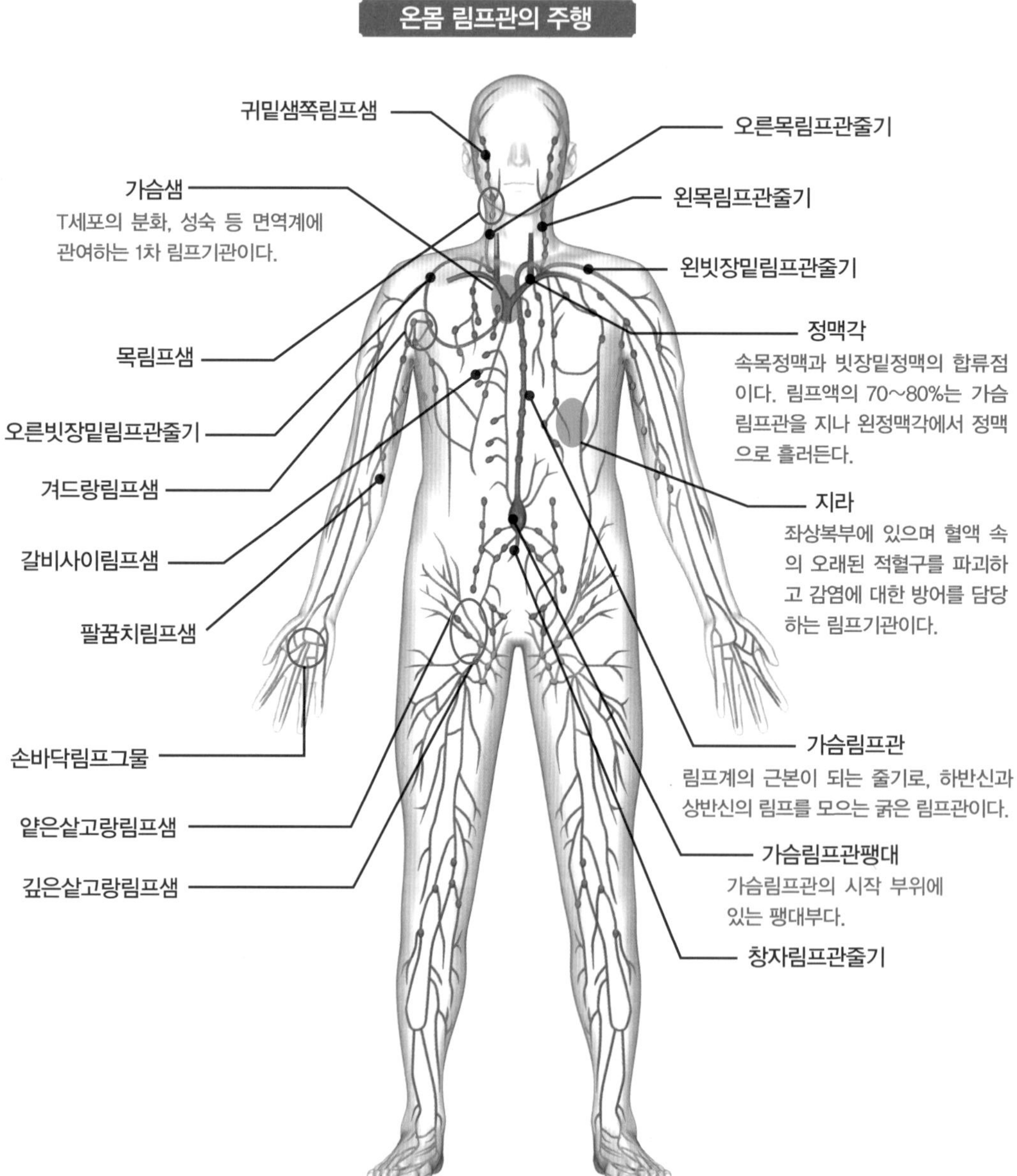

온몸 림프관의 주행
귀밑샘쪽림프샘
오른목림프관줄기
가슴샘
T세포의 분화, 성숙 등 면역계에 관여하는 1차 림프기관이다.
왼목림프관줄기
왼빗장밑림프관줄기
정맥각
속목정맥과 빗장밑정맥의 합류점이다. 림프액의 70~80%는 가슴림프관을 지나 왼정맥각에서 정맥으로 흘러든다.
목림프샘
오른빗장밑림프관줄기
겨드랑림프샘
지라
좌상복부에 있으며 혈액 속의 오래된 적혈구를 파괴하고 감염에 대한 방어를 담당하는 림프기관이다.
갈비사이림프샘
팔꿈치림프샘
손바닥림프그물
가슴림프관
림프계의 근본이 되는 줄기로, 하반신과 상반신의 림프를 모으는 굵은 림프관이다.
얕은샅고랑림프샘
가슴림프관팽대
가슴림프관의 시작 부위에 있는 팽대부다.
깊은샅고랑림프샘
창자림프관줄기

## ■ 림프관과 역류방지판막

온몸에 분포하는 림프관에는 근육보다 얕은 근육막상에 있는 얕은림프관(모세림프관, 앞집합관, 집합림프관)과 근육보다 깊은 근육막 밑에 있는 깊은림프관이 있다. 두 종류의 림프관은 부분부분 집합관에서 연락하면서 맨 마지막에는 가슴림프관과 오른림프관줄기(오른빗장밑림프관줄기, 오른목림프관줄기)에서 정맥으로 흐른다.

림프의 흐름을 만들어내는 것은 근육의 수축운동과 동맥의 박동이다. 심장에서 먼 다리정맥이 장딴지 근육의 수축과 정맥 안에 있는 판(정맥판)의 도움을 빌려 혈액을 심장으로 되돌리듯, 림프관에도 정맥과 마찬가지로 군데군데 판이 있어서 림프액의 역류를 막고 몸의 중심을 향해 흐르게 한다. 이 판은 아주 가느다란 림프모세관에는 없으며 합류 이후의 굵은 림프관에서 볼 수 있다. 그래서 근육의 수축과 동맥의 박동, 호흡 등으로 발생한 압력이 낮으면 림프의 흐름이 정체된다. 운동부족이 부종의 원인이 되는 것도 이 때문이다.

림프관의 구조

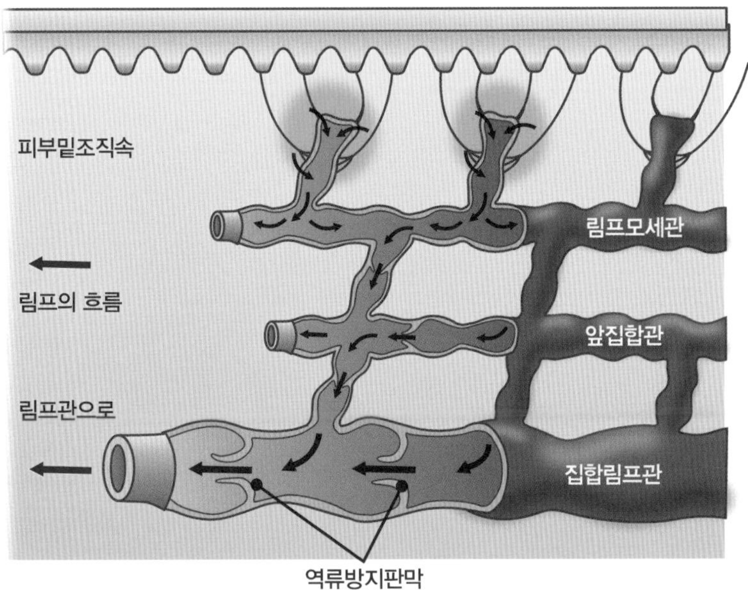
피부밑조직속
림프모세관
림프의 흐름
앞집합관
림프관으로
집합림프관
역류방지판막

### ◆ 림프액의 주행

림프액은 모세혈관의 얇은 벽에서 새어나온 혈장 성분에 조직의 신진대사에 따른 노폐물 등이 더해진 사이질액(조직액)이다. 대부분의 사이질액은 다시 정맥의 모세혈관으로 흡수되는데, 약 10%가 입자가 큰 단백질 등과 함께 모세림프관으로 흡수되어 림프액이 된다. 그리고 피부밑조직을 주행하는 림프관은 정맥과, 내장 가까이에 있는 림프관은 동맥과 함께 주행하면서 합류를 거듭해 서서히 두꺼워진다. 최종적으로 오른쪽 상반신의 림프관은 오른림프관줄기로, 그 이외의 것은 가슴림프관으로 이어져 속목정맥과 빗장밑정맥이 합류하는 정맥각에서 정맥으로 유입된다.

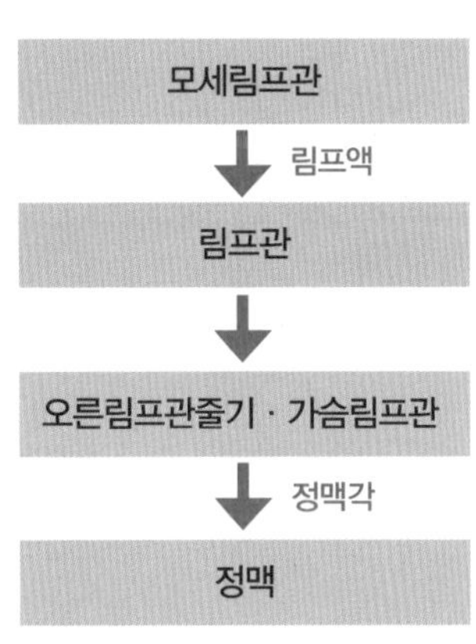
모세림프관
림프액
림프관
오른림프관줄기 · 가슴림프관
정맥각
정맥

### ◆ 모세림프관과 사이질액

혈액이 모세혈관에서 새어 나올 때 적혈구와 혈소판은 너무 커서 세포의 틈새를 통과하지 못하기에 침출액은 혈장과 같은 옅은 황색을 띤다. 여기에 조직의 노폐물 등이 더해진 사이질액(조직액)의 일부가 모세림프관으로 들어가 림프액이 된다. 그래서 림프액에는 단백질과 미네랄 등 영양소와 세포에서 나온 노폐물, 세균과 바이러스 등의 이물 등 여러 가지 물질이 혼합되어 있다.

또 림프액은 몸의 부위에 따라서도 성분이 다르다. 예컨대 작은창자에서 흡수된 림프액은 지방과 지방산, 글리세린 등을 함유하고 있어 유백색을 띠기에 다른 림프액과 구별해 암죽이라고 부르기도 한다. 암죽은 작은창자의 융모 내의 지방을 흡수하는 림프관(암죽관)에서 지방과 림프액이 혼합된 것으로, 림프관의 몸통인 가슴림프관 시작 부위에 있는 확대부를 가리켜 가슴림프관팽대라고 한다.

## ■ 림프샘의 구조와 기능

림프관에 점재해 있는 림프샘은 2~20mm 정도의 콩 모양 림프조직이다. 하나하나는 작지만 피부와 근육, 내장 등 몸 구석구석에서 모인 림프액을 여과해 세균과 바이러스 따위의 이물로부터 몸을 보호하는 면역기능의 거점이다.

몸속에는 약 400~700개의 림프샘이 있다고 알려져 있다. 특히 머리와 목 부위의 귀밑샘림프샘, 턱밑림프샘, 목림프샘, 겨드랑림프샘, 샅고랑림프샘, 오금림프샘 등 주요 림프샘은 큰 혈관 주위나 내장을 드나드는 혈관을 따라 모여 있다.

림프샘에는 백혈구의 일종인 림프구나 매크로파지 등 면역세포가 가득하다. 이곳에서 림프액으로 들어온 세균과 바이러스, 노폐물과 암세포 등의 이물이 여과된다. 이처럼 림프샘이라는 '관문'을 지나 림프구의 면역기능에 의해 처리된 림프액만이 정맥으로 회수되어 심장으로 되돌아온다.

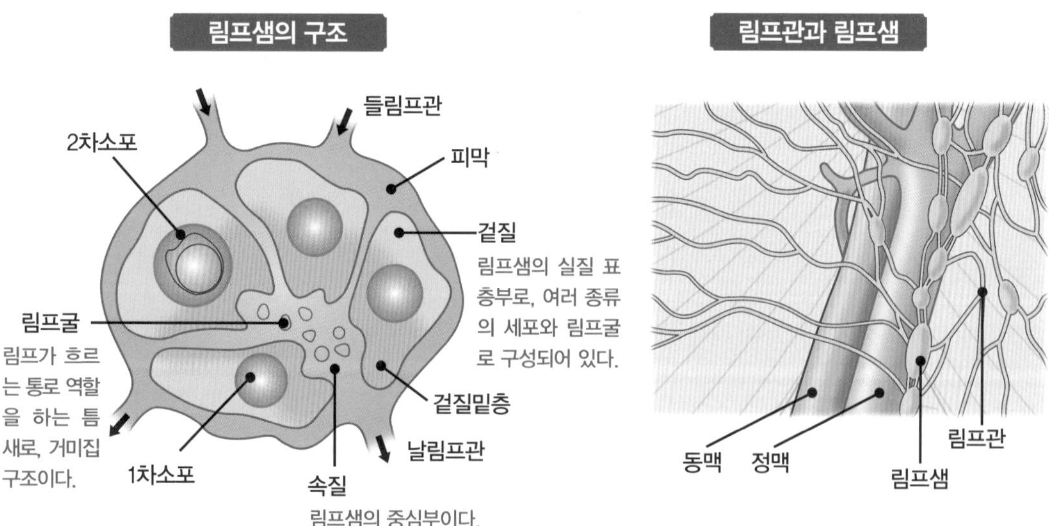
림프샘의 구조
들림프관
2차소포
피막
겉질
림프샘의 실질 표층부로, 여러 종류의 세포와 림프굴로 구성되어 있다.
림프굴
림프가 흐르는 통로 역할을 하는 틈새로, 거미집 구조이다.
겉질밑층
날림프관
1차소포
속질
림프샘의 중심부이다.
림프관과 림프샘
동맥
정맥
림프관
림프샘

# 림프조직

림프조직은 골수·가슴샘과 같이 림프구의 발생과 분화에 관여하는 부분(1차 림프조직)과, 림프샘이나 편도체, 지라, 창자의 페이어판(Peyer's patch) 등 면역 반응이 일어나는 장이 되는 부분(2차 림프조직)으로 나뉜다.

## ■ 1차 림프조직

1차 림프조직에는 림프구인 B세포가 증식·분화하는 골수와 골수에서 만들어진 미숙한 림프구가 T세포로 증식·분화하는 가슴샘이 있다. 골수에서 만들어진 조혈모세포는 골수계 줄기세포와 림프구 줄기세포의 전구세포로 분화한다. 이 중에서 림프구 줄기세포인 T세포가 되는 세포만이 가슴샘으로 이동해 T세포로 성숙해나간다.

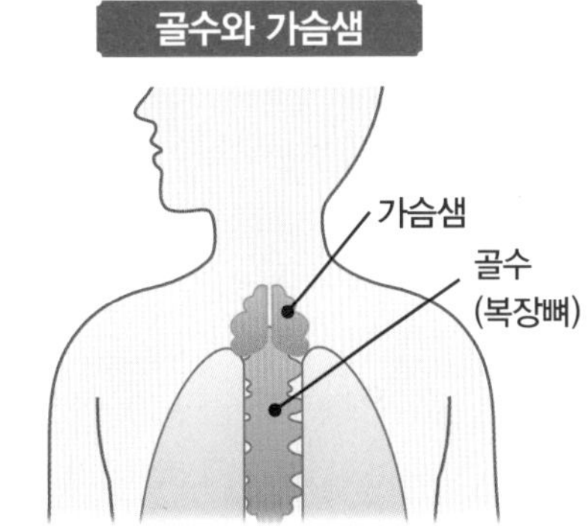
골수와 가슴샘
가슴샘
골수
(복장뼈)

가슴샘은 복장뼈의 뒷면, 심장의 위쪽 앞부분에 위치하는 편평한 세모꼴 기관이다. 생후 얼마간은 무게 10~15g 정도인데, 사춘기에는 30~40g 정도로 발달하고, 성인 이후는 서서히 퇴화하여 40대에서는 약 50%, 70대 남성은 정점일 때의 10% 이하까지 위축되어 지방조직이 된다. 그래서 연령의 증가와 함께 가슴샘이 작아지면 T세포의 생산력도 떨어져 면역이 저하된다.

## ■ 2차 림프조직

2차 림프조직은 림프계의 핵심인 림프샘 및 그밖에 몸의 요소요소에서 몸속에 침입한 이물(항원)과 싸우는 기관이다.

작은창자 속 페이어판의 구조

작은창자
고리주름
창자상피세포
병원체
이물
페이어판체
융모
M세포

공기 중의 세균이나 바이러스가 침입하기 쉬운 목구멍에는 편도가 있다. 편도는 보통 편도샘이라 부르는 구개편도와 아데노이드(인두편도), 혀뿌리편도, 귀관편도 등 몇 개의 림프조직 덩어리의 총칭이다.

지라는 갈비뼈 가까이에 위치하며 주먹만 한 크기의 장기다. 영유아기에는 혈구(적혈구, 백혈구, 혈소판)를 생산하고 혈액을 저장한다. 또 오래된 적혈구를 파괴하고, 새로운 적혈구를 만들어내기 위해 철분을 골수로 보내는 등 다양한 일을 하고 있다.

또 면역세포의 60% 이상이 집중되어 있는 작은창자에는 창자의 상피에 면역세포가 모이는 페이어판이라는 구조가 있다. 그래서 M세포라는 특수한 형태의 세포가 항원을 몸속으로 흡수한다.

# 면역의 원리

우리 몸에는 몸속의 환경을 일정하게 유지하고자 하는 항상성(호메오스타시스)이라는 성질이 있다. 세균과 바이러스 등으로부터 몸을 보호하는 면역 기능도 그중 하나다. 면역의 기본은 자신의 세포(자기)와 세균이나 바이러스 따위의 항원체를 비롯한 자신 이외의 것(비자기)을 식별하는 것이다. 면역은 크게 자연면역과 획득면역으로 나뉜다.

## ■ 자연면역

자연면역은 인간이 원래 갖추고 있는 체계로, 세균과 바이러스 등 자신 이외의 것이 들어오면 그 항원에 대해 자연스레 반응하는 최초의 면역기능을 말한다.

첫 번째 단계는 침입구가 되기 쉬운 피부와 입, 코, 목구멍 등에서 차단해 이물의 침입을 막는 점막면역이다. 이물이 점막면역을 돌파해 몸 안으로 들어왔다면, 두 번째 단계인 골수계 줄기세포를 중심으로 한 면역반응이 일어나 공격을 시작한다.

그 과정을 구체적으로 살펴보자. 백혈구 속에 있는 호중구나 매크로파지, 가지세포 등의 면역세포가 침입해 들어온 항원을 재빨리 감지하고 먹어치워 항원을 제거한다. 이를 탐식이라고 하며, 탐식을 하는 세포를 식세포 또는 탐식세포라고 한다. 식세포는 침입한 이물을 무차별적으로 먹어치우기에 자연면역은 특이성이 낮은 면역이라 할 수 있다.

이어서 매크로파지가 세포끼리 정보를 전달하는 사이토카인이라는 단백질을 분비해 호중구를 불러들인다. 호중구는 혈관 속에서 이동해 항원을 탐식하는데, 세포 안에 들어온 항원에는 손이 닿지 않는다. 그래서 NK세포(내추럴 킬러 세포)라 불리는 림프구가 감염된 세포를 찾아 파괴한다. 식세포나 NK세포로 제거하지 못한 항원은 면역의 세 번째 단계인 획득면역으로 처리한다.

**자연면역과 획득면역의 세포의 역할**

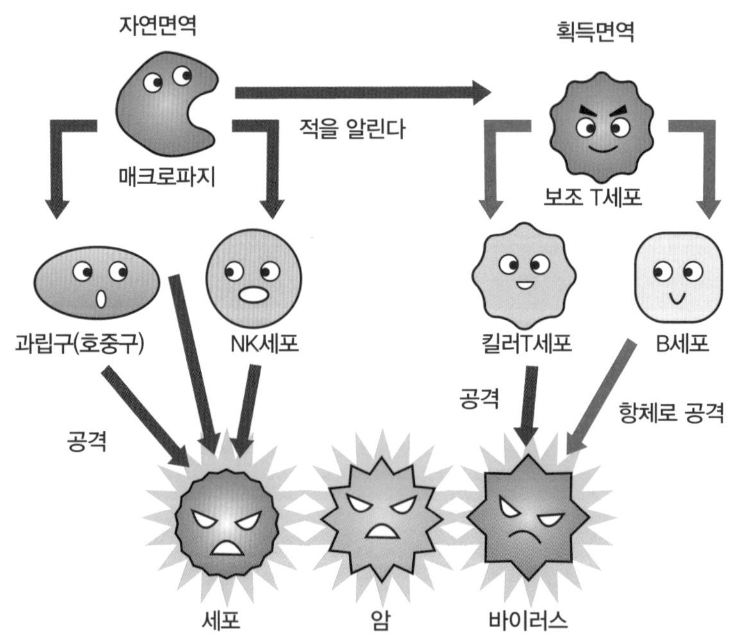
자연면역
획득면역
적을 알린다
매크로파지
보조 T세포
과립구(호중구)
NK세포
킬러T세포
B세포
공격
공격
항체로 공격
세포
암
바이러스

## ■ 획득면역

획득면역이란 같은 종류의 항원이 몸속에 두 번 침입했을 때 이미 기억되어 있던 면역이 반응하는 후속 방어 체계다.

획득면역에서는 항원을 탐식한 가지세포가 림프샘으로 이동해 항원이 침입했음을 보조T세포에 전달한다(항원제시). 제시를 받은 보조T세포는 증식해서 다시 B세포가 항원제시를 하면 사이토카인을 방출, B세포는 형질세포(항체생산세포)로 변화해 항체를 만들기 시작한다. 항체란 항원에 결합하는 단백질의 총칭으로, 혈액 속의 혈장에 들어있으며 면역글로불린이라고 불리는 감마 글로불린이라는 혈장단백질로 만들어져 있다. 또 B세포의 일부는 메모리 B세포가 되어 항원의 특징을 기억해 두었다가 같은 항원이 다시 침입했을 때 더 빨리 대처할 수 있게 학습한다. 한번 걸렸던 병에 다시 잘 걸리지 않는 것은 이러한 획득면역 체계 때문이며, 흔히 '면역이 생긴다'는 말에서 '면역'은 이 획득면역을 가리킨다.

### ◆ 세포성 면역과 체액성 면역

획득면역에는 항체를 만들 뿐 아니라 감염된 세포나 암세포를 제거하는 등 다양한 역할이 있다. 크게 '세포성 면역'과 '체액성 면역'으로 분류한다.

**● 세포성 면역** 항체를 만들지 않고 면역세포 자체가 이물을 공격하는 면역을 말한다. 킬러 T세포나 매크로파지가 중심이 되어 작용하는 면역반응이다. 세포성 면역과 체액성 면역, 두 가지 면역 기능에 의해 항원이 제거되면 T세포의 하나인 억제T세포가 면역세포를 억제해 면역반응을 종식시킨다.

**● 체액성 면역** 항체를 만들어 이물에 대항하는 면역이다. 항체를 만들어내는 형질세포의 근원이 되는 B세포와 항체가 주체가 되어 작용한다. 이렇게 다른 원리의 면역 기능이 협력해 작용함으로써 다양한 항원이 효율적으로 제거된다.

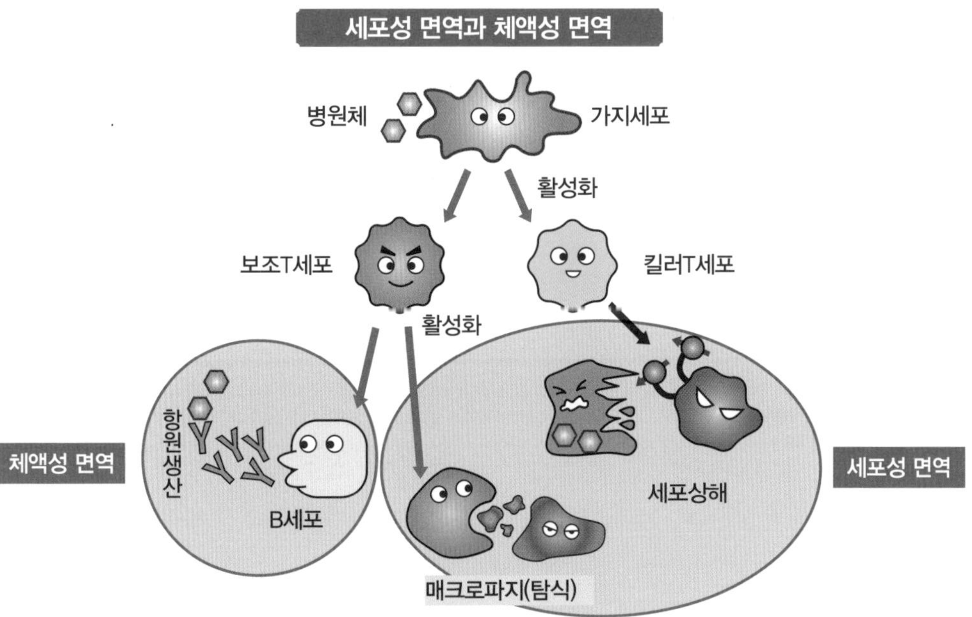
세포성 면역과 체액성 면역
병원체
가지세포
활성화
보조T세포
킬러T세포
활성화
항원생산
B세포
체액성 면역
세포상해
세포성 면역
매크로파지(탐식)

## ■ 면역세포

이제까지 살펴본 면역 반응을 담당하는 것은 백혈구라 불리는 면역세포다. 모든 백혈구는 골수 속 조혈모세포라는 하나의 세포에서 분화되어 생긴다. 조혈모세포는 '골수계 줄기세포'와 '림프계 줄기세포'로 분화하는데, 골수계 줄기세포는 과립구(호중구·호산구·호염기구)와 단구(매크로파지·가지세포)로, 림프계 줄기세포는 림프구(T세포·B세포·NK세포)로 분화한다.

면역세포의 종류

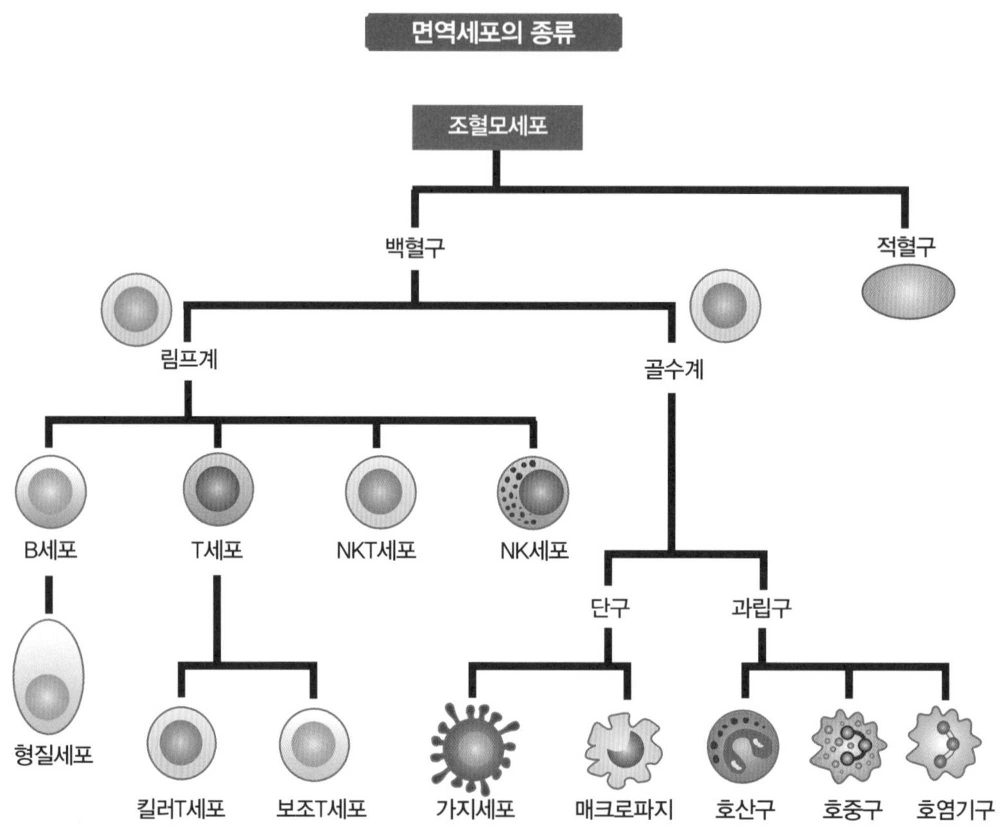
조혈모세포
백혈구
적혈구
림프계
골수계
B세포
T세포
NKT세포
NK세포
단구
과립구
형질세포
킬러T세포
보조T세포
가지세포
매크로파지
호산구
호중구
호염기구

> ◎ 백혈구 수의 이상
>
> 면역에서 중요한 역할을 수행하는 것이 혈액 속에 있는 백혈구다. 그래서 백혈구 수치로 자신의 면역기능이 어느 정도인지 파악할 수 있다.

### ◆ 면역세포의 특징

| | |
|---|---|
| 호중구 | 과립구의 하나로 백혈구의 절반 이상을 차지한다. 강한 탐식작용과 살균력을 가지고 있으며 탐식의 50~70%를 담당하는 식세포다. 탐식한 이물은 몸속의 라이소솜에 있는 가수분해효소로 분해 · 소화된다. 세포의 수명은 혈관 내에서 약 하루 정도라고 알려져 있는데, 한 번 혈관을 나오면 되돌아올 수 없어 병원체를 탐식하면 죽어서 고름이 된다. |
| 호산구 | 과립구의 하나로 호흡기와 창자 등에 존재하며 백혈구의 5% 정도를 차지한다. 기생충을 처리하는 탐식세포로, 알레르기 반응 등이 일어나면 증식해 아토피성 피부염의 원인이 되기도 한다. |
| 호염기구 | 과립구의 하나로 호중구나 호산구의 이동을 돕는다. 호산구와 마찬가지로 기생충으로부터 몸을 보호하고 초기 암세포 등도 흡수해 파괴한다. 세포 속에 가려움을 유발하는 히스타민을 함유하고 있어서 히스타민을 방출해 알레르기 반응을 일으키기도 한다. 세포의 수명은 혈관 안에서 약 하루 정도라고 알려져 있다. |
| 매크로파지 | 단구가 분화한 면역세포다. 매크로는 '크다', 파지는 '먹는다'를 뜻하며 대식세포라고도 불린다. 호중구가 주로 병원체를 탐식하는 데 반해 매크로파지는 지방조직이나 이물, 암세포나 세포의 사해까지도 탐식한다. 피부밑조직 내에 많으며 몸속에 들어온 이물을 발견해 무차별적으로 먹어 제거한다(비특이성 탐식). |
| 가지세포 | 매크로파지처럼 단구에서 분화해 침입한 이물의 정보를 T세포에 전달하는 항원제시세포다. 이름대로 세포 주위에 나뭇가지와 같은 돌기가 있으며 코안과 허파, 위, 창자 등에 존재한다. 다양한 조직과 기관 내에 존재하며 이물을 탐식하는 작용도 있다. 세포의 수명은 수일에서 수개월이다. |
| NK세포<br>(자연살해세포) | 림프계 줄기세포에서 분화한 림프구의 하나로, 몸속을 순환하면서 변이가 없는지 확인하고 암세포나 바이러스 등에 감염된 세포를 발견하면 곧바로 단독으로 공격해 파괴한다. 생겨날 때부터 외적을 살상하는 능력을 갖추고 있어 이러한 이름이 붙었다. 자연면역에 중요한 역할을 담당한다고 알려져 있다. |
| B세포 | 림프구의 일종으로 항체를 만드는 면역세포다. 림프샘에서 대기하고 있을 때 다가온 항원을 흡수해 보조T세포에 항원제시를 한다. 보조T세포의 지령을 받아 항체를 만드는 형질세포로 변화한다. 항체의 생산 및 방출을 담당하며 체액성 면역의 중심이 되는 세포다. |
| 형질세포 | B세포가 보조T세포의 자극을 받아 성숙한 세포로 주로 IgG나 IgA 등 항체를 생산해 항원을 공격한다. 체액성 면역계의 중심이 되는 세포다. |
| 메모리B세포 | 세포 표면에 있는 B세포 항원수용체(BCR)라 불리는 부분으로 항원을 인식해 항체를 생산하면 일부가 림프샘 등에 남아 항체를 기억한다. 수십 년 생존하며 한 번 감염된 항원이 다시 침입해 들어오면 곧바로 항체를 생산하는 형질세포로 바뀌어 항체를 만들어 항원을 제거한다. |
| 보조T세포 | 가지세포나 매크로파지로부터 항원제시를 받아 사이토카인 등 면역 활성화 물질을 생산한다. 감염된 세포를 발견해 공격의 전략을 짜는 사령탑과 같은 존재다. 면역모세혈관과 지라에 많이 분포해 있으며 림프샘에서는 60~70%를 차지한다. |
| 킬러T세포 | 가지세포에서 항원제시를 받아 바이러스가 감염된 세포나 암세포 등에 달라붙어 세포별로 제거하는 세포 킬러다. 세포독성T세포라고도 한다. |
| NKT세포<br>(자연살해T세포) | 자연면역과 획득면역에 모두 관여하며, 제4림프구라 불린다. T세포와 B세포에 비해 림프구 속에 함유된 양이 적지만 암치료에 중요한 작용을 한다고 알려져 있다. |

## ■ 세포사: 아폽토시스와 네크로시스

세균과 바이러스가 몸속에 침입해 면역반응을 일으키면, 세포조직이 손상된 세포는 사멸하고 새로운 세포가 생겨나 조직의 항상성이 유지된다. 세포사에는 아폽토시스와 네크로시스가 있다.

### ◆ 아폽토시스

아폽토시스(apoptosis)는 '프로그램 세포사' 또는 '제어된 세포사'라고도 불리는데, 세포가 자신을 파괴해 죽는 구조로 되어 있다. 아폽토시스를 일으킨 세포는 축소되고, '아폽토시스 소체'라 불리는 세포 단편을 형성한 뒤 매크로파지나 호중구 등 식세포에 먹혀 제거된다. 불필요한 세포나 손상되어 복구가 불가능한 세포를 적절히 제거하는 원리로 기능한다.

### ◆ 네크로시스

네크로시스(necrosis)는 프로그램되지 않은 세포사로 '세포괴사' 또는 '세포의 사고사'라고 불린다. 네크로시스는 주로 세포 안팎 환경의 악화나 병원체로 인한 세포의 손상 등에 의해 일어난다. 네크로시스가 일어나면 세포가 팽창되어 파열되고 세포 속 소화 효소나 사이토카인 등이 누출된다. 그러면 면역세포가 이를 '이물'로 인식해 염증반응을 일으키는데, 심할 때는 조직이 괴사된다.

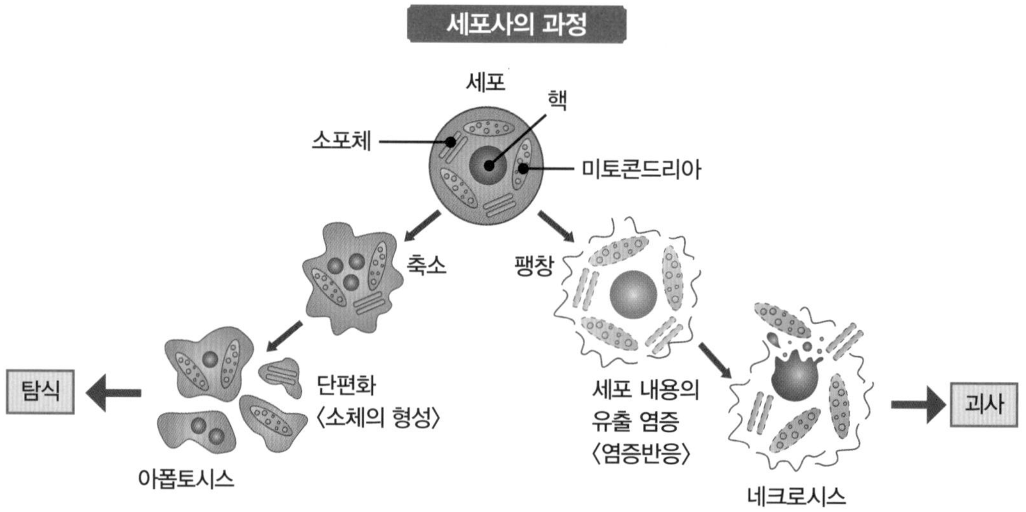
세포사의 과정
세포
핵
소포체
미토콘드리아
축소
팽창
탐식
단편화
〈소체의 형성〉
아폽토시스
세포 내용의
유출 염증
〈염증반응〉
네크로시스
괴사

> **◎ 사이토카인**
>
> 면역세포에서 분비되는 사이토카인은 호르몬 유사 단백질이다. 세포 사이의 정보전달을 담당하며 특이적인 수용체에 결합해 ① 면역반응의 증식과 억제, ② 세포증식, ③ 획득면역의 분화를 유도하는 역할 등 우리 몸을 이물로부터 지키기 위해 꼭 필요한 작용을 한다. 사이토카인에는 인터류킨·케모카인·인터페론과 종양괴사인자(TNF) 등이 있다.

06

# 소화기·호흡기

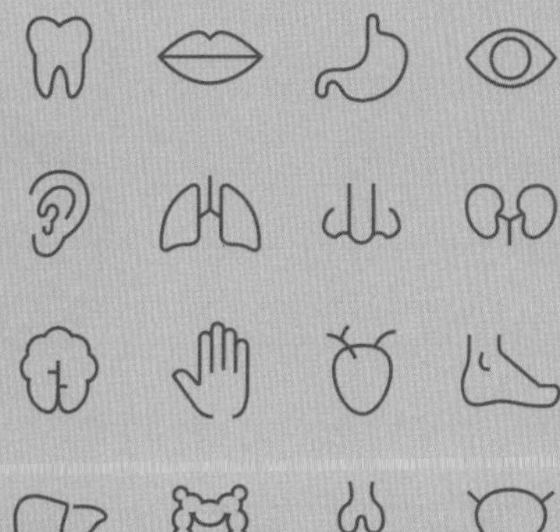

# 소화기 계통의 구조와 기능

우리는 몸을 구성하고 키우기 위한 영양소를 음식물을 통해 섭취하여 생명 활동을 유지하고 있다. 소화기 계통은 음식물을 분해·흡수해 몸에 필요한 것을 받아들이고 불필요한 것을 배출하는 소화와 관련된 기관이다.

## ■ 소화기 계통의 전체 구조

우리 몸은 영양이 되는 음식물을 그 상태 그대로는 몸에서 흡수하지 못한다. 그래서 아미노산과 단당류, 지방산 등 작은 분자로 분해해야 한다. 그 과정이 소화이며, 소화에 의해 생겨난 작은 분자를 영양으로서 받아들이는 것이 흡수다. 소화와 흡수가 일어나는 소화관은 입에서 항문까지 하나의 관으로 이루어져 있다. 총 길이는 약 9m에 이른다. 소화관의 부속기관으로 이와 혀, 간, 이자 등이 소화기 계통을 구성하고 있다.

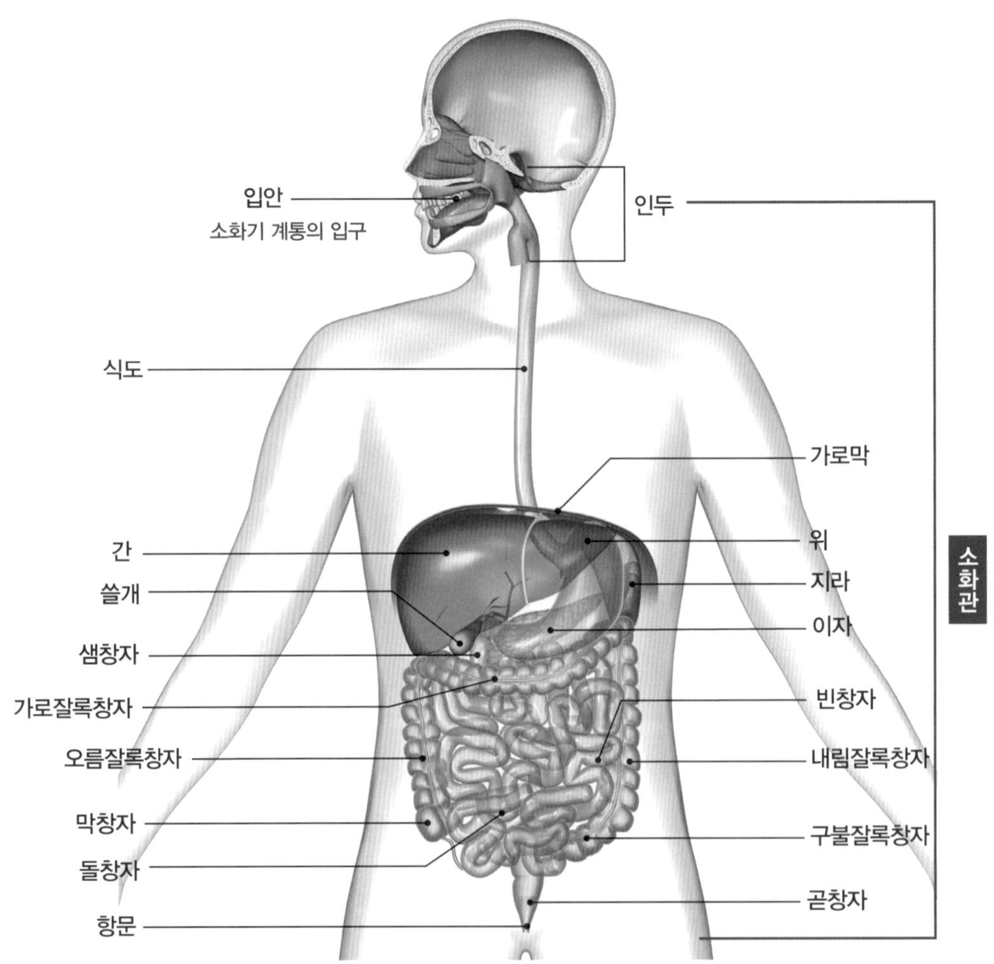
입안
소화기 계통의 입구
인두
식도
가로막
간
위
쓸개
지라
샘창자
이자
가로잘록창자
빈창자
오름잘록창자
내림잘록창자
막창자
구불잘록창자
돌창자
곧창자
항문
소화관

# 소화·흡수의 원리

## ■ 기계적 소화와 화학적 소화

**◆ 기계적 소화** 이로 씹어서 부수는 씹기나 소화관 운동 등 음식물을 기계적인 힘으로 작게 만드는 물리적인 소화를 말한다.

**◆ 화학적 소화** 위액과 쓸개즙 등 소화액에 들어있는 소화 효소를 이용해 음식물을 분자 수준으로 분해하는 것을 말한다.

기본적으로는 씹을 때 음식물과 섞이는 침에는 녹말을 분해하는 아밀레이스라는 효소가 들어있어서 녹말의 소화를 돕는다. 또 위와 창자에서는 화학적 소화와 함께 소화관 자체의 운동을 통해 기계적 소화를 촉진한다. 이처럼 곳에 따라서는 두 가지 소화가 동시에 일어나 소화가 원활하게 이루어지게 한다.

## ■ 소화와 흡수의 흐름

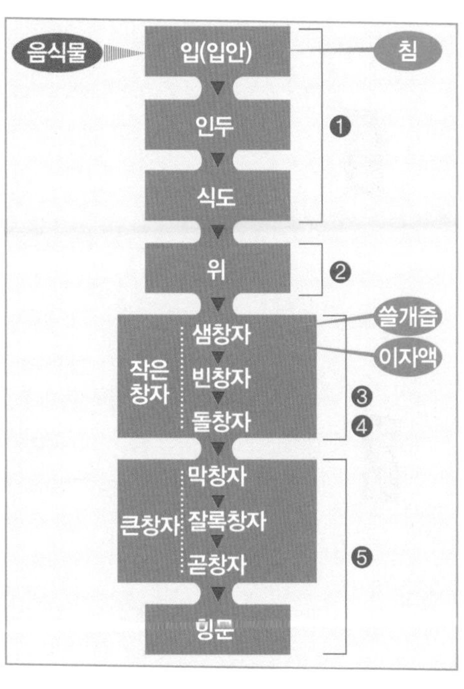
음식물
입(입안)
침
인두
식도
❶
위
❷
쓸개즙
이자액
작은창자
샘창자
빈창자
돌창자
❸
❹
큰창자
막창자
잘록창자
곧창자
❺
항문

**❶ 입안~식도구멍**

입안에서는 침과 함께 씹힌 음식물이 삼킴 작용을 통해 몸속으로 들어온다. 인두와 식도가 수축하고 이완하며 위로 보낸다.

**❷ 위**

위에서는 넘어온 음식물을 꿈틀운동을 통해 잘게 부수는 기계적 소화와, 염산을 포함한 위액에 의한 화학적 소화를 통해 1~3시간 정도 음식물을 소화한다. 위 속에서 죽 상태가 된 음식물은 날문에서 조금씩 샘창자로 넘어간다.

**❸ 샘창자**

위에서 보내온 음식물에 간에서 온 쓸개즙과 이자에서 온 다양한 효소가 섞인 이자액이 혼합되어 소화가 진행된다. 지질은 이곳에서 유화된다.

**❹ 작은창자**

단백질은 아미노산으로, 당질은 단당류로 분해되어 융모를 통해 흡수된다. 작은창자를 통과하는 시간은 3~4시간 정도다. 침과 위액, 쓸개즙, 이자액 등의 수분도 대부분 이곳에서 흡수된다.

**❺ 큰창자~항문**

식이섬유 등 소화·흡수되지 못한 음식물의 남은 찌꺼기에서 수분을 흡수해 변으로 만든다. 변은 곧창자에 쌓여 어느 정도 모였다가 배출된다.

# 소화관의 구조와 기능

입에서 항문까지 약 9m에 달하는 음식물이 지나는 통로를 소화관이라고 한다. 소화관은 식도에서 곧창자까지 공통된 기본 구조를 가지고 있다. 음식물이 입에서 위로 보내지거나, 구불구불한 작은창자를 나아가 이동할 수 있는 이유는 꿈틀운동을 비롯한 소화관의 운동 때문이다.

## ■ 소화관의 구조

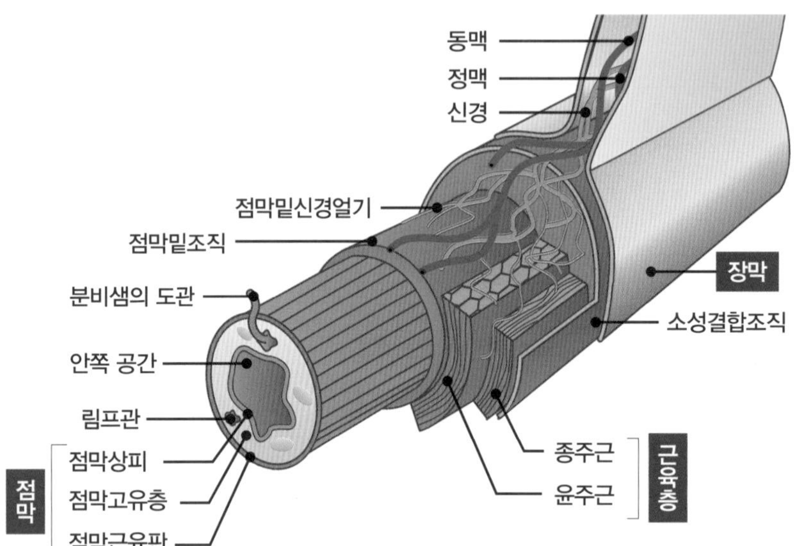
동맥
정맥
신경
점막밑신경얼기
점막밑조직
분비샘의 도관
안쪽 공간
림프관
점막
점막상피
점막고유층
점막근육판
장막
소성결합조직
종주근
윤주근
근육층

소화관벽은 안쪽 공간부터 점막, 근육층, 바깥면을 감싸는 장막 또는 바깥막 등 3층 구조로 되어 있다. 점막과 근육층 사이에는 교원섬유와 혈관, 신경으로 구성된 점막밑조직이 있어서 이 둘을 연결해준다.

식도의 단면도

바깥막 또는 장막
안쪽 공간
윤주근층
종주근층
근육층
점막상피조직
점막고유층
점막근육판
점막밑층

### ◆ 근육층

식도의 근육층은 인두에서 이어지는 골격근으로 시작해 중간에 민무늬근과 섞여 아래 3분의 1 지점부터 곧창자까지는 민무늬근으로 이루어져 있다. 소화관의 근육층은 안쪽을 주행하는 윤주근층, 바깥쪽은 소화관의 긴축과 평행하게 주행하는 종주근층의 두 층으로 되어있고, 위(胃)에는 안쪽에 비스듬히 주행하는 사주근이 붙어 세 층으로 구성되어 있다.

## ■ 꿈틀운동의 원리

식도는 윤주근과 종주근의 수축과 이완을 통해 음식물을 밀어낸다. 2개의 근육층은 윤주근이 수축하면 그 부분은 좁아지고, 종주근이 수축하면 두꺼워진다. 그래서 2개의 근육이 연속적으로 수축하면 식도 안의 음식물은 밑(먼쪽)으로 밀린다. 이러한 근육의 움직임이 지렁이 움직임과 닮았다고 해서 꿈틀운동이라고 부른다. 꿈틀운동은 식도뿐 아니라 소화관 전체에서 일어난다.

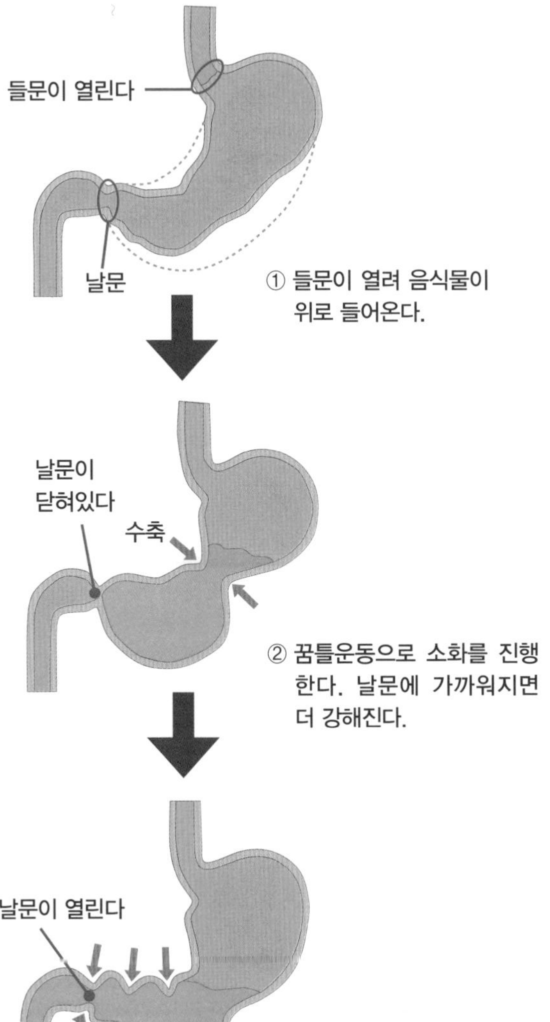
위의 꿈틀운동
들문이 열린다
날문
① 들문이 열려 음식물이 위로 들어온다.
날문이 닫혀있다
수축
② 꿈틀운동으로 소화를 진행한다. 날문에 가까워지면 더 강해진다.
날문이 열린다
③ 꿈틀운동의 파동이 날문에 도달하면 날문이 열려 내용물이 조금씩 샘창자로 들어간다.

### ◆ 분절운동과 진자운동

안쪽의 윤주근이 미세한 간격(분절)으로 수축과 이완을 반복하는 분절운동과 바깥쪽의 종주근이 수축과 이완을 반복하는 진자운동은 모두 속에 있는 음식물을 휘젓고 잘게 부수어 뒤섞기 위한 운동이다. 소화관 안에서는 음식물을 이동시키는 꿈틀운동에 분절운동과 진자운동이 더해져 음식물의 소화와 영양소의 흡수가 더 효과적으로 이루어진다.

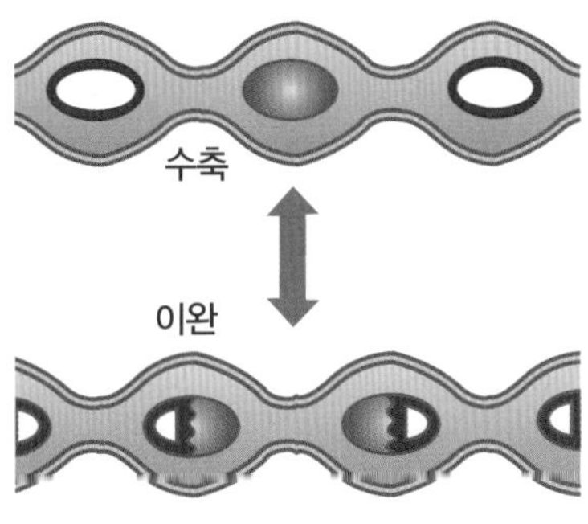
위의 꿈틀운동
수축
이완
음식물

근육이 미세한 간격으로 수축과 이완을 반복하면서 음식물이 분해되어 섞인다.

# 입안의 구조와 기능

입안은 소화액인 침을 분비해 음식물을 적셔 이로 씹고, 작게 만들어 인두와 식도를 통해 위로 들여보내는 소화관의 입구다. 동시에 호흡을 일으키며 소리를 내는 등 여러 가지 기능을 하는 기관이다.

## ■ 입안의 구조

입안이란 입속의 공간과 입술, 이, 혀, 입천장 등 주위 기관을 포함한다. 입술(윗입술·아랫입술)은 외부 세계와 접하며, 뒤쪽의 구협(口峽)을 통해 인두와 이어진다. 옆벽은 뺨, 밑에는 근육 덩어리인 혀가 있다. 혀는 자유롭게 움직여 식사 때뿐 아니라 발성에도 큰 역할을 수행한다. 입안의 천장을 입천장이라 부르는데, 안쪽 3분의 1은 뼈가 없는 물렁입천장이라 삼킴 시 뒤콧구멍을 닫아 음식물이 코안으로 들어오는 것을 막는다. 아래의 치열은 가동성이 있는 아래턱에 묻혀있는데, 아래턱을 움직여서 위아래 치열로 음식물을 씹어 잘게 부수는 씹기를 수행한다.

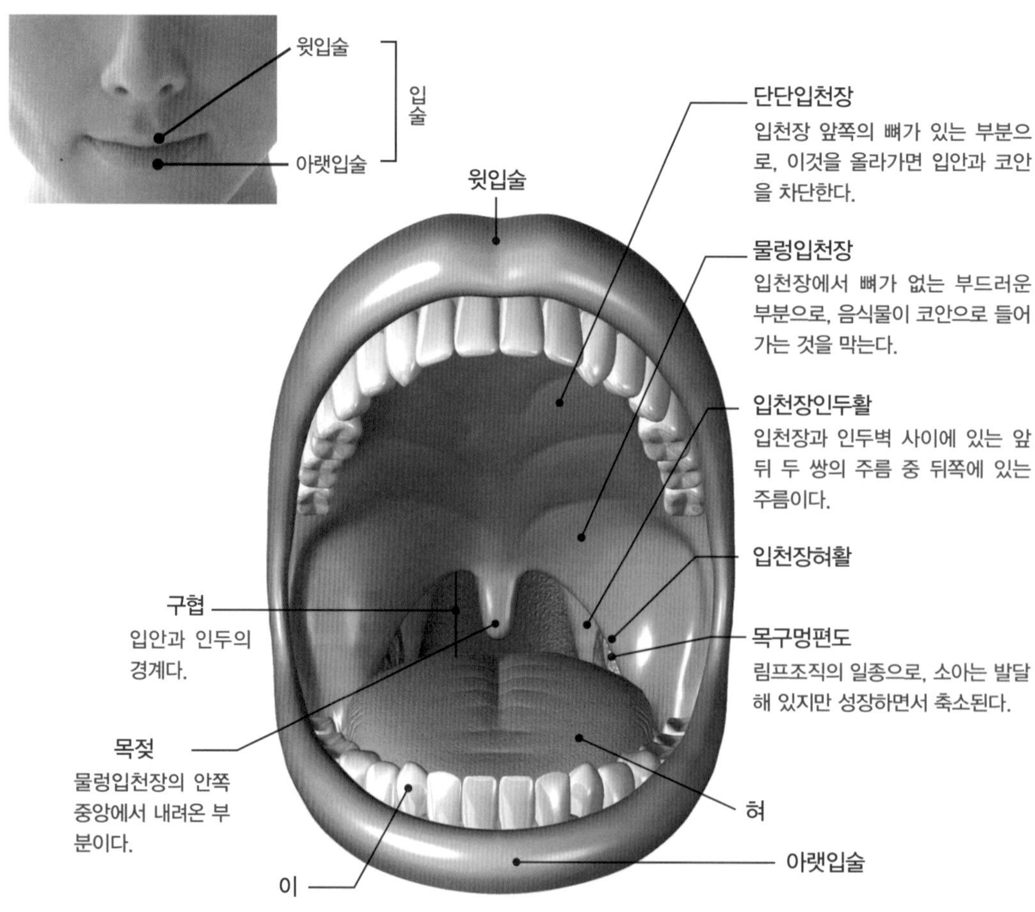
윗입술
입술
아랫입술
윗입술
단단입천장
입천장 앞쪽의 뼈가 있는 부분으로, 이것을 올라가면 입안과 코안을 차단한다.
물렁입천장
입천장에서 뼈가 없는 부드러운 부분으로, 음식물이 코안으로 들어가는 것을 막는다.
입천장인두활
입천장과 인두벽 사이에 있는 앞뒤 두 쌍의 주름 중 뒤쪽에 있는 주름이다.
입천장혀활
구협
입안과 인두의 경계다.
목구멍편도
림프조직의 일종으로, 소아는 발달해 있지만 성장하면서 축소된다.
목젖
물렁입천장의 안쪽 중앙에서 내려온 부분이다.
혀
아랫입술
이

## ■ 씹기와 침샘

입안에는 귀밑샘, 턱밑샘, 혀밑샘, 3개의 큰침샘이 있다. 이곳에서 만들어진 침은 관을 통해 입안으로 분비되어 씹기를 원활하게 돕는다. 혀의 표면과 점막에 있는 작은침샘은 관을 통하지 않고 침샘조직에서 직접 입안으로 침을 분비해 씹기와 삼킴을 돕는다.

침은 95%가 큰침샘에서 분비되며 귀밑샘에서는 묽은 장액성 침이, 턱밑샘과 혀밑샘에서는 점성이 있는 점액성 침이 분비된다. 침은 항균·살균·소화와 관련된 여러 가지 작용을 한다. 뿐만 아니라 침에는 녹말을 분해하는 아밀레이스라는 소화 효소가 들어있어서 녹말을 함유한 음식물을 오래 씹으면 단맛을 느낄 수 있다. 이처럼 침은 음식물의 감칠맛을 이끌어내어 미각을 자극시키는 기능도 한다.

**입안의 침샘**

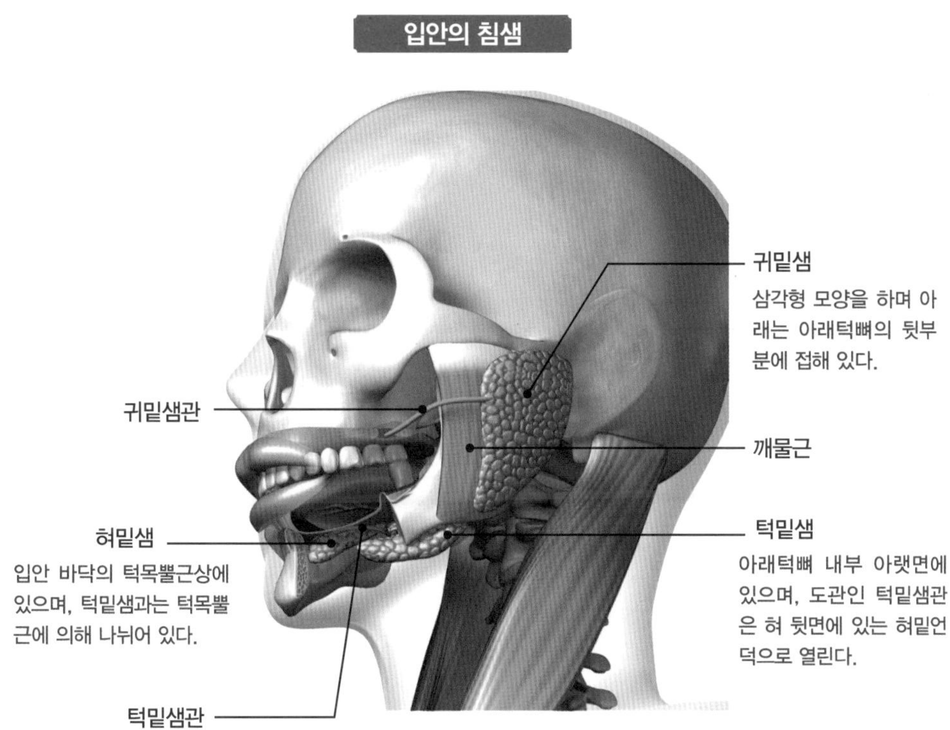
귀밑샘
삼각형 모양을 하며 아래는 아래턱뼈의 뒷부분에 접해 있다.
귀밑샘관
깨물근
턱밑샘
아래턱뼈 내부 아랫면에 있으며, 도관인 턱밑샘관은 혀 뒷면에 있는 혀밑언덕으로 열린다.
혀밑샘
입안 바닥의 턱목뿔근상에 있으며, 턱밑샘과는 턱목뿔근에 의해 나뉘어 있다.
턱밑샘관

**<씹기의 장점>**

- 소화·흡수를 돕는다.
- 뇌의 작용을 활성화한다.
- 잇몸의 혈류를 개선해 치주병 등을 예방한다.
- 턱과 입 주위 근육을 발달시켜 발음을 좋게 한다.

# 치아의 구조와 기능

이는 입안에 위치한 씹기를 위한 기관으로 성인의 경우 사랑니를 포함해 전부 합치면 4종류 32개의 영구치가 있다. 치아머리 표면은 단단한 에나멜질로 덮여있으며 본체는 상아질, 이촉의 표면은 시멘트질로 이루어져 있어 우리 몸에서 가장 단단한 조직(기관)이다.

## ■ 치열과 종류

### ◆ 성인의 이

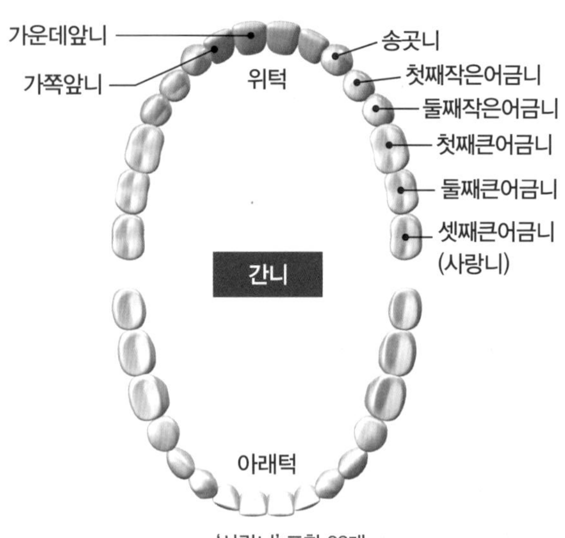

간니(영구치)의 치열과 종류
가운데앞니
가쪽앞니
송곳니
첫째작은어금니
둘째작은어금니
첫째큰어금니
둘째큰어금니
셋째큰어금니
(사랑니)
위턱
간니
아래턱

'사랑니' 포함 32개

각각 모양이 다른 앞니, 송곳니, 작은어금니, 큰어금니, 4종류의 간니가 있으며, 가운중앙에서 8개씩 좌우상하로 4개의 조를 이루며 위아래 치열을 구성하고 있다. 음식물을 물어서 자르는 얇은 앞니, 상아처럼 끝이 뾰족한 송곳니, 표면이 비교적 편평하고 몇 군데 솟아있어 음식물을 으깨기에 적합한 어금니가 각각이 씹기를 위한 용도에 적합한 형태를 하고 있다. 셋째큰어금니는 20세를 전후해서 나기에 사랑니라 불리는데 나지 않는 경우도 많다.

### ◆ 소아의 이

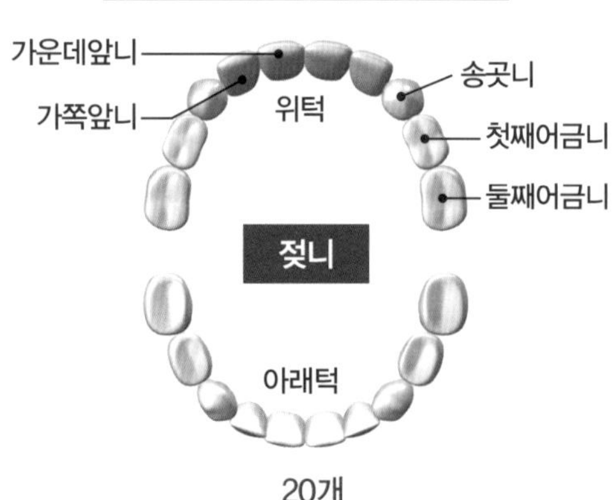

생후 7~8개월의 젖니(유치)
가운데앞니
가쪽앞니
송곳니
첫째어금니
둘째어금니
위턱
젖니
아래턱

20개

생후 7~8개월부터 나기 시작하는 소아의 젖니는 간니의 앞니부터 둘째작은어금니까지의 5개에 대응해 가운데앞니, 가쪽앞니, 송곳니, 첫째·둘째어금니 등 총 20개다. 6세 전후로 첫 영구치인 첫째큰어금니가 올라오고 대략 12세경까지 모두 영구치로 간다.

## ■ 치아의 조직

이는 상아질·에나멜질·시멘트질 3종류의 경조직으로 이루어져 있으며 칼슘 등을 많이 함유하고 있어서 우리 몸에서 가장 단단한 조직이다.

**◆ 치아머리** 입안으로 노출되어 하얗게 보이는 부분으로, 에나멜질로 덮여있다.

**◆ 이촉** 잇몸 속에 묻혀있는 부분으로, 이틀로 이를 지탱하고 있다.

**◆ 상아질** 에나멜질, 시멘트질의 안쪽에 있으며 이의 모양을 만드는 조직이다. 시멘트질보다 단단하며 에나메질보다 부드럽다. 칼슘을 70% 정도 함유한 성분으로 이루어져 있다. 이 상아질은 치아속질 공간에 있는 상아아세포에 의해 성인이 되어서도 형성을 지속한다.

**◆ 에나멜질** 치아머리의 표면을 덮고 있으며 우리 몸에서 가장 단단한 유백색의 반투명 조직이다. 이 에나멜질을 만드는 에나멜아세포는 잇몸 속에서 에나멜질을 형성한 뒤 이가 자라나기 전에 소실되기에 다른 세포처럼 재생되지 못한다.

**◆ 시멘트질** 상아질의 이촉 부위를 둘러싼 뼈조직이다. 치아의 3분의 2를 차지하며 이틀에 묻힌 이촉의 표면을 덮는 시멘트질은 3개의 조직 중 가장 부드러운 경조직이다. 칼슘은 60% 정도 함유하고 있으며 뼈와 비슷한 구조와 성질을 가지고 있다. 주위의 이틀뼈막에서 뻗은 샤피섬유에 의해 이틀과 이어져 이가 턱뼈에 고정된다.

**치아의 구조(단면도)**

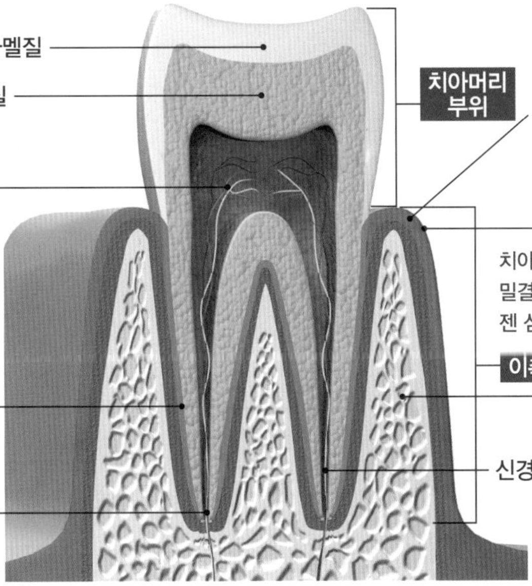

에나멜질
상아질
치아머리 부위
잇몸
입안 점막의 일부다.
치아속질
치아 신경섬유 외에 혈관과 림프관 등이 분포해 상아질에 영양을 보급한다.
이틀뼈막
치아와 이틀을 잇는 섬유성 치밀결합조직으로, 대부분은 콜라젠 섬유로 이루어져 있다.
이촉 부위
시멘트질
이틀
이촉을 담고 있으며 뼈몸통부와 치아를 잇는 턱뼈의 일부다. 이틀뼈막을 사이에 두고 결합하는 못박이관절이라고 불리는 독특한 방법으로 단단하게 연결되어 있다.
신경
치아뿌리끝구멍
치아의 바닥부에 있으며 신경과 혈관이 드나드는 구멍이다.

# 목구멍의 구조와 기능

코안, 입안에서 식도의 상단까지인 인두와 인두에 이어지는 궤도의 일부 후두를 합해 목구멍이라고 한다. 인두는 공기와 음식물의 통로로, 씹혀서 잘게 부서진 음식물을 삼킬 때 후두덮개가 닫혀 음식물을 식도로 보낸다. 후두는 후두덮개에서 기관(氣管)까지의 부분으로 공기가 지나는 통로다. 그 내부에 좌우 2개의 주름 모양을 한 성대가 있다 (297쪽 참조).

## ■ 인두의 구조와 기능

인두는 입안 깊은 곳에서 식도로 이어지는 소화관의 일부이자 코안과 허파를 연결하는 후두로 가는 입구로서 공기가 통과하는 호흡기이기도 하다. 위·중간·아래의 세 부위로 나눌 수 있다. 인두에는 여러 가지 근육이 붙어있어 삼킴과 호흡 등 독특한 기능을 담당한다.

**목구멍의 구조**

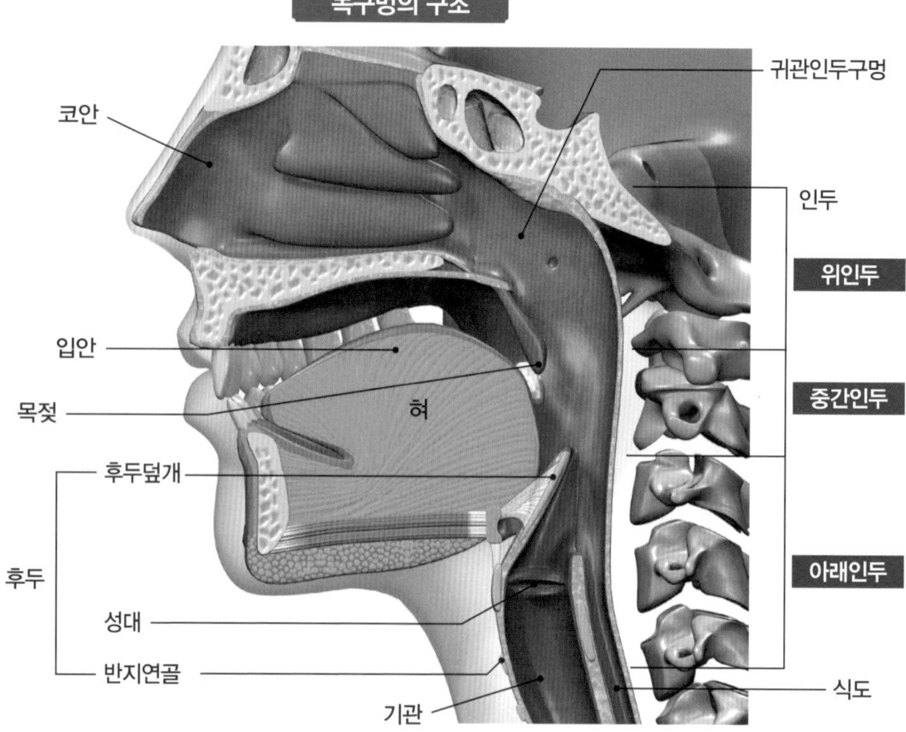

코안
귀관인두구멍
인두
위인두
입안
목젖
혀
중간인두
후두덮개
후두
아래인두
성대
반지연골
식도
기관


**◆ 위인두(코인두)** 코안 깊은 곳에서 물렁입천장 깊은 곳까지를 말하며 귀관인두구멍이 있고 주위에는 귀관편도와 인두편도 등 림프조직이 있다.

**◆ 중간인두(입인두)** 입을 크게 벌렸을 때 입속 깊은 곳에 보이는 부분으로 음식물을 식도로 넘기는 동시에 공기를 통과시킨다.

**◆ 아래인두(후두인두)** 목구멍 가장 깊은 곳의 식도로 이어지는 부분으로 음식물을 식도로 통과시키는 삼킴을 담당한다.

## ■ 삼킴의 원리

무엇을 목으로 넘기는 것을 삼킴이라고 하는데, 입안에서 씹힌 음식물은 삼킴 운동에 의해 인두를 지나 식도로 들어간다. 삼킴에는 세 단계가 있는데 1기를 구강기, 2기를 인두기, 3기를 식도기라 부른다. 구강기는 의식적으로 하는 맘대로운동이고 인두·식도기는 삼킴 중추의 작용에 의해 이루어지는 제대로운동이다.

* 보통 삼킴이란 음식물을 확인해 먹는 법을 판단하고, 잘 씹어서 넘기기 쉽게 하는 선행·준비기를 포함하는데, 좁은 의미에서는 다음 세 단계를 말한다.

구강기(제1기)

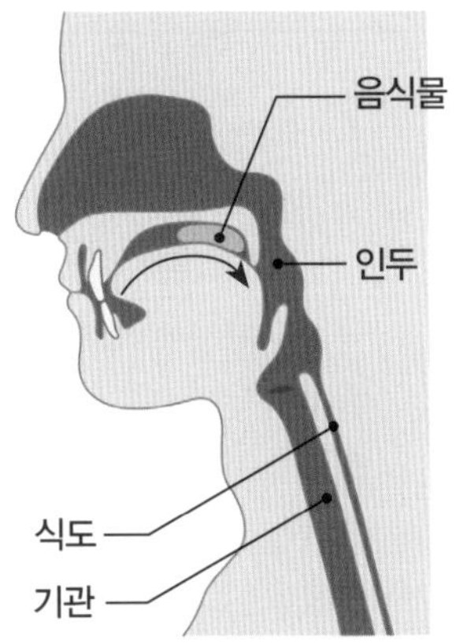
음식물
인두
식도
기관

**① 구강기** 맘대로운동
씹힌 음식물 덩어리를 실은 혀를 뒤로 당겨 인두로 보낸다. 그 후 혀뿌리는 인두와 후두의 연락을 끊어 음식물 덩어리의 역류를 막는다.

인두기(제2기)

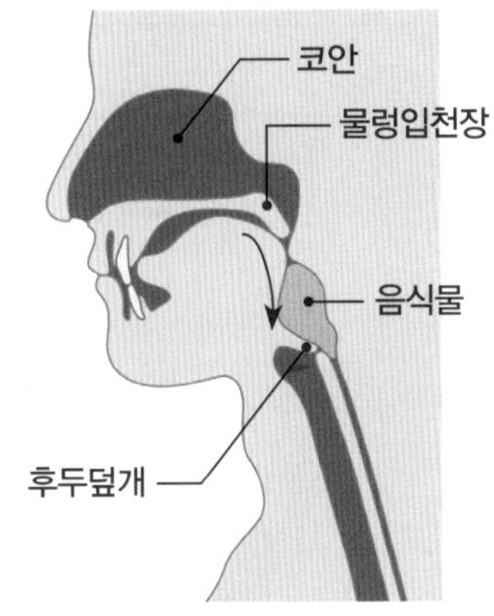
코안
물렁입천장
음식물
후두덮개

**② 인두기** 제대로운동
음식물 덩어리를 인두에서 식도로 보낸다. 물렁입천장이 올라와 코안과의 사이를 막고 후두덮개가 후두를 막아 음식물 덩어리가 숨길로 들어가는 것을 방지한다.

식도기(제3기)

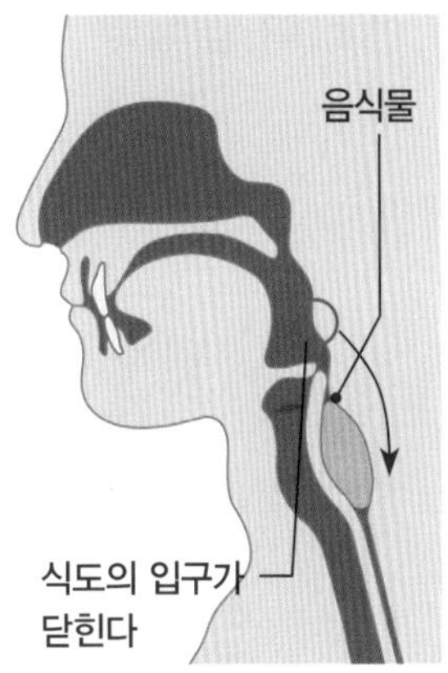
음식물
식도의 입구가 닫힌다

**③ 식도기** 제대로운동
식도에서는 꿈틀운동으로 음식물 덩어리를 위(胃)로 보낸다. 음식물 덩어리가 꿈틀운동에 의해 위로 들어가는 데는 몇 초에서 10초 정도 걸린다. 이후 식도의 입구가 닫혀 역류를 막는다.

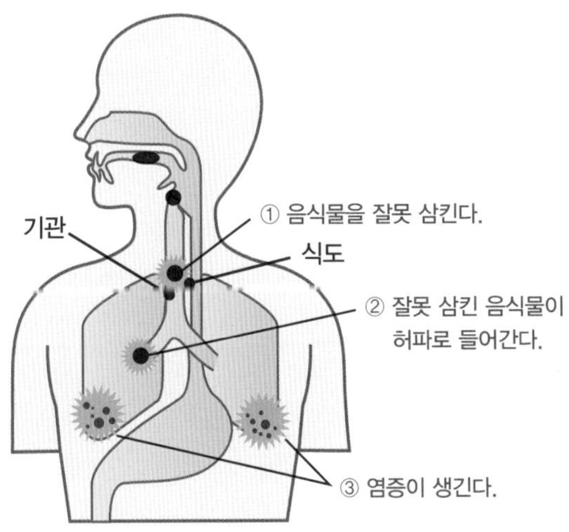
기관
① 음식물을 잘못 삼킨다.
식도
② 잘못 삼킨 음식물이 허파로 들어간다.
③ 염증이 생긴다.

### ◆ 오연

나이가 들면서 인두주위의 근육이 약해지면 음식물과 침이 기관으로 들어가는 오연(誤嚥)과 같은 삼킴 장애가 나타나기 쉽다. 잘못 삼켜도 보통은 반사적으로 기침이 나와 음식물 덩어리를 배출하지만, 잘못해서 기관지나 허파로 들어가면 음식물이 이물이 되어 '오연성 폐렴' 등을 일으킬 수 있다. 또 수면 중에 침이 기관으로 들어가 그것이 원인이 되기도 한다. 오연성 폐렴에서는 발열과 기침, 가래 등의 증상이 거의 나타나지 않으며 권태감과 식욕부진 등이 지속되어 감기로 착각하기 쉬우므로 주의해야 한다.

# 식도의 구조와 기능

식도는 후두 뒤쪽에서 시작해 가슴의 중앙, 기관의 뒤로 내려와 심장 뒤를 지나 가로막을 관통해 위(胃)에 이르는 두께 2cm, 길이 25cm 정도의 관이다. 음식물을 위(胃)로 나르는 통로다. 이 구조는 다른 소화관과 마찬가지로 점막, 근육층, 바깥막, 세 층으로 구성되어 있는데, 씹기만 이루어져 아직 형태가 남아있는 음식물 덩어리가 통과하는 곳이기에 손상되지 않도록 소화관 중 유일하게 안쪽이 두꺼운 중층편평상피로 덮여있다.

## ■ 생리적 협착부

**협착부의 위치**

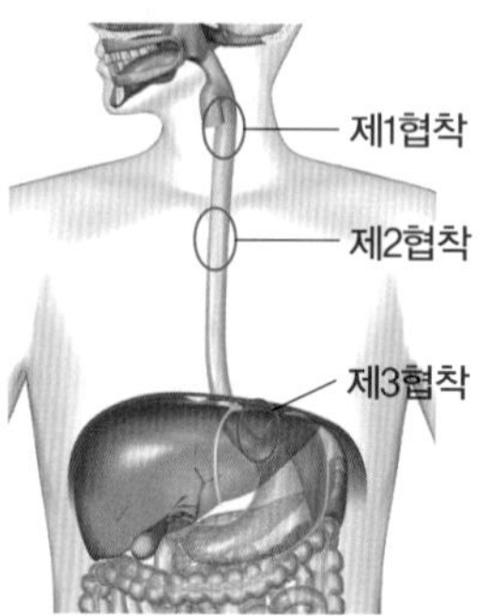

제1협착
제2협착
제3협착


식도에는 도중에 좁아져 있는 부분이 3군데 있는데, 이를 생리적 협착부라고 한다. 이 부분은 무엇을 삼켰을 때도 근육이 잘 확장되지 않아 잘 막히는데, 식도암이 잘 발생하는 부위로도 알려져 있다.

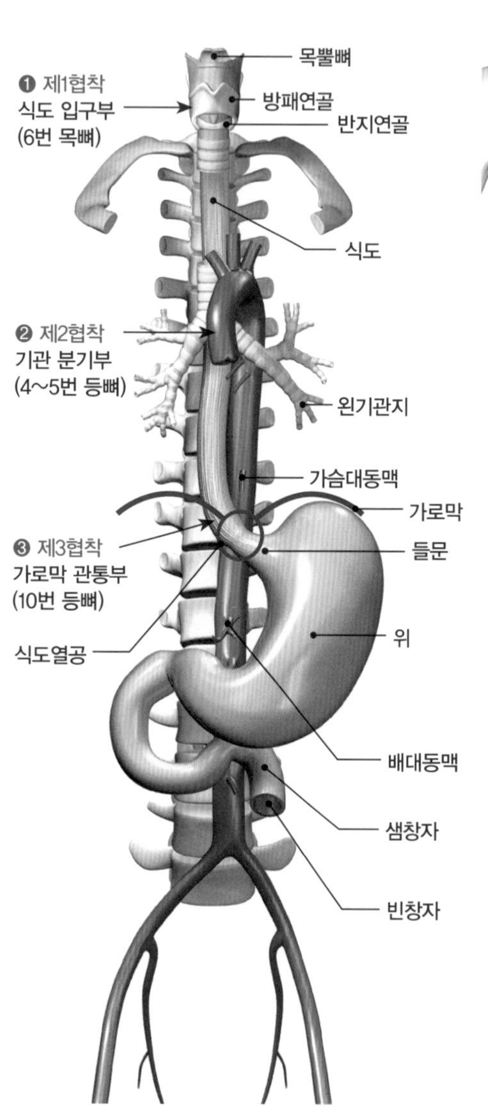

❶ 제1협착
식도 입구부
(6번 목뼈)
목뿔뼈
방패연골
반지연골
식도
❷ 제2협착
기관 분기부
(4~5번 등뼈)
왼기관지
가슴대동맥
가로막
❸ 제3협착
가로막 관통부
(10번 등뼈)
들문
식도열공
위
배대동맥
샘창자
빈창자


**❶ 제1협착**(식도 입구부)

아래인두에서 식도로 이어지는 부분이다. 위조임근(가로무늬근)의 수축에 따른 협착으로 알려져 있다.

**❷ 제2협착**(기관 분기부)

대동맥활과 왼기관지와 식도가 교차되어 식도가 압박되는 부분으로 대동맥 교차부라고도 한다.

**❸ 제3협착**(가로막 관통부)

가로막을 관통하는 식도 구멍에 해당하는 부분이다.

- 식도구멍 : 가로막에 있는 식도가 통과하는 구멍이다. 식도구멍으로 위가 튀어나와 가로막 상부로 가는 것을 식도구멍탈장이라고 한다.

## ■ 식도의 꿈틀운동

씹어서 부서진 음식물은 삼킴작용에 의해 인두에서 식도로 흘러내려간다. 식도는 음식물이 위까지 운반되는 과정에서 통과하는 관이자, 스스로 꿈틀운동을 해서 음식물을 위(胃)로 능동적으로 보내는 작용을 한다. 꿈틀운동은 식도 벽에 있는 윤상근이 위에서 차례로 수축되면서 음식물을 위(胃)쪽으로 밀어내 운반한다(I~III). 이러한 운동을 하기에 예컨대 누워서, 또는 물구나무서기를 하거나 무중력 상태에서 먹어도 음식물이 역류하지 않고 위(胃)에 도달할 수 있다. 또 식도의 안쪽을 지키는 점막에서는 음식물이 원활하게 통과할 수 있도록 점액을 분비하는데, 이 점액에는 소화 효소가 들어있지 않다.

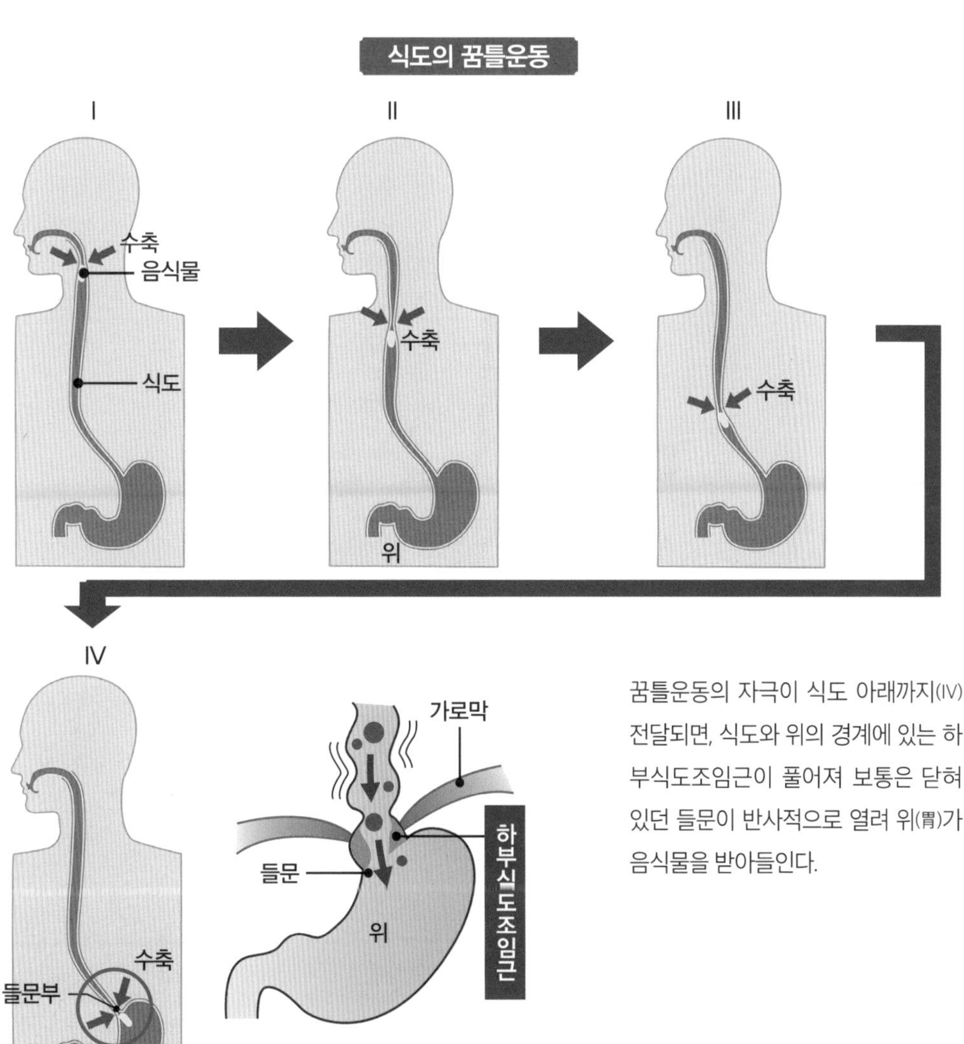
식도의 꿈틀운동
I
수축
음식물
식도
II
수축
위
III
수축
IV
수축
들문부
가로막
들문
위
하부식도조임근

꿈틀운동의 자극이 식도 아래까지(IV) 전달되면, 식도와 위의 경계에 있는 하부식도조임근이 풀어져 보통은 닫혀 있던 들문이 반사적으로 열려 위(胃)가 음식물을 받아들인다.

# 위의 구조와 기능

위는 상복부의 왼쪽 가로막 위에 있으며 소화관 중에서 가장 부푼 주머니 형태의 기관이다. 빈속일 때는 약 100㎖라고 알려진 위의 용량은 식후 1.2~1.5ℓ까지 늘어나며, 계속 채우면 그 이상으로 팽창한다고 알려져 있다.

## ■ 위의 구조

위의 입구는 들문으로 식도와 이어져 있고 출구는 날문으로 샘창자와 이어져 있다. 들문에서 왼쪽 위로 부푼 부위를 위바닥, 중앙부를 위몸통, 위몸통에서 날문을 향해 조금 좁아진 부분을 날문부라고 한다. 들문과 날문은 조임근으로 이루어져 있다.

오른쪽의 짧은 가장자리는 작은굽이, 왼쪽의 긴 가장자리는 큰굽이라고 한다. 큰굽이에서는 큰그물막이라 불리는 사이막이 위와 가로잘록창자 사이로 늘어져 창자의 앞면을 덮는다. 큰그물막에는 지방덩어리가 다수 붙어있고 길게 뻗은 막이 남아 되접혀 있다. 작은굽이에서는 작은그물막이라 불리는 사이막이 간의 간문으로 붙는다.

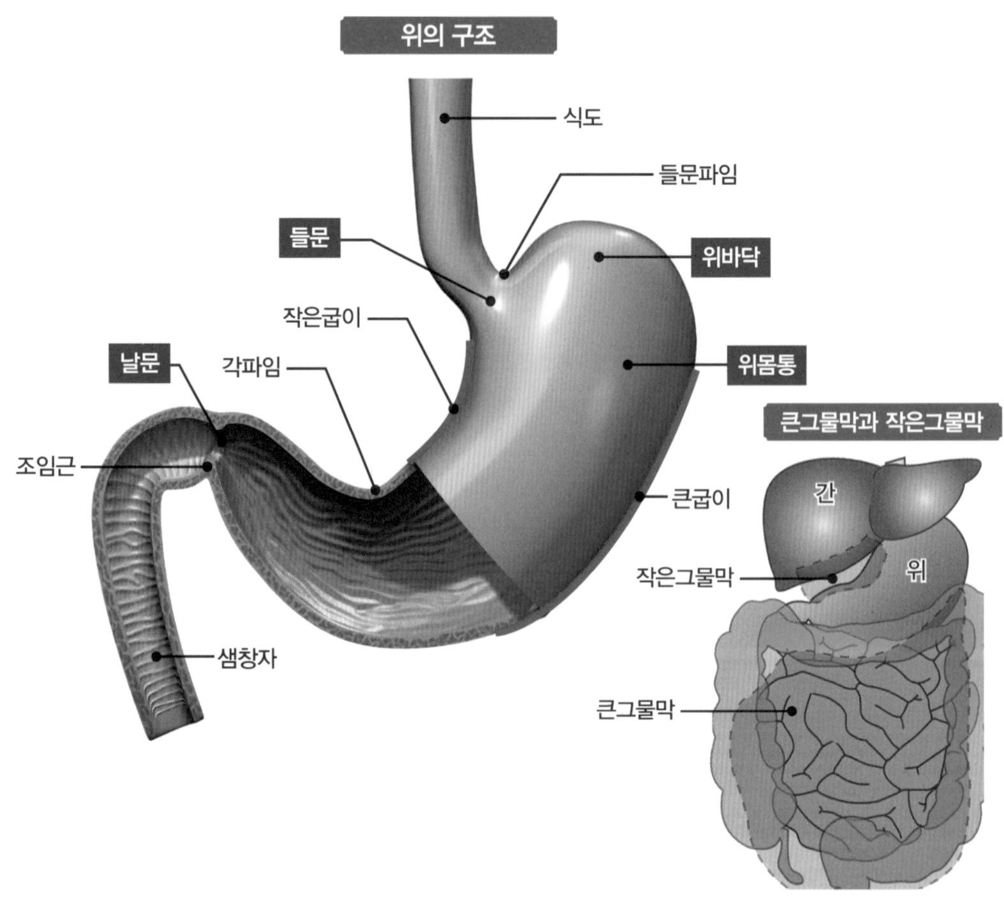
위의 구조
식도
들문파임
들문
위바닥
작은굽이
날문
각파임
위몸통
큰그물막과 작은그물막
조임근
큰굽이
간
작은그물막
위
샘창자
큰그물막

## ■ 위의 기능

위는 식도에서 보내 온 음식물을 일시적으로 저장하는데, 이때 꿈틀운동에 의해 위액과 섞인다. 이후 소화해 죽 상태로 만들어서 날문에서 샘창자로 조금씩 내보낸다. 체류시간은 음식의 종류에 따라 다르지만 당질은 비교적 짧고 지질과 단백질은 평균 2~4시간 정도로 길다.

## ■ 위벽의 구조와 기능

위벽은 크게 안쪽에서 위액과 점액을 분비하는 점막, 고유근육층, 장막으로 구성된다. 단백질 분해 효소인 펩시노젠, 살균 작용과 점막 보호 작용이 있는 3종류의 점액을 분비하는데, 이 세 가지 기능이 균형을 이루며 소화를 진행하고 동시에 위 자신도 지킨다.

**위벽의 구조(단면)**

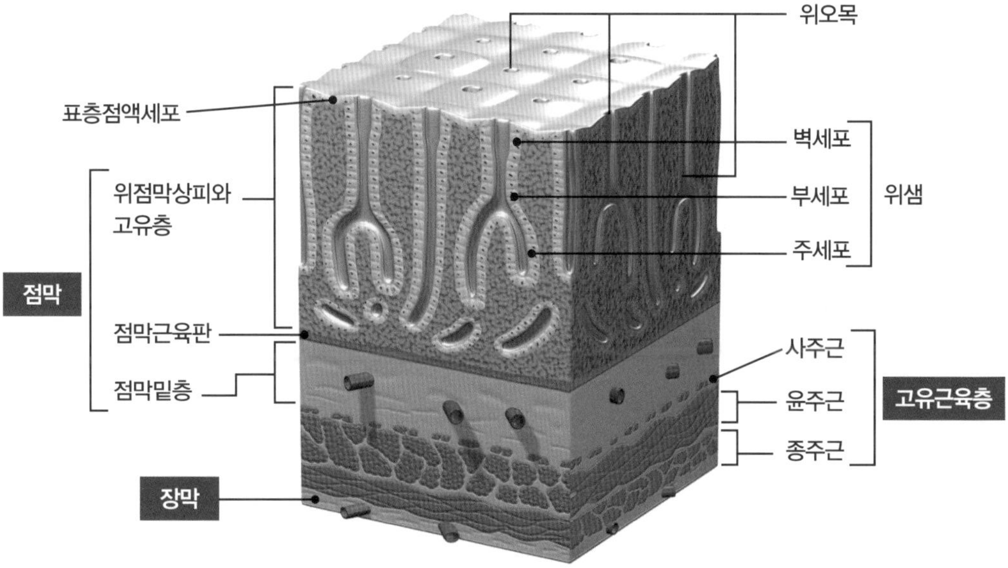

◆ **점막** 안쪽부터 점막밑조직, 점막근육판, 점막고유층, 점막상피로 구성되어 있다. 점막의 표면에는 1mm 정도의 간격으로 위오목이라 불리는 살짝 파인 부위가 무수히 보이고 이곳으로 위액을 분비하는 위샘이 열려있다. 위샘은 들문부와 날문부를 제외하고 위바닥에서 위 몸통에 걸쳐 있다.

◆ **고유근육층** 종주근, 윤주근, 사주근, 세 층의 민무늬근으로 구성되어 있으며 수축과 이완을 반복하면서 위를 움직인다. 이때 음식물은 위산과 섞여 점액 상태가 된다.

◆ **장막** 위의 가장 바깥쪽을 덮고 있으며 얇은 반투명 결합조직으로 이루어진 튼튼한 막이다.

# 작은창자의 구조와 기능

작은창자는 샘창자, 빈창자, 돌창자로 구성되어 있다. 성인의 경우 길게 펴면 6~7m가 된다. 작은창자의 주요 기능은 영양분의 흡수와 수송이다. 씹혀서 위에서 소화된 뒤 죽 상태가 된 음식물은 꿈틀운동으로 조금씩 샘창자를 통과한 다. 이후 빈창자·돌창자로 보내진다.

작은창자의 대부분은 빈창자와 돌창자다. 샘창자를 제외한 전반부의 5분의 2 정도를 빈창자가, 나머지 5분의 3을 돌창자가 차지한다. 점막에는 융모가 밀집해 소화된 영양소를 효율적으로 흡수할 수 있는 구조로 되어있다.

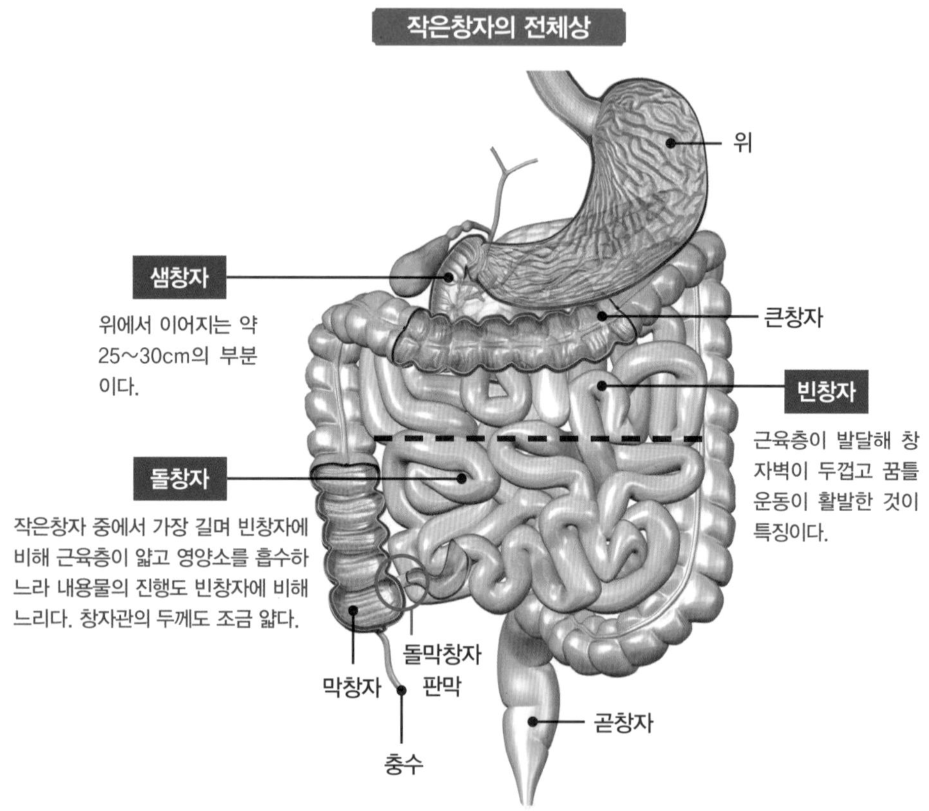
작은창자의 전체상
위
샘창자
위에서 이어지는 약 25~30cm의 부분이다.
큰창자
빈창자
근육층이 발달해 창자벽이 두껍고 꿈틀운동이 활발한 것이 특징이다.
돌창자
작은창자 중에서 가장 길며 빈창자에 비해 근육층이 얇고 영양소를 흡수하느라 내용물의 진행도 빈창자에 비해 느리다. 창자관의 두께도 조금 얇다.
돌막창자 판막
막창자
충수
곧창자

**작은창자와 큰창자의 차이** 작은창자와 큰창자는 돌막창자판막으로 구분된다.

- **작은창자** 영양을 효율적으로 흡수할 수 있는 구조로 되어 있다. 소화에 걸리는 시간은 2시간 정도다. 창자내세균은 샘창자나 작은창자 상부에는 지극히 적지만, 작은창자 하부로 가면 유산균 수가 증가하기 시작한다.
- **큰창자** 음식물이 큰창자에 머무는 시간은 약 12시간이며, 길게는 며칠 머물러 있기도 한다. 창자내세균(창자내 플로라)이 수백 종류, 100조 개가 넘는다. 큰창자에는 효소가 존재하지 않아 비피두스균과 같이 효소를 싫어하는 절대혐기성세균이 많다.

## ■ 샘창자의 구조와 기능

### ◆ 구조

위의 날문에서 이어지는 샘창자는 작은창자의 시작 부위다. '손가락 12개를 나란히 놓은 길이'라는 의미에서 십이지장이라고도 불리는데, 실제로는 그보다 조금 더 길고 이자의 머리 부분을 감싸는 C자형으로 굽어있다. 위에서 가까운 부분부터 윗부분(구형부), 내림부분, 수평부분, 오름부분로 나뉘는데, 오름부분에서 빈창자로 이어진다.

내림부분의 왼쪽 이자와 맞닿는 부분에는 쓸개와 이자에서 나온 온쓸개관과 이자관이 합류하는 개구부가 있어서 주위가 살짝 솟아있는데, 이 부위를 큰샘창자유두(바터팽대부)라고 부른다.

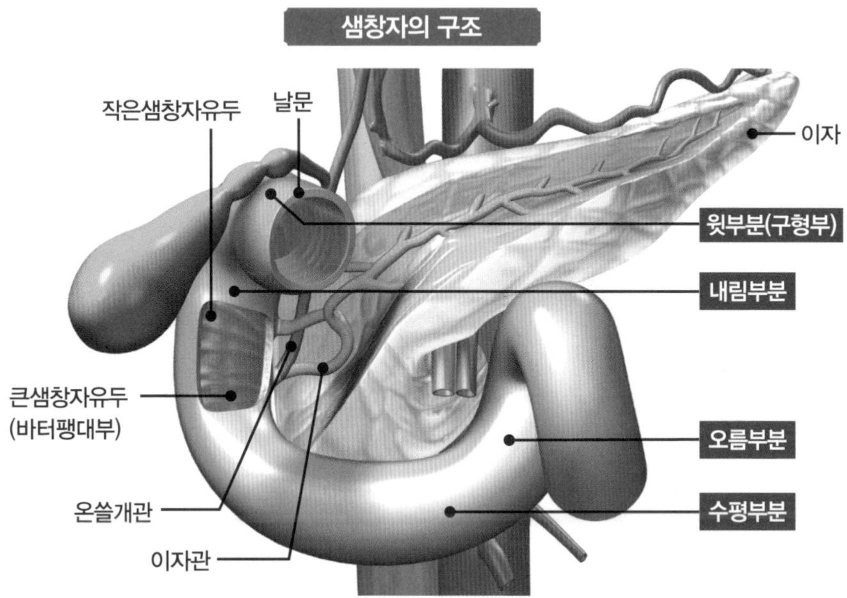
샘창자의 구조
작은샘창자유두
날문
이자
윗부분(구형부)
내림부분
큰샘창자유두
(바터팽대부)
오름부분
수평부분
온쓸개관
이자관

### ◆ 기능

위에서 보내 온 내용물은 위산과 섞여 강한 산성을 띠기에 날문에서 이어지는 상부는 산에 의한 궤양이 생기기 쉽다. 그래서 창자관이 손상되지 않도록 샘창자에서는 알칼리성 창자액을 분비해서 산을 중화해 점막을 보호한다. 위에서 소화되어 죽 상태가 된 음식물은 이곳에서 다시 이자액과 지방의 소화를 돕는 쓸개즙과 섞여 본격적인 소화를 진행한다. 이 과정을 통해 작은창자에서 흡수되기 쉬운 상태로 분해된다.

## ■ 빈창자와 돌창자의 구조와 기능

작은창자의 중심이 되는 빈창자와 돌창자의 지름은 약 4cm다. 벽은 안쪽부터 점막, 근육층, 장막, 3층으로 이루어져 있다. 근육층은 종주근과 윤주근의 2층 구조로 되어있다. 이 근육의 작용으로 꿈틀운동, 분절운동, 진자운동, 세 가지 운동이 일어나, 위와 샘창자에서 소화된 음식물을 한층 더 분해해 영양소를 흡수하고 소화물을 앞으로 더 밀어낸다.

## ■ 소화·흡수의 원리

섭취한 음식물은 빈창자와 돌창자에서 최소의 분자 또는 흡수 가능한 수준까지 분해되어 영양소가 흡수된다. 창자의 안쪽벽은 점막이 군데군데 솟아올라 돌림주름을 이루고, 점막은 융모라 불리는 미세한 돌기가 표면을 덮고 있다. 융모에 덮인 작은창자상피세포에는 점액을 분비하는 술잔세포가 산재해 있고, 미세융모라는 매우 작은 돌기가 세포 표면적을 넓힌다.

창자는 이러한 구조가 효율적인 소화와 흡수를 가능하게 한다. 영양흡수세포라고도 불리는 작은창자상피세포는 약 일주일간의 수명을 마치면 창자관 안으로 벗겨져 떨어지고, 여러 가지 효소를 분비하는 창자샘 안에 있는 줄기세포에서 새로운 작은창자상피세포가 공급된다. 점막상피의 아래에는 세동맥과 세정맥을 따라 림프관이 주행하고 군데군데 림프소절이라 불리는 림프조직이 창자의 면역기능을 담당한다. 또 지질의 흡수도 일으킨다(261쪽 페이어판 참조).

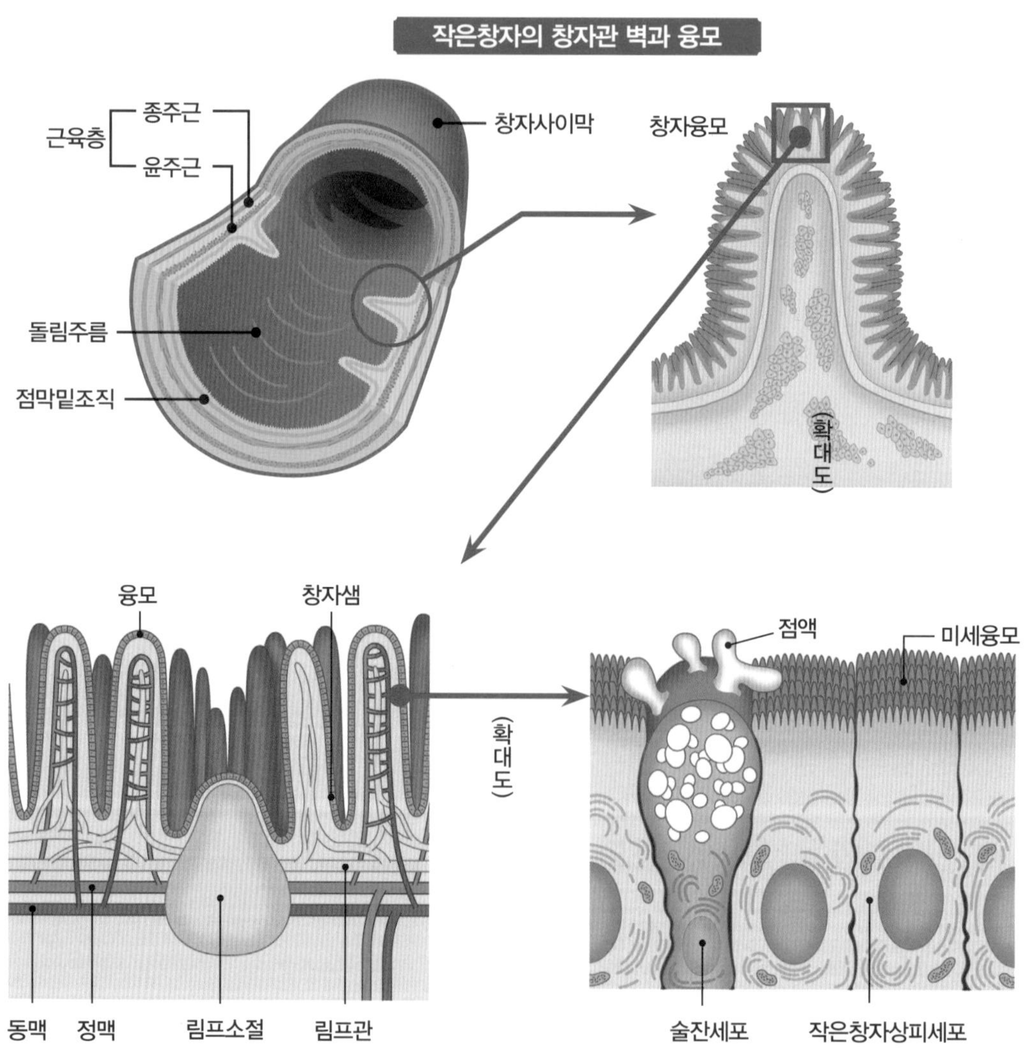
작은창자의 창자관 벽과 융모
근육층
종주근
윤주근
창자사이막
창자융모
돌림주름
점막밑조직
(확대도)
융모
창자샘
(확대도)
점액
미세융모
동맥
정맥
림프소절
림프관
술잔세포
작은창자상피세포

# 큰창자의 구조와 기능

## ■ 큰창자의 구조와 기능

돌창자(작은창자)의 돌막창자 부분에서 시작해 배안 내부를 한 바퀴 돌아 항문으로 이어지는 큰창자는 각각 다른 특징과 기능을 가진 세 부위로 나누어져 있다. 오른쪽 아랫배 부분에 있는 막창자는 큰창자의 시작 부위로, 돌창자와 이어지는 돌막창자 구멍에서 5~6cm 떨어진 곳에서 끝난다. 돌막창자 구멍에는 돌막창자판막이 있어서 내용물의 역류를 막아준다. 막창자 끝에는 가늘고 긴 림프조직이 모여 있는 막창자꼬리가 붙어있다. 흔히 '맹장이 터졌다'는 말을 쓰는데 바로 이 막창자꼬리가 염증을 일으킨 것이다.

잘록창자는 크게 오름잘록창자, 가로잘록창자, 내림잘록창자, 구불잘록창자, 네 부위로 나뉘는데, 돌막창자구멍에서 위로 올라가 뱃속을 거의 한 바퀴 돈 뒤 아랫배 중앙에 있는 곧창자로 이어진다. 잘록창자에서는 작은창자에서 소화와 흡수가 진행된 내용물의 남은 찌꺼기에서 수분을 흡수한 뒤 곧창자로 보낸다.

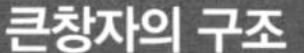
큰창자의 구조

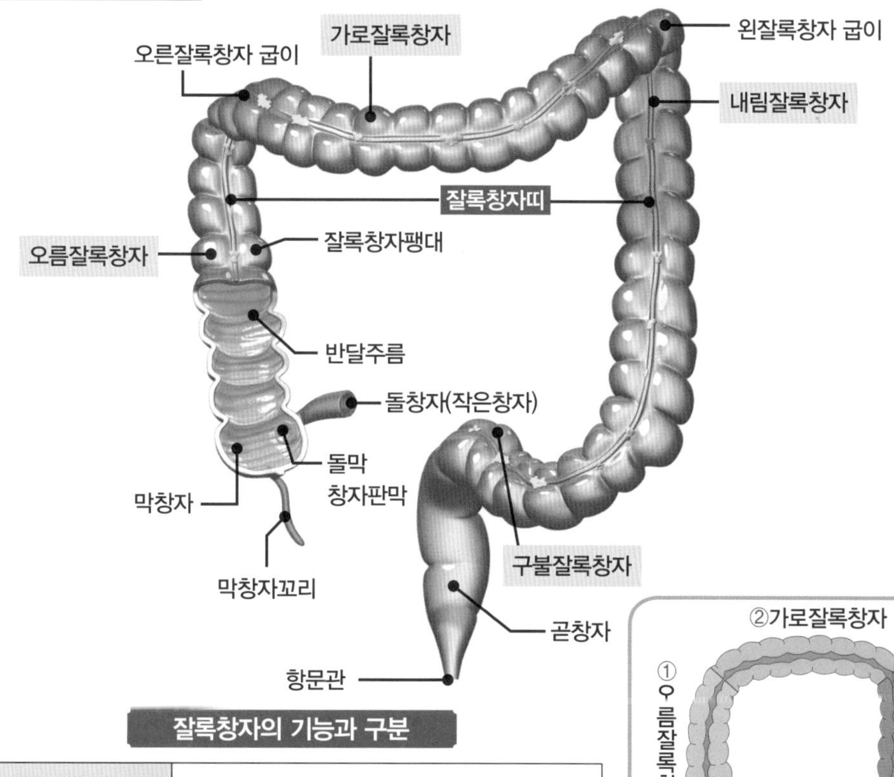
오른잘록창자 굽이
가로잘록창자
왼잘록창자 굽이
내림잘록창자
잘록창자띠
오름잘록창자
잘록창자팽대
반달주름
돌창자(작은창자)
돌막
창자판막
막창자
막창자꼬리
구불잘록창자
곧창자
항문관

### 잘록창자의 기능과 구분

| 구분 | 기능 |
|---|---|
| 오름잘록창자 | 작은창자에서 보내 온 소화물은 수분이 흡수되어 반유동 상태가 된다. |
| 가로잘록창자 | 수분이 더 흡수되어 죽 상태가 된다. |
| 내림잘록창자 | 반죽 상태가 될 때까지 수분이 흡수된다. |
| 구불잘록창자 | 고형의 분변이 되어 곧창자로 보낸다. |

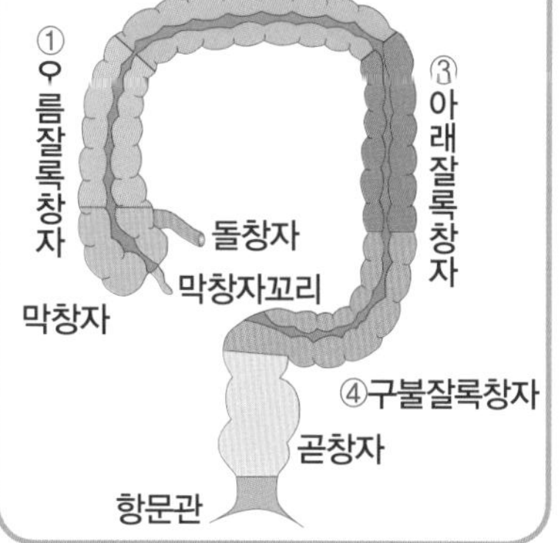
②가로잘록창자
①오름잘록창자
③아래잘록창자
돌창자
막창자꼬리
막창자
④구불잘록창자
곧창자
항문관

## ◆ 잘록창자띠의 역할

잘록창자의 벽에는 종주근이 솟아 형성된 끈 모양의 부위가 3개 있는데 이것이 잘록창자띠다. 이것은 소화관을 둘러싼 2층의 근육 중 가쪽에 있는 종주근이 모여 생긴 것으로, 잘록창자에서 잘록창자띠가 보이지 않는 부분은 종주근이 전혀 없거나, 있어도 상당히 적다.

이 잘록창자띠의 근육이 수축하고 있기에 잘록창자는 전체적으로 조금 짧아져 띠와 띠 사이에 남은 창자벽이 가쪽으로 부푼다. 이렇게 형성된 것이 '잘록창자 팽대(허스트라)'다. 창자의 내벽에는 일정한 간격을 두고 2개의 잘록창자띠를 묶는 반달주름이 보인다. 이로써 잘록창자의 융기는 일정한 간격으로 나뉘어 작게 솟아오른 부분이 연결된 형태를 이룬다.

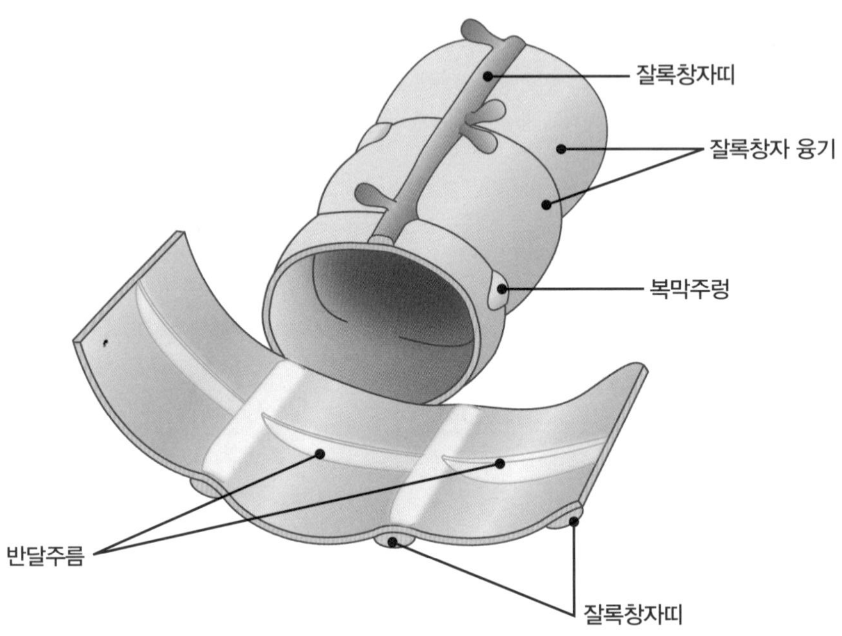
잘록창자띠
잘록창자 융기
복막주렁
반달주름
잘록창자띠

## ■ 배변과 신경의 관계

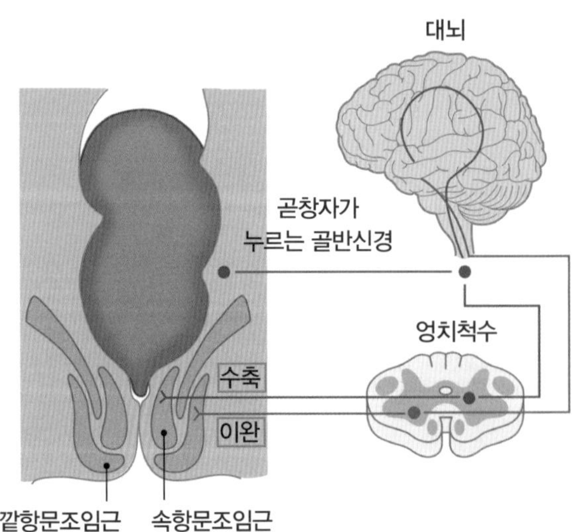
대뇌
곧창자가
누르는 골반신경
엉치척수
수축
이완
바깥항문조임근
속항문조임근

변이 곧창자에 쌓여 내압이 높아지면, 엉치척수에 있는 배변중추로 신호가 전달되어 배변반사에 따라 변의가 생긴다. 이때 제대로근인 속항문조임근이 열린다. 한편 곧창자 속의 내압이 올라갔다는 정보는 대뇌에도 전달되어 변의를 느낀다. 배변이 가능하다면 맘대로근인 바깥항문조임근을 느슨하게 한 뒤, 힘을 주어서 배의 압력을 높여 변을 밀어내 배설한다.

# 곧창자·항문의 구조와 기능

## ■ 곧창자와 항문의 구조

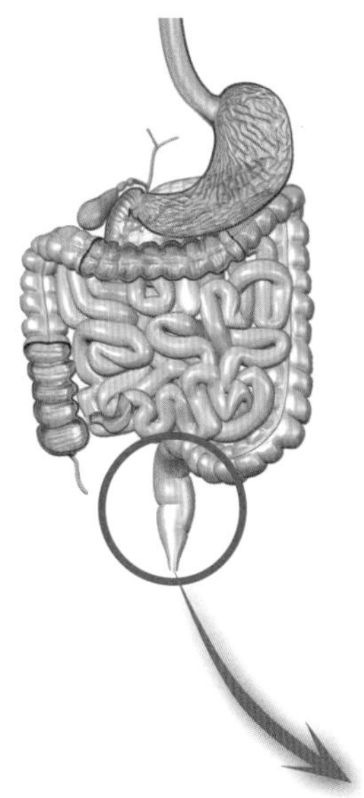

곧창자는 구불잘록창자에서 이어지는 큰창자의 일부로 입안에서 시작된 소화기관의 맨 끝부분이다. 아랫배의 중앙, 엉치뼈 앞을 내려오는 20㎝ 정도의 관이며 말단에는 항문이 있어 밖으로 열린다.

곧창자에서 항문까지 약 3cm 정도의 관이 항문관이다. 항문에서는 곧창자까지 보이던 가쪽 종주근이 소실되고 윤주근이 발달해 속항문조임근을 형성한다. 그 밑에는 가로무늬근으로 이루어진 바깥항문조임근이 있다. 이 두 조임근의 수축과 이완으로 배변이 조절된다.

항문에는 정맥이 집중되어 있어 치핵에 의한 출혈이 일어나기 쉬운 부위인데, 통각이 없는 점막에 덮인 곧창자 부분에 생기는 속치핵의 경우 통증을 잘 느끼지 못한다. 단, 빗살선보다 밑에 있는 피부에 생기는 바깥치핵의 경우 통증을 쉽게 느낄 수 있다.

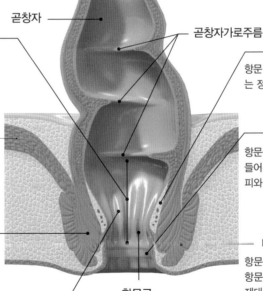

### 곧창자와 항문의 단면도

곧창자

곧창자가로주름

**항문관**

항문 바로 앞의 곧창자가 가늘어진 부분이다. 속항문조임근과 항문올림근, 바깥항문조임근으로 구성된다.

**정맥얼기**

항문 주위에는 정맥이 모이는 정맥얼기가 발달해 있다.

**항문올림근**

항문 주위를 지탱하며 골반가로막을 형성한다. 골반 내장의 지지, 배설, 배뇨, 여성의 경우 질의 수축과 분만에도 관여한다.

**빗살선**

항문상피 출구에서 약 2cm 들어간 곳에 위치한 항문상피와 곧창자 점막의 경계다.

**속항문조임근**

항문관의 창자벽을 만드는 근육층 중 안쪽의 윤주근층이 발달해 두꺼워진 근육으로 항문을 닫는 작용을 한다. 맘대로근이다.

**바깥항문조임근**

항문을 에워싸듯 주행하며 항문을 닫는 작용을 한다. 제대로근이다.

**항문기둥**

항문피부선의 안쪽 공간에 있는 톱니 모양 굴곡의 볼록한 부분이다.

**항문굴**

항문피부선의 안쪽 공간에 있는 톱니 모양 굴곡의 오목한 부분이다. 점액을 분비하는 항문샘이 있어 변을 미끄러지기 쉽게 한다.

## ◆ 곧창자의 위치와 남녀 차이

곧창자는 정면에서 보면 수직인데, 옆에서 보면 엉치굽이를 따라 뒤쪽으로 크게 휘어져 있다. 그 앞에는 방광 외에 남성은 전립샘, 여성은 질과 자궁이 위치해 있다. 칭자벽은 다른 소화관과 마찬가지로 점막, 근육층, 장막(漿膜) 등 세 층으로 구성되어 있으며 근육층의 종주근은 항문에서 소실된다. 윗부분은 배막에 덮여있고 남성의 경우 방광을, 여성의 경우 자궁을 덮는 배막으로 이어져 있다.

또 곧창자와 자궁 사이에 있는 배막안을 더글라스오목이라고 한다. 원래 더글라스오목은 여성에게만 존재한다. 하지만 남성의 경우도 곧창자와 방광 사이에 있는 배막 함몰부인 곧창자방광오목을 편의상 더글라스오목이라고 부르기도 한다.

남성

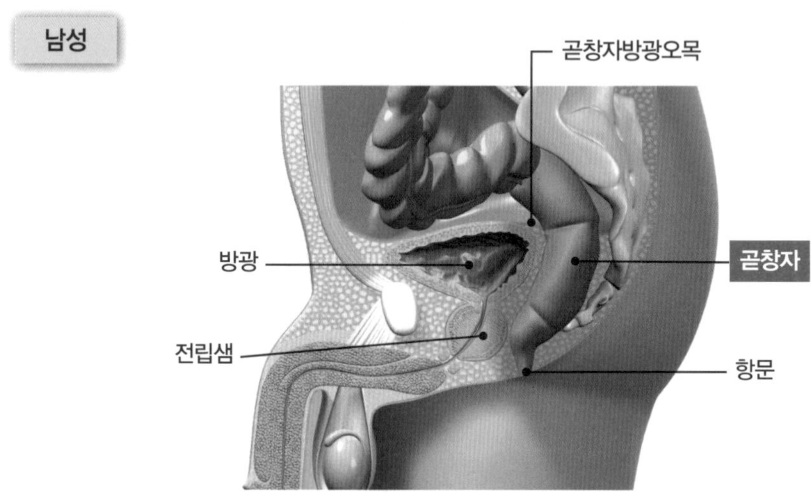
곧창자방광오목
방광
곧창자
전립샘
항문

여성

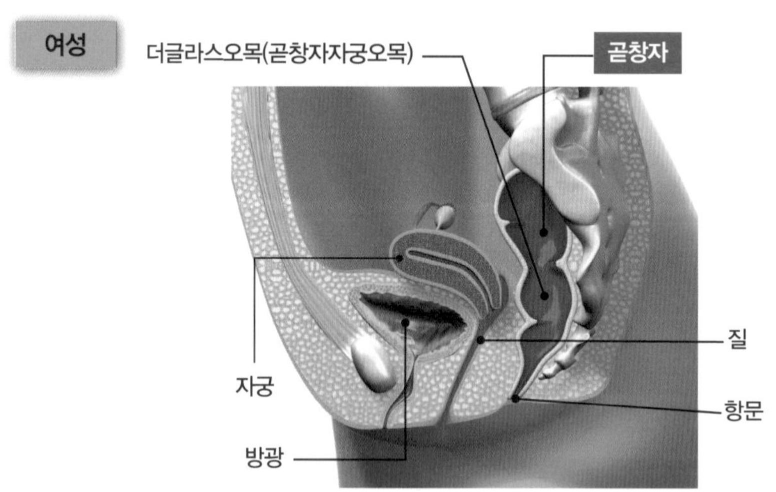
더글라스오목(곧창자자궁오목)
곧창자
자궁
질
항문
방광

# 간의 구조와 기능

오른쪽 배 윗부분에 위치한 간은 무게 1~1.5kg의 삼각뿔 모양을 한 우리 몸에서 가장 큰 장기다. 그 표면은 대부분 배막으로 덮여있으며 다량의 혈액을 가지고 있어 적갈색을 띤다. 위, 작은창자, 큰창자 등 소화기관을 통해 소화되어 문맥을 통해 들여보내진 영양소의 분해, 합성, 해독 등 여러 가지 역할을 수행하는 기관이다.

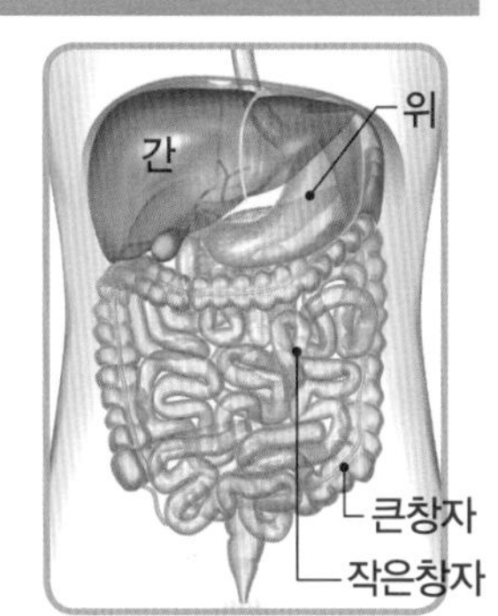
위
간
큰창자
작은창자

## ■ 해부학적 구분: 4개의 엽

해부학적 구분으로 간을 나누면 앞면은 간낫인대에 의해 작은 왼엽과 큰 오른엽으로 나뉜다. 바닥면을 보면 오른엽과 왼엽 사이에는 꼬리엽과 네모엽이 있어서 4개로 나뉜다. 4개의 엽 사이로 간문이 위치한다.

꼬리엽과 네모엽은 앞면에서 보면 오른엽에 들어가는데, 간 속에서 혈관과 쓸개관이 갈라진 형태를 보면 오른엽보다 왼엽과 가까운 관계에 있다고 볼 수 있다.

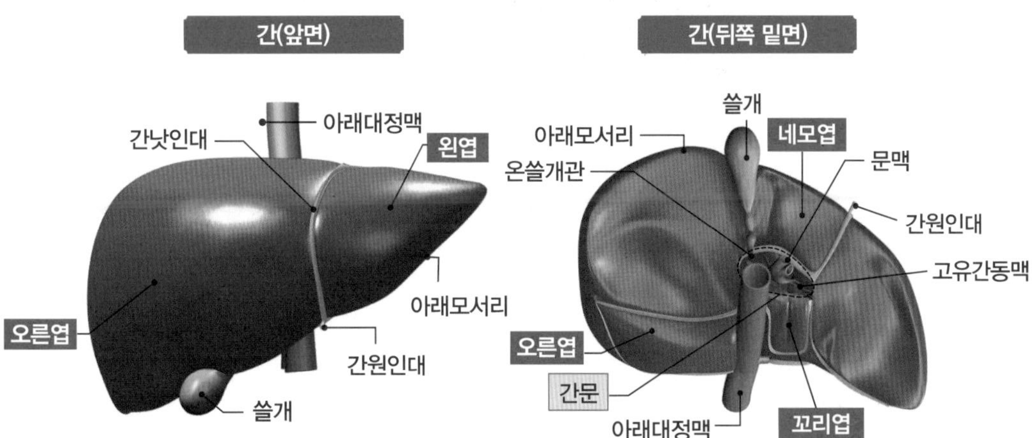
간(앞면)
간낫인대
아래대정맥
왼엽
아래모서리
오른엽
간원인대
쓸개
간(뒤쪽 밑면)
쓸개
아래모서리
네모엽
온쓸개관
문맥
간원인대
고유간동맥
오른엽
간문
아래대정맥
꼬리엽

### ◆ 간의 구조

간의 후단 중앙에는 아래대정맥이 끼어있고 아랫면 중앙부에는 간동맥과 쓸개관 등이 지나가는 간문이 열린다. 보통 장기는 동맥과 정맥의 두 혈관이 드나드는데, 간에는 여기에 문맥이라는 정맥이 유입된다.

문맥에서는 장과 지라를 돌며 영양분을 충분히 흡수한 정맥혈을 간으로 보내는데, 산소는 거의 소비되었기에 간동맥이 대동맥에서 직접 동맥혈을 간으로 들여보내 이를 보충한다. 간에는 3개의 문맥이 있는데, 간문을 통해 간 내부로 들어와 간정맥이 되어 간을 나간다.

간문으로는 문맥 외에 간 자체에 영양과 산소를 보내는 고유간동맥, 간에서 만들어진 쓸개즙을 쓸개로 보내는 온간관, 그밖에 림프관, 신경 등이 드나든다. 문맥, 간동맥(고유간동맥), 쓸개관을 묶어 간세동이라고 부르는데 혈액의 저장과 쓸개즙 운반 등의 기능을 한다.

## ■ 간의 기능

간의 기능은 쓸개즙의 생성을 시작으로 당과 단백질·지질·비타민·호르몬의 대사, 혈액의 저장, 유독물질의 해독 등 매우 다채롭다. 그 기능을 세밀하게 들여다보면 500가지가 넘는다고 한다. 최신 기술을 가지고 있어도 간과 동일한 작용을 하는 화학 공장을 만드는 것은 불가능하다는 말이 있을 정도다. 간 기능이 정상이면 전체의 75~80%를 잘라 내이도 스스로 재생하면서 묵묵히 기능을 수행해 반년 후에는 원래 크기를 회복한다. 이 높은 재생능력 덕분에 기능이 조금 저하되어도 확실한 증상이 나타나지 않기에, 간 기능 이상은 건강검진을 통해서야 발견되는 경우가 많다.

### 간의 작용

**해독작용**

혈액 속에 섞여 들어온 유해물질을 분해하여 무독화한다. 장에서 흡수되어 간으로 운반된 알코올은 간 속에서 아세트알데히드가 아세트산으로 분해, 최종적으로 이산화탄소와 물이 되어 몸 밖으로 배출된다.

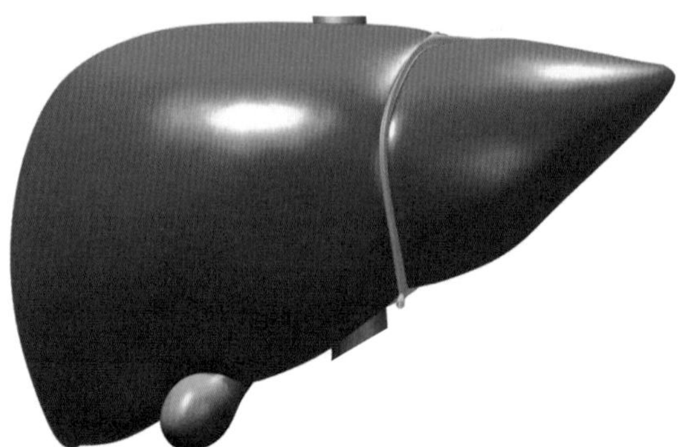

**대사작용**

소화기관에서 온 영양을 몸의 각 기관에 필요한 형태로 바꾸거나 에너지의 형태로 만들어낸다.

**쓸개즙의 생성**

콜레스테롤과 쓸개즙산에서 쓸개즙을 생성해, 지질의 소화 · 흡수를 돕는다.

**혈액응고인자의 생성**

프로트롬빈과 피브리노젠 등 혈액 응고에 중요한 역할을 하는 물질의 대부분을 생성한다.

**에너지 저장**

저장된 글리코젠은 필요에 따라 혈액 속으로 내보내진다. 혈액 속 글루코스가 부족하면(혈당치의 저하), 저장하고 있던 글리코젠을 글루코스(포도당)로 변환해 혈액 속으로 내보낸다.

### ◎ 간과 혈당치의 관계

간은 식사를 통해 혈액 속에 유입되는 포도당의 3분의 1을 흡수해 식후 혈당치가 급격히 상승하는 것을 막고, 혈액 속 당(혈당치)을 조절해 혈당치를 정상으로 유지하는 데 중요한 역할을 담당하고 있다. 과식과 운동부족으로 섭취 칼로리가 높아져 지방이 간에 쌓이는 지방간 등 간에서 당의 흡수가 저하하면 고혈당의 원인이 된다.

## ■ 간을 구성하는 간소엽

간은 간소엽이라는 개별 조직의 집합체다. 간소엽은 지름 약 1~2mm의 작은 육각기둥 모양이다. 간소엽 주위에는 간세동이 중 하나인 고유간동맥에서 동맥혈을 받는 소엽사이동맥, 문맥에서 들어온 정맥을 받는 소엽사이정맥, 쓸개모세관에서 쓸개즙을 받는 소엽사이쓸개관의 가지가 모인 글리슨초(소엽사이결합조직)이 있다.

간소엽을 구성하는 것은 간세포라 불리는 세포로, 간소엽의 중심에 있는 간정맥가지의 중심정맥을 중심으로 간세포가 방사형으로 뻗은 간세포줄을 만든다.

### 간소엽의 구조

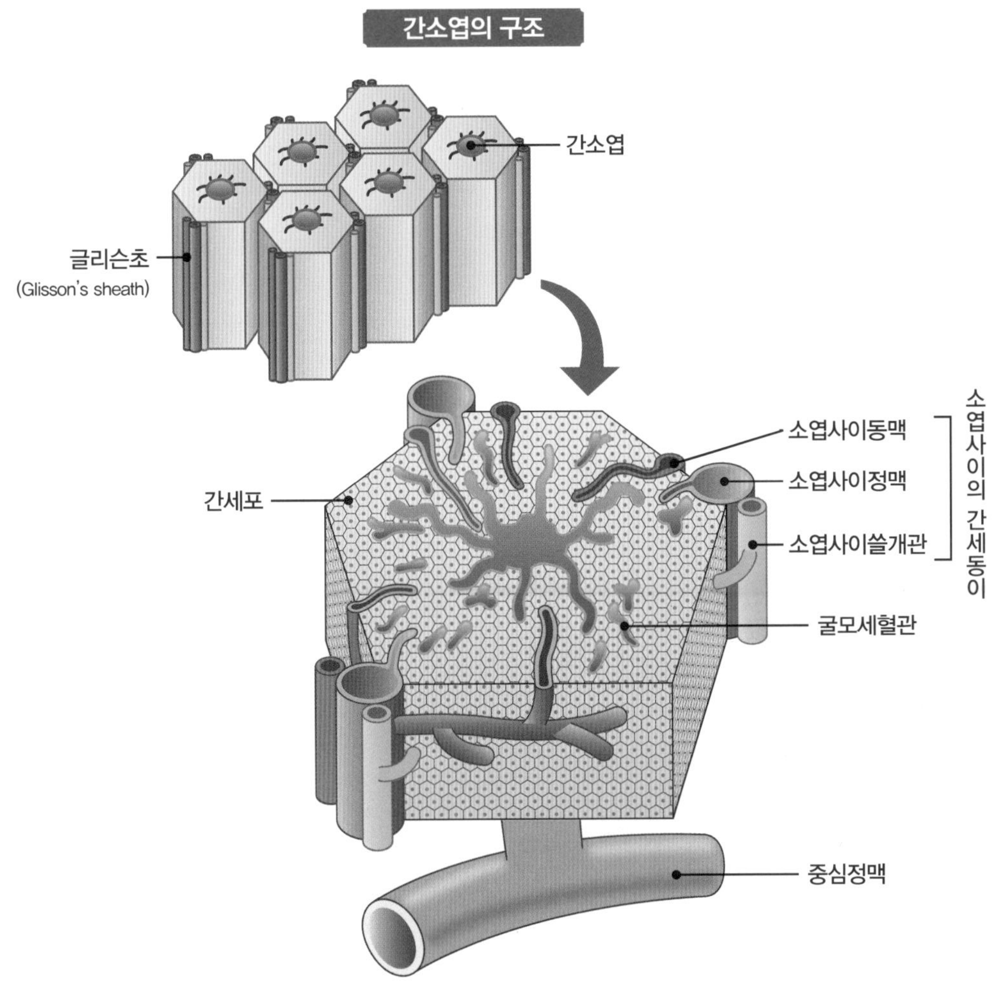
간소엽
글리슨초
(Glisson's sheath)
간세포
소엽사이동맥
소엽사이정맥
소엽사이쓸개관
소엽사이의 간세동이
굴모세혈관
중심정맥

> **◎ 침묵의 장기**
>
> 간세포는 재생 능력이 매우 강해 일부가 손상되어도 증상이 잘 나타나지 않고, 황달 등 명확한 자각 증상이 나타났을 때는 이미 위중한 상태인 경우가 많기에 '침묵의 장기'라 부른다.

# 쓸개의 구조와 기능

쓸개는 간에서 만들어져 온간관, 쓸개주머니관을 지나 도달한 쓸개즙을 일시적으로 저장·응축했다가 필요할 때 샘창자로 방출하는 기관이다.

## ■ 쓸개의 구조

쓸개는 배의 오른쪽 위에 있는 간의 오른엽 밑에 위치하며 간에서 만들어진 쓸개즙을 농축해 일시적으로 저장해두기 위한 장기다. 길이 7~10cm 정도의 서양배 모양의 작은 주머니로, 선단의 둥근 부분을 바닥, 중앙부를 몸통, 약간 가늘어진 부분을 목이라고 한다. 목 부위부터는 나선형으로 꼬인 쓸개주머니관이 온간관으로 이어진다. 온간관은 간의 간문에서 나오는 오른간관과 왼간관이 합류한 것으로 다시 쓸개주머니관과 합류해 온쓸개관이 된다. 온간관은 이자의 머리 부위로 들어가 주이자관과 합류해 샘창자 벽에 있는 큰샘창자유두로 열린다.

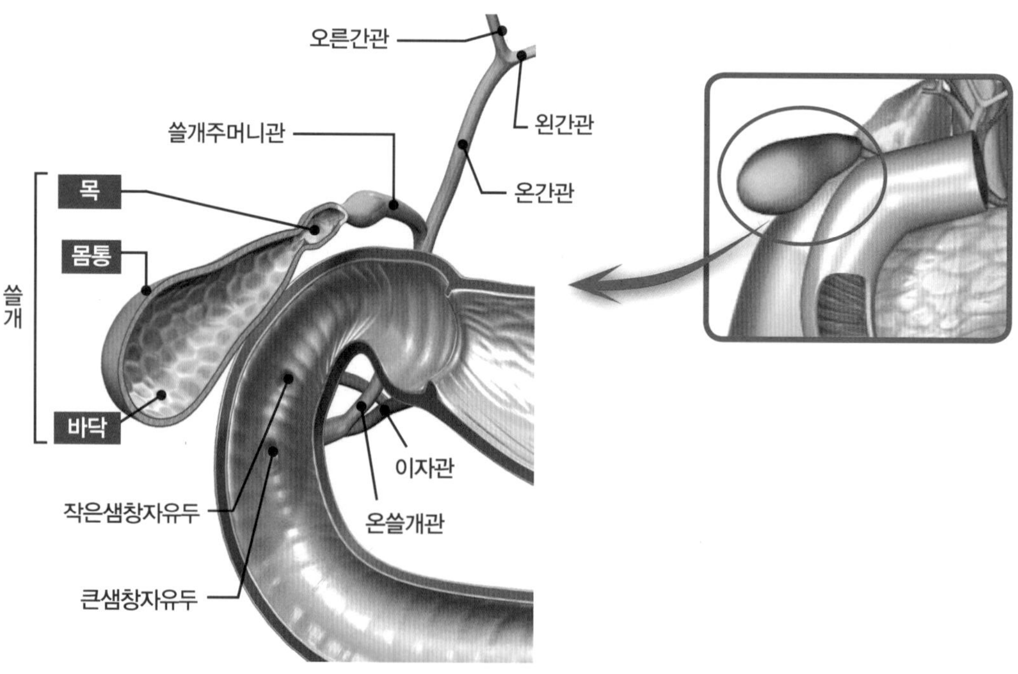

오른간관
왼간관
쓸개주머니관
온간관
목
몸통
쓸개
바닥
이자관
작은샘창자유두
온쓸개관
큰샘창자유두


### ◆ 쓸개즙의 기능

쓸개즙은 음식물이 샘창자를 지나면 간에서 분비된다. 하루에 600~800mℓ 정도의 쓸개즙이 샘창자로 보내진다. 이 쓸개즙은 다시 간에서 쓸개로 이동한다. 쓸개즙은 빌리루빈이라는 노란 색소, 콜레스테롤, 쓸개즙산염 등의 성분으로 이루어져 있으며 쓸개에서 일시적으로 머무르면서 4~10배 정도 농축된다.

지방의 유화와 단백질의 분해를 통해 지방은 장에서 흡수되기 쉬운 상태가 된다. 콜레스테롤을 몸 밖으로 배출할 때도 필요한 물질이다. 또 쓸개즙은 이자액과 혼합되어 이자액의 소화 효소를 활성화시키는 작용도 한다.

# 지라의 구조와 기능

지라는 주먹만 한 크기에 스펀지처럼 부드러운 장기로, 왼쪽 콩팥의 위쪽에 자리하고 있다. 심장에서 지라로 혈액을 공급하는 것이 지라동맥인데, 이렇게 지라로 운반된 혈액은 지라정맥을 통해 지라에서 빠져나와 더 굵은 정맥인 문맥을 지나 간으로 운반된다. 지라는 기본적으로 적색속질과 백색속질이라는 2종류 조직으로 구성된 암적색의 원형 장기다.

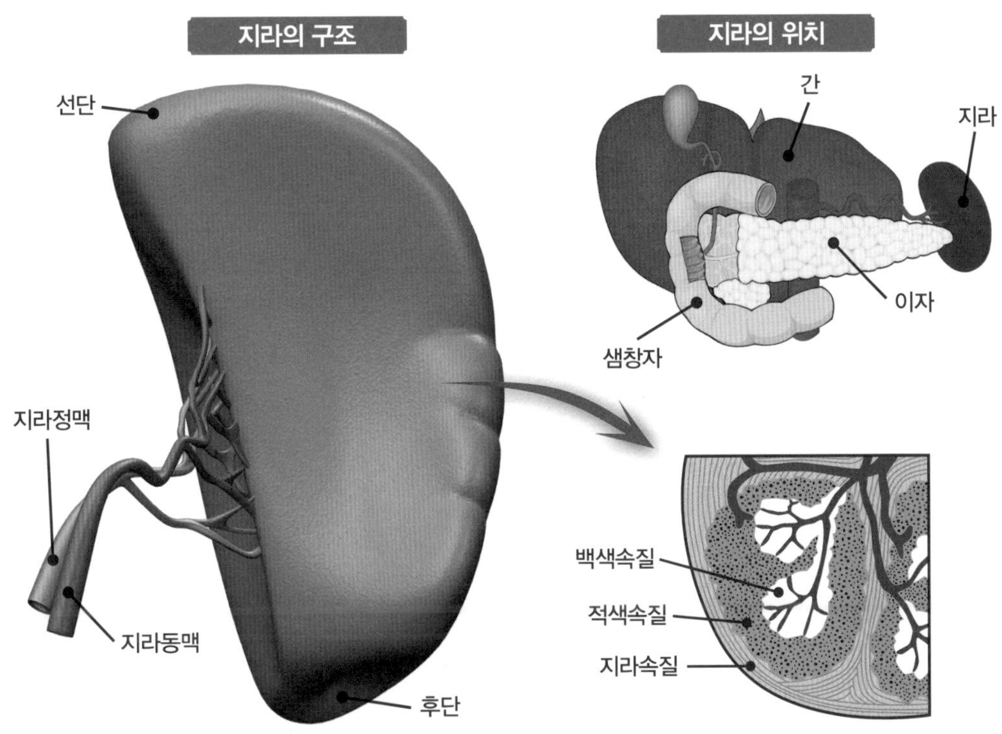
지라의 구조
지라의 위치
선단
지라정맥
지라동맥
후단
간
지라
이자
샘창자
백색속질
적색속질
지라속질

## ■ 지라의 기능

### ◆ 적색속질

오래된 적혈구를 여과하는 필터 기능이 있어서 불필요한 물질을 제거한다. 또 적색속질은 적혈구의 상태를 감시하다가 이상이 있는 것, 오래된 것, 손상되어 적절히 기능하지 못하는 적혈구를 파괴한다. 또 적색속질은 백혈구와 혈소판 등 여러 가지 혈액 성분을 저장하는 기능을 한다.

### ◆ 백색속질

감염과 싸우는 면역계의 일부다. 림프구라 불리는 백혈구를 만들며, 그 림프구는 항체(이물의 침입을 막는 특수 단백질)를 만든다.

# 호흡기 계통의 구조와 기능

호흡과 관련된 기관의 모음인 호흡기는 코안에서 시작해 인두·후두·기관·기관지를 지나 허파로 이어진다. 코안과 입안에서 이어지는 목구멍에는 인두와 후두가 있는데, 공기뿐 아니라 음식물의 통로로서, 또 성대가 있는 발성기관으로서 호흡 이외에도 여러 가지 역할을 한다. 코안으로 들어온 공기는 인두에서 후두를 거쳐 기관(氣管)으로 보내진다. 목구멍과 허파를 잇는 기관은 좌우 기관지로 갈라져 좌우 허파로 들어간다. 2개의 기관지는 허파 안에서 분지를 거듭하며 퍼져 서서히 가늘어진다. 마지막에는 포도송이처럼 연결된 허파꽈리를 형성하는데 이곳에서 가스교환이 일어난다.

**호흡기 계통의 구조**

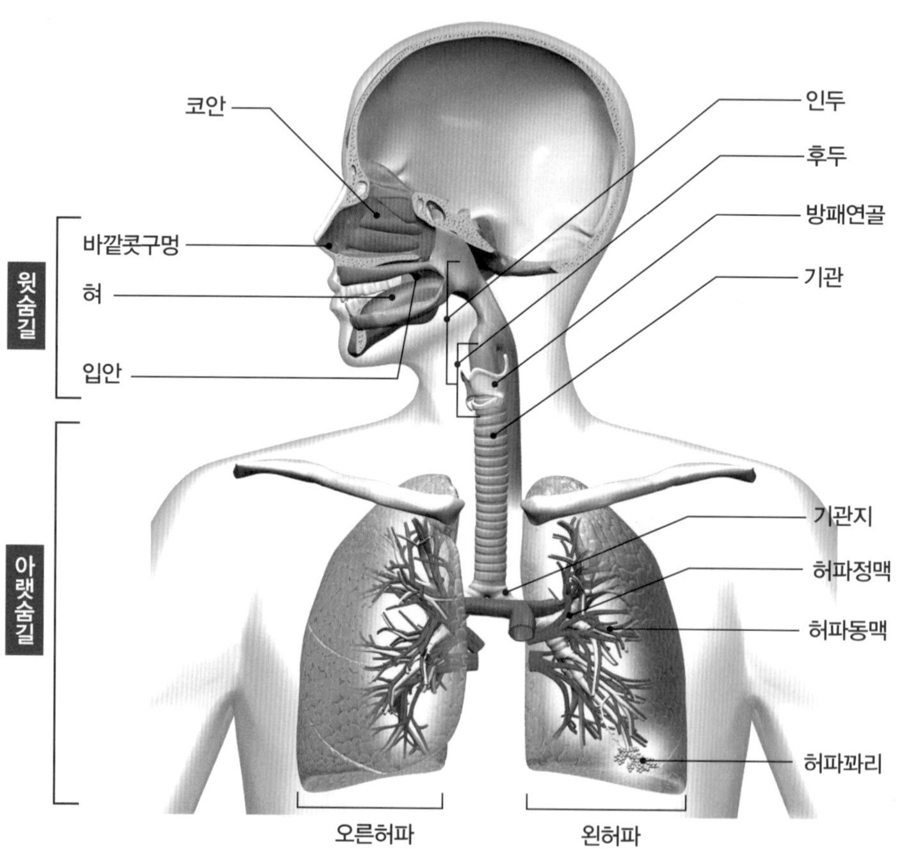

코안
바깥콧구멍
혀
입안
윗숨길
아랫숨길
인두
후두
방패연골
기관
기관지
허파정맥
허파동맥
허파꽈리
오른허파
왼허파


### ◎ 윗숨길과 아랫숨길

코안에서 후두까지를 윗숨길, 기관에서 허파 종말세기관지까지를 아랫숨길이라고 한다. 윗숨길은 이비인후과, 아랫숨길은 호흡기내과에서 담당한다.

## ■ 호흡의 원리

호흡은 소화나 체온유지 등과 함께 생명 활동에 반드시 필요한 작용이다. 허파에서의 호흡은 주로 가슴우리와 가로막 등 호흡근의 움직임으로 이루어지며 대사를 수행하기 위한 에너지원으로서 몸에 산소를 들이고 불필요한 이산화탄소를 몸 밖으로 배출한다. 보통 성인의 경우 1분간 15~17회, 1회의 호흡으로 약 500㎖의 공기가 드나든다. 24시간 쉼 없이 공기의 교환이 필요하기에 보통 뇌줄기에 있는 호흡 중추에 의해 조절되는데, 대뇌겉질의 지배를 받아 의식적으로 조절하는 것도 가능하다. 즉 의식적·무의식적으로 전환이 가능한 유일한 생리 기능이다.

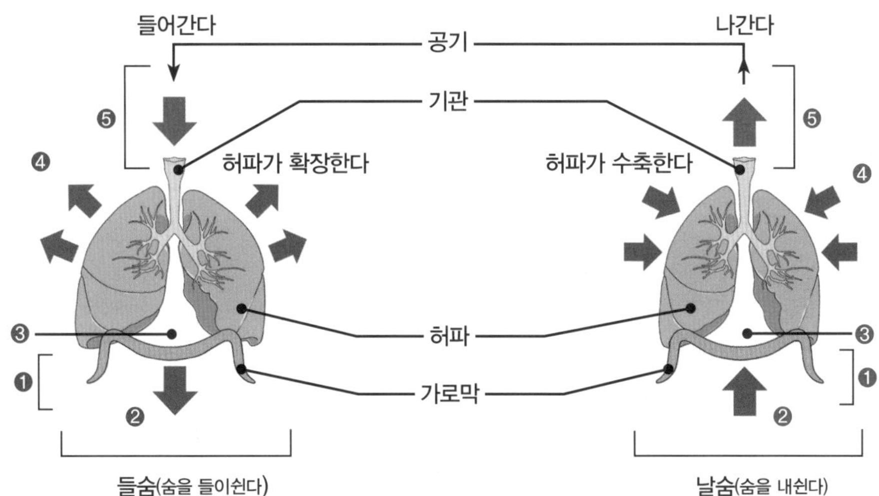
들어간다
공기
나간다
기관
❺
❹
허파가 확장한다
허파가 수축한다
허파
❸
❶
❷
가로막
들숨(숨을 들이쉰다)
날숨(숨을 내쉰다)

❶ 가로막과 바깥갈비사이근이 수축한다.
❷ 가슴안의 바닥이 내려가고 갈비뼈가 올라가 가슴안이 확장한다.
❸ 가슴막안의 내부압이 내려간다.
❹ 허파가 부푼다.
❺ 공기가 허파로 들어온다(들숨).

❶ 가로막과 바깥갈비사이근이 이완된다.
❷ 가슴안의 바닥이 올라가고 갈비뼈가 내려와 가슴안이 수축한다.
❸ 가슴막안의 내압이 올라간다.
❹ 허파가 수축한다.
❺ 공기가 내뱉어진다(날숨).

● 가슴우리, 가슴막안은 300쪽 참조

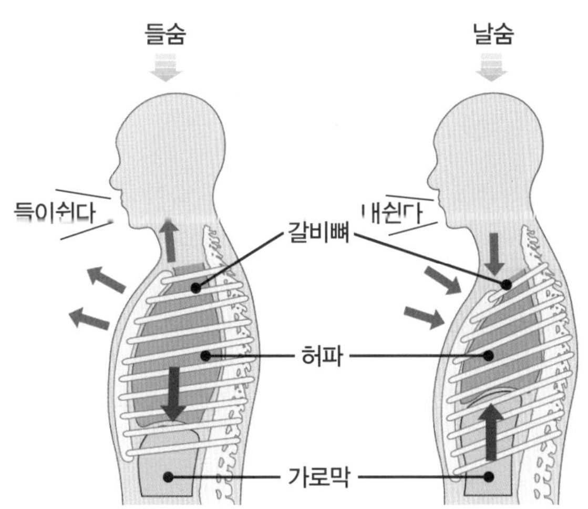
들숨
날숨
들이쉬다
내쉰다
갈비뼈
허파
가로막

### ◆ 가슴호흡과 배호흡

보통의 호흡은 주로 가로막의 작용으로 이루어진다. 가로막이 내려가면 배안이 변형되어 배가 앞으로 돌출된 형태가 되기에, 이를 배호흡이라고 한다. 한편 심호흡 등으로 바깥갈비사이근이 수축해 가슴안이 확장될 때는 가슴이 부풀기에, 가슴호흡이라고 부른다.

# 코안의 구조와 기능

## ■ 코안의 구조와 기능

코 깊은 곳의 빈굴을 코안이라고 한다. 코에서 시작해 허파에 이르는 호흡기의 시작 부분이다. 연골로 형성된 코중격으로 좌우가 나뉘며 앞쪽은 바깥콧구멍으로 외부와 접해 있고, 뒤쪽은 빈굴이 다시 하나가 되는 뒤콧구멍에서 인두로 이어진다. 코안의 바닥은 입안의 천장인 입천장과, 코의 천장은 체판이라는 얇은 뼈판을 사이에 두고 뇌가 자리 잡고 있는 머리뼈안과 접해 있다. 바깥코(얼굴 중앙의 돌출된 코)와 구분해 속코라고도 하며, 콧털로 보호된 코안뜰 이외의 내면은 점막으로 덮여있다.

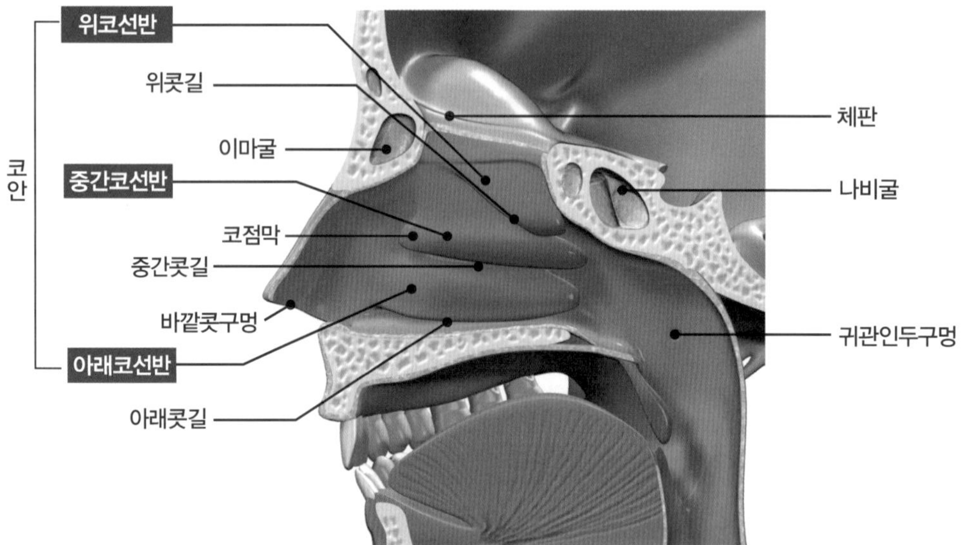

위코선반
위콧길
이마굴
코안
중간코선반
코점막
중간콧길
바깥콧구멍
아래코선반
아래콧길
체판
나비굴
귀관인두구멍


● **코선반**

**좌우 코안의 가쪽 벽에는 차양 형태로 돌출된 위 · 중간 · 아래코선반이 있는데, 이 3단의 코선반이 코안 표면적을 넓혀 공기가 목구멍으로 들어오기 전에 온도나 습도를 조정한다. 그 밑으로는 공기가 지나는 길이 있는데 각각 위 · 중간 · 아래콧길이라 부른다.**

### ◆ 공기가 지나는 길

코안에서 후두까지는 윗숨길이라는 공기가 지나는 길이다. 또한 코안 최상부의 후각상피는 냄새를 맡는 후각기 기능도 한다.

### ◆ 이물의 제거

코안의 안쪽을 덮는 콧털과 코점막에는 먼지나 미세먼지를 제거하고 찬 공기나 건조함으로 인해 목구멍과 허파가 손상되지 않도록 공기를 습윤하고 따뜻하게 하는 기능이 있다. 이물이 코안으로 들어오면 먼저 재채기로 이물을 제거해 콧물과 함께 흘려보낸다. 인두나 후두 또는 기관에서는 기침을 발생시켜 이물의 침입을 막는다.

### ◆ 면역 기능

코나 입으로 침입하는 균이나 바이러스는 림프구의 집합조직인 4개의 편도가 방어한다. 4개의 편도(인두·귀관·입천장·혀)는 인두 주위에 고리 모양으로 배치되어 있으며, 목구멍의 면역 기능을 담당한다.

# 후두와 기관의 구조와 기능

식도와 기관(氣管)의 상단에 위치한 후두는 호흡기 계통과 소화기 계통의 입구이자 공기가 지나는 길로서 기관과 기관지, 허파로까지 이어져 있다. 또 소리를 내기 위한 성대가 있는 등 다양한 역할을 담당하고 있다.

## ■ 후두·인두의 구조와 기능

**목구멍의 구조(단면)**

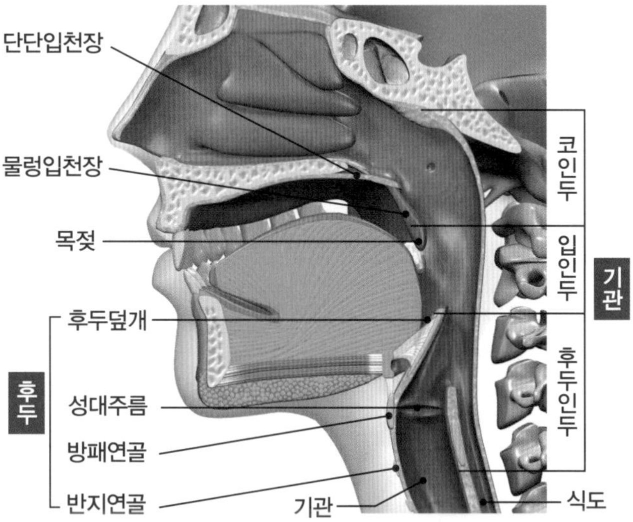

단단입천장
물렁입천장
목젖
후두덮개
성대주름
방패연골
반지연골
후두
기관
식도
코인두
입인두
후두인두
기관

인두 아래에 위치한 후두는 방패연골, 후두덮개연골, 반지연골 등 6개의 연골에 둘러싸여 있고, 중앙부에는 성대가 있다. 주요 기능은 호흡을 위한 공기를 통과시키는 숨길 확보 기능, 그리고 음식물이 지나갈 때 후두를 막아 음식물을 숨길이 아닌 식도로 유도하는 기능, 또 성대를 사용해 음성을 내는 발성기관으로서의 기능이다.

### ◆ 후두와 인두의 차이

인두는 일반적으로 목구멍 부분을 말하는데, 공기의 통로이자 음식물이 지나는 길인 소화관을 형성한다. 후두는 울대뼈 부분의 기관으로, 공기가 지나는 길인 숨길을 형성함과 동시에 성대가 있어 목소리를 만들어내는 기능을 한다.

**◎ 급성 인두염과 급성 후두염**

바이러스나 세균에 의한 급성 염증이다. 급성 인두염은 기온의 변화, 수면 부족이나 피로 등으로 저항력이 떨어져 있을 때 세균이나 바이러스에 감염되어 생기는데, 인두가 빨갛게 붓고 목구멍 통증과 이물감을 느끼며 음식과 침을 삼킬 때 통증을 동반한다. 온몸의 권태감과 발열 증상이 나타날 수 있다. 급성 후두염은 목소리의 쉼, 갈라짐, 계속되는 기침, 목구멍 통증, 발열 등이 나타난다. 후두에서도 성대의 염증이 심할 때는 '급성 성대염'이라 부른다.

## ■ 기관의 구조와 기능

후두로 이어져 허파에 공기를 보내는 기관(器官)은 길이 약 10cm, 두께 1.5~1.7cm 정도 되는 관 모양의 공기 통로다. 기관 주위에는 C자형 기관연골이 일정한 간격으로 늘어서 있어서 목 부위의 다양한 움식임에 유연하게 반응할 수 있도록 기관을 보호하면서 숨길을 확보해준다. 또 목 부위에서는 기관이 가장 앞면(배쪽)에 있고, 기관연골의 뒷면(등쪽)에 연골이 끊기는 부분에는 식도가 접해 있다.

기관은 4~5번 등뼈 높이에서 좌우로 갈라지는데 여기부터가 기관지다. 이 분기점을 기관갈림이라고 하는데, 이 안쪽면은 여기서부터 이물이 들어가지 않도록 지각 반응이 매우 민감하게 일어나 자극을 받으면 격렬한 기침을 일으켜 이물을 제거한다.

기관의 구조

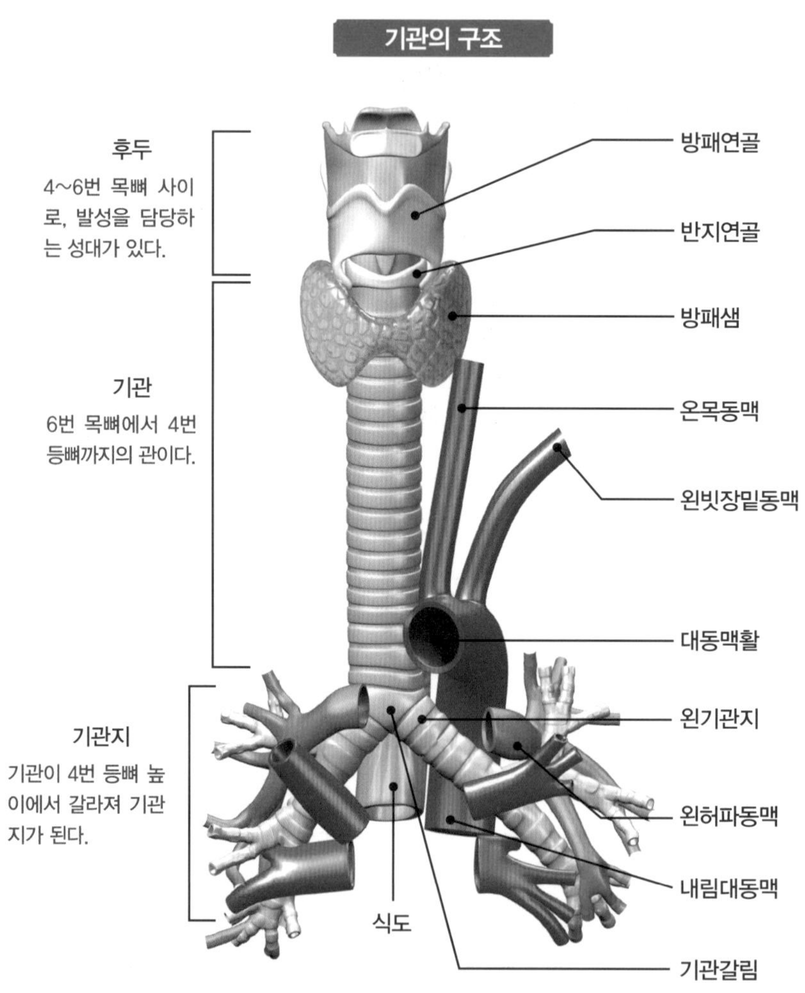
후두
4~6번 목뼈 사이로, 발성을 담당하는 성대가 있다.
기관
6번 목뼈에서 4번 등뼈까지의 관이다.
기관지
기관이 4번 등뼈 높이에서 갈라져 기관지가 된다.
방패연골
반지연골
방패샘
온목동맥
왼빗장밑동맥
대동맥활
왼기관지
왼허파동맥
내림대동맥
식도
기관갈림

## ■ 목소리가 나오는 원리

목소리가 나오는 원리를 살펴보면, 허파에서 내보낸 공기가 성대를 진동시켜 그 떨림이 고유한 주파수 음을 만든다. 그리고 그것이 인두안에서 입안, 코안을 지나는 동안 공명·증폭되어 '사람의 목소리'가 된다.

● **성대 ➡ 성도**(声道, 인두안·입안·코안) **➡ 사람의 목소리로 발생**

### ◆ 성대주름

인두 내부 내벽의 양쪽에서 내민 한 쌍의 주름으로 발성기관으로서의 역할을 담당한다. 성대주름은 탄성이 높은 근육으로 이루어져 있으며 앞쪽은 방패연골, 뒤쪽은 모뿔연골로 이어진다. 좌우 성대주름의 사이 틈새를 성대틈새라고 한다.

### ◆ 성대문

좌우 성대주름과 그 공간, 성대틈새를 합해서 성대문이라고 한다. 성대문은 호흡을 할 때는 열려 있고, 목소리를 낼 때는 인두근이 작용해 성대틈새가 좁아져 이곳을 공기가 빠져나감으로써 성대주름이 진동해 소리가 난다. 소리의 높낮이나 크기는 소리를 낼 때 성대가 진동하는 수와 그 크기에 따라 다르다. 또 후두·인두·입안·코안에서 공명을 일으켜 사람마다 다른 목소리로 들린다.

**성대의 원리**

[들숨일 때]

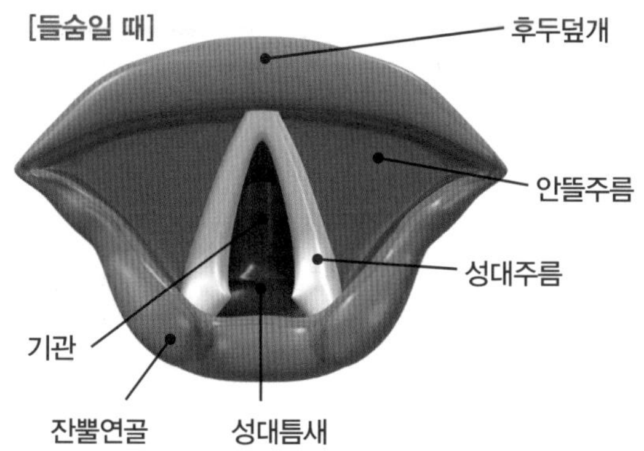
후두덮개
안뜰주름
성대주름
기관
잔뿔연골
성대틈새

호흡을 할 때 성대주름이 벌어져 공기를 통과시킨다.

[발성할 때]

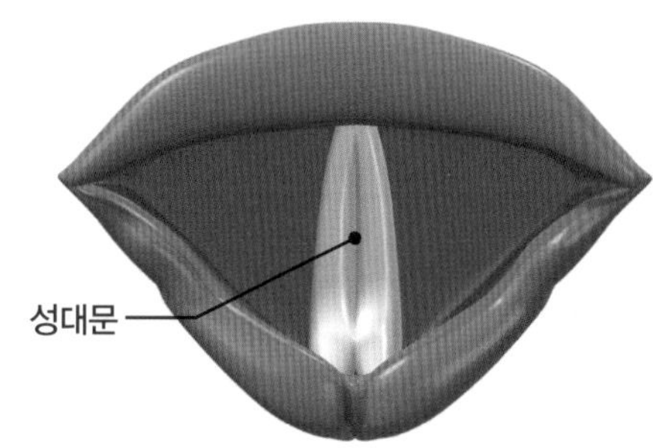
성대문

성대주름이 닫히면 공기가 주름에 부딪혀 주름이 떨리면서 버저 같은 소리가 난다. 진동수가 많으면 고음이 된다.

> ◎ 쉰목소리
>
> 애성(嗄声)이라고도 한다. 성대의 염증과 종양 등 어떤 문제로 성대가 정상적으로 진동하지 못해 목소리가 갈라지는 것을 말한다. 목을 너무 많이 쓰거나 담배를 많이 피고, 과음하는 것을 원인으로 생길 수 있다.

# 가슴안의 구조와 기능

가슴안이란 복장뼈와 갈비뼈, 척추로 구성된 가슴우리에 둘러싸인 가슴 안쪽 공간이다. 세로칸에 의해 좌우로 분리되고 아래쪽은 가로막으로 배안과 나누어진다. 기관과 기관지, 허파 등 호흡기 계통과 함께 심장과 대동맥·대정맥 등 순환기 계통의 기관이 이곳에 자리 잡고 있어 보호를 받는다.

## ■ 가슴안·가슴막안의 구조와 기능

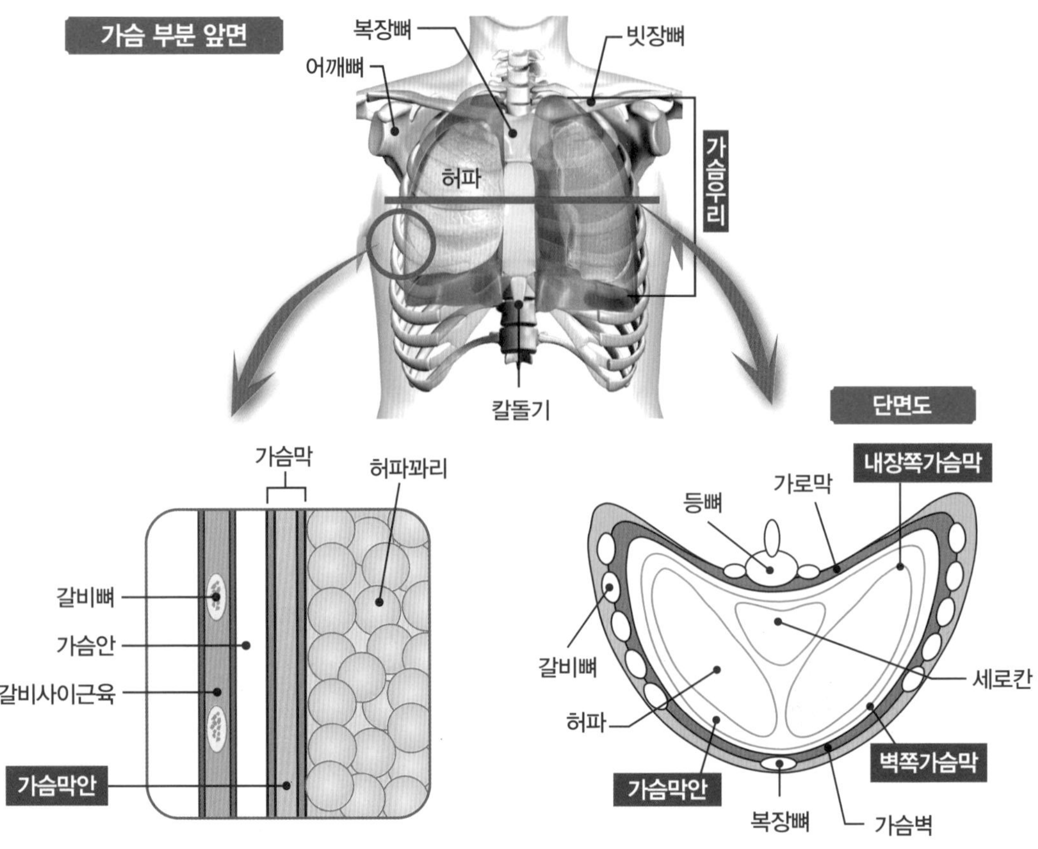

가슴 부분 앞면
복장뼈
어깨뼈
빗장뼈
허파
가슴우리
칼돌기
단면도
가슴막
허파꽈리
갈비뼈
가슴안
갈비사이근육
가슴막안
등뼈
가로막
내장쪽가슴막
갈비뼈
세로칸
허파
벽쪽가슴막
가슴막안
복장뼈
가슴벽


### ◆ 가슴안

가슴안 내부는 대부분 허파가 차지하고 있다. 가로막이나 갈비뼈의 움직임을 허파에 전달하고, 허파의 움직임을 가로막과 갈비뼈로 전달하는 등 양자를 연결시켜주는 기능을 한다. 가슴우리가 확장되면 가슴안을 사이에 두고 허파가 부풀고 허파가 쪼그라들 때도 가로막이 연동해 움직이는데, 가슴안은 공기가 통하지 못하는 상태라 허파가 늘어났다 줄었다 해도 가슴안 자체는 거의 확장되지 않는다.

### ◆ 가슴막안

허파에는 두 층의 장막으로 덮여있는 가슴막(내장쪽가슴막, 벽쪽가슴막)이 있다. 이 두 층의 막 사이 공간을 가슴막안이라고 하는데, 마찰을 방지하기 위해 장액이 차있다. 호흡할 때 허파가 수축하고 확장하는 것도 가슴막안 내부에 들떠 있는 상태라 어느 정도 틈새가 있기에 가능하다.

# 허파의 구조와 기능

허파는 코안에서 이어진 호흡기의 종착점으로 가슴안 대부분을 차지하며, 심장을 사이에 두고 좌우에 위치해 있다. 공기가 드나드는 숨길과 날숨과 모세혈관 사이에서 가스교환을 하는 허파꽈리로 구성되어 있다.

## ■ 허파의 구조

허파는 몸에 필요한 산소를 받아들이고 불필요한 이산화탄소를 배출하는 호흡이 이루어지는 장기로, 호흡기 계통 안에서도 가장 중요한 역할을 담당하고 있다. 갈비뼈와 복장뼈, 척추로 구성된 가슴우리에 둘러싸인 좌우 한 쌍의 장기다. 위쪽의 뾰족한 부분을 허파꼭대기, 아래쪽의 넓은 부분을 허파바닥, 안쪽의 심장에 닿은 면을 안쪽면, 바깥쪽 갈비뼈에 닿은 면을 갈비면이라고 한다.

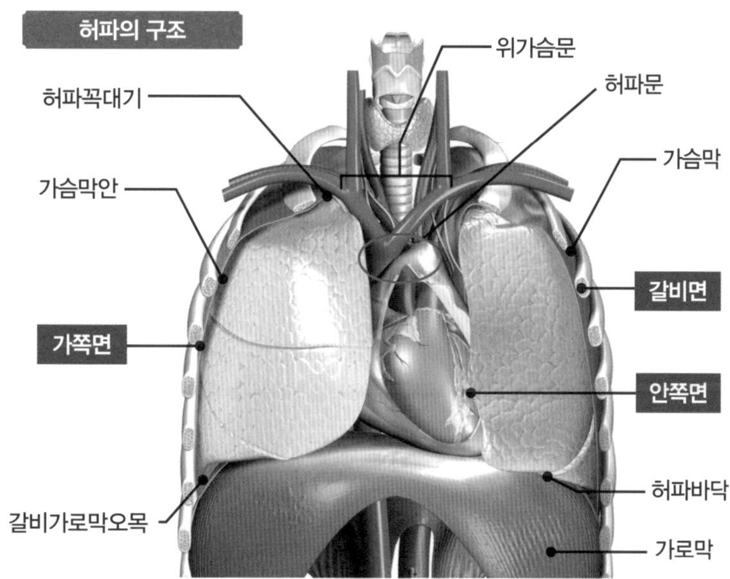
허파의 구조
위가슴문
허파꼭대기
허파문
가슴막
가슴막안
갈비면
가쪽면
안쪽면
허파바닥
갈비가로막오목
가로막

### ◆ 허파의 엽과 각 부분의 명칭

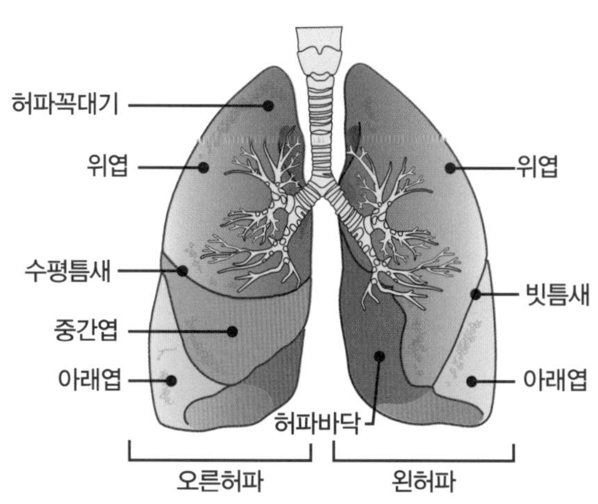
허파꼭대기
위엽
위엽
수평틈새
빗틈새
중간엽
아래엽
아래엽
허파바닥
오른허파
왼허파

허파는 틈새라는 파임으로 구분되어 있다. 오른허파는 수평틈새로 위엽과 중간엽을 나누고, 빗틈새로 중간엽과 아래엽을 나눈다. 왼허파는 빗틈새로 위엽과 아래엽을 나눈다.

# 가스교환의 원리

허파로 들어온 기관지는 계속 가지를 치면서 허파 안으로 퍼진다. 말단의 허파꽈리는 셀 수 없이 많은 작은 주머니 모양의 빈굴로, 코안에서 흡수된 공기가 이곳으로 들어온다. 허파꽈리 하나가 0.1~0.2mm 정도로 허파 용량 약 85%를 차지하며, 표면적을 넓혀 가스교환 효율을 높인다.

가스교환이란 몸에 산소를 받아들이고 이산화탄소를 방출하는 과정, 즉 호흡을 말한다. 허파꽈리 주위에는 허파동맥과 허파정맥으로 이어지는 모세혈관이 그물처럼 둘러쳐져 있다. 이곳에서 허파 속 산소와 혈액 속 이산화탄소가 교체된다.

## ■ 허파와 세포의 가스교환 원리

### ◆ 외호흡과 내호흡

가스교환을 이루는 호흡에는 외호흡과 내호흡이 있다. 허파꽈리 안의 공기와 모세혈관 사이에서 이루어지는 호흡이 외호흡이고, 온몸의 세포와 혈액 사이, 또는 세포 안에서 이루어지는 산소와 탄산가스의 교환을 내호흡이라고 한다.

외호흡을 담당하는 주머니 모양의 허파꽈리는 벽이 약 0.2μm로 상당히 얇아서, 산소와 이산화탄소가 빠져나갈 수 있다. 그렇기에 표면을 그물처럼 주행하는 허파꽈리 모세혈관과 사이에서 가스교환이 이루어지기 쉬운 구조다.

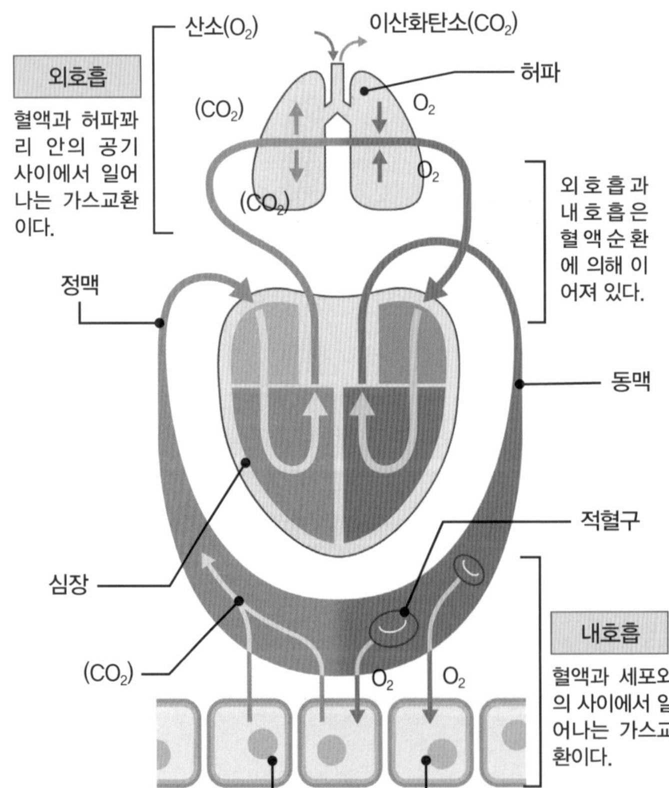

산소($O_2$)
이산화탄소($CO_2$)
외호흡
혈액과 허파꽈리 안의 공기 사이에서 일어나는 가스교환이다.
허파
($CO_2$)
$O_2$
$O_2$
($CO_2$)
외호흡과 내호흡은 혈액순환에 의해 이어져 있다.
정맥
동맥
적혈구
심장
내호흡
혈액과 세포와의 사이에서 일어나는 가스교환이다.
($CO_2$)
$O_2$
$O_2$
세포


### ◆ 허파꽈리의 확산

가스교환은 확산이라는 원리로 이루어진다. 확산이란 농도가 다른 액체나 기체가 만났을 때 농도가 높은 쪽에서 낮은 쪽으로 물질이 이동하는 현상이다. 외호흡에서는 허파꽈리와 혈관 속에 들어있는 산소와 이산화탄소의 농도 차이로 인해 산소는 허파꽈리에서 혈관으로, 이산화탄소는 혈관에서 허파꽈리 안으로 확산이 이루어진다.

## ■ 허파꽈리의 구조

기관지의 최말단 분지로 이어지는 포도송이 형태의 작은 주머니를 허파꽈리라고 한다. 주위를 모세혈관, 허파동맥, 허파정맥이 감싸고 있다. 허파 속에는 이러한 허파꽈리가 3~4억 개나 채워져 있으며, 허파에서 허파꽈리로 운반된 공기는 이곳에서 가스교환을 한다.

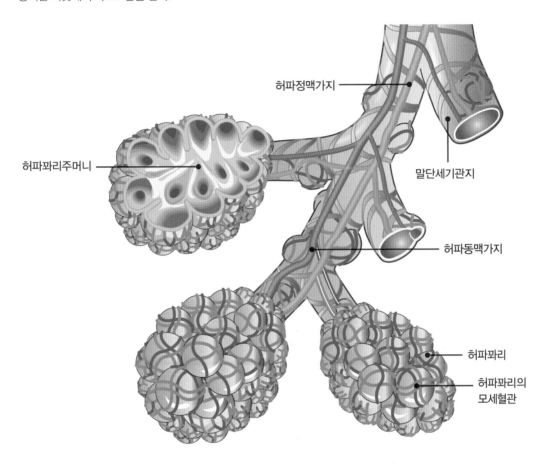

허파정맥가지
허파꽈리주머니
말단세기관지
허파동맥가지
허파꽈리
허파꽈리의 모세혈관

### ◎ 헤모글로빈의 기능

가스교환에서 중요한 기능을 하는 헤모글로빈은 혈액 속 산소가 많은 부분에서는 산소와 결합하고, 적은 부분에서는 산소를 방출하는 성질이 있다. 이산화탄소와도 같은 방식으로 결합하고 방출한다. 이러한 성질 때문에 온몸을 돌면서 이산화탄소와 결합해 허파로 되돌아온 혈액 속 헤모글로빈은 허파꽈리에서 가스교환을 한다.

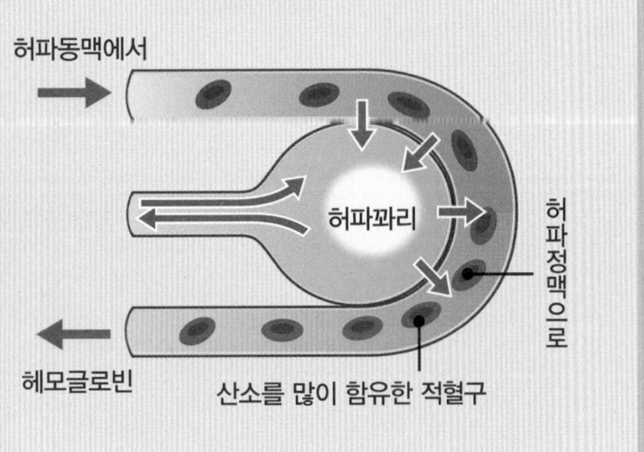
허파동맥에서
허파꽈리
허파정맥으로
헤모글로빈
산소를 많이 함유한 적혈구

# 가로막의 구조와 기능

가로막은 가슴안과 배안을 나누는 근육으로 위쪽이 부푼 돔 형태다. 바깥갈비사이근과 함께 주요 호흡근의 하나로 들숨(숨을 들이쉬는 것)에 큰 역할을 한다. 특히 배호흡은 가로막의 수축에 의해 이루어진다.

## ■ 호흡근·가로막의 구조

가로막은 가슴안과 배안을 나누는 근육으로, 심장과 허파의 밑, 위와 간의 위쪽에 위치한다.

가슴안 주위의 이는 곳은 허리뼈 부위·복장뼈 부위·갈비뼈 부위, 세 부위로 구성되어 있으며, 중앙에 있는 널힘줄 형태의 중심널힘줄로 모인다. 세 부위 중에 복장뼈 부위과 갈비뼈 부위가 이웃해 만나는 부분을 복장갈비삼각, 허리뼈 부위과 갈비뼈 부위 사이를 허리갈비삼각이라고 부른다. 이 2개의 삼각부는 근섬유다발이 없기에 가로막 안에서도 약해서 가로막 탈장이 잘 생기는 부위라고 알려져 있다. 척추뼈와 가까운 중심 부위에는 위로 이어지는 식도가 지나는 식도구멍, 대동맥이 지나는 대동맥구멍, 아래대정맥이 지나는 대정맥구멍, 3개 구멍이 열려있다.

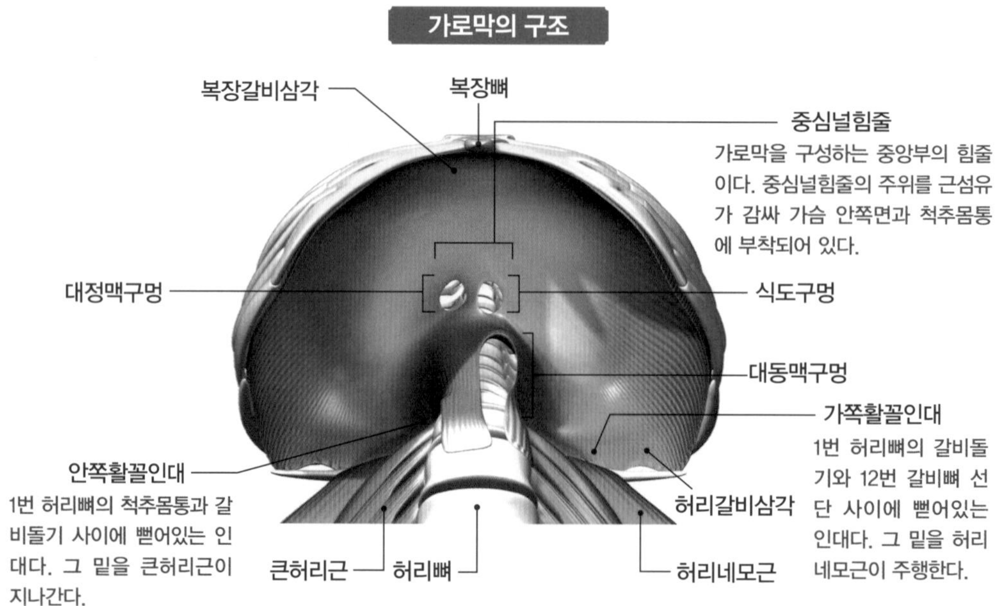

가로막의 구조
복장갈비삼각
복장뼈
중심널힘줄
가로막을 구성하는 중앙부의 힘줄이다. 중심널힘줄의 주위를 근섬유가 감싸 가슴 안쪽면과 척추몸통에 부착되어 있다.
대정맥구멍
식도구멍
대동맥구멍
가쪽활꼴인대
1번 허리뼈의 갈비돌기와 12번 갈비뼈 선단 사이에 뻗어있는 인대다. 그 밑을 허리네모근이 주행한다.
안쪽활꼴인대
1번 허리뼈의 척추몸통과 갈비돌기 사이에 뻗어있는 인대다. 그 밑을 큰허리근이 지나간다.
허리갈비삼각
큰허리근
허리뼈
허리네모근


### ◎ 딸꾹질의 원인은 가로막의 경련?

딸국질은 의학용어로 흘역(吃逆)이라고 한다. 딸꾹질은 가로막의 경련과 연동해 성대의 근육이 수축해서 닫혔을 때 좁아진 성대를 뱉는 숨이 갑작스레 지나 '힉' 하는 소리가 나온다고 알려져 있다. 단, 이 경련이 주원인은 아니라는 설도 있어서 멈추지 않을 때는 전문의를 찾도록 하자.

# 07

# 비뇨기·생식기

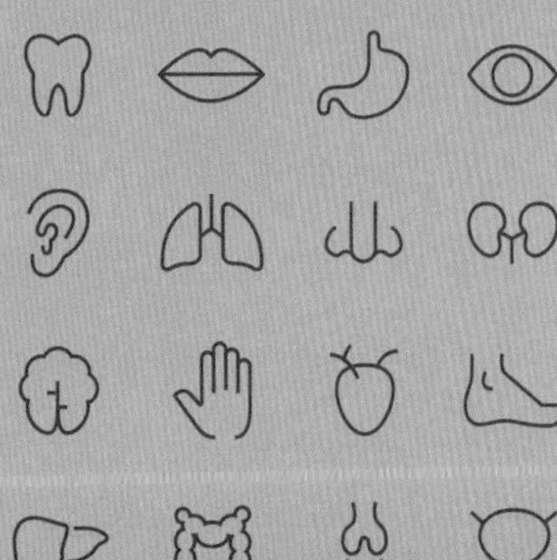

# 비뇨기 계통의 구조와 기능

비뇨기 계통이란 소변을 만들고 배설하는 기관으로 콩팥 외에 소변을 운반하는 요관과 소변을 일정량 저장하는 방광, 소변을 배출하는 요도가 포함된다. 또 비뇨기는 소변이 지나는 통로라는 의미에서 요로라고도 한다. 콩팥은 좌우 한 쌍의 장기인데, 오른쪽에는 간이 있어서 왼콩팥보다 오른콩팥이 조금 밑에 위치해 있다.

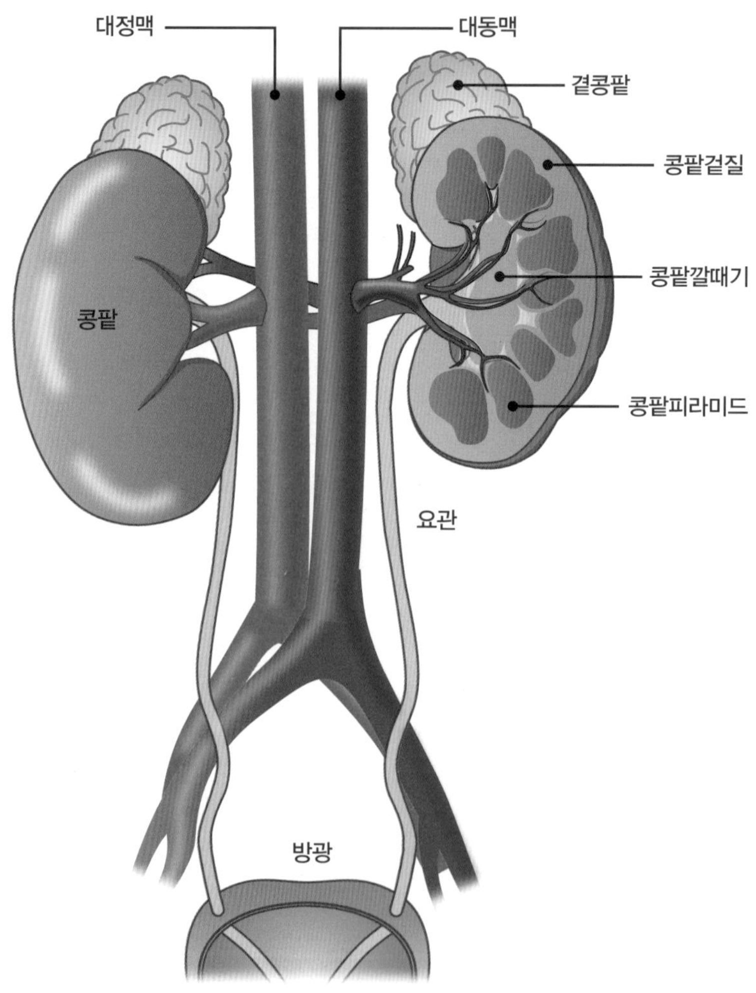
대정맥
대동맥
곁콩팥
콩팥겉질
콩팥깔때기
콩팥
콩팥피라미드
요관
방광

## ■ 소변 생성 이외의 콩팥의 기능

콩팥에는 ①소변을 만들어 수분과 미네랄의 양을 조절해 몸속의 이온 균형을 유지하고, ②혈압을 올리는 효소인 레닌과 혈관 확장 기능이 있는 프로스타글란딘(prostaglandin)을 분비해 혈압을 조절하고, ③골수에 작용해 적혈구의 증식을 자극하는 호르몬을 분비하는 등 몸속의 항상성을 유지하기 위한 여러 가지 기능이 있다. 그래서 콩팥의 기능이 떨어지는 '콩팥 기능 부족'에 이르면 고혈압과 빈혈 등 여러 가지 증상이 나타나 온몸의 이상을 초래한다.

# 콩팥의 구조와 기능

## ■ 콩팥의 구조

콩팥은 배막 뒤에 위치한 좌우 한 쌍의 장기다. 주먹보다 조금 크며 무게는 약 130~150g, 세로가 약 12cm, 폭이 약 6cm, 두께가 약 3cm로 암갈색이며 강낭콩 모양을 하고 있다. 내부는 콩팥겉질과 콩팥속질로 구분하며 콩팥겉질에는 콩팥소체와 세뇨관이 있다.

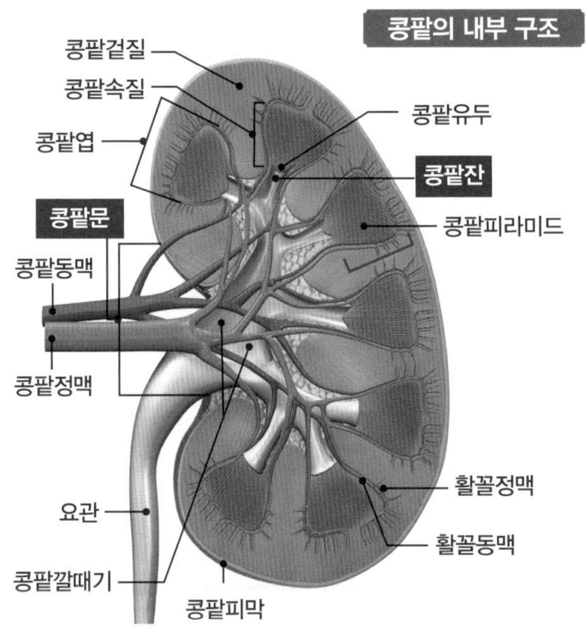
콩팥의 내부 구조
콩팥겉질
콩팥속질
콩팥엽
콩팥문
콩팥동맥
콩팥정맥
요관
콩팥깔때기
콩팥피막
콩팥유두
콩팥잔
콩팥피라미드
활꼴정맥
활꼴동맥

### ◆ 콩팥겉질과 콩팥속질

콩팥의 바깥쪽은 튼튼한 피막이다. 표면 가까이를 콩팥겉질, 안쪽을 콩팥속질이라고 한다. 콩팥겉질에는 혈액을 여과해 소변의 근본이 되는 원뇨를 만드는 콩팥소체와 그것에 이어져 구불구불하게 주행하는 세뇨관이 있다. 콩팥속질에는 원뿔 모양의 콩팥피라미드가 십수 개 늘어서 있으며 콩팥피라미드 끝은 콩팥굴로 돌출되어 있는데, 이 부위를 콩팥유두라고 한다.

### ◆ 콩팥문

콩팥의 안쪽 가장자리 중앙에 있는 오목한 부위로 콩팥동맥·콩팥정맥·요관 등이 드나든다. 콩팥문을 통해 들어간 혈관은 중심부에서 갈라지는데, 혈액 속의 불필요한 물질을 소변으로 만드는 콩팥에는 심장이 내보내는 혈액 중 20~25%가 흘러든다고 알려져 있다.

### ◆ 콩팥잔·콩팥깔때기

콩팥잔은 컵 모양을 한 조직으로 콩팥유두에서 나오는 소변을 받아들여 콩팥깔때기로 흘려보낸다. 몇 개의 콩팥잔이 뿌리 부분에서 이어져 이 콩팥깔때기로 모였다가 다시 요관으로 이어진다.

◎ 콩팥혈류량

콩팥혈류량이란 콩팥을 흐르는 혈액의 양을 말한다. 안정 시 콩팥에는 1분당 약 1~1.25ℓ, 하루로 환산하면 1,800ℓ, 드럼통으로는 10개 분량이다. 콩팥은 이처럼 많은 양의 혈액 속에서 몸속 노폐물을 추려낸다.

## ■ 소변 생성 시스템

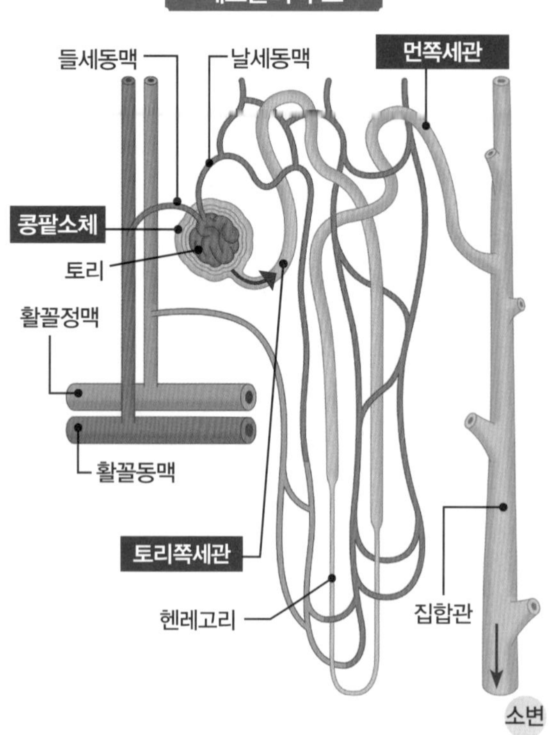

네프론의 구조
들세동맥
날세동맥
먼쪽세관
콩팥소체
토리
활꼴정맥
활꼴동맥
토리쪽세관
헨레고리
집합관
소변


### ◆ 네프론

콩팥의 소변을 만드는 체계를 담당하는 것이 네프론이라 불리는 여과장치다. 네프론은 혈액을 여과해 원뇨를 만드는 콩팥소체와 원뇨를 소변으로 만드는 세뇨관으로 구성되어 있으며, 콩팥의 기능 및 구조상의 단위가 되기에 콩팥단위라고도 부른다.

좌우 콩팥에는 각각 약 100만 개의 네프론이 있다. 네프론에서는 콩팥소체 속에 있는 토리에서 하루에 약 150ℓ의 원뇨가 만들어진다.

### ◆ 원뇨를 생성하는 콩팥소체

모세혈관이 털실로 된 공처럼 뭉친 토리와 그것을 에워싼 보먼주머니를 합해 콩팥소체라 부른다. 콩팥에 유입된 혈액은 이곳에서 혈구와 단백질이 여과된 원뇨가 되어 세뇨관으로 흐른다. 콩팥소체에서 나온 세뇨관을 토리쪽세관이라고 하는데, 가느다란 헨레고리가 되었다가 다시 두꺼운 먼쪽세관이 되어 소듐과 포타슘 등 필요한 것을 흡수(재흡수)하고, 불필요한 것을 소변 속에 배출(분비)하면서 집합관에 합류한다. 이 재흡수와 분비 과정을 통해 몸속 이온 균형이 일정하게 유지된다.

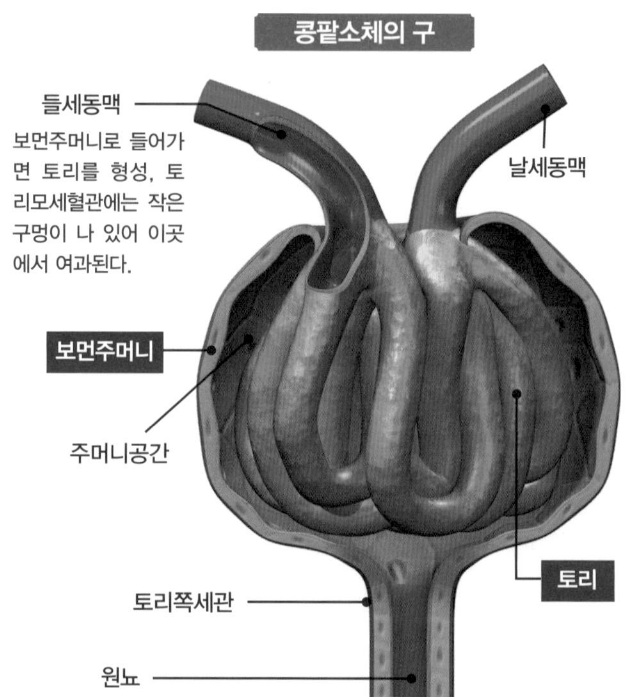

콩팥소체의 구
들세동맥
보먼주머니로 들어가면 토리를 형성, 토리모세혈관에는 작은 구멍이 나 있어 이곳에서 여과된다.
날세동맥
보먼주머니
주머니공간
토리
토리쪽세관
원뇨

# 방광의 구조와 기능

방광은 콩팥에서 만들어진 소변을 배뇨까지 일시적으로 저장해두는 주머니 모양의 기관이다. 민무늬근으로 이루어진 방광의 내벽은 신축성이 커서 내부가 소변으로 가득 차면 얇게 퍼져 소변을 저장한다. 배뇨 반사에 의해 방광벽이 수축하면 속요도조임근이 이완되어 배뇨가 이루어진다.

## ■ 방광의 구조

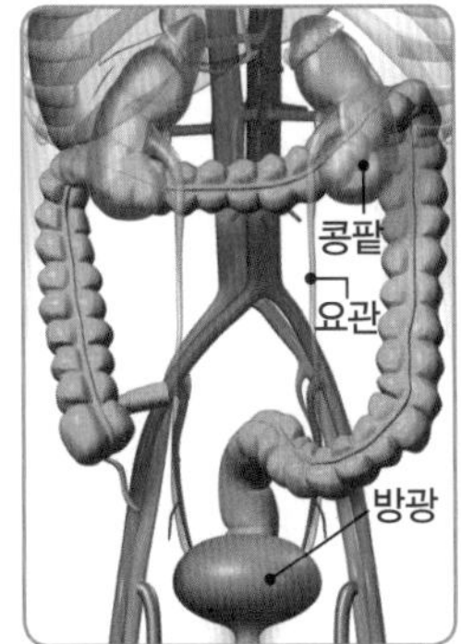
콩팥
요관
방광

방광은 두덩뼈 뒤쪽에 위치하며 남성은 뒤로 곧창자와 여성은 자궁·질과 접해 있는 기관이다. 콩팥에서 만들어진 소변은 요관을 통해 이곳으로 모여 배뇨 전까지 저장된다. 방광에는 방광삼각 뒤쪽 좌우에 2개, 좌우의 콩팥과 연결되는 요관구멍이 열려있고, 하부에는 요도로 나가는 출구인 속요도구멍이 있다. 방광벽은 바깥쪽이 민무늬 근육층, 안쪽이 점막으로 덮여있다. 속요도구멍의 주위에는 속요도조임근이 있어 소변의 배설을 조절한다. 요관에는 세 군데 정도 관이 좁아지는 부분이 있는데, 이것을 '생리적 협착부'라고 한다. 결석으로 막히기 쉬운 부위로 알려져 있다.

**방광의 구조(이마면)**

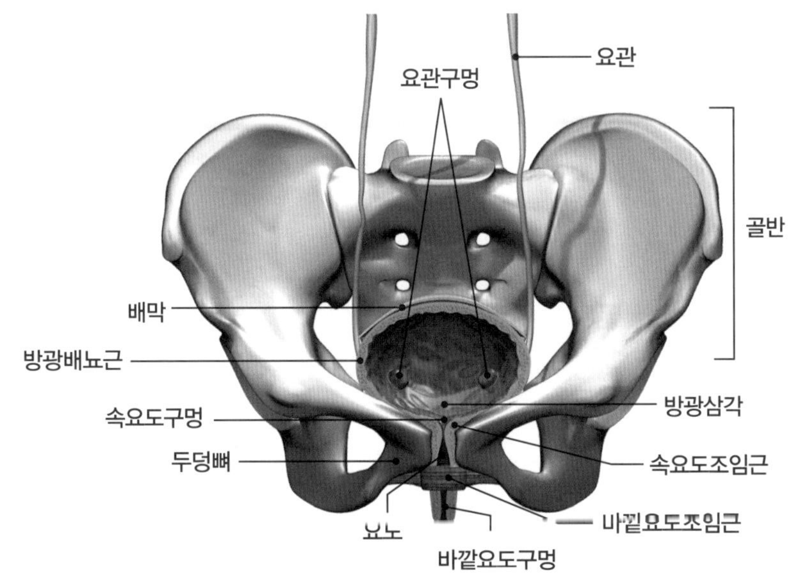
요관
요관구멍
골반
배막
방광배뇨근
속요도구멍
방광삼각
두덩뼈
속요도조임근
바깥요도조임근
요도
바깥요도구멍

> **◎ 방광 근육**
>
> 방광벽은 점막, 민무늬근, 바깥막으로 이루어진 3층 구조다. 방광수축근은 소변의 축적과 배출기능을 하는 민무늬근이다. 방광의 용량은 보통 150~300mℓ이며 최대 용량은 700~800mℓ에 이른다.

## ■ 요도의 배뇨반사

방광 안에 소변이 어느 정도 차면 방광 내압이 상승해 민무늬근이 펴지고 그 정보가 배뇨 중추로 전달된다. 그러면 방광벽을 이완시키는 한편, 속요도조임근을 수축시키는 반사가 일어나 뇌는 일단 배뇨를 억제한다.

준비가 갖춰져 배뇨가 가능한 상태가 되면, 이 억제가 해제되어 민무늬근이 수축한다. 그러면 제대로근인 속요도조임근을 풀리게 하는 배뇨반사가 일어나고 동시에 바깥요도조임근도 풀려 배뇨가 이루어진다. 이 바깥요도조임근은 맘대로근이기에 의지대로 수축 또는 이완시킬 수 있다. 배뇨의 준비가 갖춰지지 않았을 때는 방광배뇨근이 풀리면서 펴져 다시 소변을 저장할 수 있게 된다.

배뇨반사의 원리

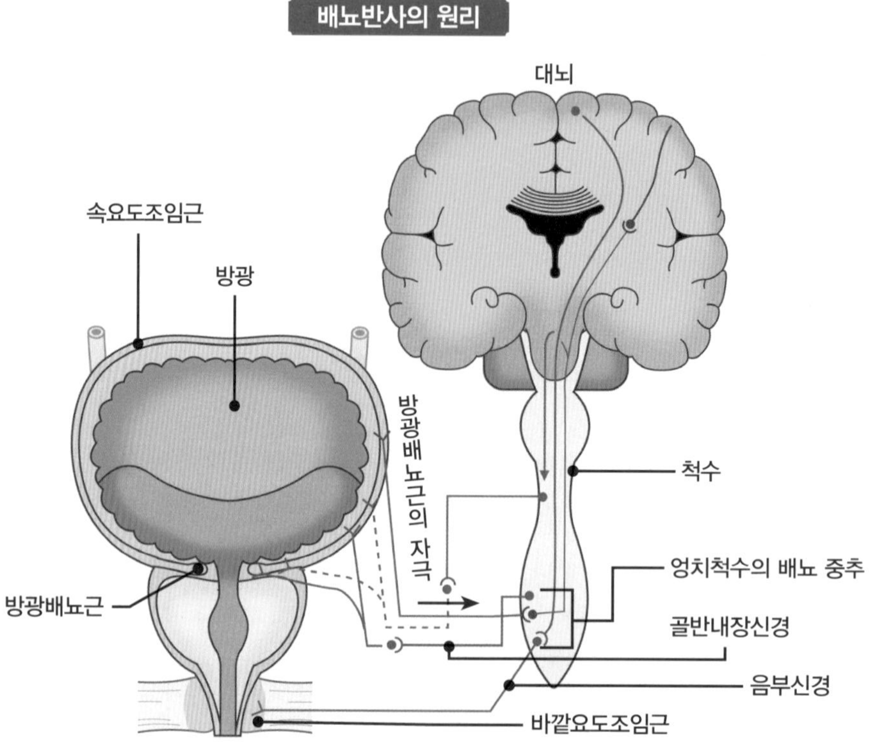
대뇌
속요도조임근
방광
방광배뇨근의 자극
척수
엉치척수의 배뇨 중추
골반내장신경
방광배뇨근
음부신경
바깥요도조임근

### ◆ 요도의 남녀 차이

요도는 방광과 몸 밖으로 열려있는 바깥요관구멍을 잇는 관으로, 성별에 따라 길이에 큰 차이가 있다. 남성의 경우 요도는 음경을 관통하기에 16~20cm 정도인데, 여성의 경우 4cm 정도로 짧으며 '질어귀'로 열린다. 남성은 긴 요도가 전립샘 속을 지나기에 저항이 강해서 소변이 잘 새지 못하는 구조다. 반면 여성의 경우 짧은 요도가 아래를 향해 똑바로 뻗어있는 데다가, 나이가 들면서 골반 내 장기를 지탱하는 골반근육 무리가 느슨해지기 쉬워 소변이 잘 새어 나온다. 그래서 요실금 문제는 여성에게 압도적으로 많이 나타난다.

# 남성 생식기의 구조

남성의 생식기는 크게 바깥생식기관과 속생식기관으로 나뉜다. 바깥생식기관에는 교접기와 비뇨기를 겸하는 음경과 음경에 매달려 붙어있는 주머니 모양의 음낭이 있다. 속생식기관에는 고환(정소), 부고환(정소상체), 정관, 정낭, 전립샘으로 구성되어 있으며 고환과 부고환은 음낭 속에 위치해 있다.

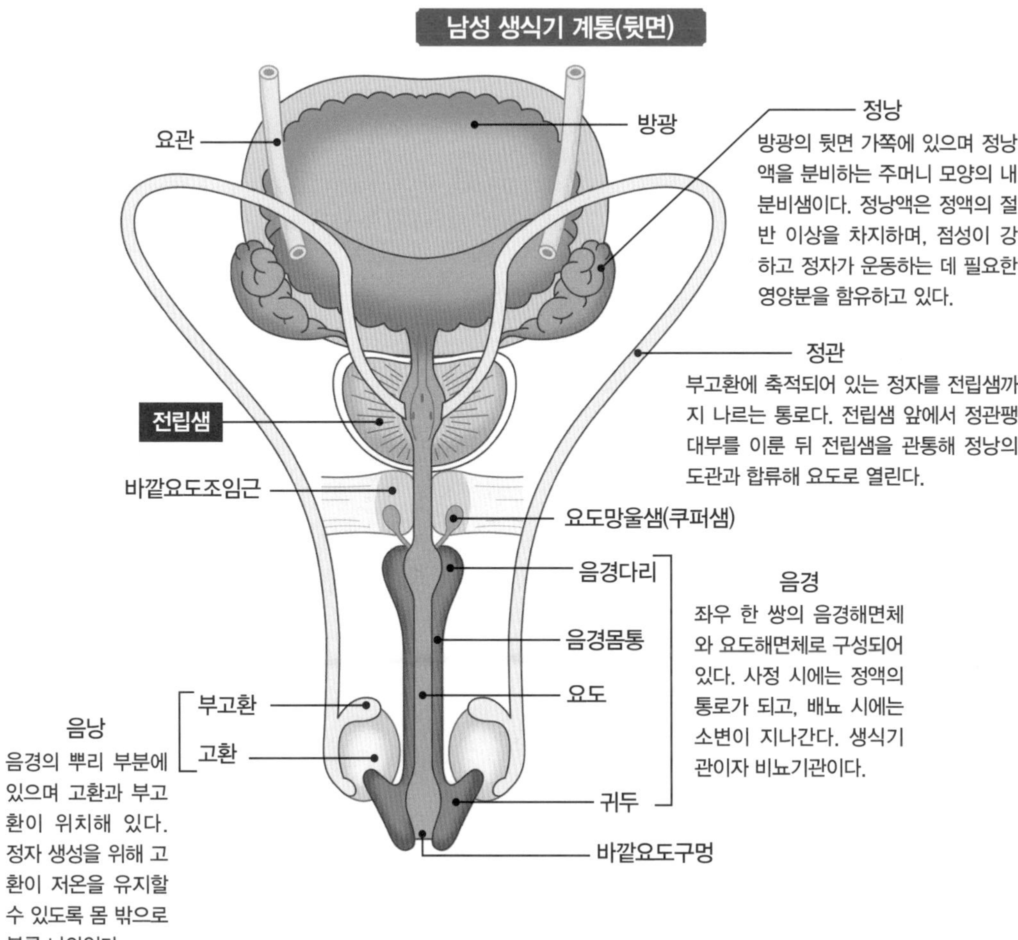
남성 생식기 계통(뒷면)
요관
방광
정낭
방광의 뒷면 가쪽에 있으며 정낭액을 분비하는 주머니 모양의 내분비샘이다. 정낭액은 정액의 절반 이상을 차지하며, 점성이 강하고 정자가 운동하는 데 필요한 영양분을 함유하고 있다.
정관
부고환에 축적되어 있는 정자를 전립샘까지 나르는 통로다. 전립샘 앞에서 정관팽대부를 이룬 뒤 전립샘을 관통해 정낭의 도관과 합류해 요도로 열린다.
전립샘
바깥요도조임근
요도망울샘(쿠퍼샘)
음경다리
음경몸통
요도
귀두
바깥요도구멍
음경
좌우 한 쌍의 음경해면체와 요도해면체로 구성되어 있다. 사정 시에는 정액의 통로가 되고, 배뇨 시에는 소변이 지나간다. 생식기관이자 비뇨기관이다.
부고환
고환
음낭
음경의 뿌리 부분에 있으며 고환과 부고환이 위치해 있다. 정자 생성을 위해 고환이 저온을 유지할 수 있도록 몸 밖으로 불룩 나와있다.

### ◆ 전립샘

방광 바로 밑에 있으며 요도를 에워싼 형태로 붙어있다. 알밤 크기로 정액의 20~30%를 차지하는 전립샘액을 분비한다. 정자에 영양분을 공급하고 정자를 보호하는 역할도 담당한다. 곧창자와 두덩뼈 사이에 있으며 방광의 출구에서 요도를 에워싸고 있다. 그래서 전립샘이 비대(전립샘비대증)해지면 요도가 압박되어 배뇨와 관련된 여러 가지 증상이 나타난다.

## ■ 고환의 구조

음낭 속에 있는 고환은 백색막이라는 두터운 피막으로 덮인 4~5cm 정도의 달걀형 기관이다. 정자를 만드는 생식샘이자 남성호르몬인 테스토스테론을 분비하는 내분비기관이다. 피막의 내부는 부드러운 고환실질로 구성되어 있으며, 고환세로칸에서 방사형으로 뻗은 고환사이막에 의해 수백 개의 고환소엽으로 나누어져 있다. 하나의 소엽에는 길이 70~100cm 정도의 정세관(곱슬정세관)이 2~4개씩 들어있으며, 그 단면에는 정자의 근원(전구체)이 되는 정조(精祖)세포가 늘어서 있다. 정조세포는 세포 분열을 거듭하면서 성숙해 정자가 된 뒤 고환 위에 있는 부고환으로 운반된다.

정세관과 정세관 사이에는 남성호르몬을 만들어내는 사이질세포(레이딕세포)가 있으며 안쪽에는 정조세포가 늘어서 있다. 정조세포는 세포 분열을 거듭해 정자세포로 진행된다. 분열이 끝난 정자세포가 성숙해 정자의 형태가 되는 것을 '정자 형성'이라고 한다.

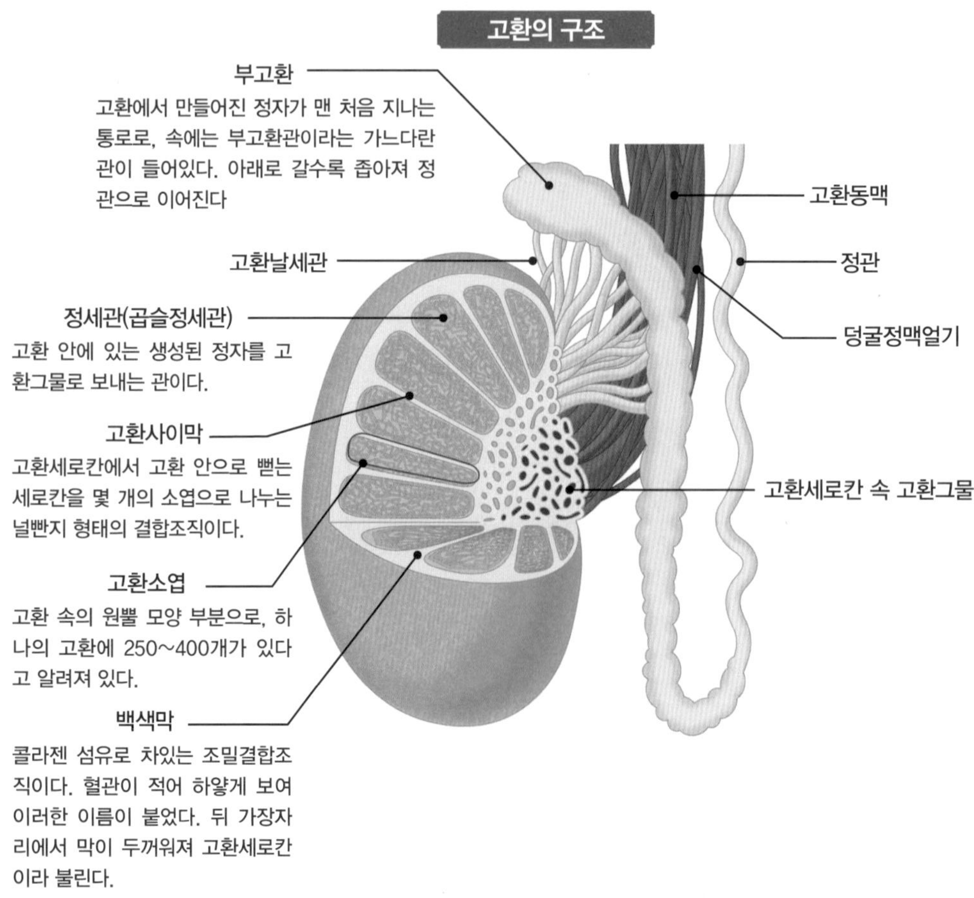
고환의 구조
부고환
고환에서 만들어진 정자가 맨 처음 지나는 통로로, 속에는 부고환관이라는 가느다란 관이 들어있다. 아래로 갈수록 좁아져 정관으로 이어진다
고환날세관
정세관(곱슬정세관)
고환 안에 있는 생성된 정자를 고환그물로 보내는 관이다.
고환사이막
고환세로칸에서 고환 안으로 뻗는 세로칸을 몇 개의 소엽으로 나누는 널빤지 형태의 결합조직이다.
고환소엽
고환 속의 원뿔 모양 부분으로, 하나의 고환에 250~400개가 있다고 알려져 있다.
백색막
콜라젠 섬유로 차있는 조밀결합조직이다. 혈관이 적어 하얗게 보여 이러한 이름이 붙었다. 뒤 가장자리에서 막이 두꺼워져 고환세로칸이라 불린다.
고환동맥
정관
덩굴정맥얼기
고환세로칸 속 고환그물

## ■ 음경의 구조

음경은 한 쌍의 음경해면체와 요도해면체로 구성되어 있는데, 2개의 해면체는 시작 부위에서 좌우로 갈라져 음경다리를 형성한다. 한편 요도해면체 끝부분은 버섯의 우산처럼 펼쳐져 귀두가 된다.

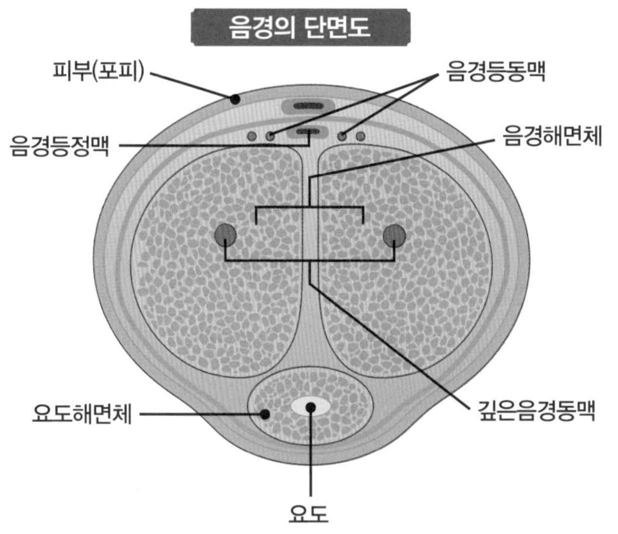
음경의 단면도
피부(포피)
음경등동맥
음경등정맥
음경해면체
요도해면체
깊은음경동맥
요도

### ◆ 음경의 발기

음경은 성적 흥분 등의 자극으로 발기하여 사정이 가능해진다. 발기는 자극이 대뇌겉질로 전달되어 자율신경의 반사에 의해 음경동맥에서 대량의 혈액이 음경해면체로 흘러들고, 동시에 음경정맥의 판이 닫혀서 혈액이 축적되면서 일어난다. 흥분을 억제하면 동맥이 느슨해지고 판이 열려 발기가 억제된다.

### ◆ 정자가 만들어지는 원리

남자가 사춘기를 맞으면 고환에서 정자가 만들어지는데, 정자는 고환 속에 있는 정세관(곱슬정세관) 속에서 정조세포(정원세포)가 약 70일간에 걸쳐 분열을 거듭해 생성된 것이다. 이후 고환날세관을 통해 부고환으로 보내지고, 사정을 통해 배출될 때까지 그곳에서 대기한다. 정자는 유전자가 들어있는 핵이 있는 머리 부분과 긴 꼬리 부분이 특징이다.

### ◆ 정자의 구조

정자는 작은 머리와 긴 편모를 가진, 세포질이 거의 없는 특별한 세포다. 머리에는 유전자가 담겨있는 핵과 핵을 덮는 첨단체가 있고, 에너지를 공급하는 미토콘드리아가 집합된 목, 긴 편모로 이루어진 꼬리로 나눌 수 있다. 첨단체에는 정자가 난자로 돌입할 때 난자 표면의 막을 녹이는 효소가 들어있다.

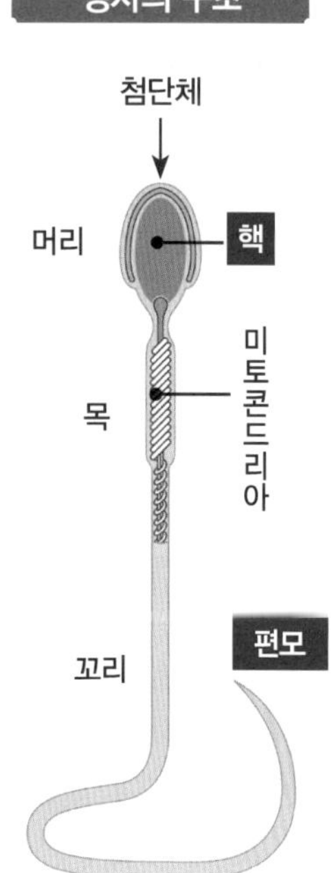
정자의 구조
첨단체
머리
핵
미토콘드리아
목
편모
꼬리

# 여성 생식기와 수정의 원리

여성의 생식기는 교접기인 질에서 이어지는 자궁을 중심으로 대부분이 골반 안에 자리하고 있으며, 임신에 대비하기 위해 남성보다 복잡한 구조를 갖고 있다.

## ■ 여성 생식기의 구조

여성 생식기도 남성 생식기와 마찬가지로 바깥생식기관과 속생식기관으로 나뉜다. 속생식기관은 난소·자궁관·자궁·질로 구성되어 있으며, 질 이외는 앞뒤로 자궁넓은인대라 불리는 배막으로 덮여있다.

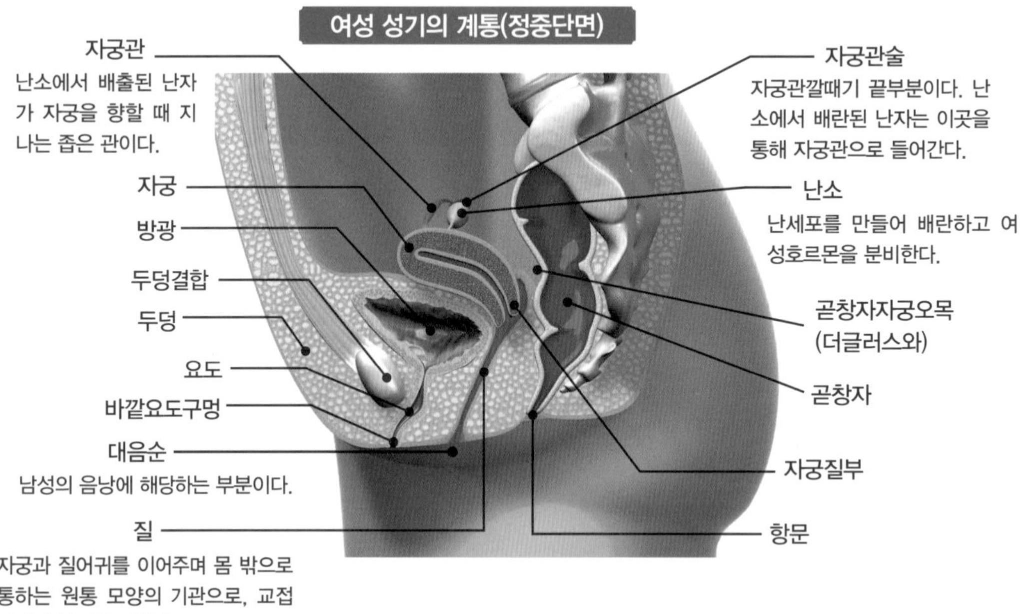
여성 성기의 계통(정중단면)
자궁관
난소에서 배출된 난자가 자궁을 향할 때 지나는 좁은 관이다.
자궁
방광
두덩결합
두덩
요도
바깥요도구멍
대음순
남성의 음낭에 해당하는 부분이다.
질
자궁과 질어귀를 이어주며 몸 밖으로 통하는 원통 모양의 기관으로, 교접기와 출산길을 겸한다.
자궁관술
자궁관깔때기 끝부분이다. 난소에서 배란된 난자는 이곳을 통해 자궁관으로 들어간다.
난소
난세포를 만들어 배란하고 여성호르몬을 분비한다.
곧창자자궁오목
(더글러스와)
곧창자
자궁질부
항문

### ◆ 자궁의 구조

자궁은 길이 7~8cm, 폭 4cm 정도이며 두터운 민무늬근 벽으로 만들어진 주머니 형태의 기관이다. 내부에는 자궁안이라 불리는 좁은 공간이 있다. 자궁의 벽은 점막·근육층·장막으로 이루어진 3층 구조다. 점막을 자궁내막이라고도 한다. 수정된 난자는 이 점막의 벽에 착상해 태아로 성장한다.

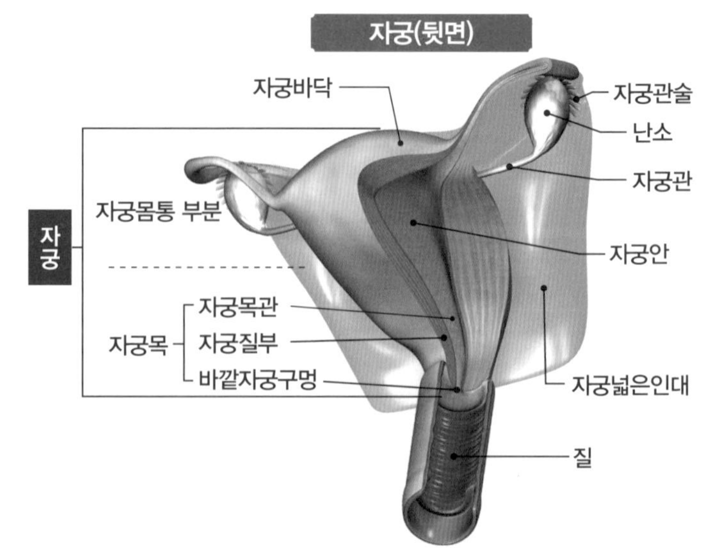
자궁(뒷면)
자궁바닥
자궁
자궁몸통 부분
자궁목
자궁목관
자궁질부
바깥자궁구멍
자궁관술
난소
자궁관
자궁안
자궁넓은인대
질

## ■ 수정의 원리

난포가 성숙해 난소에서 배란된 난자는 자궁관술을 통해 자궁관으로 들어와 자궁관팽대부에서 정자와 수정한다. 수정 후 약 1주일 동안 자궁내막에 착상하고 임신이 성립하면, 자궁은 태아를 지키며 키우는 주머니가 된다. 수정에서 약 266일이 지나 출산에 이른다.

수정란의 성장

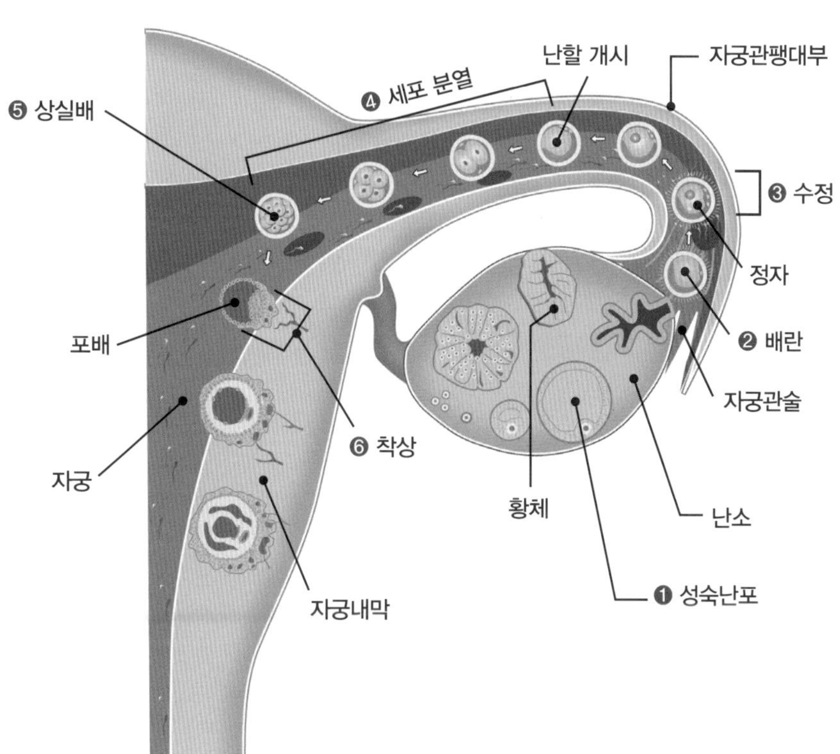

난할 개시
자궁관팽대부
❹ 세포 분열
❺ 상실배
❸ 수정
정자
❷ 배란
포배
자궁관술
❻ 착상
자궁
황체
난소
❶ 성숙난포
자궁내막


수정과정

| | |
|---|---|
| ❶ 성숙난포 | 배란 가능한 상태로 성숙한 지름 2cm 정도의 대형 난포다. |
| ❷ 배란 | 난세포가 주위의 난포세포와 함께 난소에서 방출된다. 성숙한 여성은 월경주기마다 1회, 좌우 난소에서 교대로 배란이 일어난다. |
| ❸ 수정 | 질로 들어와 자궁관팽대부에 도착한 정자가 첨단체에 들어있는 단백질 분해효소를 이용해 난자의 장벽을 녹인 뒤, 1개만 진입한다. |
| ❹ 세포 분열 | 수정란이 되어 세포 분열을 개시한다. 수정 후 4~6일 만에 포배가 된다. |
| ❺ 상실배 | 수정란이 분열해 16개 이상의 세포로 나뉜 것이다. |
| ❻ 착상 | 수정 후 7일경에 수정란이 자궁내막에 도착해 착상하면 임신이 성립한다. |

## ■ 성주기와 배란

여성이 사춘기를 맞아 제2차 성징이 나타나면, 뇌하수체에서 난포자극호르몬과 황체호르몬이 분비된다. 이로써 그때까지 휴면 중이었던 원시난포가 활성화되어 배란·월경이 시작된다. 약 1개월마다 주기적으로 변화하는 호르몬과 몸의 변화를 성주기라고 하며, 초경이 시작되면 폐경까지 이어진다. 월경주기라고도 한다.

**여성의 성주기**

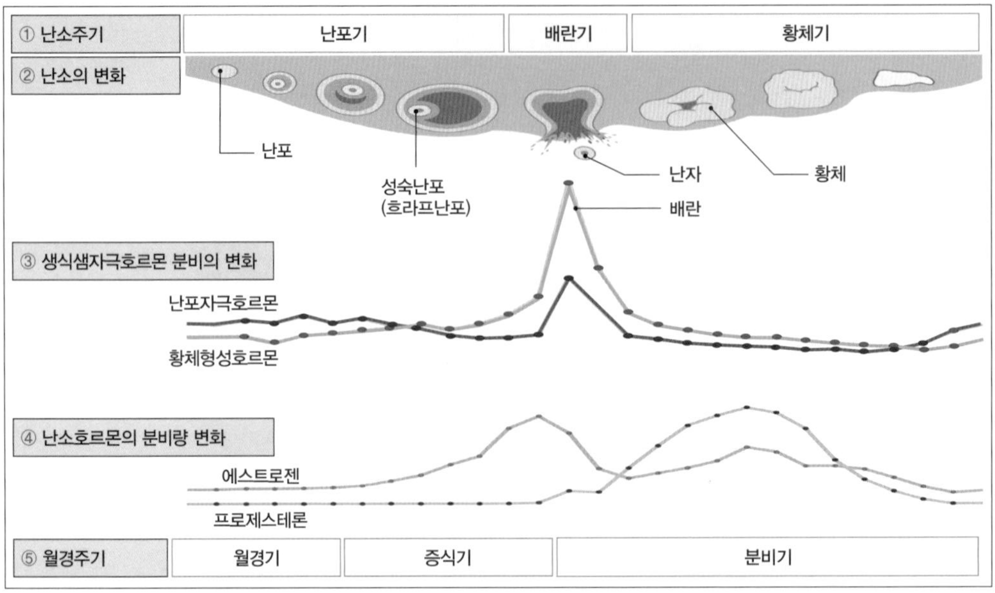

① 난소주기
난포기
배란기
황체기
② 난소의 변화
난포
성숙난포
(흐라프난포)
난자
배란
황체
③ 생식샘자극호르몬 분비의 변화
난포자극호르몬
황체형성호르몬
④ 난소호르몬의 분비량 변화
에스트로젠
프로제스테론
⑤ 월경주기
월경기
증식기
분비기

### ◆ 난포기

월경에서 배란까지의 시기다. 월경이 시작되면 난소 안에서는 난포가 성장을 개시하고, 스스로 난포호르몬(에스트로젠)을 분비하기 시작해 자궁내막을 증식시켜 두텁게 만든다. 수정란의 착상에 대비하는 과정이다.

### ◆ 배란기

성숙한 난포는 1개만이 완전 성숙을 이루며, 월경주기인 14일경에 난포의 벽이 터져 난자가 배출된다. 배란이 끝나면 남은 난포는 성숙을 멈추고 소실된다.

### ◆ 황체기

난포는 황체가 되어 황체호르몬(프로제스테론)을 분비한다. 수정란이 착상되지 않을 경우 황체가 위축되어 황체호르몬의 분비가 줄고, 불필요해진 자궁내막이 박리되어 혈액과 함께 질에서 배출되는데 이것이 월경이다.

# 태반의 구조

수정란이 착상하면 모체와 태아를 연결하는 태반이 형성된다. 태반은 태아의 성장과 함께 발달해 분만기를 맞을 무렵에는 지름 20~30cm, 두께 2~3cm, 무게는 500~600g 정도가 된다. 태아는 탯줄을 통해 태반과 이어져 호흡기·소화기·비뇨기 계통 등 모든 기능을 태반을 통해서 한다.

**태아와 태반**

태반

탯줄

태아

양막(난막)

혈관을 포함하지 않은 반투명의 얇은 막이다. 태아 유래의 조직으로 거부 반응이 잘 일지 않으며, 염증을 억제하는 작용을 한다. 양막을 채우고 있는 액체를 양수라고 하며, 태아를 보호하고 분만 시 자궁 입구를 벌어지게 한다.

자궁벽

민무늬근과 결합조직이 두꺼운 근육층으로 구성되어 있다.

## ◆ 태아의 발육 상황

수정란의 착상에서 8주 미만은 태아(胎芽)라고 하며, 성장에 필요한 기관이 만들어져 사람의 형태를 확인할 수 있게 되는 8주 이후를 태아(胎兒)라고 한다.

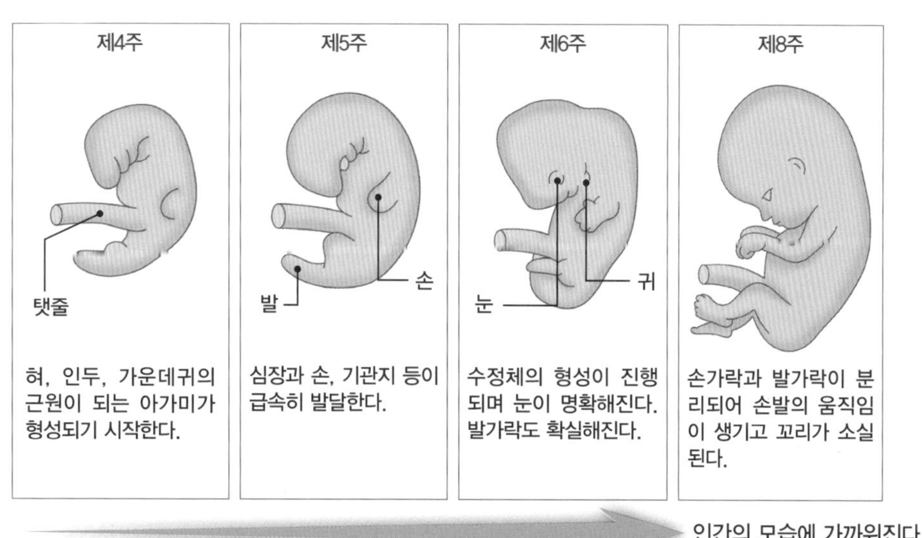
제4주
탯줄
혀, 인두, 가운데귀의 근원이 되는 아가미가 형성되기 시작한다.
제5주
손
발
심장과 손, 기관지 등이 급속히 발달한다.
제6주
귀
눈
수정체의 형성이 진행되며 눈이 명확해진다. 발가락도 확실해진다.
제8주
손가락과 발가락이 분리되어 손발의 움직임이 생기고 꼬리가 소실된다.
인간의 모습에 가까워진다

## ■ 태아와 태반의 혈액순환

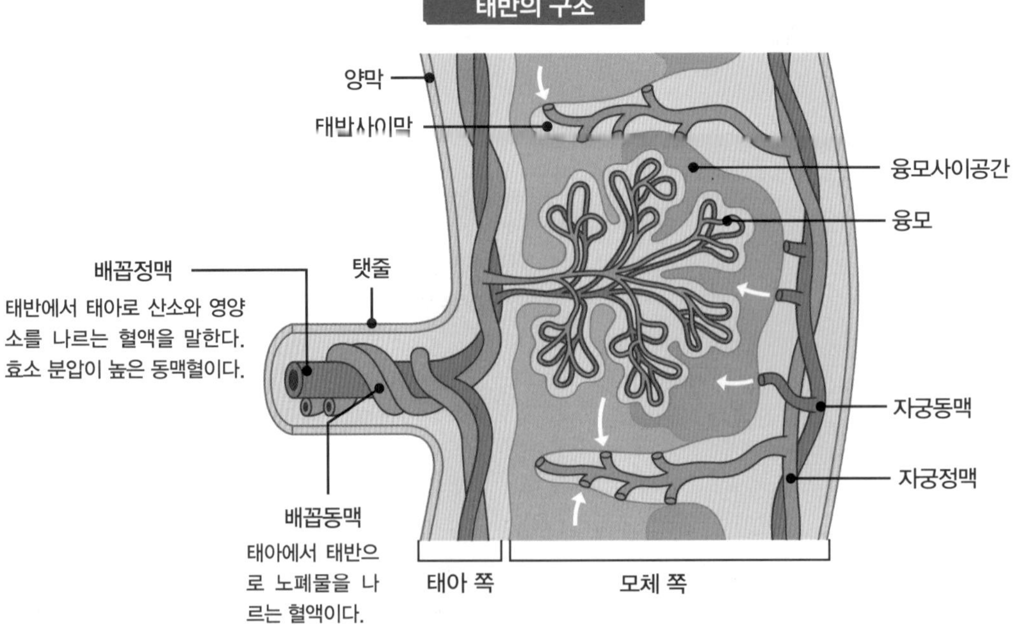

태반의 구조
양막
태반사이막
융모사이공간
융모
배꼽정맥
태반에서 태아로 산소와 영양소를 나르는 혈액을 말한다. 효소 분압이 높은 동맥혈이다.
탯줄
자궁동맥
자궁정맥
배꼽동맥
태아에서 태반으로 노폐물을 나르는 혈액이다.
태아 쪽
모체 쪽


### ◆ 태아순환

허파호흡을 하지 않는 태아는 태반을 통해서 독특한 혈액순환을 하는데, 이를 태아순환이라고 한다. 태반에는 미세한 융모가 밀집해서 나 있고 태반사이막으로 구분되어 있다. 융모 속에는 배꼽정맥이라는 모세혈관이 주행하며, 모체의 혈액을 통해 산소와 영양소를 태아에게 전달한다. 태아는 아직 허파호흡을 하지 못해서 허파에는 거의 혈액이 흐르지 않는다. 그래서 심장의 심방사이막을 지나는 타원구멍과 오른심방에서 왼심방으로 흐르는 동맥관 등 두 가지 우회로를 통해 태반에서 산소와 영양이 풍부한 혈액을 흡수해 온몸으로 내보낸다. 이것이 태반에 의한 혈액순환이다.

### ◆ 허파순환

출산 후 대기와 접촉하면 신생아는 즉시 허파호흡을 시작한다. 허파 속에 공기가 들어와 허파가 확장되면, 그 자극으로 동맥관이 닫혀 혈액이 허파로 흐르게 된다. 왼심실로 되돌아온 혈액이 판막 역할을 수행해 배꼽동맥과 배꼽정맥을 폐쇄한다. 이렇게 허파순환을 하는 혈액순환으로 바뀐다.

**◎ 양수에서 호흡 연습**

태아는 태반과 탯줄을 통해 산소를 공급받는데, 임신 28주경이 되면 양수를 먹고 허파를 부풀려 내뱉는 호흡을 연습한다. 태아가 모체 밖으로 나오면 공기를 들이마시고 숨을 내뱉으며 처음으로 우는데, 이것이 최초의 허파호흡인 산성(産聲)이다.

# 여성의 바깥생식기관

체표에 있는 생식기를 바깥생식기관 또는 외음부라고 하는데 여성은 두덩뼈에서 샅까지의 부분이 이에 해당한다. 바깥생식기관은 태아의 단계부터 남녀가 거의 같은 조직이 발달해 그 기원이 동일하다고 알려져 있다. 예컨대 대음순은 음낭, 음핵은 음경 등과 같이 남녀의 바깥생식기관은 상동성을 가지고 있다. 유방 속에서 유즙을 분비하는 젖샘도 여성 생식기의 보조기관이라고 알려져 있다.

## ■ 여성 바깥생식기관의 명칭

두덩·대음순·소음순·음핵·질어귀·회음·바깥요도구멍 등으로 구성되어 있다. 바깥생식기관은 소아기·성숙기·노년기 등을 거치며 변화한다.

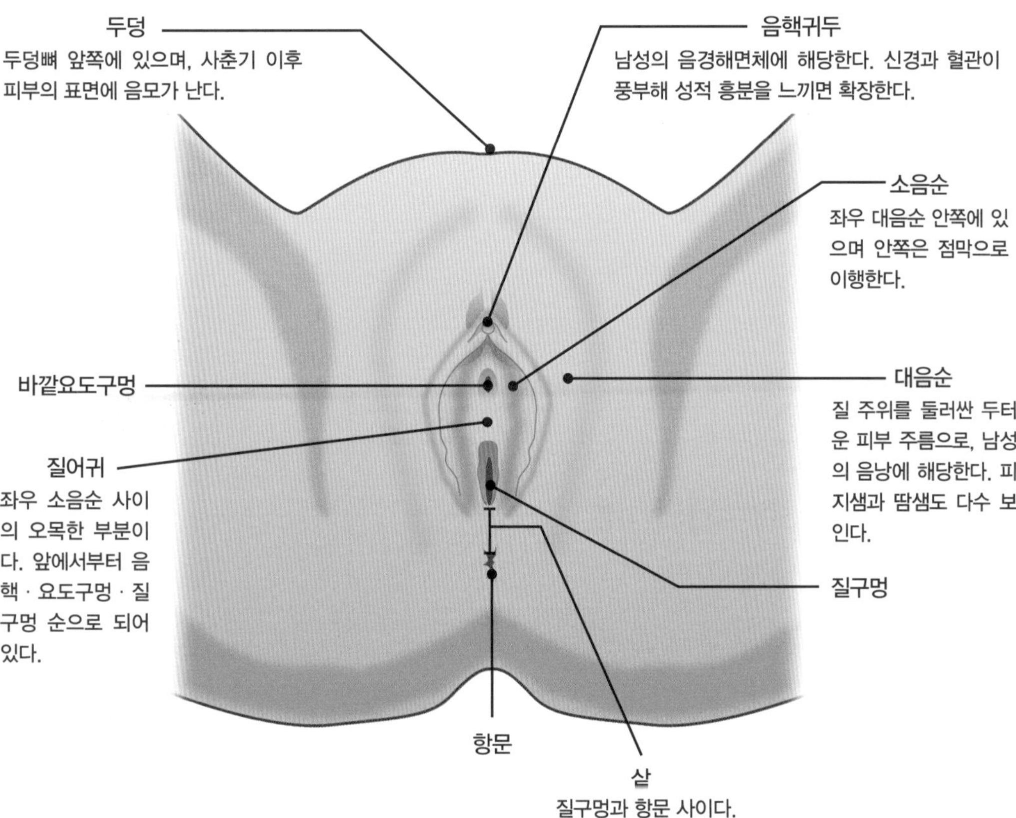
두덩
두덩뼈 앞쪽에 있으며, 사춘기 이후 피부의 표면에 음모가 난다.
음핵귀두
남성의 음경해면체에 해당한다. 신경과 혈관이 풍부해 성적 흥분을 느끼면 확장한다.
소음순
좌우 대음순 안쪽에 있으며 안쪽은 점막으로 이행한다.
바깥요도구멍
대음순
질 주위를 둘러싼 두터운 피부 주름으로, 남성의 음낭에 해당한다. 피지샘과 땀샘도 다수 보인다.
질어귀
좌우 소음순 사이의 오목한 부분이다. 앞에서부터 음핵 · 요도구멍 · 질구멍 순으로 되어 있다.
질구멍
항문
샅
질구멍과 항문 사이이다.

### ◎ 바깥생식기관의 기능

- 정자가 몸속으로 들어올 수 있게 한다.
- 감염성 미생물로부터 속생식기관을 보호한다.
- 성적인 쾌감을 준다.

# 내분비 계통과 호르몬의 작용

호르몬은 몸의 항상성(호메오스타시스)을 유지하기 위한 몸속 물질로, 혈액과 림프를 통해 온몸으로 운반되어 특징 기관에 작용을 한다. 호르몬을 생산(분비)하는 기관을 내분비샘이라고 하는데, 이를 합해 내분비 계통 또는 내분비기계라고 한다.

## ■ 우리 몸의 주요 내분비기관

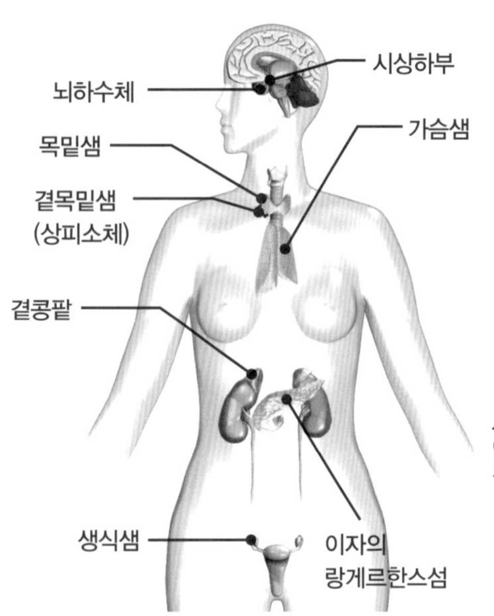

뇌하수체
시상하부
가슴샘
목밑샘
곁목밑샘
(상피소체)
곁콩팥
생식샘
이자의
랑게르한스섬


우리 몸의 내분비샘은 하나의 기관으로서 독립해 있는 것과 다른 기관의 일부로서 내분비세포가 분포해 있는 것이 있다. 전자에는 뇌하수체(하수체), 시상하부, 솔방울샘, 목밑샘, 곁목밑샘(상피소체), 곁콩팥 등이 있고, 후자에는 이자의 랑게르한스섬·난소·고환·소화관·심장·콩팥 등에 있는 호르몬 분비세포가 있다.

시상하부와 뇌하수체의 구조

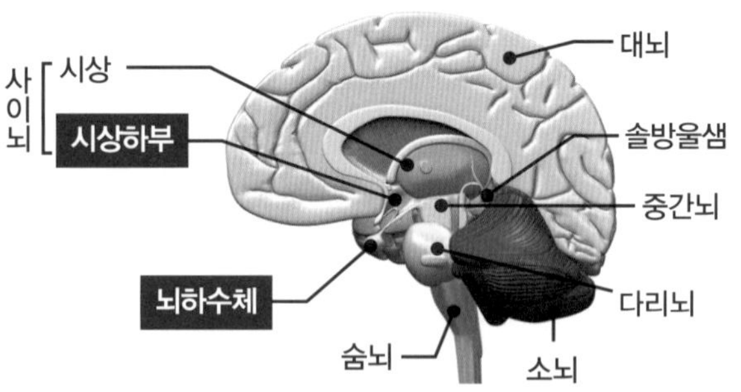

사이뇌
시상
시상하부
뇌하수체
대뇌
솔방울샘
중간뇌
다리뇌
숨뇌
소뇌


## ■ 시상하부와 뇌하수체의 기능

### ◆ 시상하부

본능적인 행동과 정동 행동을 관장하는 자율신경의 중추이자, 십수 종의 호르몬을 분비하는 내분비 계통의 중추다. 신경세포 덩어리인 13개의 신경핵으로 나뉘어 각각 호르몬의 생성, 대뇌 둘레계통이나 자율신경과의 연락 등 다른 작용을 한다. 성장호르몬·억제호르몬 따위의 호르몬을 조절하는 호르몬도 분비한다.

### ◆ 뇌하수체(하수체)

전반부의 샘뇌하수체(하수체 앞엽)와 후반부의 신경뇌하수체(하수체 뒤엽)로 나뉜다. 하수체 앞엽에서는 성장호르몬을 비롯해 목밑샘자극호르몬·곁콩팥겉질자극호르몬·난포자극호르몬 등 다른 내분비샘을 자극하는 호르몬이 분비된다. 한편 하수체 뒤엽 호르몬으로 불리는 바소프레신과 옥시토신은 하수체에서는 만들어지지 않으며 시상하부에서 만들어진 것이 하수체 뒤엽으로 운반되어 저장되었다가 혈액 속으로 보내진다.

## ■ 목밑샘과 곁목밑샘

목구멍 앞면에 있으며 H모양의 목밑샘과 목구멍 뒤쪽, 목밑샘 등쪽 면에 깨알같이 붙어있는 4개의 곁목밑샘(상피소체)은 모두 혈액 속 칼슘 농도를 조절하는 호르몬을 분비한다. 그밖에 목밑샘에서는 대사의 유지·촉진에 관여하는 목밑샘 호르몬이 분비된다.

목밑샘과 곁목밑샘

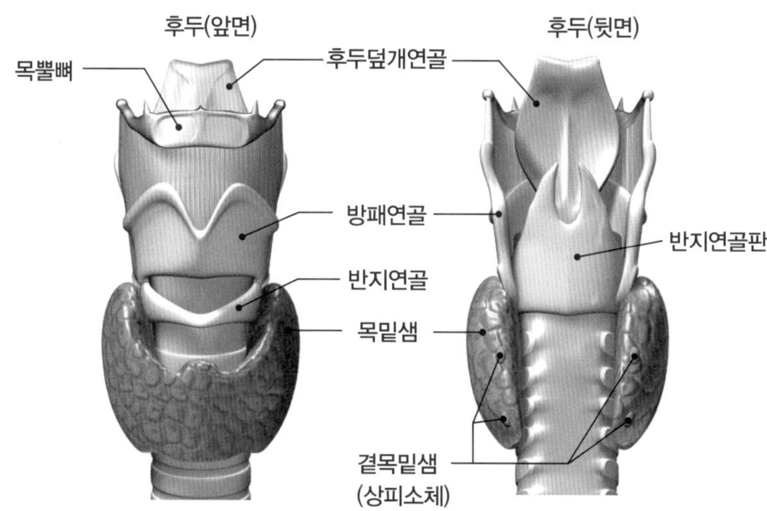
후두(앞면)
후두(뒷면)
목뿔뼈
후두덮개연골
방패연골
반지연골판
반지연골
목밑샘
곁목밑샘
(상피소체)

### ◆ 목밑샘

목밑샘 소포라 불리는 공 모양의 주머니가 모여 기관(氣管) 앞면에 있는 방패연골을 에워싸는 형태로 형성된 기관이다. 소포 속에는 젤라틴 형태의 콜로이드가 축적되고, 소포의 벽을 둘러싼 소포상피세포에 의해 온몸의 대사를 촉진하는 두 종류의 목밑샘 호르몬인 사이록신(thyroxine)과 트라이아이오도사이로닌(triiodothyronine)이 합성·분비된다.

### ◆ 곁목밑샘

목밑샘의 등쪽 면에 좌우 두 쌍씩, 위아래로 떨어져 위치하는 수mm의 내분비샘이다. 목밑샘에 붙어 있어서 곁목밑샘이라 부른다. 뼈흡수를 촉진하고 혈액 속 칼슘 농도를 상승시키는 등 몸속의 칼슘과 인산을 조절한다.

곁콩팥의 위치

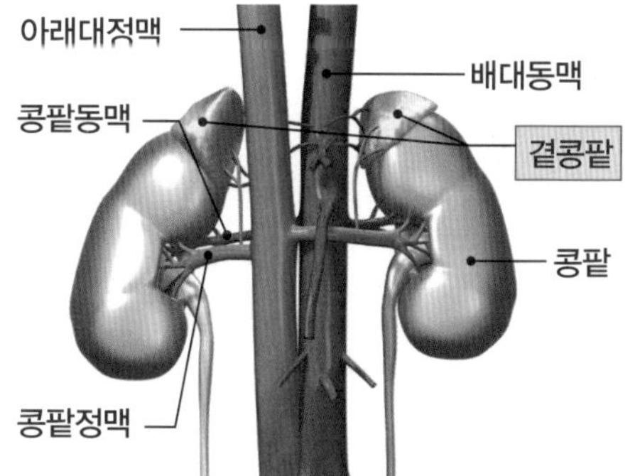
아래대정맥
배대동맥
콩팥동맥
곁콩팥
콩팥
콩팥정맥

## ■ 곁콩팥의 기능

곁콩팥은 좌우 콩팥의 윗부분에 모자 모양으로 붙어있는 작은 내분비샘이다. 그 위치 때문에 콩팥소체라고도 부르며, 내부는 표층인 겉질과 중심부인 속질로 이루어진 2층 구조다. 겉질은 스테로이드 호르몬, 속질은 아민 호르몬을 분비하는 내분비샘이다.

# 이자의 구조와 기능

이자는 당질·단백질·지질을 소화하는 효소가 들어있는 이자액을 분비해 이자관을 통해 샘창사로 분비하는 외분비 기능과, 인슐린 등 호르몬을 분비해 혈액 속으로 방출하는 내분비 기능을 갖춘 기관이다. 이자의 대부분(95% 이상)을 외분비부가 차지하고 있다.

## ■ 이자의 구조와 기능

이자는 위(胃)의 뒤쪽과 척추 사이에 위치한 길이 15cm 정도의 장기로, 샘창자로 파고드는 모양새로 자리 잡고 있다. 조직은 샘창자로 이자액을 보내는 외분비부와 혈액 속으로 호르몬을 분비하는 내분비부로 이루어져 있다. 외분비부에서는 샘방세포가 모여 둥근 샘방을 만들고 중심부로 이자액을 분비한다.

이자액을 운반하는 도관은 샘방을 나오면 합류를 거듭하며 점차 두꺼운 이자관이 되고, 이자머리에서 주이자관과 덧이자관으로 나뉜다. 주이자관이 온쓸개관과 합류해 샘창자로 열리는 부분을 큰샘창자유두(바터팽대부), 덧이자관이 샘창자로 열리는 부분을 작은샘창자유두라고 한다.

이자액에는 당질을 엿당(말토스)으로 분해하는 이자 아밀레이스와, 엿당을 포도당(글루코스)으로 만드는 말테이스, 단백질을 펩티드로 만드는 트립신, 지질을 지방산과 글리세린으로 분해하는 이자 리페이스, 3대 영양소를 소화하는 소화 효소가 모두 들어있다.

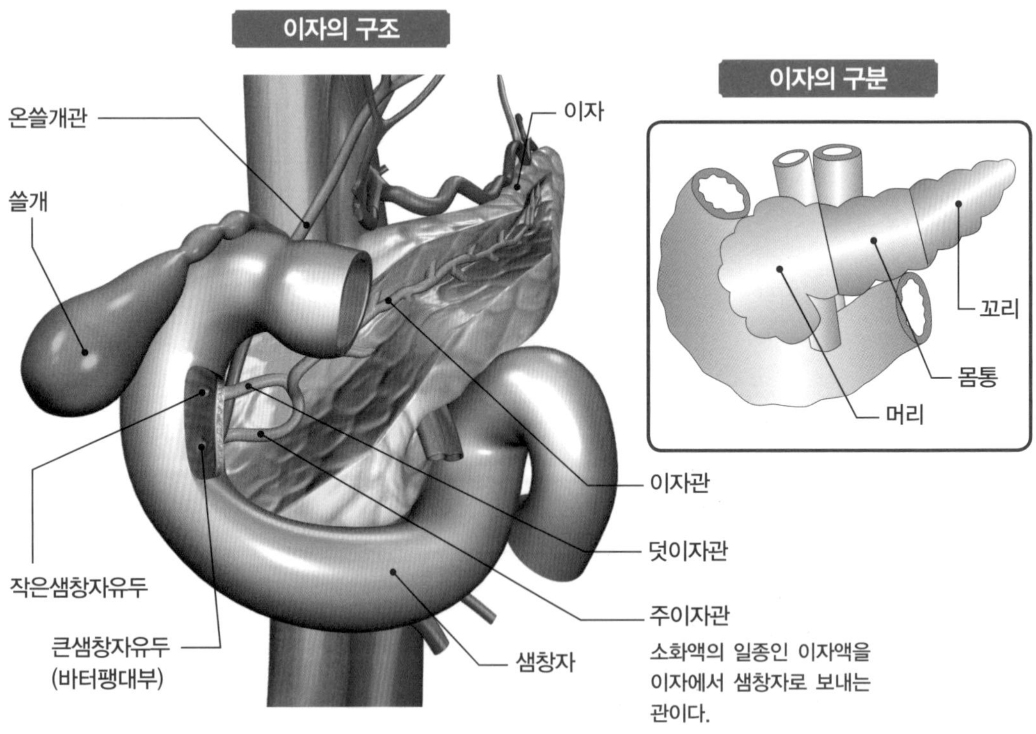
이자의 구조
온쓸개관
쓸개
이자
이자관
덧이자관
주이자관
작은샘창자유두
큰샘창자유두
(바터팽대부)
샘창자
이자의 구분
꼬리
몸통
머리

주이자관
소화액의 일종인 이자액을 이자에서 샘창자로 보내는 관이다.

## ■ 랑게르한스섬의 구조와 기능

이자의 또 한 가지 기능이 인슐린과 글루카곤 따위의 호르몬을 혈액 속으로 분비하는 내분비 기능이다. 이러한 호르몬을 분비하는 내분비부는 외분비 조직 속에 점재해 섬과 같이 보인다고 해서 발견자의 이름을 따 랑게르한스섬(이자섬)이라고 부른다. 내분비부가 이자 속에 차지하는 비율은 약 5% 정도인데, 랑게르한스섬은 100만 개 이상 있다고 알려져 있으며 혈당치를 떨어뜨리는 유일한 호르몬인 인슐린을 분비하는 매우 중요한 역할을 수행하고 있다. 랑게르한스섬에는 분비하는 호르몬에 따라 α(알파)세포, β(베타)세포, δ(델타)세포, 3종류의 세포가 있다.

### 랑게르한스섬의 구조

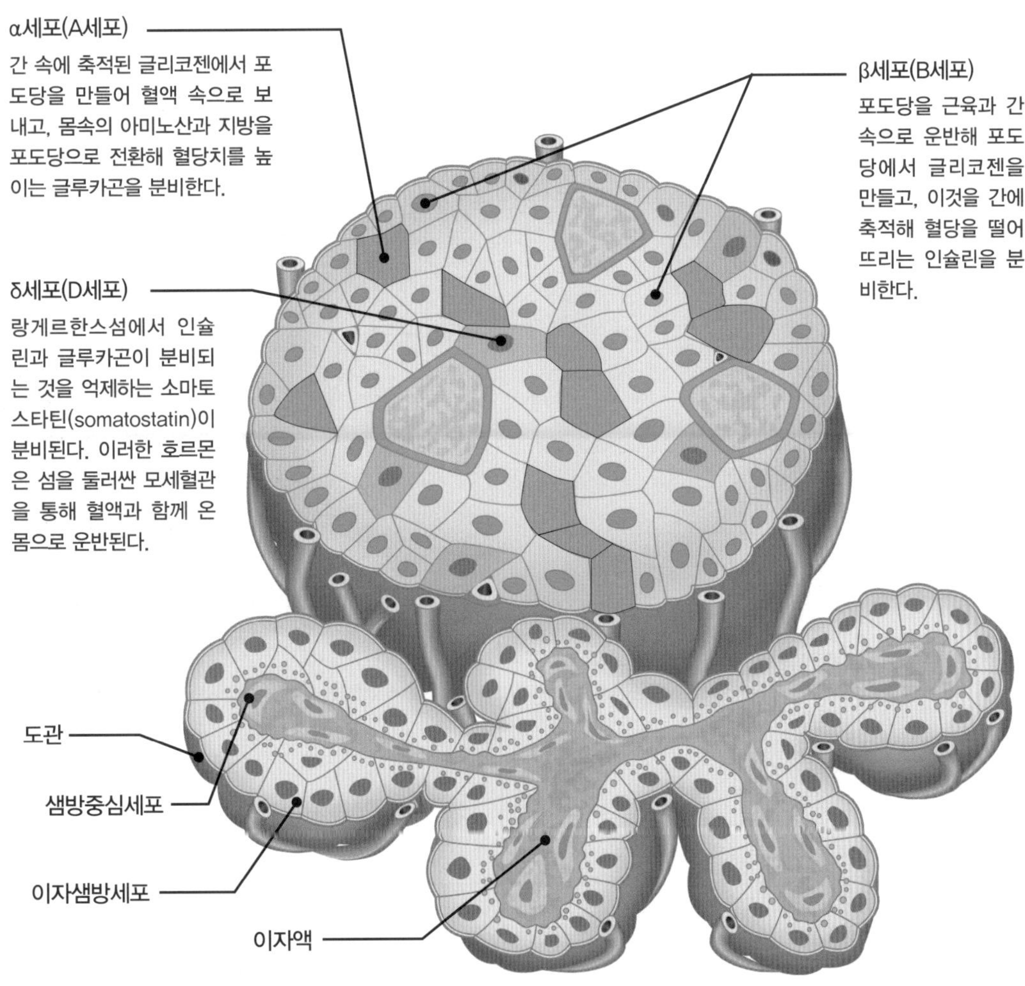
α세포(A세포)
간 속에 축적된 글리코젠에서 포도당을 만들어 혈액 속으로 보내고, 몸속의 아미노산과 지방을 포도당으로 전환해 혈당치를 높이는 글루카곤을 분비한다.
β세포(B세포)
포도당을 근육과 간 속으로 운반해 포도당에서 글리코젠을 만들고, 이것을 간에 축적해 혈당을 떨어뜨리는 인슐린을 분비한다.
δ세포(D세포)
랑게르한스섬에서 인슐린과 글루카곤이 분비되는 것을 억제하는 소마토스타틴(somatostatin)이 분비된다. 이러한 호르몬은 섬을 둘러싼 모세혈관을 통해 혈액과 함께 온몸으로 운반된다.
도관
샘방중심세포
이자샘방세포
이자액

# 유방의 기능과 젖샘

여성의 유방이 부풀어 있는 것은 피부밑지방이 발달해서인데, 내부에는 출산 후 수유를 위해 유즙을 만드는 젖샘이 발달해 있다. 유방에는 림프샘도 발달해, 유방암의 경우 특히 겨드랑림프샘으로 전이되기 쉽다고 알려져 있다.

## ■ 유방의 구조와 젖샘

여성의 유방은 큰가슴근이 지지하고 있다. 큰가슴근 표면의 가슴근 근막에 붙은 피부밑지방이 발달해 부풀어 있다. 중앙에는 색소가 짙은 젖꽃판과 돌출된 유두가 있다. 부푼 부위는 대부분 지방이지만 유두 주위에는 젖샘이 모여 방사상으로 뻗어있다.

젖샘은 유즙(모유)을 만드는 샘방이 여러 개 모인 젖샘소엽과 유즙을 나르는 젖샘관으로 구성되어 있다. 성인 여성의 경우 15~20개의 젖샘소엽과 그것에 연결된 젖샘관이 있으며, 유두에 있는 젖구멍으로 열린다. 젖샘은 호르몬의 영향을 강하게 받아 임신하면 유즙이 만들어지고 젖샘관을 통해 유두로 운반된다. 유두 가까이에 있는 젖샘관에는 젖샘관 팽대라 불리는 부푼 부위가 있는데, 유즙이 방출되기 전에 이곳에 축적된다.

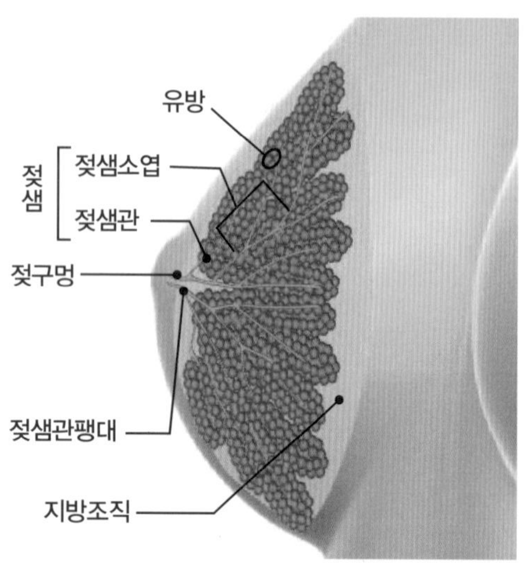
유방
젖샘
젖샘소엽
젖샘관
젖구멍
젖샘관팽대
지방조직

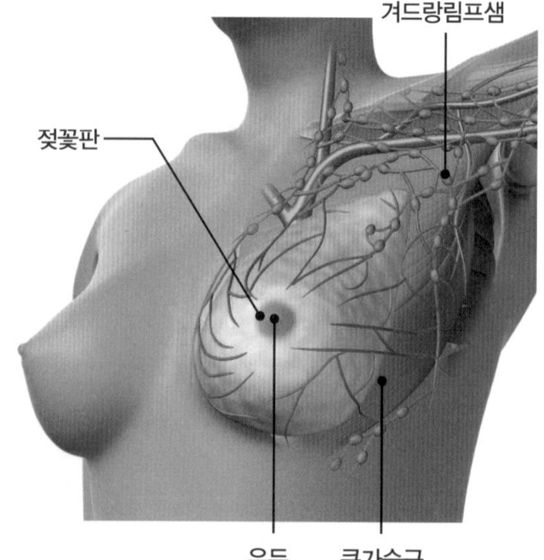
겨드랑림프샘
젖꽃판
유두
큰가슴근

### ◎ 림프샘과 유방암

유방에는 여러 개의 림프관이 그물처럼 주행하는데, 대부분은 겨드랑 밑에 있는 겨드랑림프샘으로 들어간다. 림프샘은 유방암이 발생했을 때 가장 전이되기 쉬운 부위다. 소수(약 1%)지만 60~70대를 중심으로 남성에게도 유방암이 발병한다.

08

# 감각기

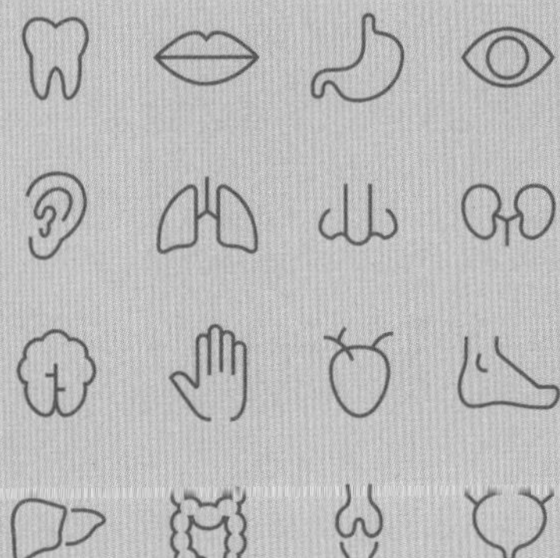

# 피부의 구조

우리 몸의 표면을 덮어 외부 세계의 다양한 자극으로부터 보호해주는 피부는 표피, 진피, 피부밑조직으로 구성되어 있다. 그 표면적은 성인 기준으로 약 1.6m$^2$라고 알려져 있다. 외부에서 오는 자극과 세균·바이러스 등으로부터 몸을 보호할 뿐 아니라 촉각·온각·냉각·압각·통각 다섯 가지 피부 감각(표면 감각)을 감지하는 수용기가 있다. 그밖에 체온 조절의 기능도 한다.

피부의 구조

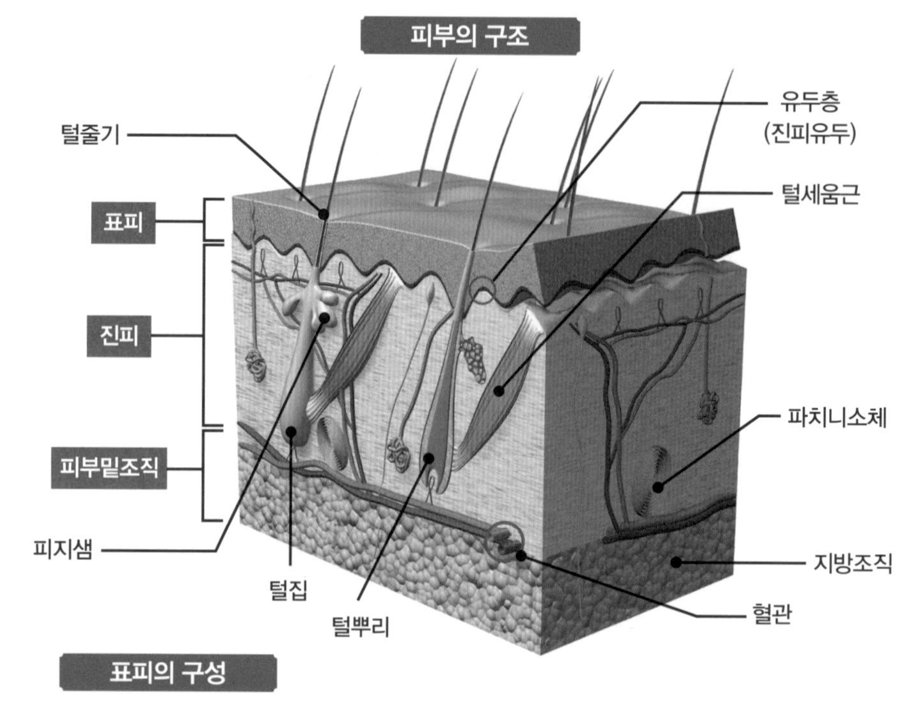
털줄기
표피
진피
피부밑조직
피지샘
털집
털뿌리
유두층
(진피유두)
털세움근
파치니소체
지방조직
혈관

표피의 구성

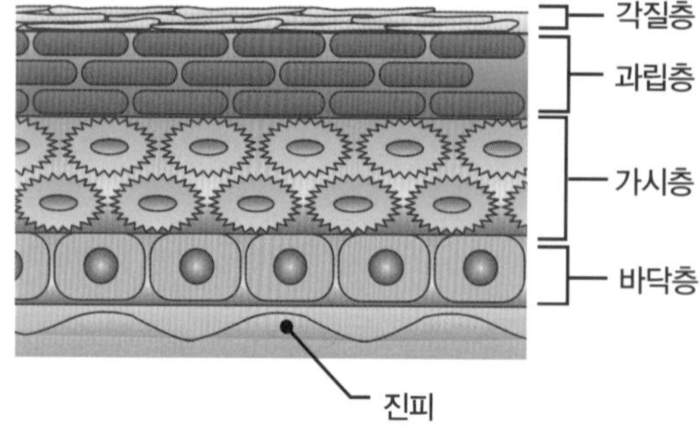
각질층
과립층
가시층
바닥층
진피

### ◆ 표피

피부 표면을 덮고 있는 두께 0.2mm의 얇은 막으로 아래부터 바닥층, 가시층, 과립층, 각질층으로 이루어진 4층 구조다. 바닥층에서 만들어진 새 피부가 표층을 향해 밀려 올라오면서 편평해지는 중층편평상피로, 45일 정도 지나 각질층에서 때로 벗겨져 떨어지는 신진대사를 되풀이한다.

### ◆ 진피

콜라젠 등 '섬유성 결합조직'으로 이루어져 있고 표피와 맞닿는 부분에서는 군데군데 표피 쪽으로 파고든 유두층이라는 올록볼록한 층을 형성한다. 혈관과 신경이 치밀하게 분포해 있고 땀을 내는 땀샘과 피지를 만드는 피지샘, 체모를 만드는 털집도 이곳에 위치해 있다.

### ◆ 피부밑조직

결합이 느슨한 성긴결합조직으로 이루어져 있으며 피부밑조직이 되는 지방세포가 다량 분포해 있다.

# 피부의 주요 기능

## ■ 피부의 주요 기능

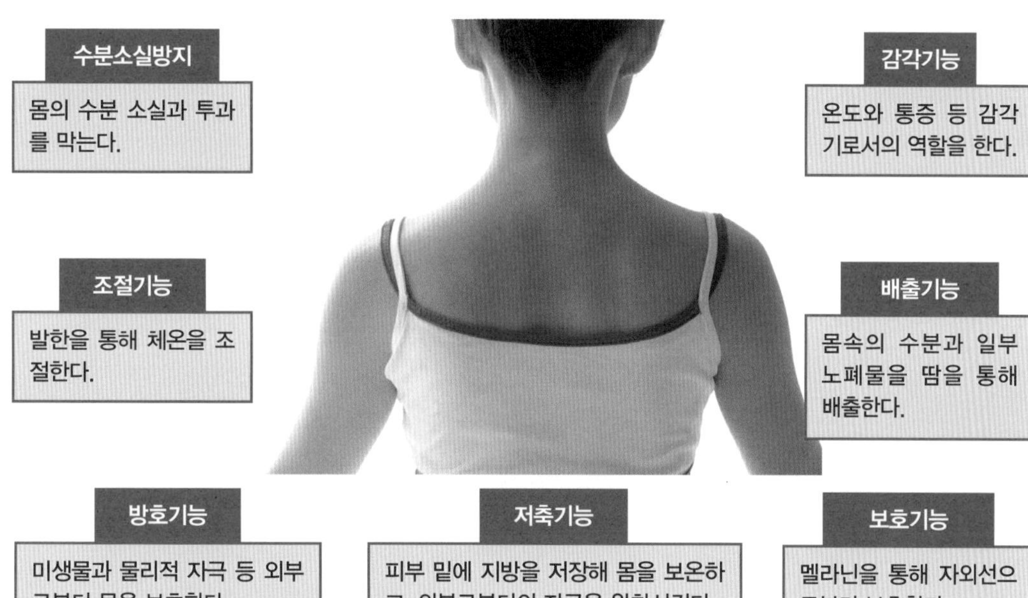
수분소실방지
몸의 수분 소실과 투과를 막는다.
감각기능
온도와 통증 등 감각기로서의 역할을 한다.
조절기능
발한을 통해 체온을 조절한다.
배출기능
몸속의 수분과 일부 노폐물을 땀을 통해 배출한다.
방호기능
미생물과 물리적 자극 등 외부로부터 몸을 보호한다.
저축기능
피부 밑에 지방을 저장해 몸을 보온하고, 외부로부터의 자극을 완화시킨다.
보호기능
멜라닌을 통해 자외선으로부터 보호한다.

### ◆ 피부 감각의 수용기

자극을 받아 맨 처음으로 응답하는 세포의 특정 부위를 수용기라고 한다. 자극을 감각으로서 받아들이려면 이 수용기를 통해 신경이 자극을 받아야 한다. 피부 감각의 수용기는 표피와 진피에 분포해 있다. 자극에 의해 피부가 변형되어 압각이나 진동각이 발생하는데, 이러한 정보를 검출하는 것이 '피부감각 수용기'다. 기계 수용기라고도 한다.

온·냉각에 관련된 수용기는 '열 수용기'라고 하며 피부의 온도 변화를 감지한다. 보통 피부 온도는 30~36℃인데, 이 범위를 벗어난 방사열 또는 따뜻한 것이나 찬 것에 접촉했을 때 반응한다. 통각에 관여하는 수용기는 '유해 수용기'라고 하는데, 일종의 경보기다. 회피하고 싶은 느낌을 주는 감각인데, 이 통각이 없으면 우리 몸의 생존을 위협할 수 있다.

#### ◎ 멜라닌 색소의 효용

피부 속의 멜라닌 색소량이 많으면 피부가 검게 보인다. 멜라닌 색소는 자외선을 흡수해 세포를 지키는 기능을 한다. 햇볕에 타서 피부가 거무스름해지는 것은 일시적으로 세포를 지키는 반응인데, 과잉 반응하면 피부 기미의 원인이 된다.

## ◆ 통증의 메커니즘

피부에 있는 수용기 중에서는 통증과 관련된 수용기가 가장 많이 분포한다. 조직을 손상시키거나 그러할 위험이 있는 자극을 '유해 자극'이라고 하고, 통증과 관련된 수용기를 '유해 수용기'라고 한다.

상처나 화상, 타박 등 피부의 유해 수용기가 자극을 받으면 교감신경이 흥분해 근육과 혈관의 수축이 일어난다. 그 결과 조직에 산소 결핍과 손상이 일어나 통증을 일으키는 발통물질이 생겨나고 신경을 자극해 뇌로 통증을 전달한다. 이것을 '유해수용성 동통'이라고 한다. 대부분 아주 심한 통증을 느끼는 것이 특징이다. 이 통증은 몸에 위험을 전달하기 위한 통증으로 대부분의 경우 급성으로 오고 오래 가지 않는다.

이처럼 통증과 관련된 수용기는 경계심을 가지게 함으로써 다양한 위험으로부터 생명을 지키기 위해 본능적으로 갖추고 있는 일종의 경보기라 할 수 있다.

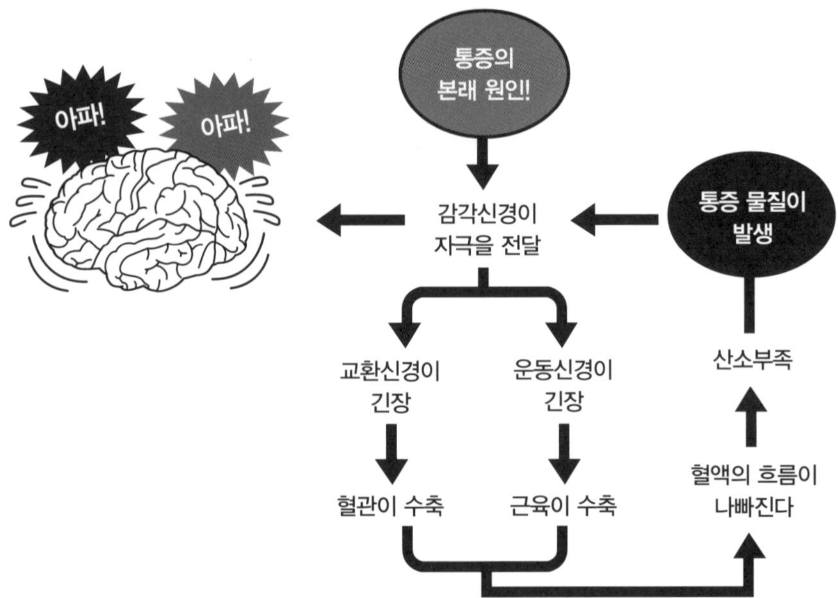
통증이 만성화되어 악순환을 초래한다
아파!
아파!
통증의
본래 원인!
감각신경이
자극을 전달
통증 물질이
발생
교환신경이
긴장
운동신경이
긴장
산소부족
혈관이 수축
근육이 수축
혈액의 흐름이
나빠진다

### ◎ 가려움과 통증의 관계

이제까지 가려움도 통각과 같은 경로를 지난다고 보아 가려움을 '감각신경이 느끼는 약한 통증'으로 간주해 왔다. 그러나 히스타민이 통각에 반응하거나 통각 자극 물질인 캡사이신이 가려움의 근원이 되기도 하기에 완전히 동일하다고 보기는 어렵다. 즉 가려움과 통증은 다소 복잡한 관계에 있다고 할 수 있다.

## ■ 땀의 메커니즘

피부는 열을 몸 밖으로 방출해 체온을 일정하게 유지하는 기능도 한다. 피부는 혈관유두 속 모세혈관에서 열을 몸 밖으로 방출하는데, 체온이 상승하면 땀샘에서 땀이 분비된다. 체온이 오르면 뇌의 시상하부가 이 정보를 알아채 땀샘에 땀을 내보내라고 명령한다. 땀샘에는 '에크린 땀샘'과 '아포크린 땀샘' 2종류가 있는데, 각각 땀의 성질과 분비되는 원리가 다르다.

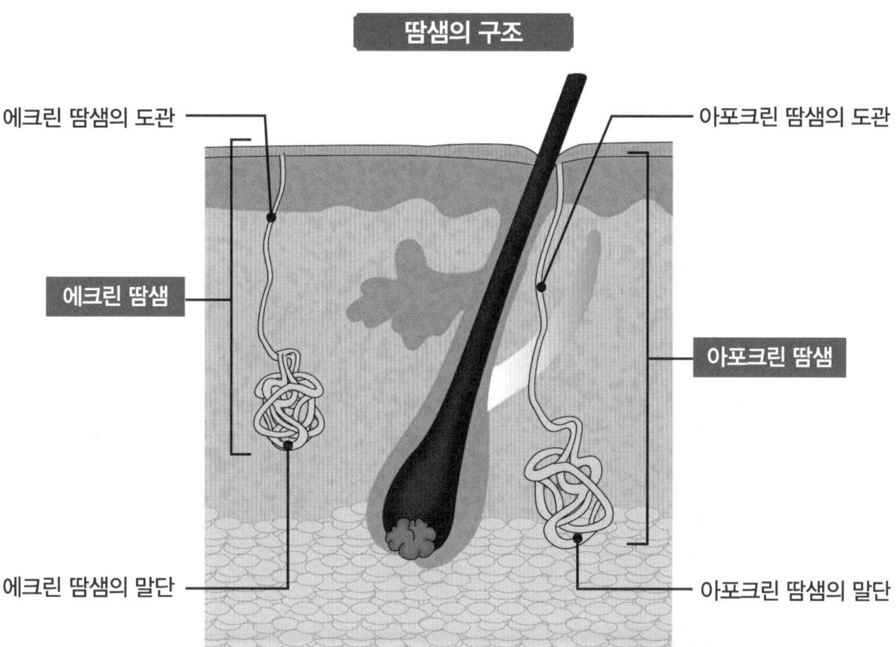
땀샘의 구조
에크린 땀샘의 도관
에크린 땀샘
에크린 땀샘의 말단
아포크린 땀샘의 도관
아포크린 땀샘
아포크린 땀샘의 말단

### ◆ 에크린 땀샘

온몸의 피부의 비교적 얕은 부위에 분포해 있으며, 기화열에 의해 체표의 온도를 떨어뜨려 더 효율적으로 열을 방출한다. 지름 0.4mm 정도의 작은 조직이라 '작은 땀샘'이라고도 부른다. 하루에 평균 1.5~2ℓ의 땀을 분비해 체온 조절에 관여한다. 분비되는 땀은 99%가 수분이며 아주 적은 양의 염분을 함유하고 있지만 무색무취다.

### ◆ 아포크린 땀샘

겨드랑 밑이나 음부, 유두 등 특정한 부위에 존재하는 땀샘이다. 크기가 에크린 땀샘의 10배 정도라 '큰 땀샘'이라고도 부른다. 에크린 땀샘보다 깊은 부위에 위치하며 털뿌리에 개구부가 있다. 분비량은 적으며 지방과 단백질, 철분, 요소, 암모니아, 색소 등이 들어있다. 유백색으로 약간 점성이 있는 것이 특징이다,

# 털과 손발톱의 구조

털과 손발톱은 모두 표피의 세포가 각질화되어 생성된 것으로 단백질의 일종인 케라틴으로 이루어져 있다. 털바탕질 또는 손발톱바탕질이라고 불리는 털뿌리에서 매일 세포 분열을 거듭해 각질화한 세포를 앞으로 밀어내어 털과 손발톱이 자라게 된다.

## ■ 털의 구조(모발)

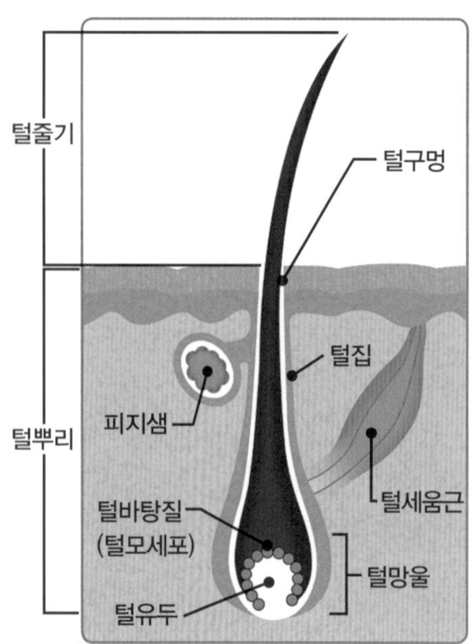
털의 구조(모발)
털줄기
털구멍
털뿌리
털집
피지샘
털세움근
털바탕질
(털모세포)
털망울
털유두

털의 표피에서 밖으로 나와 있는 부분을 털줄기, 피부 속에 있는 부분을 털뿌리라고 한다. 털뿌리 끝의 둥근 부분은 털망울, 주위를 에워싼 조직은 털집이라고 한다.

털망울은 피부밑조직 속에 있으며, 털망울의 끝 안쪽에 오목하게 들어간 부분에서 털모세포가 세포 분열을 거듭해 털을 만든다. 이 부분을 털바탕질라고 하는데, 털바탕질에서 만들어진 세포가 각화한 세포를 앞으로 밀어냄으로써 조금씩 털이 자라난다. 어느 정도 자라면 털바탕질에서의 세포 분열이 멈추고 털뿌리가 털유두에서 떨어져 올라와 마침내 탈락한다.

털집의 윗부분에는 피지를 분비하는 피지샘이 방처럼 붙어있다. 피지샘은 피부와 모발의 표면을 윤기 있고 매끄럽게 해준다. 또 보습뿐만 아니라 피지의 표면을 산성으로 만들어 세균 등으로부터 보호하는 기능을 한다. 체모의 색깔은 털모세포 속에 있는 멜라닌 색소로 결정된다.

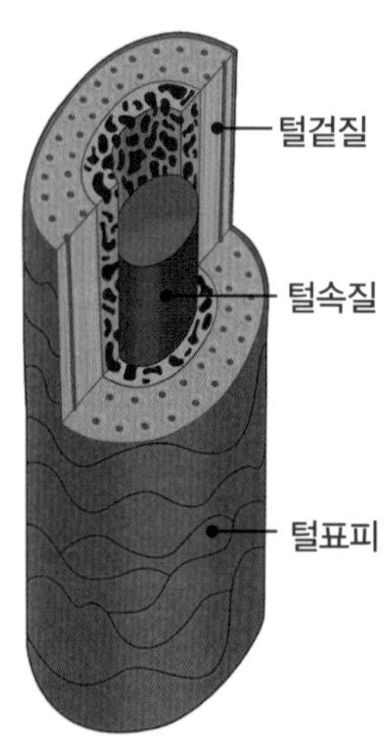
털의 내부 구조
털겉질
털속질
털표피

### ● 털겉질

모발의 중간층으로 모발의 색깔을 결정하며 자외선으로부터 맨살을 보호하는 멜라닌 색소가 들어있다. 콜텍스(cortex)라고도 부르는데 모발이 세로로 갈라지는 것은 이곳의 조직이 세로로 이어져 있기 때문이다.

### ● 털속질

모발의 중심 부분이다. 빈 공간으로 보습성이 우수하고 체온 유지 기능을 한다.

### ● 털표피

단백질이 각질화해 물고기 비늘처럼 단단하고 투명해진 조직으로, 죽순 껍질처럼 4~5겹으로 되어있다. 모발의 가장 가쪽 부분으로 큐티클(cuticle)이라고도 한다.

## ■ 손발톱의 역할

털과 마찬가지로 손발톱도 표피의 각질이 변화한 피부의 부속 기관이다. 손발톱은 손가락과 발가락 끝을 보호할 뿐만 아니라, 더러 미세한 작업을 하는데 필요한 중요한 기관이다. 예컨대 손가락뼈는 손톱의 중간 부분까지만 있는데, 뼈가 없는 부분에서는 손톱이 손가락 바닥면에 걸리는 힘을 지탱해주어 작은 것을 잡을 수 있게 해준다. 발톱은 몸을 안정적으로 지지해주고 걸을 때 균형을 맞추는 등 작지만 중요한 역할을 수행하고 있다.

손발톱의 구조

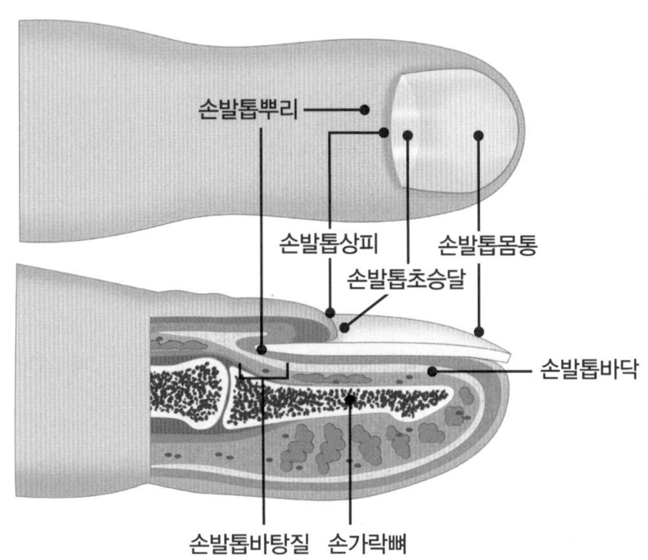
손발톱뿌리
손발톱상피
손발톱몸통
손발톱초승달
손발톱바닥
손발톱바탕질
손가락뼈

- **손발톱몸통**(손발톱판) 피부가 각질화되어 널빤지처럼 된 표면의 손발톱 본체다.
- **손발톱뿌리** 피부 속에 묻혀있는 뿌리 부분이다.
- **손발톱상피** 표피의 각질이 손발톱에 덮여 속껍질이라 불리는 부분이다.
- **손발톱초승달** 뿌리 부분에 하얗게 초승달 모양으로 보이는 새 손발톱 부분으로, 수분이 많아서 밑의 피부를 지나는 혈액이 비치지 않아 하얗게 보인다.
- **손발톱바탕질** 손발톱 배아층에서 세포 분열을 통해 표피세포의 증식이 일어난다.

### ◎ 손발톱의 색깔

보통은 손발톱 밑 말초혈관이 비쳐 보여 손발톱 전체는 연한 핑크색을 띤다. 그러나 영양이 잘 도달하지 못하거나 컨디션 불량 등 영향으로 손발톱 색깔이 바뀐다. 즉 손발톱 색깔과 모양으로 자신의 건강 상태를 파악할 수가 있다. 손발톱은 단백질의 일종인 케라틴으로 만들어져 있어서 수분을 함유하고 있는데, 수분량은 환경에 좌우된다. 예컨대 건조해서 수분량이 적으면 손톱이 단단해져 쉽게 깨진다.

# 눈의 구조

눈(안구)은 빛을 통해 사물의 색과 모양, 거리와 움직임 등을 감지하는 감각기관이다. 여러 가지 정보를 얻는 감각기관 중 눈을 통해 얻는 시각 정보가 인간이 외부로부터 감지하는 정보의 약 80%를 차지한다고 알려진 만큼, 가장 중요한 역할을 담당한다고 볼 수 있다.

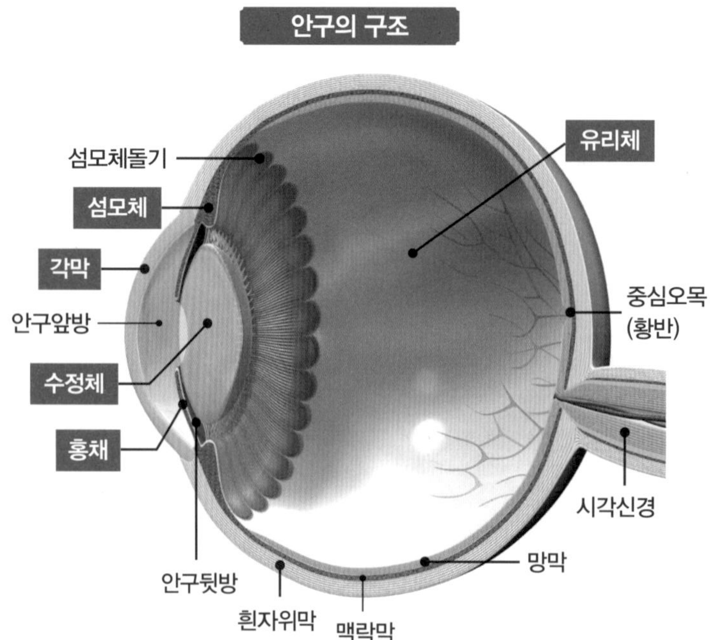

안구의 구조
섬모체돌기
섬모체
각막
안구앞방
수정체
홍채
유리체
중심오목
(황반)
시각신경
망막
안구뒷방
흰자위막
맥락막


### ◆ 각막

안구벽 앞쪽의 바깥층을 덮고 있는 투명한 막으로, 안구에 빛을 통과시켜 수정체와 함께 초점을 조절하는 역할을 담당한다. 눈의 검은자위 부분을 덮고 있다.

### ◆ 수정체

각막과 함께 볼록렌즈의 역할을 하는 수정체는 섬모체띠라 불리는 섬유로 섬모체와 이어져 있다. 섬모체근의 힘으로 두께를 변화시켜 원근을 조정한다.

### ◆ 홍채

각막의 뒤에 있으며 안구 속으로 들어오는 빛의 양을 조절한다. 그 중앙에는 동공이라는 구멍이 열려있다. 홍채에는 멜라닌색소가 있어서 이것에 의해 눈의 색깔이 결정된다. 홍채는 빛의 양이 많을 때는 동공을 작게 만드는 식으로 빛의 양을 조절한다.

### ◆ 유리체

수정체의 뒤쪽 공간에 있으며 안구의 대부분을 차지한다. 99%가 수분으로 콜라젠을 함유한 젤 상태의 조직이다. 외부에서 가해지는 압력과 자극을 흡수해 안구를 보호한다. 또 혈관이 거의 없는 안구와 그 주변에 산소와 영양분을 공급하고 노폐물을 내보내는 기능도 한다.

### ◆ 섬모체

수정체를 에워싸고 있는 조직으로 수정체와는 미세한 섬모체근으로 이어져 있다. 이 섬모체근의 작용을 전달해 수정체의 두께를 변화시키고 멀고 가깝게 볼 때 초점을 조절한다.

## ◆ 망막의 구조

안구벽의 가장 안쪽인 눈바닥 전면에 펼쳐진 두께 0.1~0.4mm의 얇은 막이다. 10층으로 나뉘며 안쪽의 9개 층은 감각신경망막, 바깥쪽 한 층은 망막색소상피세포로 구성되어 있다. 각층에는 시각세포를 비롯해 다섯 가지 신경세포가 존재한다. 각막과 수정체에서 보내온 빛을 감지해 그것을 신호로 바꾸어 뇌로 보내는 기능을 한다.

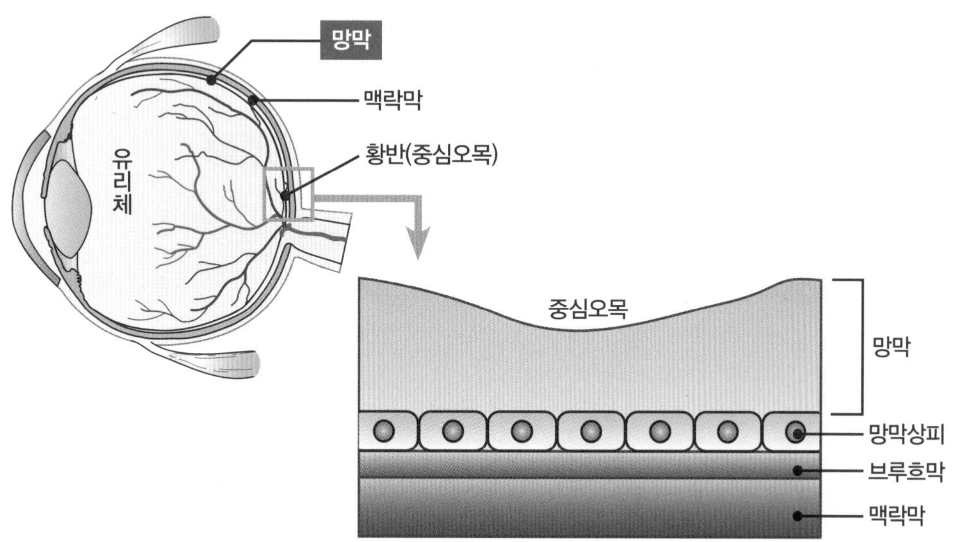
망막
맥락막
황반(중심오목)
유리체
중심오목
망막
망막상피
브루흐막
맥락막

### ● 망막색소상피

빛을 감지하는 세포인 시각세포의 기능을 유지해주는 중요한 세포다. 바깥쪽의 맥락막에서 영양을 공급받아 시각세포의 대사활동을 억제한다. 멜라닌색소를 함유하고 있으며 맥락막의 혈관과 겹쳐져 적갈색으로 보인다.

## ◆ 안구를 지지하는 근육

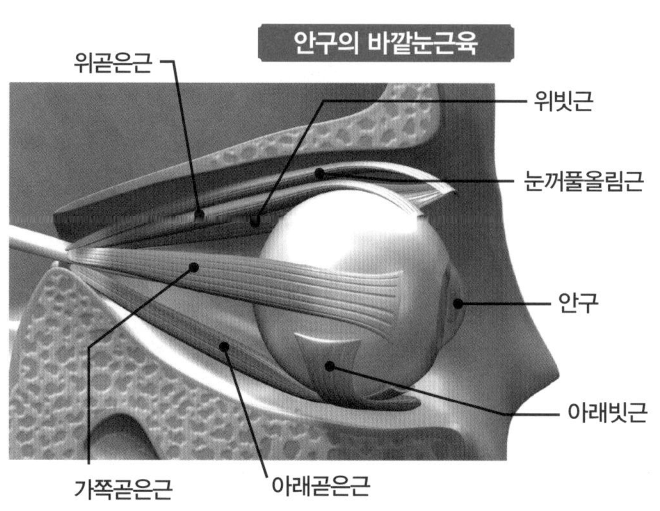
안구의 바깥눈근육
위곧은근
위빗근
눈꺼풀올림근
안구
아래빗근
가쪽곧은근
아래곧은근

안구 바깥에는 위아래, 안팎에 각각 하나씩 곧은근과 위아래에 하나씩 빗근, 총 6개의 골격근이 흰자위막에 부착되어 있어서 안구운동을 지지하고 있다. 이것을 바깥눈근육이라고 한다. 이들 근육에 의해 안구는 상하좌우로 움직이며, 물체의 움직임을 따라갈 수 있는 것이다.

## ■ 사물이 보이는 원리 I

우리가 사물을 볼 때 사물에 닿아 반사하는 빛을 정보로 인식해 상을 만든다. 그 작용을 담당하는 눈의 구조는 흔히 카메라에 비유된다. 먼저 필터의 역할을 하는 각막을 통해 눈 속으로 들어온 빛은, 렌즈에 해당하는 수정체 앞에 있는 홍채에 의해 빛의 양이 조절된다. 빛은 수정체를 지날 때 굴절되어, 필름에 해당하는 안구의 깊은 곳에 있는 망막에 맺힌 도립상이 대뇌로 보내어져 처리된다. 이때 비로소 처음으로 올바른 상으로 인식이 된다.

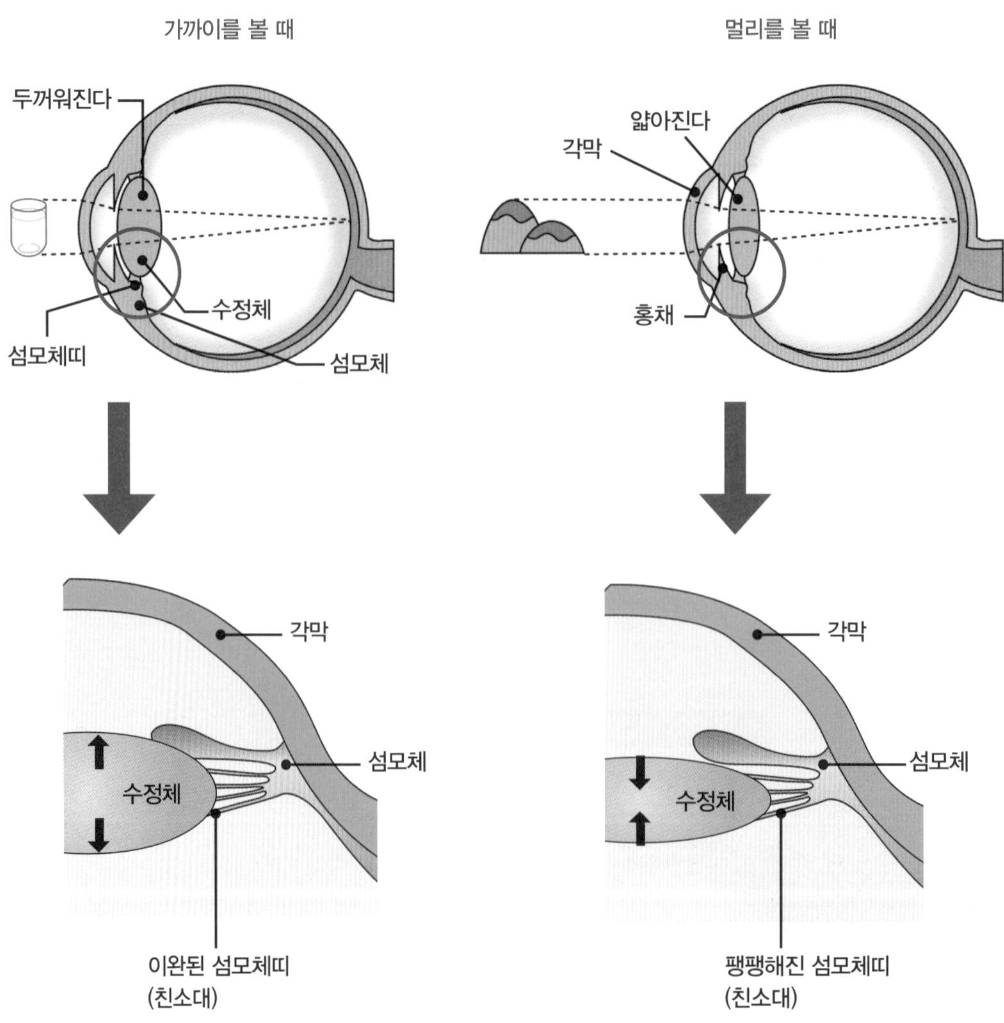

수정체의 두께를 변화시켜 초점을 조절
가까이를 볼 때
두꺼워진다
수정체
섬모체띠
섬모체
멀리를 볼 때
얇아진다
각막
홍채
각막
섬모체
수정체
이완된 섬모체띠
(친소대)
각막
섬모체
수정체
팽팽해진 섬모체띠
(친소대)


섬모체근이 수축해 섬모체가 돌출되고 섬모체띠(친소대)가 이완된다. 이때 수정체가 두께를 증폭시켜 가까운 곳에 있는 대상물에 초점을 맞춘다.

섬모체 근육이 이완되면 섬모체띠(친소대)가 팽팽해져 수정체를 잡아당긴다. 그 결과 두께가 얇아져 먼 곳에 있는 대상물에 초점을 맞춘다.

## ■ 사물이 보이는 원리 II

### ◆ 망막의 구조

망막에는 빛을 느끼는 시각세포와 흥분을 전달하는 신경세포층이 있다. 시각세포는 시각적인 영상을 신경신호로 변환한다. 세포체에서 뻗은 돌기(외절)에서 빛을 감지한 시각세포는 원기둥 모양의 막대세포와 원뿔 모양의 원뿔세포로 나뉜다. 막대세포는 빛의 감도가 높아 아주 적은 양의 빛도 감지한다. 망막 전체 영역에 분포해 있는데, 중심오목(황반)에는 거의 존재하지 않는다. 반면 원뿔세포는 중심오목에 집중되어 있으며 밝은 곳에서 색을 감지하는 기능을 한다. 시각세포에서 얻은 정보는 두극세포나 아마크린세포를 통해 신경절세포로 전달되고 이곳에서 나온 신경돌기가 시각신경이 된다.

망막의 구조

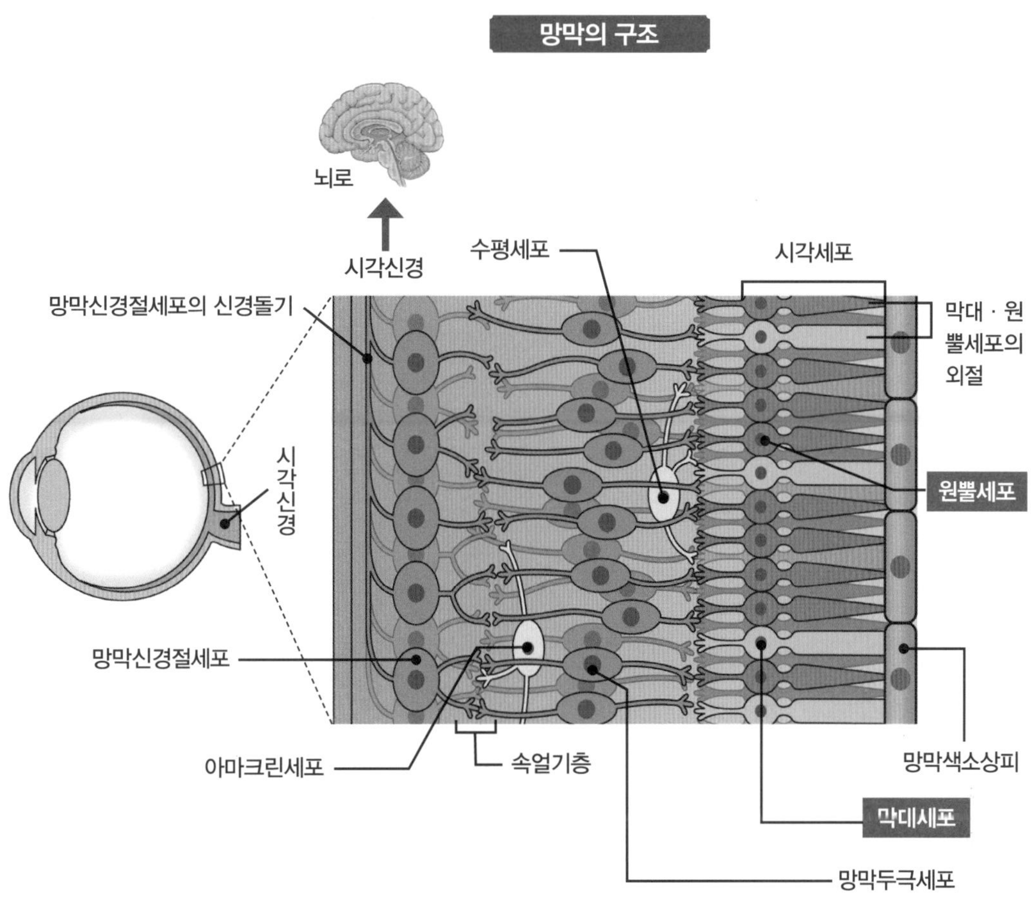
뇌로
시각신경
수평세포
시각세포
망막신경절세포의 신경돌기
막대 · 원뿔세포의 외절
시각신경
원뿔세포
망막신경절세포
아마크린세포
속얼기층
망막색소상피
막대세포
망막두극세포

## ◆ 빛 자극이 망막에서 뇌로 전달되는 경로

시신경은 척수를 경유하지 않고 뇌로 직접 이어지는 뇌신경의 하나로, 망막에서 변환된 정보를 신경신호 형태로 바꾸어 중추로 전달한다. 안구에서 나온 좌우 시각신경은 머리뼈에서 시각신경교차를 지나 가쪽무릎체라는 중계지점에 도달한다. 이곳에서 시각부챗살이라는 신경섬유가 되어서 대뇌 뒤쪽에 있는 뒤통수엽의 시각중추에 도달한다. 뇌에 도달한 정보는 상하좌우가 거꾸로 되어있지만 수정되어 비로소 올바른 방향으로 보인다.

**빛의 자극이 뇌로 전달되는 경로**

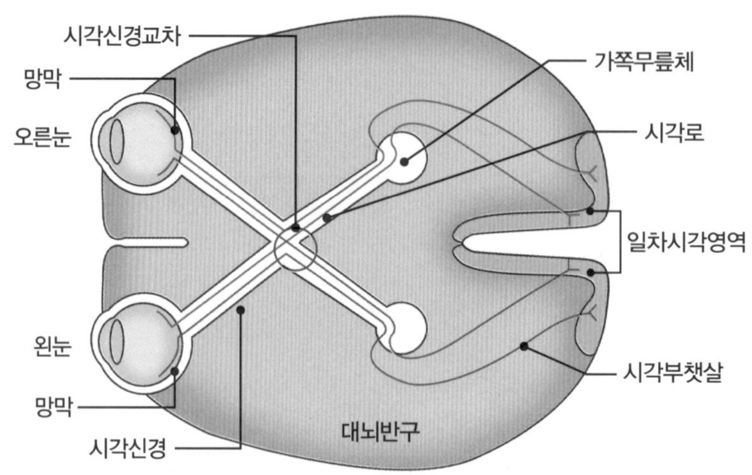
시각신경교차
망막
오른눈
가쪽무릎체
시각로
일차시각영역
왼눈
망막
시각신경
대뇌반구
시각부챗살

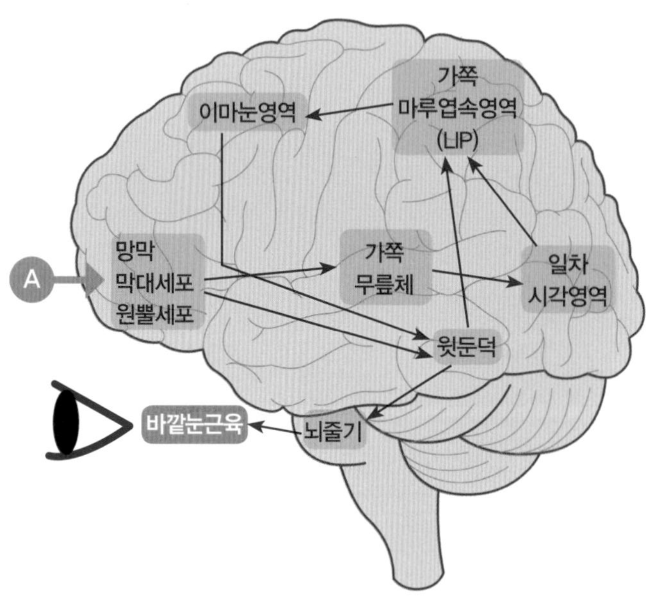
가쪽
마루엽속영역
(LIP)
이마눈영역
A
망막
막대세포
원뿔세포
가쪽
무릎체
일차
시각영역
윗둔덕
바깥눈근육
뇌줄기

## ◆ 대뇌의 시각경로

대상이 되는 광점 A를 봤을 때 망막의 막대세포와 원뿔세포를 자극한 뒤 망막을 나온 신경섬유는 시각신경을 통해 가쪽무릎체, 일차시각영역의 순으로 전달되어 화상으로서 처리된다. 일차시각영역에서는 마루연합영역의 가쪽마루엽속영역과 이마앞영역(또는 앞운동영역)에 속하는 이마눈영역으로 전달되고, 다시 중간뇌덮개에 있는 윗둔덕에서 안구운동의 지령정보가 되어 뇌줄기에서 바깥눈근육으로 지령을 내림으로써 목적한 위치로 눈을 돌릴 수가 있다.

## ■ 시각신경교차(시각교차)

망막에서 나온 신경은 뇌 안에서 좌우로 교차해 반대쪽 뇌로 전달된다. 이것을 시각신경교차 또는 시각교차라고 한다. 사람의 경우 절반은 반대쪽, 나머지 절반은 같은 쪽으로 가는 반교차를 한다. 즉 왼쪽 시야는 좌우 망막의 각각 오른쪽 절반에, 오른쪽 시야는 왼쪽 절반에 투영된다.

사물을 볼 때 안구에서 나온 시각신경은 도중에 반씩 교차해 왼쪽 정보는 오른쪽 대뇌반구의 시각영역에, 오른쪽은 반대쪽 시각영역에 모인다. 이것은 좌우 눈의 위치가 달라서 발생하는 상의 미세한 차이를 뇌에서 하나의 상으로 처리하는 데 필요한 기능이다. 이것을 이용해 거리감과 입체감도 파악할 수 있다. 이러한 기능을 양안시라고 한다.

시각신경교차의 메커니즘

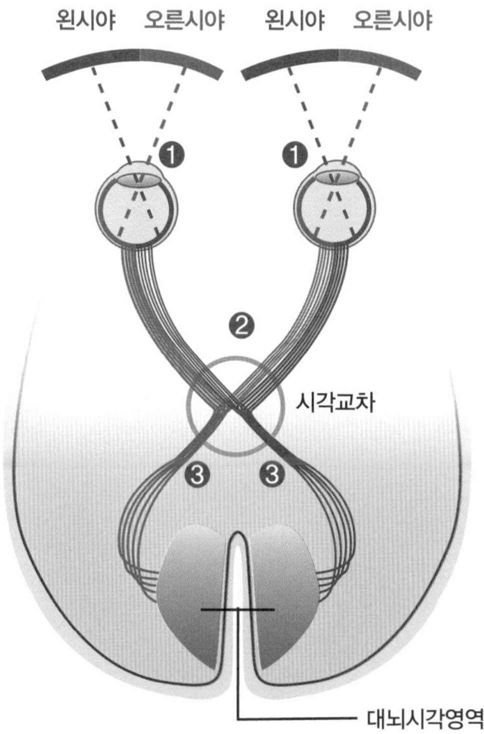
왼시야
오른시야
왼시야
오른시야
❶
❶
❷
시각교차
❸
❸
대뇌시각영역

❶ 오른눈과 왼눈의 시각 정보는 오른쪽 절반의 시야는 두 눈 망막의 왼쪽 절반에 투영되고, 반대로 왼쪽 절반의 시야는 오른쪽 절반에 투영되어 시각신경을 전달받는다.

❷ 시각신경은 안구 속의 하수체 윗부분에서 교차한다. 이를 시각교차라고 한다.

❸ 교차할 때 오른눈의 오른쪽 절반에서 온 신경다발은 그대로 오른쪽으로, 왼쪽 절반에서 온 다발은 교차하여 왼쪽으로 간다. 마찬가지로 왼눈의 오른쪽 절반에서 온 다발은 오른쪽으로, 왼쪽 절반에서 온 다발은 왼쪽으로 간다.

# 귀의 구조와 기능

귀는 청각과 함께 평형감각을 관장하는 중요한 감각기로 바깥귀와 가운데귀, 속귀로 나뉜다. 바깥귀에서 가운데귀, 속귀의 순으로 안쪽으로 진행함에 따라 구조가 더 복잡해지는데, 머리뼈 안에 달팽이관과 3개의 반고리관 등이 복잡한 형태로 담겨있어 속귀를 뼈미로라고도 부른다.

## ■ 귀의 구조

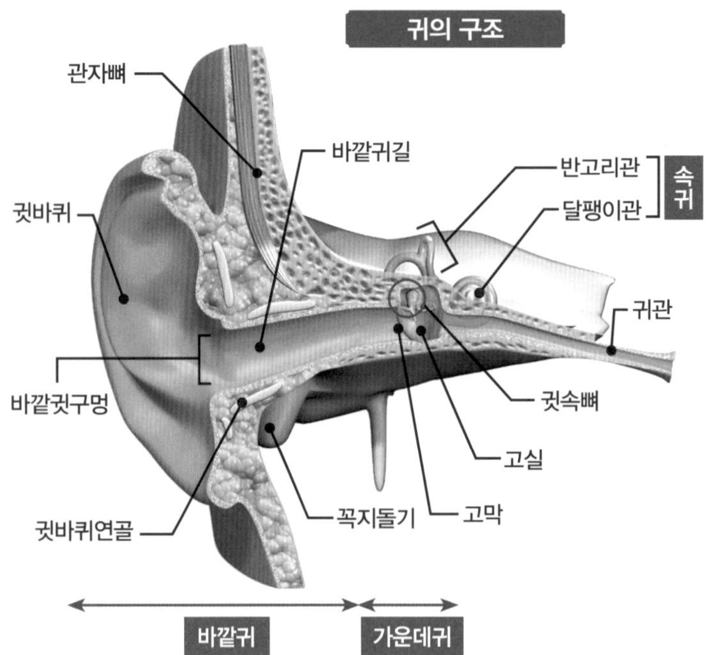

귀의 구조
관자뼈
바깥귀길
반고리관
달팽이관
속귀
귓바퀴
귀관
바깥귓구멍
귓속뼈
고실
꼭지돌기
고막
귓바퀴연골
바깥귀
가운데귀


### ◆ 바깥귀

얼굴 양옆으로 돌출된 귓바퀴와 바깥귓구멍에서 고막까지 이어지는 바깥귀길로 구성되어 있다. 공기를 타고 전달되어 온 소리의 진동은 바깥귀길을 통해 고막까지 전달된다. 바깥귀길의 막다른 곳에 위치한 고막은 지름 8~9mm, 두께 0.1mm의 얇은 막 세 겹으로 이루어져 있다. 비스듬히 기울어져 붙어 있고 귓속뼈로 소리를 전달한다.

### ◆ 가운데귀

고막 뒤쪽에 있는 고실이라 불리는 공간과 귓속뼈, 귀관으로 구성되어 있다. 바깥귀길로 들어온 소리는 고막과 귓속뼈의 연쇄작용으로 증폭(조절)되어 속귀의 림프액으로 전달된다. 귀관은 기압의 급격한 변화로 생기는 고막의 압박과 파열을 막는 기능을 갖추고 있어서, 보통은 닫혀있다가 필요할 때 열려 고실 안팎의 기압을 조절한다.

### ◆ 속귀

달팽이관과 반고리관, 안뜰로 구성되어 있으며 귀의 제일 안쪽에서 신경과 이어지는 부분이다. 달팽이관이 청각을, 반고리관과 안뜰이 평형감각을 관장한다. 소리를 감지하는 달팽이관 속은 림프액으로 채워져 있는데, 가운데귀에서 전달된 진동은 이곳에서 액체의 파동으로 변화된다. 림프액 위로 파동을 감지하는 3~4만 개의 털세포가 있어서 파동을 전기신호로 변화시켜 청각신경을 통해 그 신호를 대뇌로 전달하는 구조로 되어 있다.

## ◆ 귓속뼈의 구조와 기능

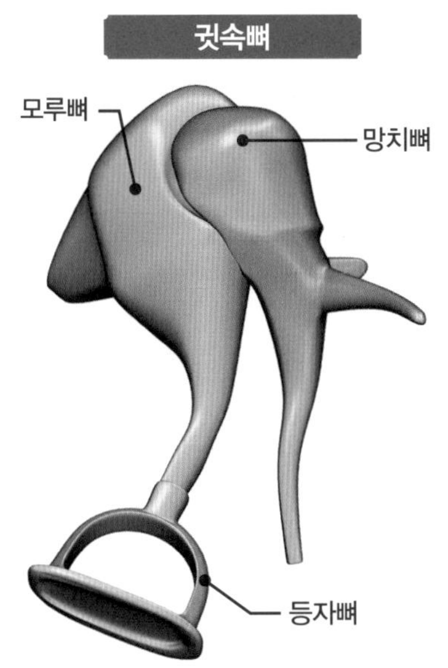
귓속뼈
모루뼈
망치뼈
등자뼈

가운데귀에 있는 귓속뼈는 망치뼈, 모루뼈, 등자뼈, 3가지 뼈로 구성되어 있다. 이들은 서로 연결되어 있는데 가장 바깥쪽에 있는 망치뼈는 고막의 뒷면에 붙어있고, 안쪽에 있는 등자뼈는 바닥 부분이 안뜰창에 꽂혀있다. 등자뼈는 3mm 정도의 크기로 인체에서 가장 작은 뼈로 이루어져 있다. 귓속뼈는 외부에서 바깥귀를 통해 소리 형태로 고막에 전달된 진동을 증폭해 속귀로 전달하는 기능을 한다.

## ◆ 막미로의 구조와 기능

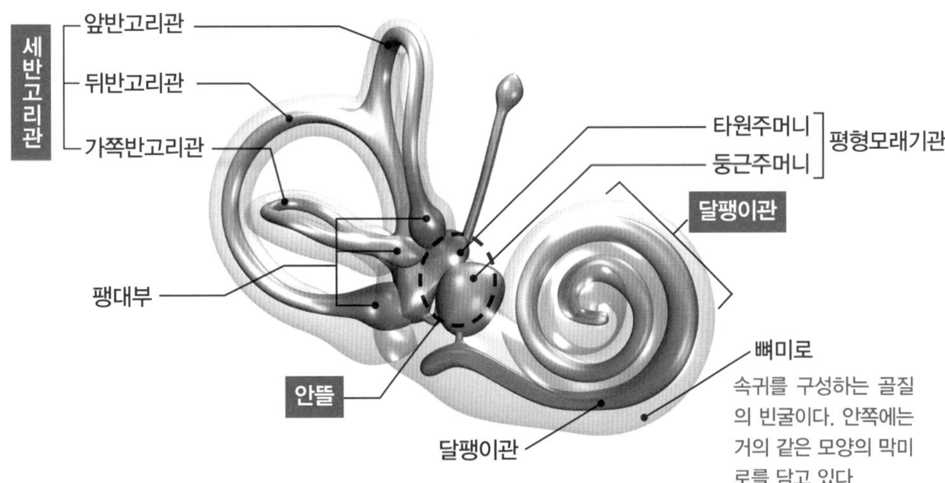
세반고리관
앞반고리관
뒤반고리관
가쪽반고리관
타원주머니
둥근주머니
평형모래기관
달팽이관
팽대부
안뜰
달팽이관
뼈미로
속귀를 구성하는 골질의 빈굴이다. 안쪽에는 거의 같은 모양의 막미로를 담고 있다.

속귀를 구성하는 복잡한 모양의 빈 굴을 뼈미로라고 한다. 그 안쪽에 거의 같은 모양의 막미로를 담고 있다. 막미로는 달팽이관과 안뜰, 세반고리관으로 구성되어 있고, 뼈미로와 막미로의 틈새에는 바깥림프, 막미로 안쪽에는 속림프라는 림프액이 차있다.

소용돌이 모양의 달팽이관에 전달된 소리의 진동은 림프액을 타고 전해져 전기신호로 변환된다. 이후 달팽이신경을 통해 뇌로 전달한다. 이처럼 달팽이관은 청각기관으로서의 역할을 하며, 그밖에 안뜰과 세반고리관은 몸의 평형을 감지하는 평형기관으로서의 역할을 한다.

# 소리가 들리는 원리

소리의 크기, 높낮이, 음색의 차이를 포함해 모든 소리는 공기의 진동으로 전달된다. 바깥귀에서 가운데귀를 거쳐 달팽이관에 도달한 공기의 진동은 이곳에서 전기신호로 바뀌어 대뇌의 청각영역으로 전달된다. 이로써 소리로 인식하게 된다.

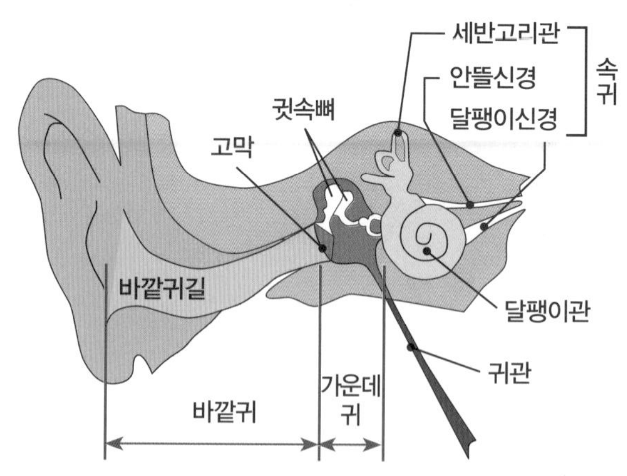

세반고리관
안뜰신경
달팽이신경
속귀
귓속뼈
고막
바깥귀길
달팽이관
귀관
가운데귀
바깥귀


## ■ 바깥귀길에서 귓속뼈

### ◆ 바깥귀길에서 고막으로

외부에서 들어온 소리는 먼저 귓바퀴에 모여 바깥귀길을 지나 고막으로 전달된다. 바깥귀길은 단순히 고막에 이르는 통로가 아니라 속에서 소리를 공명시켜 소리를 증폭한다. 또 귓바퀴에도 표면에 있는 울퉁불퉁한 부분에서 공명을 해 소리를 증폭하는 기능이 있다.

### ◆ 고막에서 귓속뼈로

바깥귀에서 들어온 소리는 고막을 진동시킨다. 고막은 바깥귀길에 대해 30° 정도 아래로 기울어져 붙어있는데, 이것은 고음에서 저음까지 폭넓은 소리를 효율적으로 감지하기 위해서다. 고막은 전달된 진동을 깊은 곳에 있는 귓속뼈로 전달한다.

고실의 구조

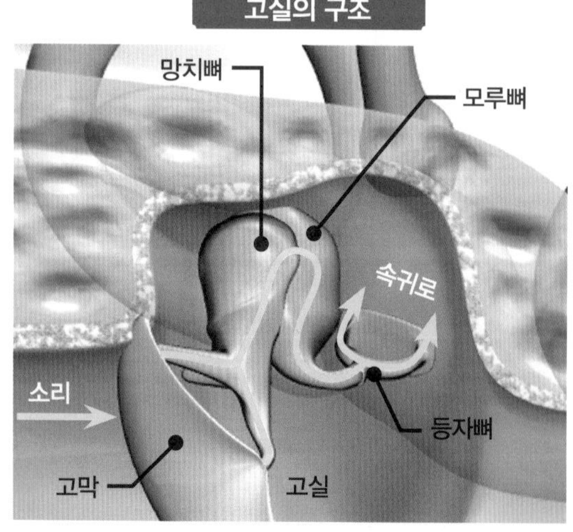

망치뼈
모루뼈
속귀로
소리
등자뼈
고막
고실


고막 안쪽에 있는 가운데귀의 주체가 되는 부분

### ◆ 귓속뼈에서 속귀로

귓속뼈에서는 망치뼈가 고막과 함께 진동해 진동을 모루뼈로 전달하고, 다시 모루뼈에서 등자뼈를 지나 속귀로 진동을 전달한다. 망치뼈와 등자뼈에는 근육이 붙어 있어서 큰 소리에 반사적으로 수축한다. 이렇게 소리의 전도를 억제해 속귀를 지킨다. 소리의 진동은 더욱 증폭되어 속귀의 달팽이관으로 전달될 때는 귓바퀴에서 들어왔을 때의 20배 이상이 된다고 알려져 있다.

## ■ 달팽이관의 구조

달팽이관은 그 이름대로 달팽이 껍질 모양을 하고 있으며, 그 안에 림프액이 들어간 달팽이세관이 있다. 달팽이관은 용적이 0.5mℓ에도 못 미치는 작은 감각기다. 그렇지만 청각의 주축이라고 불리는 중요한 기관이다. 등자뼈의 바닥에서 달팽이관의 안뜰계단으로 전달된 소리의 진동은, 달팽이관의 나선을 타고 올라가 정점에 있는 달팽이꼭대기에서 고실계단으로 이동해 내려온다. 소리의 진동이 전달되면 이 림프액이 흔들려 액체의 진동이 된다.

이렇게 공기의 진동으로 전달된 소리는 여기서부터 액체의 진동으로 바뀐다. 달팽이관은 그 부위에 따라 지각할 수 있는 주파수가 다른데, 달팽이세관 입구 부근에서는 고주파수를, 앞쪽 끝부분에서는 저주파수를 지각한다고 알려져 있다.

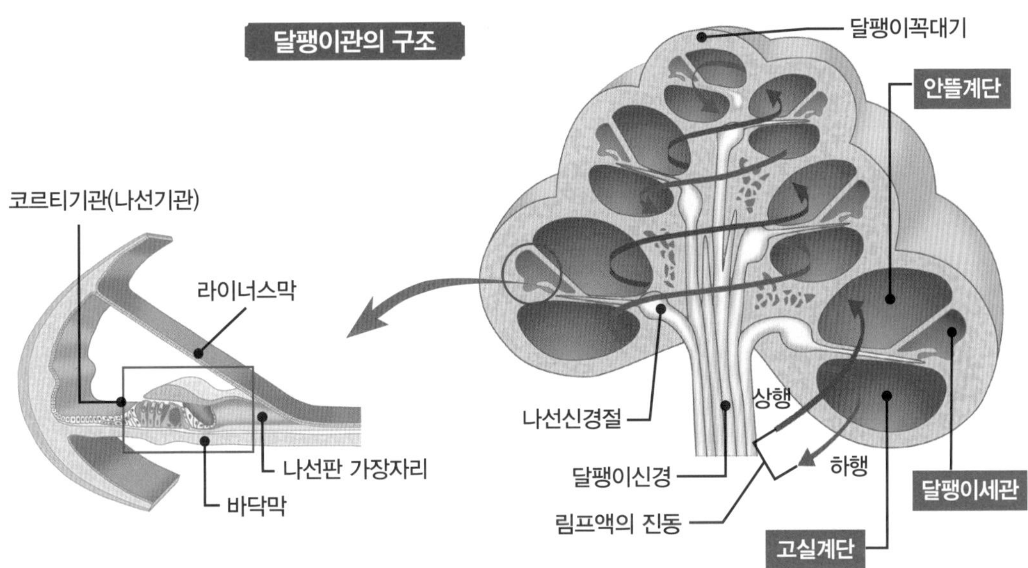
달팽이관의 구조
달팽이꼭대기
안뜰계단
코르티기관(나선기관)
라이너스막
나선판 가장자리
바닥막
나선신경절
상행
달팽이신경
하행
달팽이세관
림프액의 진동
고실계단

### ◆ 코르티기관의 미세구조

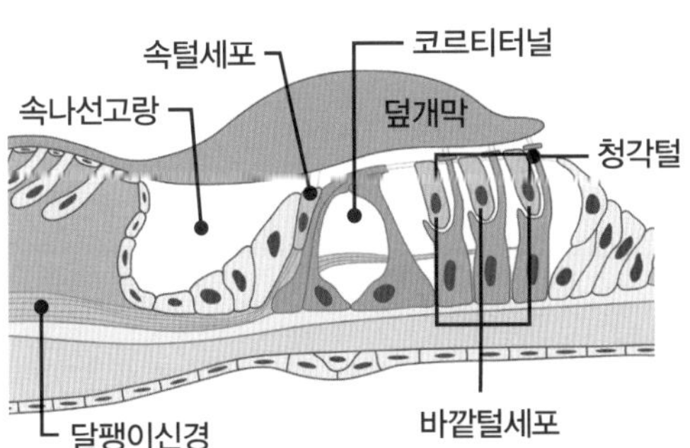
코르티기관의 미세구조
속털세포
코르티터널
속나선고랑
덮개막
청각털
달팽이신경
바깥털세포

림프액이 진동하면 같은 관 속에 있는 바닥판이 흔들려 바닥판 위에 있는 감각기관인 코르티기관에 있는 털세포로 진동이 전달된다. 털세포에는 세포의 정상에 청각털이라는 털이 있어서 소리의 진동이 달팽이관으로 전달되면, 이 털이 진동을 감지해 기계적인 진동을 전기신호로 바꿔 달팽이신경으로 전달한다. 마지막으로 대뇌 청각겉질이 그 전기신호를 분석해 이곳에서 비로소 소리로 인식된다.

# 평형감각의 원리

## ■ 평형기관의 구조

소리를 듣는 청각과 함께 귀가 담당하는 또 하나의 중요한 기능이 몸의 균형과 자세를 조정하는 평형감각이다. 이것은 달팽이관와 함께 속귀를 구성하는 반고리관(세반고리관)과 평형모래기관이 관장한다. 평형기관 또는 속귀의 안뜰에 위치해 있어 안뜰기관이라고도 부른다. 평형감각에는 회전운동을 감지하는 것과 기울임을 감지하는 두 종류가 있다. 회전운동은 세반고리관이 감지하고, 머리의 기울임이나 직선운동은 평형모래기관인 타원주머니와 둥근주머니라는 두 주머니에 의해 변화를 감지한다. 또 평형기관은 복잡한 구조를 가지고 있는 속귀 안의 뼈미로로 불리는 공간에 위치해 있어서 안뜰미로라고도 한다.

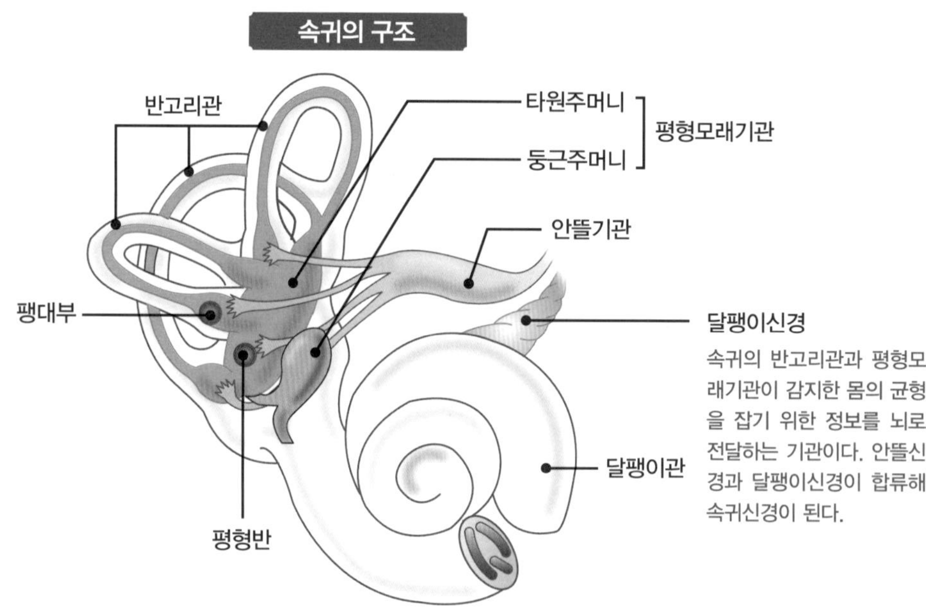
속귀의 구조
반고리관
타원주머니
둥근주머니
평형모래기관
안뜰기관
팽대부
달팽이신경
속귀의 반고리관과 평형모래기관이 감지한 몸의 균형을 잡기 위한 정보를 뇌로 전달하는 기관이다. 안뜰신경과 달팽이신경이 합류해 속귀신경이 된다.
달팽이관
평형반

### ◆ 반고리관

각각이 거의 직각으로 교차하는 반원 모양의 관으로 이루어져 있으며, 머리가 회전할 때의 방향과 속도 등 3차원에서의 회전운동을 감지한다. 앞반고리관과 뒤반고리관은 수직회전운동(상하, 세로 방향의 회전)을, 가쪽반고리관은 수평회전운동(좌우, 가로 방향의 회전)을 감지한다. 3개의 반고리관을 총칭해 세반고리관이라고 한다.

### ◆ 평형모래기관

평형모래기관은 몸의 기울기나 직선운동을 감지하는 기관이다. 평형모래기관은 달걀형인 타원주머니와 공 모양인 둥근주머니로 구성되어 있으며, 각각에 평형반이라 불리는 안뜰신경의 말단기관이 있다. 평형모래기관 안의 평형모래가 떨어져 세반고리관으로 들어오면 현기증의 원인이 된다.

## ■ 회전운동을 감지하는 팽대부

반고리관 3개의 한쪽 부착 부위에는 팽대부가 있다. 림프액으로 차있는 안쪽에는 감각세포가 들어있는 팽대능선이 있다. 그 표면에는 융모를 길게 뻗은 팽대마루(cupula)가 있어서 감각세포가 감지한 림프액의 정보는 전기적인 자극으로 변환되어 안뜰신경을 통해 뇌로 보내진다.

**팽대부의 구조**

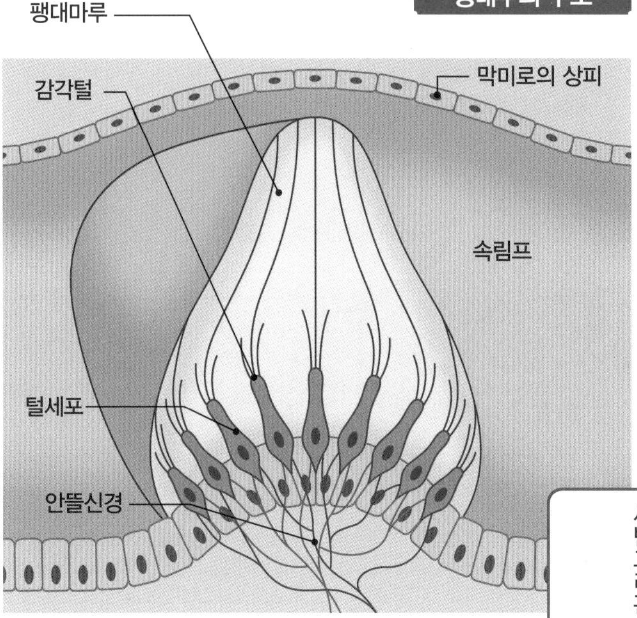

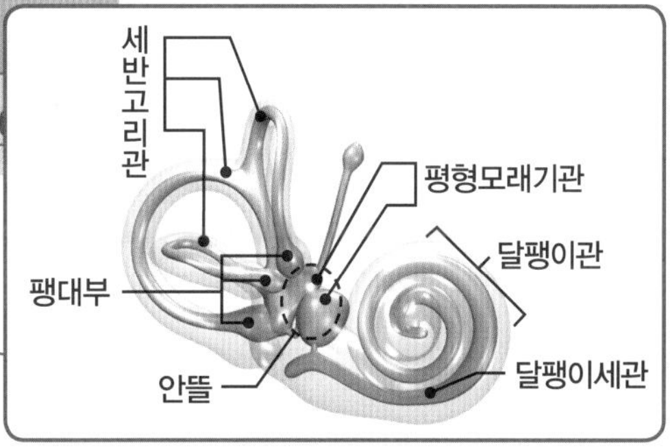

팽대마루
감각털
막미로의 상피
속림프
털세포
안뜰신경
세반고리관
평형모래기관
달팽이관
팽대부
안뜰
달팽이세관

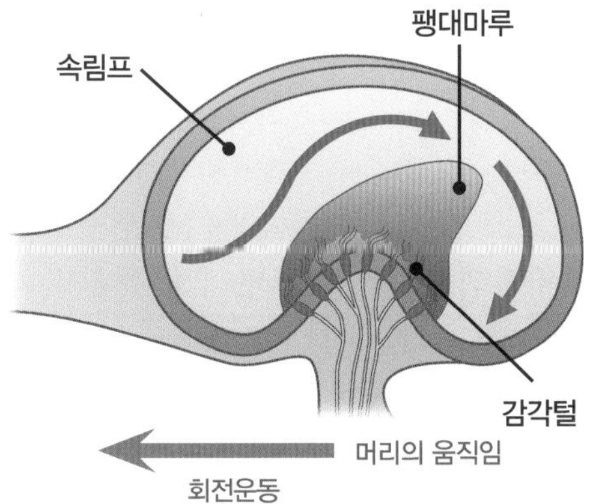

속림프
팽대마루
감각털
머리의 움직임
회전운동


### ◆ 팽대마루

팽대능선 위에 털세포의 감각털은 젤라틴 성분의 물질로 뒤덮여 있는데, 이를 팽대마루라고 한다. 머리가 회전하면 반고리관 속의 림프액이 관성에 의해 역방향으로 흐르는데, 이때 팽대마루가 떨려 털세포를 자극해 회전운동의 변화를 감지한다. 회전운동 후에 눈이 핑핑 도는 것은 몸은 멈췄어도 림프액의 흔들림이 멈추지 않았기 때문이다.

## ■ 평형감각을 감지하는 평형반

타원주머니와 둥근주머니에는 각각 평형반이 있는데, 평형반이 기울면 평형모래가 모여 있는 평형모래막이 쏠려 털세포의 감각털을 자극한다. 2개의 평형반은 서로 직교하고 있으며 수직 방향의 움직임은 둥근주머니가, 수평 방향의 움직임은 타원주머니가 감지한다.

평형반의 구조(내부)

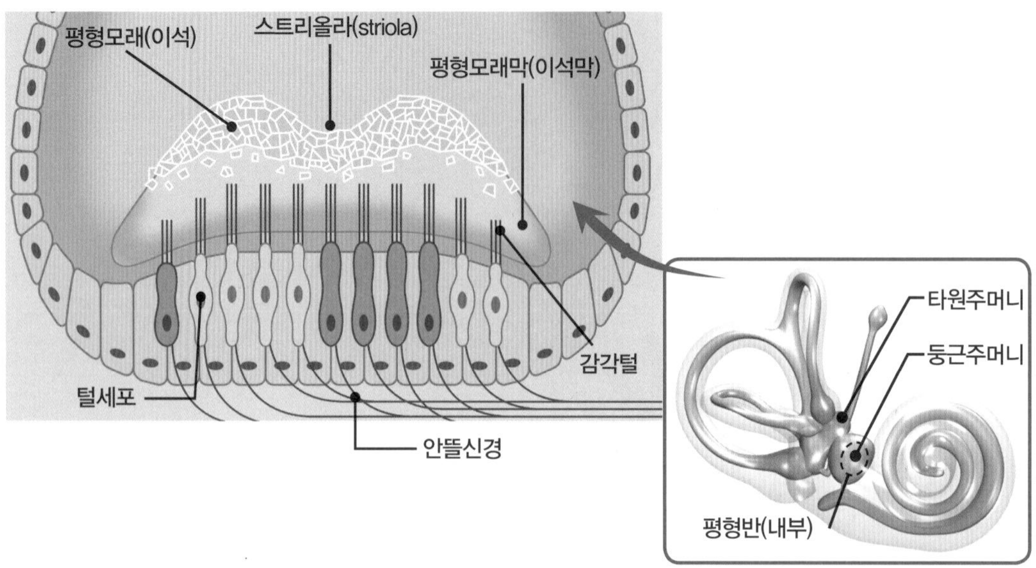
평형모래(이석)
스트리올라(striola)
평형모래막(이석막)
타원주머니
둥근주머니
감각털
털세포
안뜰신경
평형반(내부)

### ◆ 평형반

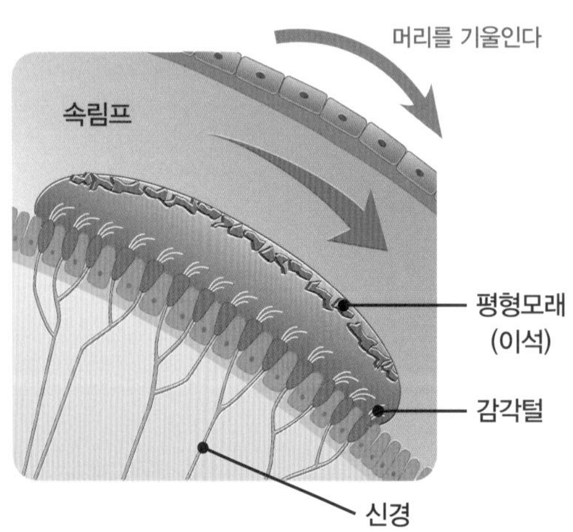
머리를 기울인다
속림프
평형모래
(이석)
감각털
신경

평형반의 털세포에는 탄산칼슘으로 이루어진 평형모래라 불리는 결정이 모인 평형모래막(이석막)을 이루고 있다. 그래서 사람이 머리를 수직으로 세우고 있을 때 타원주머니의 평형모래는 수평으로, 둥근주머니의 평형모래는 수직으로 서있다.

머리를 기울이면 주머니 속의 림프액과 함께 두 가지 평형모래(이석)가 쏠려서 감각털에 힘을 가하고, 이때 털세포가 그 움직임을 감지한다. 이렇게 얻어진 정보는 안뜰에서 나온 안뜰신경을 지나 뇌줄기·소뇌로 전달되어 정보처리가 이루어진다.

# 후각과 미각의 원리

냄새는 공기 중에 떠도는 휘발성 화학물질로 몇 종류의 분자로 이루어진 혼합물이다. 들숨과 함께 바깥콧구멍을 통해 몸속으로 들어온 냄새 분자는 코안의 윗부분에 있는 후각상피에서 감지된다. 후각상피는 좌우 코안의 천장 부분에 있는 1cm 정도의 작은 영역으로, 냄새를 수용하는 후각세포(후각수용세포) 외에 지지세포와 바닥세포, 보먼샘(후각샘)이 있다.

## ■ 후각자극의 전달 과정

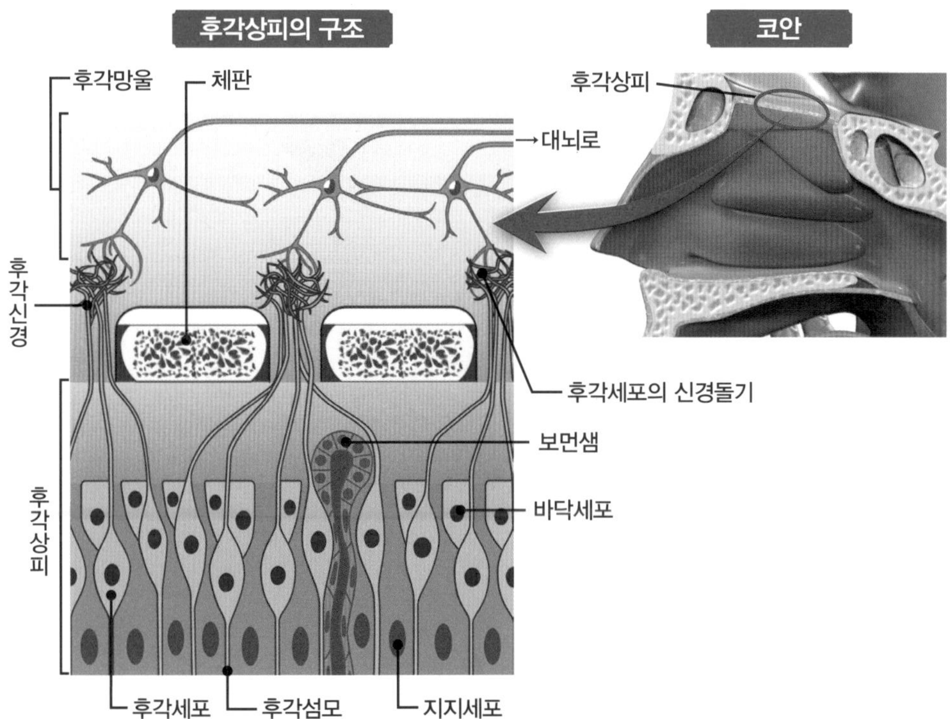

후각상피의 구조
코안
후각망울
체판
후각상피
→대뇌로
후각신경
후각세포의 신경돌기
보먼샘
바닥세포
후각상피
후각세포
후각섬모
지지세포


공기 중의 냄새 물질은 후각상피의 표면을 덮는 점막 속에 녹아들어 후각세포 섬모의 수용체와 결합해 냄새가 감지된다. 후각세포에서 나온 신경섬유는 다발을 만들어 코안 천장의 체판으로 열린 체판 구멍을 지나 머리뼈 안으로 들어가는 후각신경이 되고, 대뇌 바닥면에 위치한 후각망울에 연락한다. 후각망울 안에서 처리된 냄새 정보는 후각로를 통해 대뇌 둘레계통과 이마엽의 일부로 전달된다.

### ◎ 후각과 기억의 관계

대뇌 둘레계통은 정동뇌라고도 불리는 옛뇌이기에, 후각은 오감 중에서도 특히 원시적이고 본능적인 감각으로 알려져 있다. 인간의 본능과 기억·감정과의 연계가 강하다고 알려져 있다. 어느 특정한 냄새가 과거의 기억이 되살리는 현상을 '프루스트 효과(Proust effect)'라고 한다.

## ■ 혀의 구조와 기능

미각을 느끼는 혀의 표면에는 혀유두라는 오톨도톨한 돌기가 있는데, 모양에 따라 가늘고 끝이 각질화되어 있는 실유두, 각질화되지 않아 혈관이 비쳐 붉게 보이는 버섯유두, 혀뿌리와 혀몸통의 경계에 V자로 늘어선 큼직한 성곽유두, 혀의 양쪽에 있는 주름 형태의 잎새유두로 나뉜다. 이 중에서 실유두 이외의 유두에는 맛봉오리가 분포해 있어서 단맛·짠맛·신맛·쓴맛·감칠맛, 다섯 가지 맛을 감지한다.

혀의 구조

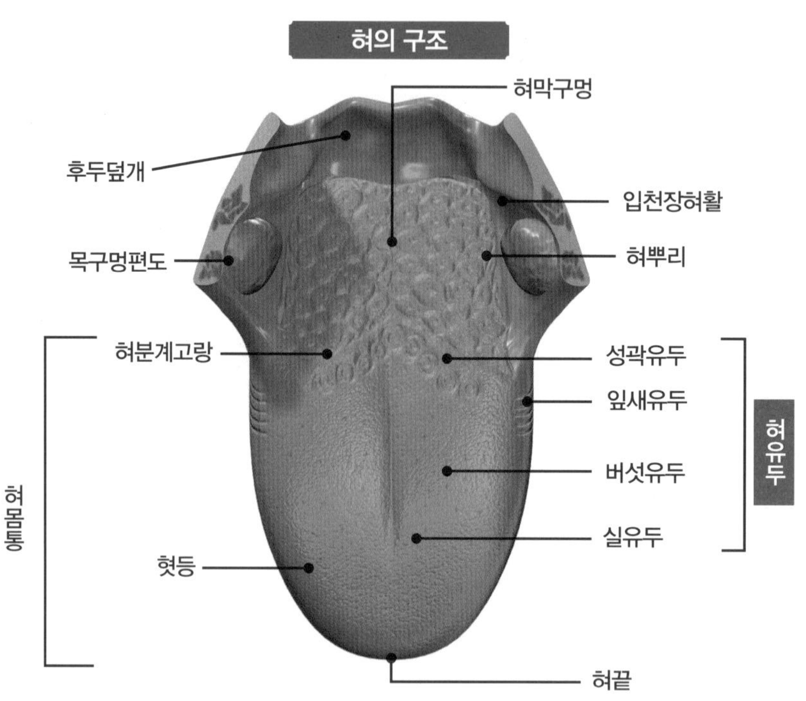
혀막구멍
후두덮개
입천장혀활
목구멍편도
혀뿌리
혀분계고랑
성곽유두
잎새유두
혀유두
버섯유두
혀몸통
실유두
혓등
혀끝

맛봉오리의 구조

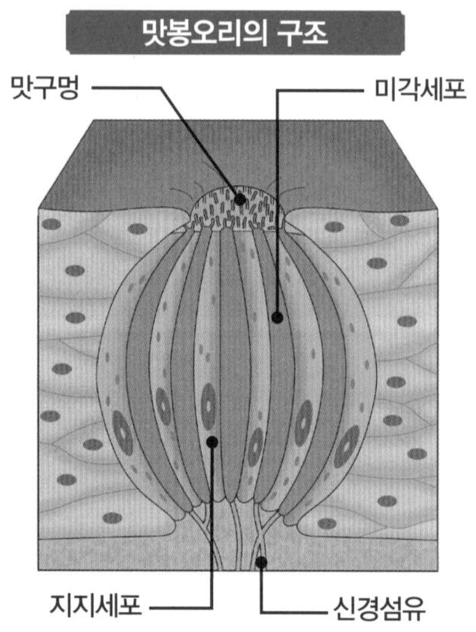
맛구멍
미각세포
지지세포
신경섬유

### ◆ 맛봉오리의 구조와 기능

맛봉오리는 혀와 물렁입천장 등에 있는 방추형의 미각 감각기다. 하나의 맛봉오리 안에는 수십 개의 미각세포가 들어있으며, 약 열흘 정도 지나면 새로운 세포로 계속 교체된다. 미각세포 끝에서 뻗어있는 미세섬모의 세포막에 미각을 느끼기 위한 수용체가 있고, 단맛과 짠맛 등 다섯 가지 맛은 각각 전문 미각세포가 감지한다. 맛봉오리에서 감지한 맛은 숨뇌에서 대뇌의 관자엽에 있는 미각영역으로 전달된 뒤, 뇌에서 통합되어 종합적인 맛으로서 인식된다.

# 참고문헌


| | |
|---|---|
| プロメテウス解剖学アトラス　解剖学総論 / 運動系　第 3 版 | 医学書院 |
| プロメテウス解剖学アトラス　/ 頭頚部・神経解剖　第 3 版 | 医学書院 |
| プロメテウス解剖学アトラス　/ 胸部・腹部・骨盤部　第 3 部 | 医学書院 |
| プロメテウス解剖学アトラス　口腔・頭頚部　第 2 版 | 医学書院 |
| 図解解剖学辞典　第 3 版 | 医学書院 |
| ヴォルフカラー人体解剖学図譜 | 西村書店 |
| カラー人体解剖学　構造と機能：ミクロからマクロまで | 西村書店 |
| 肉単　語源から覚える解剖学【筋肉編】 | NTS |
| 骨単　語源から覚える解剖学【骨編】 | NTS |
| 脳単　語源から覚える解剖学【脳・神経偏】 | NTS |
| 筋肉のしくみ・はたらき事典 | 西東社 |
| 内臓のしくみ・はたらき事典 | 西東社 |
| 骨のしくみ・はたらき事典 | 西東社 |
| 人体のしくみと病気がわかる事典 | 西東社 |
| 運動・からだ図解　脳・神経のしくみ | マイナビ |
| ぜんぶわかる人体解剖図 | 成美堂出版 |
| ぜんぶわかる脳の事典 | 成美堂出版 |
| ぜんぶわかる筋肉・関節の動きとしくみ事典 | 成美堂出版 |
| ぜんぶわかる骨の名前としくみ事典 | 成美堂出版 |
| しくみと病気がわかる体の事典 | 成美堂出版 |
| これでわかる！人体解剖パーフェクト事典 | ナツメ社 |
| 基礎からわかる病理学 | ナツメ社 |
| 美しい人体図鑑 | 笠倉出版社 |
| 詳細イラストでわかりやすい人体の解剖図鑑 | 徳間書店 |
| 新改訂版解剖生理学をおもしろく学ぶ | サイオ出版 |
| すべてがわかる人体解剖図 | 日本文芸社 |
| 知りたいことがすべてわかる筋肉のしくみとはたらき | 日本文芸社 |
| 知りたいことがすべてわかる骨と関節のしくみとはたらき | 日本文芸社 |
| 検査数値と病気がわかる内臓のしくみとはたらき | 日本文芸社 |
| 人体の全解剖図鑑 | 日本文芸社 |
| 図解眠れなくなるほど面白い人体の不思議 | 日本文芸社 |
| 図解眠れなくなるほど面白い病理学の話 | 日本文芸社 |